Remèdes maison
des médecins
pour femmes

MODUS VIVENDI

Remèdes maison des médecins pour femmes

Des femmes médecins révèlent plus de 2000 trucs pour soigner soi-même des problèmes de santé propres au femmes

MODUS VIVENDI

Remarque

Le présent ouvrage est un livre de référence, et non un guide médical ou un manuel d'autotraitement. L'information ci-incluse a pour but de vous aider à faire des choix éclairés concernant votre santé. Vous ne devez pas l'utiliser pour remplacer un traitement prescrit par votre medecin. Si vous pensez souffrir d'un problème quelconque, veuillez consulter votre medecin ou un professionnel de la santé compétent.

De plus, les médicaments qui y figurent peuvent porter un nom différent selon la région ou le pays où ils sont vendus. Veuillez consulter votre pharmacien ou votre médecin à ce sujet.

© MCMXCVII Édition Rodale
© MCMXCVII Illustrations intérieurs par Michael Crampton
© MCMXCVII Calligraphie par Jeri Lyn Anderson

LES PUBLICATIONS MODUS VIVENDI INC.
3859, autoroute des Laurentides
Laval (Québec)
Canada
H7L 3H7

Design de la couverture : Marc Alain
Infographie et traduction : Édition électronique Niche

Dépôt légal, 3e trimestre 2002
Bibliothèque nationale du Québec
Bibliothèque nationale du Canada

ISBN : 2-89523-144-3

Les Remèdes maison
des médecins pour les femmes
Équipe éditoriale

RÉDACTION EN CHEF : Sharon Faelten
RÉDACTION : Michelle Bisson, Barbara Loecher, Gale Maleskey, Ellen Michaud, Peggy Morgan, Sara Altschul O'Donnell, Caroline Saucer
COLLABORATION : Betsy Bates, Judy Lin Eftekhar, Cheryl Sacra, Maureen Sangiorgio, Andrea Warren
CHEF DE LA RECHERCHE : Susan E. Burdick
ADJOINTE À LA RECHERCHE : Carol Svec
RECHERCHE ET VÉRIFICATION : Valerie Edwards-Paulik, Carol J. Gilmore, Jane Unger Hahn, Sandra Salera-Lloyd, Anita Small, Bernadette Sukley, Margo Trott
CONCEPTION, PAGES COUVERTURE ET INTÉRIEURES : Kristen Morgan Downey
CALLIGRAPHIE, PAGES COUVERTURE ET INTÉRIEURES : Jeri Lyn Anderson
ILLUSTRATION, PAGE COUVERTURE : Michele Manning
ILLUSTRATION, PAGES INTÉRIEURES : Michael Crampton
DIRECTION DU STUDIO : Joe Golden
ARTISTES TECHNIQUES : William L. Allen, J. Andrew Brubaker
RÉVISION : Kathy D. Everleth, Amy K. Fisher
DIRECTION DE LA FABRICATION, LIVRES : Helen Clogston
COORDONNATION À LA FABRICATION : Patrick T. Smith
AUTRE PERSONNEL : Roberta Mulliner, Julie Kehs, Bernadette Sauerwine, Mary Lou Stephen

PAR LES ÉDITEURS DES LIVRES SUR LA SANTÉ RODALE

VICE-PRÉSIDENTE ET CHEF DE L'ÉDITION : Debora T. Yost
DIRECTION ARTISTIQUE : Jane Colby Knutila
DIRECTION DE LA RECHERCHE : Ann Gossy Yermish
DIRECTION DES TEXTES : Lisa D. Andruscavage

Table des matières

Remerciements XXI

Introduction XXVII

Accoutumance à la nicotine
Cesser de fumer pour de bon 1

Acné
Comment conserver une belle peau 4

Acouphène
Les bruits que vous seule entendez 7

Affaissement des seins
Comment améliorer votre situation 9

Allergies
Comment soulager les démangeaisons et les éternuements . . 13

Ampoules
Comment soulager la douleur 16

Anémie
Comment réveiller le sang fatigué 19

Angine de poitrine
Comment détendre votre muscle cardiaque 22

Anxiété
Comment dissiper la tension et l'inconfort 25

Anxiété liée à l'horloge biologique
Pensez à tous vos choix 28

Aphtes
Comment faire disparaître la douleur 31

Arthrite
Comment soulager votre douleur articulaire 33

ASTHME
Comment apprivoiser les voies respiratoires agitées 37

BALLONNEMENTS
Que faire pour vous sentir dégonflée. 42

BOUCHE DÉSHYDRATÉE
Comment éviter l'assèchement 44

BOUFFÉES DE CHALEUR
Dites adieu aux bouffées de chaleur et
aux sueurs nocturnes 46

BOULIMIE
Comment cesser de se suralimenter. 50

BOUTONS
Comment nettoyer les pores bouchés 53

BOUTONS DE FIÈVRE
Dites-leur adieu 55

BRAS FLASQUES
Comment éviter le ramollissement 58

BRONCHITE
Comment apaiser les quintes de toux 60

BRÛLURES
Comment soulager les effets d'une brûlure 63

BRULÛRES CAUSÉES PAR LE VENT
Comment le vent peut endommager votre peau 68

BRÛLURES D'ESTOMAC
Comment éteindre le feu 70

BRUXISME
Comment cesser de grincer des dents 73

CAFARD D'ANNIVERSAIRE
Oubliez les regrets et allez de l'avant. 76

CALCULS BILIAIRES
Évitez les récidives 79

CELLULITE
Tactiques pratiques contre un fléau féminin. 81

CERNES
Dites adieu aux traces bleutées 84

CÉRUMEN
Trop d'une bonne chose 86

CHEVEUX FOURCHUS
Comment réparer des cheveux brisés 87

CHEVEUX GRAS
Un éclat naturel 89

CHEVEUX GRISONNNANTS
Quels sont vos choix ? 90

CHEVEUX REBELLES
Comment mieux maîtriser sa chevelure 93

CHEVEUX SECS
Comment hydrater vos cheveux 95

CHLAMYDIA
Enfin... la dernière crise 97

CHOCOLATOMANIE
La plus douce des accoutumances 100

CICATRICES
Débarrassez-vous à tout jamais des traces d'acné
ou d'autres cicatrices 103

CLAUDICATION INTERMITTENTE
Comment soulager « l'angine des jambes » 105

COLÈRE
Comment maîtriser vos émotions
avant qu'elles ne vous dominent 107

COLITE
De l'espoir contre cette maladie intestinale
inflammatoire 109

COLORATION DES DENTS
Comment blanchir les dents jaunâtres 111

COLORATION DES ONGLES
Comment se débarrasser des taches jaunâtres 113

CONCENTRATION DIFFICILE
Comment améliorer sa concentration 115

CONGESTION
Comment vous décongestionner le nez 118

CONSTIPATION
Une nouvelle approche pour adultes 120

CORS ET DURILLONS
De bons traitements pour les pieds 125

COUP DE FATIGUE
Comment venir à bout du coup de barre de 16 h. 127

COUP DE SOLEIL
Des conseils rafraîchissants contre une peau brûlante. 130

COUPURES AVEC DU PAPIER
Les fines lames du papier 133

COUPURES ET ÉGRATIGNURES
Comment réparer la peau lésée. 135

CRAINTE DES EXAMENS GYNÉCOLOGIQUES
Comment vous faciliter l'épreuve 138

CRAMPES D'ESTOMAC
Des mesures de confort à domicile 141

CRAMPES MUSCULAIRES
Comment vous libérer des nœuds douloureux 143

CRISE DE LA QUARANTAINE
Comment survivre aux traumatismes de la transition. 145

CRISES DE PANIQUE
Des techniques apaisantes, efficaces et rapides. 149

CUISSES TROP GROSSES
Pour des cuisses plus minces et plus élancées 152

CUTICULES
Comment régler le problème des cuticules. 154

DÉMANGEAISONS ANALES
Version adulte d'une irritation due aux couches. 156

DENTS SENSIBLES
Mangez et buvez sans douleur 157

DÉPRESSION
Comment traiter une maladie, et non une faiblesse 160

DERMATITE DUE AUX ALLIANCES
Comment sauver sa peau 164

DÉSORDRE
Comment retrouver l'ordre et votre santé mentale 166

DIABÈTE
Des moyens faciles de maîtriser son glucose sanguin 169

DIARRHÉE
Un soulagement immédiat 173

DIFFICULTÉ À SE SORTIR DU LIT
Fraîche et dispose dès le matin 177

DIVERTICULOSE
Conseils judicieux contre les crampes du côlon 179

DOUBLE MENTON
À perdre ou à camoufler......................... 181

DOULEURS À L'ACCOUCHEMENT
Au-delà de la respiration profonde 182

DOULEURS À L'ÉPISIOTOMIE
Comment guérir les tissus sensibles................ 186

DOULEURS AU COU
Des solutions faciles............................ 188

DOULEURS AU DOS
Solutions pour les femmes en milieu de travail
ou à la maison................................. 191

DOULEURS AUX ÉPAULES
De l'aide contre la raideur 197

DOULEURS AUX GENOUX
La glace et d'autres thérapies 199

DOULEURS AUX PIEDS ET AUX TALONS
Stratégie de soulagement contre les pieds endoloris 201

DOULEURS MUSCULAIRES
Comment éviter les douleurs du lendemain 206

DURILLONS
Comment adoucir et soulager vos mains 208

DYSFONCTION TEMPOROMANDIBULAIRE ET DOULEURS À LA MÂCHOIRE
Du repos, et encore du repos 209

DYSPLASIE CERVICALE
Un soulagement post-traitement 213

ECCHYMOSES
Comment effacer les taches bleues et noires. 216

ÉCOULEMENT NASAL
Comment arrêter un nez qui coule 220

ÉCOULEMENT POST-NASAL
Dites adieu au flegme. 221

ECZÉMA
De l'aide pour les peaux très sensibles. 223

EMPHYSÈME
Comment renforcer ses poumons 227

ENDOMÉTRIOSE
Comment maîtriser les douleurs pelviennes 231

ENNUI
Comment revigorer vos intérêts 234

ÉPUISEMENT
Une lueur d'espoir pour les victimes d'épuisement 237

ÉPUISEMENT DÛ À LA CHALEUR
Des autotraitements qui en valent la peine. 240

ÉRUPTIONS CUTANÉES
Comment faire disparaître toutes ces taches rouges
qui démangent. 244

FATIGUE
Comment revitaliser votre énergie dès maintenant 247

FATIGUE OCULAIRE
Du soulagement pour les yeux fatigués 249

FIBROMYALGIE
Comment soulager cette maladie douloureuse 252

FIÈVRE
Du chaud au froid 254

FLATULENCE
Comment faire taire ces gaz gênants 257

FOLLICULITE
Comment se débarrasser de ces petites grosseurs
qui piquent 260

FOULURES
Facilitez-vous la vie 262

FRINGALES ALIMENTAIRES
La meilleure approche qui soit 263

FURONCLES
Des mini-stratégies contre les gros boutons 266

GASTRITE
Plus qu'un simple mal d'estomac 268

GENOUX FLASQUES
L'exercice à votre rescousse. 270

GINGIVITE
Agissez maintenant pour des gencives saines 272

GOUTTE
Des moyens faciles de soulager la douleur 276

GRAISSE ABDOMINALE
Comment avoir un ventre plat 280

GRIPPE
Comment soulager les misères de la grippe 282

GROSSEURS AUX TALONS
Quand vos talons en ont assez 285

GUÉRISON LENTE
Comment pouvez-vous soigner vos coupures,
vos égratignures et vos ecchymoses en un temps record ? . . 287

GUEULE DE BOIS
Comment se remettre sur pied 289

HÉMORROÏDES
Comment soulager les sensations de démangeaison
et de brûlure 293

HERPÈS
Comment faire disparaître la douleur 295

HOQUET
De bons trucs pour interrompre les spasmes 297

HYPERTENSION ARTÉRIELLE
Stratégies non médicamenteuses aux effets favorables 299

HYPERVENTILATION
Comment se débarrasser d'une mauvaise respiration 303

HYPOTENSION ARTÉRIELLE
Comment augmenter votre tension artérielle
et votre bien-être 307

INAPPÉTENCE SEXUELLE
Des rapport sexuels plus fréquents et plus intéressants.... 309

INCONTINENCE
Plus de contrôle, moins de soucis 312

INDÉCISION
Faites-vous une idée 316

INFECTIONS DES VOIES URINAIRES
Comment soulager sur-le-champ
les sensations de brûlures 318

INFECTIONS MYCOSIQUES
Comment maîtriser cette infection fongique
vaginale ennuyeuse............................ 321

INSOMNIE
La clé du bon sommeil.......................... 325

INTOLÉRANCE AU LACTOSE
Plus de calcium, moins de crampes 328

IRRITATION CAUSÉE PAR L'ÉPILATION AU RASOIR
Des soins préventifs 331

IRRITATION CUTANÉE
Un type de friction à éviter....................... 334

IRRITATION DUE À LA CHALEUR
Un remède pour tous 336

IRRITATION OCULAIRE
Comment éliminer rapidement l'inconfort 338

JALOUSIE
Comment tirer parti des sentiments de rancœur 341

KÉRATO-CONJONCTIVITE INFECTIEUSE
Que faire si vos yeux ont un rhume 344

LARYNGITE
Le remède : du repos 346

LÈVRES GERCÉES
Comment éliminer le problème 348

LUPUS ÉRYTHÉMATEUX
Les clés du confort 350

MAIGREUR
Soyez mince, pas rachitique 354

MAINS GERCÉES
Du rugueux au velouté 356

MAL DE DENTS
Comment atténuer la douleur lancinante 358

MAL DE GORGE
Comment avaler sans douleur 360

MAL DES TRANSPORTS
Comment éviter les nausées et les sueurs froides 363

MALADIE DE LYME
Que faire après une morsure 367

MALADIE DE RAYNAUD
Des stratégies de réchauffement contre
la sensibilité au froid 371

MANQUE DE RÉSISTANCE
Comment retrouver sur-le-champ
sa puissance immunitaire 373

MANQUE DE SOMMEIL
Reposez-vous afin de vous sentir bien 377

Mauvaise haleine
Comment se débarrasser d'une haleine fétide. 380

Maux d'estomac
Comment calmer un estomac perturbé 383

Maux et infections d'oreilles
Comment atténuer la douleur. 386

Ménopause
Forme de puberté à l'approche de la cinquantaine 390

Microtraumatismes répétés
Comment éviter le surmenage. 393

Migraines et autres types de maux de tête
Une soulagement naturel contre une douleur réelle 396

Mononucléose
Une maladie beaucoup mieux comprise. 401

Morsures d'insectes
Comment soulager les démangeaisons. 404

Morsures, piqûres et coupures en milieu marin
Comment maîtriser les petites nuisance marines 407

Mycose des ongles
L'un des effets indésirables des ongles artificiels. 410

Nausées
Comment interrompre les haut-le-cœur. 413

Nausées du matin
Comment combattre les maux de cœur. 415

Nervosité liée à la caféine
Comment soulager la nervosité causée par la caféine 419

Obésité
Un passeport vers la minceur 422

Odeurs corporelles
Comment sentir meilleur 426

Oignons
Comment traiter ces petites protubérances osseuses 428

Ongles cassants
Mettez une fin aux ongles secs et fragiles 430

ONGLES D'ORTEIL INCARNÉ
Comment soigner ces orteils douloureux 433

ONGLES RONGÉS
Comment se débarrasser d'une mauvaise habitude 435

ORGELETS ET COMPÈRE-LORIOT
Remèdes contre les boutons sur les paupières 436

OSTÉOPOROSE
Comment prévenir le malaise de « vieille dame » 438

OTITE DE PISCINE
Un problème qui affecte plus que les nageurs 441

PALPITATIONS CARDIAQUES
Stratégies pour calmer les battements du cœur 443

PATTES D'OIE
Comment éviter l'apparition de petites rides 446

PAUVRE ESTIME DE SOI
Apprenez à mieux vous aimer 448

PEAU GRASSE
Un contrôle immédiat 450

PEAU SÈCHE
Comment interrompre les cycles de démangeaisons 451

PELLICULES
Comment combattre les flocons indésirables 454

PERTE DE CHEVEUX
Pas seulement un problème masculin 458

PESSIMISME
Retrouvez votre humour 461

PHLÉBITE
Un soulagement 24 heures sur 24 contre
l'inflammation des veines 463

PIED D'ATHLÈTE
Comment arrêter les démangeaisons infernales 466

PIEDS DOULOUREUX
Des méthodes faciles pour reposer
ses pieds fatigués et douloureux 469

PILOSITÉ SUPERFLUE
Des solutions à domicile 472

PIQÛRES D'ABEILLE
Comment atténuer la douleur d'une piqûre d'abeille 476

POCHES SOUS LES YEUX
Comment éliminer les poches sous les yeux 479

POIL INCARNÉ
Comment éviter le problème 480

POINT DE CÔTÉ
Comment éliminer les douleurs intenses 482

PORES ÉLARGIS
Tactiques de camouflage 484

POSTURE
Tenez-vous bien droite 485

PROBLÈMES À LA PAUPIÈRE
Stratégies efficaces contre les démangeaisons 490

PROBLÈMES AUX SOURCILS
En vue de sourcils plus flatteurs 492

PROBLÈMES D'ALLAITEMENT
Comment améliorer ses techniques d'allaitement 494

PROBLÈMES DE CUTICULE
Comment devenir sa propre manucure 498

PROBLÈMES DE L'OUIE
Solutions pour les malentendants 499

PROBLÈMES DE LENTILLES CORNÉENNES
Pour plus de confort 502

PROBLÈMES DE LOBE D'OREILLE
Premiers soins contre l'irritation et la déchirure 505

PROBLÈMES DE PERMANENTE
Une solution toute simple 508

PROBLÈMES DE PILOSITÉ PUBIENNE
Comment se débarrasser des poils superflus 510

PROBLÈMES DE SINUS
Dégagez vos voies nasales 512

PROBLÈMES DE TEXTURE DU CHEVEU
Solution pour venir à bout du cheveu fin
ou du cheveu crépu 515

PROBLÈMES D'ORGASME
Les secrets du plaisir 517

PROBLÈMES DU POSTPARTUM
Des remèdes contre la douleur et l'inconfort 520

PROBLÈMES MENSTRUELS
Comment vous débarrasser de l'inconfort mensuel 523

PROCRASTINATION
Mettez-vous à l'œuvre... dès maintenant 526

PROLAPSUS UTÉRIN
Comment vaincre les problèmes de gravité 528

PSORIASIS
Du soulagement contre une peau squameuse
et douloureuse 531

RAPPORTS SEXUELS DOULOUREUX
Des rapports sexuels sans douleurs 535

RHINITE ALLERGIQUE
Comment vous reposer de la congestion et
des éternuements 538

RHUMES
Remèdes d'antan très efficaces 540

RIDES
Les meilleurs outils contre les sillons 545

RIDES FACIALES
Comment éliminer les marques du temps 549

RIDULES AUTOUR DES LÈVRES
Comment contourner le problème 551

RONFLEMENT
Le problème de tout le monde 553

ROSACÉE
Comment combattre l'érythème facial 555

Rots
Comment les maîtriser 558

Saignements de nez
Comment arrêter un saignement de nez. 560

Sautes d'humeur
Remède contre les hauts et les bas. 561

Sciatique
Comment vous débarrasser des élancements douloureux . . 564

Seins sensibles
Comment soulager la douleur et la sensibilité 567

Sentiment de rejet
Prenez les devants 573

Sevrage de la caféine
Buvez moins en appréciant plus 576

Stérilité
Une approche fondée sur l'action 579

Stress
Comment s'en débarrasser à tout jamais 583

Syndrome de fatigue chronique
Comment combattre la fatigue extrême. 587

Syndrome des jambes sans repos
Comment calmer ce malaise 590

Syndrome du colon irritable
Comment calmer les troubles du côlon 594

Syndrome du décalage horaire
Comment traverser les fuseaux horaires sans fatigue 599

Syndrome prémenstruel
Comment soulager une semaine d'inconfort 602

Taches de vieillissement
Comment éviter leur apparition 606

Tachycardie
Comment freiner une fréquence cardiaque accélérée 609

Tardivité chronique
Sachez être à l'heure. 611

TAUX DE CHOLESTÉROL ÉLEVÉ
De petits changements en vue de résultats favorables..... 613

TENDINITE ET BURSITE
Comment pratiquer des sports sans douleur 616

TIMIDITÉ
De petits pas vers une plus grande confiance.......... 619

TOUX
Comment soulager une vilaine toux 621

TRAC
Dites adieu à vos craintes....................... 623

TROUBLE AFFECTIF SAISONNIER
Une thérapie éclairée contre les jours sombres de l'hiver .. 626

TROUS DE MÉMOIRE
Remèdes efficaces contre les trous de mémoire 629

ULCÈRES
Des cures nouvelles 632

URTICAIRE
Soulagement contre les démangeaisons insupportables.... 635

VAGINITE
Les secrets d'un soulagement permanent 638

VARICES
Du nouveau pour les jambes douloureuses 641

VEINES ÉCLATÉES
Comment cacher les vaisseaux éclatés............... 643

VERGETURES
Une formule secrète 645

VERRUES
Indolores mais ennuyeuses 648

VERRUES GÉNITALES
Comment se débarrasser à tout jamais de ces verrues..... 650

VERRUES PLANTAIRES
Comment éliminer ces boutons douloureux
sous vos pieds 653

VOMISSEMENTS
Comment calmer un estomac perturbé 656

YEUX ASSÉCHÉS
De l'humidité en quelques secondes 658

YEUX BOUFFIS
Plan d'action rapide contre les poches sous les yeux 661

YEUX INJECTÉS DE SANG
Comment éliminer la rougeur 663

ZONA
Comment soulager une irritation nerveuse 665

Remerciements

Nous aimerions remercier toutes les femmes médecins, les psychologues, infirmières et autres professionnelles de la santé dont les connaissances ont permis la rédaction de cet ouvrage. Nous aimerions aussi souligner la grande coopération des membres de l'Association des femmes médecins américaines qui figurent ci-dessous.

ELIZABETH ABEL, MÉDECIN
Professeur clinique adjoint de dermatologie à la Faculté de médecine de l'université Stanford.

ROSEMARY AGOSTINI, MÉDECIN
Professeur clinique adjoint d'orthopédie à la Faculté de médecine de l'université d'État de Washington et médecin de la famille et du sport au Centre médical Virginia Mason, tous deux à Seattle.

ELIZABETH ARENDT, MÉDECIN
Professeur adjoint de chirurgie orthopédique à l'université du Minnesota à Minneapolis.

JEANNE F. ARNOLD, MÉDECIN
Professeur clinique adjoint de médecine à la Faculté de médecine de l'université de Boston.

BARBARA BARTLIK, MÉDECIN
Psychiatre et sexo-thérapeute pour le compte du Programme de sexualité humaine au Centre médical et à l'hôpital Cornell de New York, dans la ville de New York.

DORIS GORKA BARTUSKA, MÉDECIN
Directrice des Services cliniques d'endocrinologie, de diabète et du métabolisme à l'université des sciences de la santé Allegheny à Philadelphie.

TAMARA G. BAVENDAM, MÉDECIN
Directrice de la clinique d'urologie pour femmes au Centre médical de l'université Washington à Seattle.

WILMA BERGFELD, MÉDECIN
Chef de la recherche clinique au Service de dermatologie de la Fondation de la clinique Cleveland.

SUSAN BLACK, MÉDECIN
Membre du conseil de l'Académie américaine des médecins de famille.

MARIE L. BORUM, MÉDECIN
Professeur adjoint de médecine de la Section de gastro-entérologie et de nutrition au Centre médical de l'université George Washington à Washington, D.C.

WILLA BROWN, MÉDECIN
Directrice des services de santé personnelle de la Section de la santé du comté d'Howard à Columbia, dans le Maryland

MARY RUTH BUCHNESS, MÉDECIN
Chef de dermatologie à l'hôpital et au Centre médical St. Vincent's dans la ville de New York.

KAREN J. CARLSON, MÉDECIN
Professeur à la Faculté de médecine de l'université Harvard et directrice du Women's Health Associates à l'hôpital général du Massachusetts à Boston.

DIANA CARR, MÉDECIN
Chirurgienne en orthopédie en pratique privée à Sebring, en Floride.

SHERYL CLARK, MÉDECIN
Professeur clinique adjoint de dermatologie au Centre médical Cornell et médecin traitant adjoint à l'hôpital de New York, les deux dans la ville de New York.

LEAH J. DICKSTEIN, MÉDECIN
Professeur, vice-présidente des relations académiques au Service de psychiatrie et des sciences du comportement, vice-doyenne de la Faculté et des services de revendication étudiante à la Faculté de médecine de l'université de Louisville et ancienne présidente de l'Association des femmes médecins américaines.

ELAINE FELDMAN, MÉDECIN
Professeur émérite de médecine au Collège médical de la Faculté de médecine à Augusta, en Georgie.

CAROL FLEISCHMAN, MÉDECIN
Médecin membre du personnel à la Faculté de médecine de l'université des sciences de la santé Allegheny MCP-Hahnemann et au Centre de la santé des femmes, les deux à Philadelphie.

JEAN L. FOURCROY, MÉDECIN
Ancienne présidente de l' Association des femmes médecins américaines et du Conseil national de la santé des femmes.

NICOLETTE FRANCEY, MÉDECIN
Professeur de médecine au Collège médical de New York à Valhalla et consultante médicale de premiers soins pour le compte de Doctor's Consultants, organisation médicale dans la ville de New York.

ERICA FRANK, MÉDECIN
Professeur adjoint au Service de médecine préventive et familiale de la Faculté de médecine de l'université Emory à Atlanta

SUSAN FUCHS, MÉDECIN
Professeur adjoint de pédiatrie à la Faculté de médecine de l'université de Pittsburgh et médecin traitant au service des urgences de l'hôpital pour enfants à Pittsburgh.

MARJORIE GASS, MÉDECIN
Directrice du Centre hospitalier universitaire de la ménopause et de l'ostéoporose de l'université de Cincinnati.

LILIANA GAYNOR, MÉDECIN
Professeur clinique adjoint au Service d'obstétrique et de gynécologie de la Faculté de médecine de l'université Northwestern à Chicago

ANNE GELLER, MÉDECIN
Neurologue et chef du Centre de traitement et de formation sur l'alcoolisme Smithers de l'hôpital St. Luke's-Roosevelt, dans la ville de New York, et ancienne présidente de la Société américaine de médecine contre l'accoutumance.

LINDA L. COLLE GERROND, MÉDECIN
Directrice au Centre de santé des femmes du Centre médical de la mission Shawnee près de la ville de Kansas, dans l'État du Kansas

DEE ANNA GLASER, MÉDECIN
Professeur adjoint de dermatologie à la Faculté de médecine de l'université St. Louis.

LETHA GRIFFIN, MÉDECIN
Chirurgienne en orthopédie à la Clinique orthopédique à Atlanta.

NAOMI GROBSTEIN, MÉDECIN
Médecin de famille en pratique privée à Montclair, dans le New Jersey

TINA HIEKEN, MÉDECIN
Chirurgienne spécialisée en oncologie au Centre médical de l'université de l'Illinois à Chicago.

ANN HONEBRINK, MÉDECIN
Codirectrice à la Faculté de médecine de l'université des sciences de la santé Allegheny MCP-Hahnemann et au Centre de la santé des femmes, tous deux à Philadelphie.

DEBRA R. JUDELSON, MÉDECIN
Associée principale du Groupe médical cardio-vasculaire de la Californie du Sud à Berverly Hills, membre du Collège américain de cardiologie et présidente de l'Association américaine des femmes médecins.

LOIS ANNE KATZ, MÉDECIN
Professeur de médecine clinique à la Faculté de médecine de l'université de New York, directeur adjoint de néphrologie et médecin chef adjoint des soins ambulatoires du Centre médical des soins aux anciens combattants de New York, tous deux dans la ville de New York.

FRANCINE RATNER KAUFMAN, MÉDECIN
Professeur adjoint de pédiatrie à la Faculté de médecine de l'université de la Californie du Sud à Los Angeles, directrice du Programme de traitement complet du diabète à l'hôpital pour enfants de Los Angeles et membre du Conseil de l' Association américaine du diabète.

MARY ANN KEENAN, MÉDECIN
Présidente du Service de chirurgie orthopédique au Centre médical Albert Einstein à Philadelphie.

EVELYN KLUKA, MÉDECIN
Directrice du service d'oto-rhino-laryngologie en pédiatrie à l'hôpital pour enfants de la Nouvelle-Orléans.

ESTA KRONBERG, MÉDECIN
Dermatologue en pratique privée à Houston.

MERLE S. KROOP, MÉDECIN
Psychiatre et sexo-thérapeute dans la ville de New York

VALERY LANYI, MÉDECIN
Psychiatre au Centre médical universitaire de l'Institut de médecine et de réhabilitation Rusk dans la ville de New York.

RUTH LAWRENCE, MÉDECIN
Professeur de pédiatrie à la Section de néonatologie de la Faculté de médecine et de dentisterie de l'université de Rochester.

ELIZABETH LIVINGSTON, MÉDECIN
Professeur adjoint d'obstétrique et de gynécologie au Centre médical de l'université Duke à Durham, en Caroline du Nord.

MARGARET LYTTON, MÉDECIN
Médecin de famille à l'hôpital universitaire Thomas Jefferson à Philadelphie.

KATHLEEN McINTYRE-SELTMAN, MÉDECIN
Professeur de médecine au Service d'obstétrique et de gynécologie de la Faculté de médecine de l'université de Pittsburgh.

MARILYNNE McKAY, MÉDECIN
Professeur de dermatologie, d'obstétrique et de gynécologie à la Faculté de médecine de l'université Emory à Atlanta.

EILEEN MURPHY, MÉDECIN
Professeur clinique d'obstétrique et de gynécologie à la Faculté de médecine de l'université Northwestern à Chicago.

AUDREY NELSON, MÉDECIN
Rhumatologue consultante à la Clinique Mayo à Rochester, dans le Minnesota.

SILVIA ORENGO-NANIA, MÉDECIN
Professeur clinique adjoint d'ophtalmologie au Collège de médecine Baylor à Houston

MELISSA PALMER, MÉDECIN
Gastro-entérologue en pratique privée dans la ville de New York.

JODY PILTZ, MÉDECIN
Professeur adjoint d'ophtalmologie à la Faculté de médecine de l'université de la Pennsylvanie à Philadelphie.

VERONICA RAVNIKAR, MÉDECIN
Professeur d'obstétrique et de gynécologie et directrice de l'unité d'endocrinologie, de reproduction et d'infertilité au Centre médical de l'université du Massachusetts à Boston.

PHOEBE RICH, MÉDECIN
Professeur clinique adjoint de dermatologie au Centre des sciences de la santé à Portland, en Oregon.

JO-ELLYN RYALL, MÉDECIN
Psychiatre en pratique privée à St. Louis.

JO SHAPIRO, MÉDECIN
Professeur d'oto-rhino-laryngologie à la Faculté de médecine de l'université Harvard et adjointe à la chirurgie en oto-rhino-laryngologie au Centre médical Beth Israel Deaconess, à l'hôpital des femmes et à l'hôpital Brigham, à Boston.

PENELOPE SHAR, MÉDECIN
Interne en pratique privée à Bangor, dans le Maine.

SHERYL SIEGEL, MÉDECIN
Professeur adjoint de neurologie au Collège médical de New York à Valhalla, dans l'État de New York.

VESNA SKUL, MÉDECIN
Professeur adjoint de médecine au Collège médical Rush de l'université Rush et directeur médical du Centre médical pour femmes Rush, tous deux à Chicago.

DIANE SOLOMON, MÉDECIN
Chef de la section de cytopathologie de l'Institut national sur le cancer à Bethesda, au Maryland.

LEONORA STEPHENS, MÉDECIN
Psychiatre spécialisée dans l'infrastructure familiale et professeur adjoint clinique de psychiatrie à la Faculté de médecine de l'université Southwestern à Dallas, au Texas.

MARLA TOBIN, MÉDECIN
Médecin de famille en pratique privée à Higginsville, dans le Missouri

LILA A. WALLIS, MÉDECIN
Professeur clinique de médecine et directrice de Update Your Medicine, une série sur le programme d'éducation permanente en médecine pour les médecins, au Collège médical de l'université Cornell dans la ville de New York.

JUDITH N. WASSERHEIT, MÉDECIN
Directrice de la Section de la prévention des maladies à transmission sexuelle du Centre national pour les HIV/STD, ainsi que la prévention contre le TB au Centres for Disease Control and Prevention (CDC) à Atlanta.

KRISTENE E. WHITMORE, MÉDECIN
Chef d'urologie et directrice du Centre de l'incontinence à l'hôpital Graduate à Philadelphie.

JACQUELINE WOLF, MÉDECIN
Gastro-entérologue, professeur adjoint de médecine à la Faculté de médecine de l'université Harvard et codirectrice du Centre des maladies inflammatoires à l'hôpital des femmes et à l'hôpital Brigham à Boston.

KIMBERLY A. WORKOWSKI, MÉDECIN
Professeur adjoint de médecine à la section des maladies infectieuses de l'université Emory à Atlanta

ELLEN YANKAUSKAS, MÉDECIN
Directrice du Centre des femmes pour la santé de la famille à Atascadero, en Californie.

BARBARA P. YAWN, MÉDECIN
Professeur adjoint de médecine familiale clinique et de santé communautaire à l'université du Minnesota à Minneapolis et directrice de la recherche au Centre médical Olmsted à Rochester, dans le Minnesota.

Introduction

De nos jours, de plus en plus de noms de femmes médecins figurent dans l'annuaire téléphonique et, dans certaines facultés de médecine, la moitié des personnes qui obtiennent un diplôme en médecine sont des femmes.

« D'ici l'an 2050, la majorité des médecins seront des femmes », estime Eileen McGrath, directrice générale de l'Association américaine des femmes médecins, organisation nationale très réputée qui se fera mieux connaître à mesure que les femmes s'imposeront davantage dans la pratique de leur profession.

Et ce ne sera pas trop tôt. Le Wall Street Journal rapporte que la demande de femmes médecins ne suffit pas à satisfaire l'offre, car les femmes préfèrent de plus en plus se faire soigner par un médecin du même sexe qu'elles, en particulier lorsqu'il s'agit de choisir une gynécologue. En outre, il semble que les femmes acceptent d'attendre plus longtemps pour avoir un rendez-vous avec une femme médecin, trois ou quatre mois dans certains cas.

Des observateurs ont formulé plusieurs théories pour expliquer les raisons qui justifieraient cette hausse de la popularité des femmes médecins. Certains pensent que ces dernières sont plus ouvertes à la communication, témoignent davantage de compréhension et de compassion envers leurs patientes. Et les femmes médecins semblent écouter mieux que les hommes médecins. Mais comme dans toute profession, certaines personnes écoutent mieux que d'autres, quel que soit le sexe de la personne.

Ma théorie est plus simple. Je crois que les femmes médecins comprennent tout simplement mieux les caractéristiques biologiques et génétiques, les changement hormonaux et les facteurs qui affectent la vie quotidienne des femmes. Lorsqu'elles discutent avec leurs patientes de leur état de santé, elles parlent souvent plus ouvertement des vrais problèmes. D'ailleurs, bon nombre de patientes trouvent qu'il leur est plus facile d'expliquer leurs troubles à une femme médecin qu'à un homme médecin – même le plus réputé –, surtout lorsqu'il s'agit du syndrome prémenstruel, d'une irritation à l'aine, de l'allaitement ou d'un examen gynécologique en soi troublant. Pour soigner un même malaise, les femmes et les hommes médecins prescriraient sûrement un traitement approprié à leur patiente. Cependant, la femme médecin a une longueur d'avance sur son collègue, car elle a souvent vécu les malaises dont elle entend parler.

Par ailleurs, les femmes médecins partagent les mêmes sentiments de stress et les mêmes responsabilités que leurs patientes, notamment quand il s'agit de s'occuper des tâches ménagères et de la famille, ou de partager leur temps entre le travail et la maison, surtout lorsque les enfants sont malades.

Voilà, en quelque sorte, la raison pour laquelle nous avons rédigé cet ouvrage : puiser dans la sagesse collective de ces femmes médecins. Nous avons assisté à de nombreuses conférences médicales organisées par l'Association américaine des femmes médecins ou par d'autres groupes professionnels sur la santé de la femme. Nous avons téléphoné à des centaines de femmes médecins de diverses disciplines aussi diverses que la gynécologie, l'urologie, la stomatologie ou la pratique familiale. Enfin, nous avons consulté les conseillères des livres de santé Rodale pour les femmes. Le résultat est le présent ouvrage, intitulé les Remèdes maison des médecins pour les femmes, un livre unique en son genre, où les femmes médecins offrent une multitude de conseils pratiques permettant de soigner les problèmes de santé à la maison.

Vous découvrirez dans ce livre de nombreux conseils offerts par les gynécologues et les obstétriciennes à leurs patientes afin de soulager les crampes menstruelles, la sensibilité des seins, les nausées du matin, les douleurs de l'accouchement, les problèmes d'allaitement, l'endométriose, la vaginite ou autres problèmes particuliers aux femmes. Apprenez ce que recommandent les dermatologues dans les cas de poussées de boutons, d'irritations cutanées, de taches de vieillissement, de rides, de ridules, de vergetures et autres problèmes. Voyez ce que les femmes psychologues préconisent dans les cas de dépression, d'anxiété, d'ennui, d'une mauvaise estime de soiou d'autres émotions négatives, de même que la solution à certains problèmes causés par l'inhibition sexuelle ou d'autres facteurs qui touchent les relations personnelles. Enfin, vous découvrirez des centaines de secrets sur le port des lentilles cornéennes, les cheveux rebelles, les désastres d'une permanente manquée ou les bras flasques. Vous trouverez même des solutions à certains problèmes souvent camouflés – le trac, l a difficulté à se sortir du lit le matin et le cafard des anniversaires, par exemple.

Finalement, ces femmes médecins vous offrent leurs meilleurs conseils en vue de soulager plus de 200 malaises ou affections physiques et psychologiques. Nous souhaitons bien sûr la meilleure des santés à toutes nos lectrices, mais nous sommes toutes victimes, à l'occasion, d'un malaise quelconque. C'est à ce moment-là que ce guide pratique vous sera des plus utiles, nous l'espérons.

Sharon Faelten

Sharon Faelten
Rédactrice en chef

Accoutumance à la nicotine

Cessez de fumer pour de bon

*L*es techniques d'intimidation n'incitent pas vraiment les femmes à cesser de fumer. Elles savent que la cigarette peut causer le cancer du poumon. Elles savent également que fumer augmente le risque de souffrir d'un accident vasculaire cérébral ou d'une crise cardiaque, risques davantage accentués si elles prennent la pilule contraceptive.

Les fumeurs et les non fumeurs savent très bien également que la cigarette contribue à l'ostéoporose et au cancer de la bouche, du larynx, de l'œsophage, du col et du pancréas. De plus, chez les femmes, fumer peut mener à une ménopause précoce, et même provoquer des problèmes de fertilité ou une fausse couche.

Vous avez certainement dans le passé essayé plusieurs fois de cesser de fumer, mais sans succès. En effet, une étude réalisée par le Centers for Disease Control and Prevention à Atlanta a révélé que 73 % des Américaines qui fumaient avaient éprouvé le désir d'arrêter. Mais 80 % de celles qui avaient essayé avouaient avoir échoué à diminuer la quantité de cigarettes qu'elles fumaient dans une journée. Et plus de 30 % d'entre elles signalaient des symptômes de sevrage importants, notamment l'irritabilité, l'anxiété, la faim, la fatigue, l'assèchement buccal, maux de tête, l'insomnie, la constipation et, bien sûr, un goût incontrôlable de la cigarette.

« EH BIEN, ESSAYEZ DE NOUVEAU ! »

Il est prouvé que la cigarette est tout aussi asservissante que la cocaïne, et même que l'héroïne. Il est tout aussi difficile de se débarrasser de cette habitude.

« Des études ont démontré que les consommateurs de produits à base de nicotine ont de la difficulté à les éliminer. », déclare Anne Geller, neurologue. Et bon nombre de femmes continuent de fumer par crainte de prendre du poids, situation courante chez les ex-fumeurs.

1

Mais il y a de bonnes raisons d'essayer de nouveau. La cigarette peut en effet causer des dommages permanents. En revanche, les symptômes de sevrage de la nicotine ne sont que temporaires.

Voici ce que vous pouvez faire pour atténuer les symptômes de sevrage et éviter de prendre du poids.

Changez de marque. « Quelques semaines avant d'arrêter de fumer, essayez d'acheter une marque de cigarettes plus légère en nicotine », suggère Nancy Rigotti, médecin. Mais surtout ne compensez pas en fumant plus de cigarettes que d'habitude et n'avalez pas davantage de fumée, sinon cela irait à l'encontre de votre but. »

Fumez une demi cigarette. « Si vous pouvez arrêter d'un seul coup, tant mieux. Mais en général, les personnes doivent diminuer petit à petit leur ration de cigarettes afin de ne pas trop ressentir les effets du sevrage, ajoute le Dr Rigotti qui vous suggère de fumer une demi-cigarette. Vous pouvez également tenter de fumer une cigarette à certains moments précis de la journée. Vous pouvez aussi limiter le nombre de cigarettes que vous fumerez dans la journée. Il vous sera plus facile d'arrêter complètement de fumer lorsque vous serez parvenue qu'à cinq ou six cigarettes par jour.

La glace à la rescousse. « Si vous venez de cesser de fumer et que votre bouche vous semble asséchée, ou si votre gorge, vos gencives et votre langue sont sensibles, buvez de l'eau glacée ou des jus de fruits », conseille l'Institut national du cancer.

Mangez des en-cas sensibles. « Ayez toujours à votre portée de nombreux en-cas hypocaloriques, par exemple des fruits, des légumes, des bretzels, du lait écrémé ou du chewing-gum sans sucre. En adoptant une alimentation faible en calories, vous pouvez manger davantage sans nécessairement prendre du poids. Mais vous ne devez pas nécessairement manger lorsque vous sentez que vous avez faim. Essayez plutôt de boire une boisson hypocalorique, de l'eau de préférence. Buvez avec une paille si cela vous aide. Vous pourriez imaginer que vous avez faim alors que vous avez soif, ou que vous ressentez simplement besoin d'avoir quelque chose dans vos mains ou dans votre bouche », explique le Dr Geller.

Faites plus d'exercices, fumez moins. D'après les femmes médecins, l'exercice soulage l'irritabilité et l'anxiété, et aide la personne qui cesse de fumer à maintenir son poids.

« En effectuant davantage d'exercices aérobiques, vous grossirez moins facilement », déclare le Dr Rigotti. Si vous marchez 20 minutes trois fois par semaine, ajoutez 10 minutes à votre marche, ou continuez de marcher 20 minutes, mais quatre fois par semaine.

Offrez-vous des récompenses

Anne Geller, médecin.

Il n'y a aucun doute, cesser de fumer peut s'avérer très difficile. Il vous suffit de demander à Anne Geller, neurologue, qui a elle-même subi les effets de sevrage lorsqu'elle a abandonné la cigarette après de nombreuses années. Elle a appris à contrer les effets du sevrage.

Lorsqu'elle a arrêté de fumer, le Dr Geller soulageait son irritabilité et son anxiété en prenant un bain chaud le soir. « J'ai également découvert que l'exercice était l'antidote idéal pour lutter contre ces sentiments. »

« Lorsque j'ai cessé de fumer, j'ai manifesté soudainement un grand intérêt pour les desserts. Fumer une cigarette après le repas remplissait cette fonction. Donc, afin de ne pas être tentée, j'ai simplement cessé de cuisiner des desserts.

Et une fois par semaine, le Dr Geller se servait de l'argent qu'elle économisait pour s'acheter un disque ou un bon livre. « Si vous cessez de fumer, essayez de compenser ce manque en vous adonnant à des activités intéressantes, comme aller au cinéma ou faire de petits achats personnels. De cette façon, vous ne ressentirez pas autant l'absence de cigarettes. »

Dites adieu aux maux de tête. « L'aspirine et d'autres analgésiques peuvent soulager les maux de tête causés par le sevrage de la nicotine », constate le Dr Geller. Un bain ou une douche tièdes peuvent s'avérer tout aussi efficaces.

Prenez un bain tiède. « Allongez-vous dans un bain d'eau tiède. Cela pourrait vous aider à soulager votre anxiété et votre irritabilité », déclare le Dr Geller, il vous est impossible de prendre un bain, essayez de vous imaginer dans un endroit agréable et paisible. Ou bien, détendez-vous en respirant profondément : inspirez à fond, comptez jusqu'à dix, puis expirez. Répétez cet exercice cinq fois.

N'abandonnez pas. « Quand on cesse de fumer, la plupart des rechutes se produisent la semaine, alors que les symptômes de sevrage sont plus forts », déclare le Dr Rigotti. Facilitez-vous la tâche en évitant les choses qui vous font penser à la cigarette, notamment l'alcool ou d'autres personnes qui fument.

« La plupart des gens ont essayé quatre ou cinq fois de cesser de fumer avant d'y parvenir. Souvenez-vous cependant que vous pouvez fumer une seule cigarette, sans nécessairement fumer le paquet entier, et qu'une rechute ne signifie pas que votre tentative s'est révélée un échec. »

Acné
Comment conserver une belle peau

Certaines femmes ne voient apparaître que de temps à autre sur leur peau un bouton ou un comédon. D'autres, en revanche, sont victimes depuis l'âge de la puberté de poussées fréquentes ou continuelles de boutons, de comédons et de points blancs. Certaines femmes remarquent une poussée d'acné sur leur peau surtout au moment de l'ovulation, poussée qui disparaît le premier jour de leurs règles.

On constate habituellement une hyperactivité des glandes sébacées chez les victimes d'acné. De plus, les cellules qui tapissent les pores de leur peau ont tendance à se boucher. Ces deux problèmes, additionnés, contribuent au blocage et à l'incubation des bactéries dans la peau, d'où la formation chronique de points blancs — également appelés comédons fermés —, de points noirs — ou comédons ouverts —, de boutons, et même de kystes.

UN TRAITEMENT 24 HEURES

Les femmes médecins conseillent de suivre les étapes suivantes afin de mieux maîtriser les poussées d'acné de type léger à modéré et d'éviter de nouvelles apparitions de boutons.

Lavez votre peau à l'aide d'une solution de peroxyde de benzoyle. « Afin de diminuer la quantité des bactéries responsables de

4

l'acné, lavez-vous doucement le visage à l'aide d'un nettoyant à base de peroxyde de benzoyle ou d'un liquide doux d'acide salicylique tous les matins », déclare Susan C. Taylor, médecin.

« Si d'autres parties de votre corps, le dos et la poitrine par exemple, se couvrent de boutons, lavez-les également avec cette solution », déclare D'Anne Kleinsmith, dermatologue.

Utilisez de l'acide glycolique. « Asséchez votre peau en la tapotant doucement, puis appliquez un gel, une crème ou une lotion qui contient 8 % d'acide glycolique sur votre visage, déclare le Dr Taylor. Les gels, les crèmes et les lotions à base d'acide glycolique, vendus en pharmacie sous différents noms, empêchent les pores de se boucher, phénomène propre à l'acné, en empêchant les cellules les plus anciennes de s'accumuler sur la peau et de bloquer les pores. Ces produits adoucissent la peau et peuvent, de plus, ralentir le processus de coloration et l'apparition de fines rides. »

« Utilisez un gel, une crème ou une lotion anticomédogène », ajoute le Dr Kleinsmith.

Prenez aussi un médicament en vente libre. « Au bout d'une semaine, prenez un médicament qui contient du peroxyde de benzoyle afin d'éliminer les bactéries qui provoquent l'acné », déclare le Dr Kleinsmith.

Si votre peau est sensible ou sèche, choisissez une solution à 5 % de peroxyde de benzoyle. Tamponnez-la sur les boutons après avoir lavé votre visage. Dans le cas d'une peau grasse, achetez une solution à 10 % et appliquez-la sur votre visage, en évitant le contour des yeux.

Utilisez une solution hydratante non grasse. « Même si un grand nombre de femmes atteintes d'acné n'ont pas à se servir d'une crème hydratante, quelques-unes ont cependant la peau grasse autour du nez et sur le front, alors que la peau de leurs joues et de leur mâchoire est sèche. Ces femmes devraient donc appliquer sur les parties sèches de leur visage une crème hydratante non grasse et anticomédogène. »

Achetez des cosmétiques non gras. « Si vous utilisez des cosmétiques, achetez seulement des produits non gras portant sur leur étiquette la mention "non comédogène", afin qu'ils ne bouchent pas les pores de votre peau », ajoute le Dr Kleinsmith.

Blanchissez les dernières marques. « Si, après une poussée d'acné, des marques foncées subsistent sur votre peau, essayez une crème blanchissante contenant de l'hydroquinone », conseille le Dr Taylor. Suivez les instructions écrites sur l'emballage. (Pour des façons pratiques de camoufler les cicatrices laissées par l'acné, voir la page 103.)

QUAND CONSULTER SON MÉDECIN

« Consultez votre médecin si vous prenez des pilules contraceptives et que de l'acné apparaît sur votre visage juste avant vos règles. Le médecin pourrait être en mesure d'ajuster les pourcentages d'œstrogène et de progestérone (deux hormones qui se trouvent dans les contraceptifs) de votre pilule contraceptive, ce qui permettrait peut-être de prévenir les poussées mensuelles d'acné », déclare D'Anne Kleinsmith, dermatologue.

« Vous devriez également consulter un médecin si votre cas d'acné présente un caractère de gravité, si par exemple votre visage en est couvert, déclare Susan C. Taylor, médecin. Un dermatologue peut prescrire des médicaments comme des antibiotiques ou de la trétinoïne (Retin A). Si vous remarquez que votre poussée d'acné est soudainement accompagnée d'une pilosité faciale foncée, demandez à votre médecin de vous faire passer un examen qui pourrait détecter un déséquilibre hormonal, cause rare d'une apparition d'acné. »

Ne pressez pas vos boutons. « En d'autres mots, il ne faut toucher à aucun bouton, comédon ou point blanc qui apparaît sur votre visage, déclare le Dr Taylor. Vous ne ferez qu'aggraver l'inflammation de la région affectée et augmenter la grosseur de votre bouton. »

Acouphène
Les bruits que vous seul entendez

*I*maginez que vous entendez constamment dans vos oreilles des gazouillis, des rugissements, des ronronnements, des bourdonnements ou des tintements, et que vous seul entendez tous ces bruits. Voilà le problème dont souffrent les personnes atteintes d'acouphène.

« L'acouphène, bruits internes dans la tête qui ne sont pas provoqués par un son extérieur, est souvent relié à une perte de l'ouïe », déclare Carol Flexer, audiologiste.

« Les gens qui ont travaillé toute leur vie au milieu de bruits, notamment les musiciens, les menuisiers ou les pilotes, par exemple, figurent parmi les victimes les plus courantes d'acouphène », déclare Laura Orvidas, médecin.

« Et de plus en plus de jeunes adultes se plaignent d'un problème d'acouphène », ajoute Kathy Peck, directrice générale. Elle présage que les adolescents qui vont écouter régulièrement les concerts rocks souffriront probablement très rapidement d'acouphène ou d'autres problèmes de l'ouïe provoqués par le bruit.

« Plus de 200 médicaments sur ordonnance ou en vente libre (y compris l'aspirine, la quinine et certains antibiotiques) peuvent entraîner un problème d'acouphène comme effet indésirable », déclare Gloria Reich, titulaire d'un doctorat. L'acouphène peut également être causé ou aggravé si vous souffrez d'une maladie cardio-vasculaire, de stress, d'allergies, d'une hypothyroïdie ou une d'une dégénérescence osseuse dans l'oreille moyenne.

« Le diagnostic est très simple », déclarent les médecins.

« Si vous pensez être atteint d'acouphène, il y a de fortes chances que vous souffriez de la maladie », déclare le Dr Reich.

CONCENTREZ-VOUS D'ABORD SUR LA CAUSE

Souffrir d'acouphène est rarement le symptôme d'une maladie grave ou fatale. Néanmoins, vous devriez dans ce cas consulter votre médecin afin d'éliminer toutes possibilités d'une autre maladie.

« Consultez un oto-rhino-laryngologiste, médecin spécialisé dans les problèmes de l'oreille », déclare le Dr Reich.

« Portez d'abord toute votre attention sur la cause, puis pensez à un traitement », ajoute le Dr Reich. Sinon, toute mesure d'autotraitement sera inutile.

Voici quelques conseils à suivre si votre médecin confirme que vous souffrez d'acouphène.

Masquez le bruit. « Gardez votre radio allumée, ou encore mettez en marche un ventilateur lorsque vous allez vous coucher. L'acouphène se manifeste davantage dans le silence. Donc, masquer l'acouphène à l'aide d'autres bruits peut être une solution », déclare le Dr Reich.

Une autre option. Si le ventilateur ou le bruit statique de la radio ne s'avèrent pas efficaces, le Dr Flexer vous suggère d'avoir recours à des dispositifs spéciaux qui émettent des bruits blancs, c'est-à-dire un son erratique semblable au son statique. « Un autre solution est d'écouter le bruit des vagues ou du vent sur cassette ou sur disque compact, déclare le Dr Flexer. Ces masqueurs d'acouphène semblent complètement soulager les gens de leurs problèmes. Selon une théorie, les bruits blancs enseignent aux nerfs de cesser d'envoyer des messages en l'absence de stimulus de bruit. »

Coupez la caféine. « La caféine est un stimulant, et les stimulants aggravent l'acouphène », déclare le Dr Orvidas.

Coupez aussi la cigarette, le sel, le sucre et l'alcool. « Certaines personnes voient leur acouphène diminuer lorsqu'elles cessent de fumer ou qu'elles réduisent leur consommation de sel ou de sucre », déclare le Dr Orvidas. L'alcool peut aussi exacerber l'acouphène.

Portez des bouche-oreilles ou des dispositifs de protection contre le bruit. « Quelle que soit la cause de votre acouphène, il vaudrait mieux prévenir des dommages ultérieurs. Vous pourrez apprécier n'importe quel feu d'artifice si vous diminuez le bruit en portant des bouchons auriculaires », déclare le Dr Reich.

Essayez le ginkgo. « Même si plusieurs études scientifiques se contredisent à ce sujet, le ginkgo semblerait s'avérer efficace dans la réduction de l'acouphène », déclare le Dr Reich. L'arbre appelé ginkgo, ou *Ginkgo biloba* est doté de feuilles en forme d'éventail que les Chinois ont utilisé pendant des milliers d'années pour soigner un grand nombre d'infections. Certains chercheurs croient que le gingko favorise le flux sanguin vers le cerveau ; c'est donc un bon remède pour soigner l'acouphène causé par des problèmes circulatoires.

QUAND CONSULTER SON MÉDECIN

« L'acouphène se compare un peu à un mal de tête, déclare Anita T. Pikus, spécialiste en audiologie. Nous éprouverons toutes ce malaise à un moment donné de notre vie. L'acouphène est provoqué par de nombreux facteurs, mais il esiste de nombreux traitement. »

Si vous seul entendez des bruits, notamment des gazouillis, des rugissements, des ronronnements, des bourdonnements ou des tintements, prenez rendez-vous chez un audiologiste ou un oto-rhino-laryngologiste qui pourra vous passer un examen complet et vous référez à un spécialiste si nécessaire.

« Certaines personnes ont utilisé avec succès le gingko afin de soigner l'acouphène. Il possède peu d'effets indésirables. On peut donc avoir recours au gingko en toute sécurité », déclare le Dr Reich. Les spécialistes recommandent un dosage de 120 mg par jour d'un extrait concentré et uniformisé appelé EGB (extrait de gingko biloba), que l'on peut se procurer dans un magasin d'alimentation naturelle. Notez cependant que les effets bénéfiques du gingko ne se font sentir qu'au bout de plusieurs semaines, voire plusieurs mois.

Affaissement des seins
Comment améliorer votre situation

Vous en avez toujours été fière, ils ont même nourri vos enfants. Mais aujourd'hui, vous êtes une femme de quarante ans et vos seins jadis très fermes commencent à s'affaisser.

Outre le charme qu'ils exercent, les seins sont des unités fonctionnelles des glandes galactophores et des graisses supportées par les muscles de votre poitrine. Malheureusement, avec les années, les ligaments qui les retiennent se détendent et conduisent à un affaissement des seins.

« Dès que vous atteignez la quarantaine, la peau se distend, les canaux galactophores rétrécissent et ils sont remplacés par de la graisse », déclare Debra Price, médecin.

L'affaissement peut survenir plus tôt — ou bien il est plus marqué — chez les femmes qui ont eu des enfants et les ont allaités », déclare Anita Cela, médecin.

LES SOLUTIONS

Mis à part la chirurgie esthétique, il existe une seule solution pour prévenir l'affaissement des seins ou raffermir les seins déjà affaissés : renforcer les pectoraux sous vos seins et remplacer cet affaissement par du muscle », déclare le Dr Price.

Voici comment vous y prendre.

Utilisez les haltères. « Afin d'augmenter votre masse musculaire, essayez d'utiliser des haltères de 1/2 à 1 kilo », déclare Peggy Norwood-Keating, directrice de mise en forme.

Prenez d'abord une haltère dans chaque main. Allongez-vous sur le sol, les bras perpendiculaires à votre corps à la hauteur des épaules, les paumes vers le ciel. Les haltères doivent être parallèles à votre corps.

Soulevez vos bras droit devant vous, au-dessus de votre corps, en fléchissant les coudes légèrement afin que les haltères se touchent au-dessus de votre poitrine », ajoute Peggy Norwood-Keating. Puis, revenez à la position de départ en effectuant le même mouvement de demi-cercle.

Répétez l'exercice douze à quinze fois, puis détendez-vous pendant une minute et demie. Faites l'exercice de nouveau et reposez-vous. Répétez une troisième fois. À mesure que vous renforcez vos muscles, vous pourrez prendre des haltères plus lourds. Cela veut dire que vous devriez pouvoir augmenter graduellement le poids d'un demi kilo à la fois tout en réduisant le nombre de répétitions de huit à dix afin que vos muscles s'y adoptent graduellement. Votre objectif est d'effectuer de huit à dix répétitions, trois fois de suite.

Développez votre tronc. Cet exercice, qui renforce les muscles de la poitrine, est une variation du précédent. Cette fois-ci, prenez dans chaque main deux haltères d'environ deux kilos et allongez-vous sur le sol. Allongez les bras et retenez les haltères au-dessus de votre poitrine, parallèlement à votre corps. Ensuite, fléchissez les coudes et ramenez les haltères vers votre poitrine, les coudes étendus perpendiculairement à votre corps au niveau des épaules.

Allongez de nouveau vos bras au-dessus de votre poitrine et répétez l'exercice de douze à quinze fois. Reposez-vous pendant une minute et demi, et répétez une deuxième série de douze à quinze exercices. Détendez-vous de nouveau et répétez l'exercice une troisième fois.

Tout comme dans l'exercice précédent, dès qu'il vous devient plus facile de l'exécuter, augmentez le poids de vos haltères de un demi ou un kilo. Votre but est le même que ci-dessus : accomplir de huit à dix répétitions en trois séries d'exercices, en utilisant des haltères dont le poids est fixe mais confortable.

Des exercices généraux. « Tous ces exercices sont excellents pour renforcer les muscles de la poitrine, mais vous devez également inclure dans votre séance certains exercices qui pourront faire travailler vos muscles du dos », déclare Peggy Norwood-Keating. Sinon, vous pourriez l'affaiblir. Prenez donc dans votre main gauche une haltère de deux à quatre kilos et, en vous appuyant sur un tabouret ou une table plus basse, placez votre genou droit et votre main droite sur la table pour mieux vous soutenir. Le pied gauche doit rester à plat au sol.

Fléchissez le coude gauche et ramenez l'haltère à la hauteur de l'aisselle en essayant de compresser l'omoplate vers la colonne vertébrale. En résistant à la gravité, ramenez lentement l'haltère à sa position initiale jusqu'à ce que votre bras soit complètement droit. Cet exercice est difficile. Vous ne devez surtout pas laisser tomber l'haltère quand vous revenez à la position de départ », explique Peggy Norwood-Keating.

Répétez l'exercice douze à quinze fois, reposez-vous une minute et demi et exécutez une deuxième série de douze à quinze répétitions. Reposez-vous de nouveau et effectuez une troisième série d'exercices.

N'oubliez pas l'écran solaire. « L'exposition au soleil peut accélérer le processus de vieillissement des fibres d'élastine qui empêchent votre peau de s'affaisser. N'oubliez donc pas de porter un écran solaire dès que vous mettez une robe décolletée ou un maillot de bain », ajoute le Dr Price.

« De nombreux dermatologues recommandent un écran solaire qui contient un facteur de protection 15, ajoute-t-elle. Quel que soit le produit utilisé, n'oubliez pas de l'appliquer fréquemment. »

Portez un soutien-gorge. Pour éviter que vos seins ne s'affaissent davantage, portez un soutien-gorge. « Cela aide beaucoup, déclare

Faites de l'exercice tous les deux jours

Debra Price, médecin

Comme bon nombre de femmes de son âge, Debra Price, médecin, aimerait garder ses seins fermes aussi longtemps que possible. Elle effectue donc des exercices qui leur permettront d'atténuer les effets de la gravité sur ses tissus mammaires.

« Je fais de l'exercice tous les deux jours », déclare le Dr Price. Et son entraîneur professionnel lui recommande de faire surtout des tractions des bras.

« Les tractions sont les exercices les plus efficaces. Ils permettent de renforcer les pectoraux de la poitrine qui se trouvent sous les seins », déclare-t-il.

Le Dr Price applique également un écran solaire sur ses seins lorsqu'elle porte des vêtements qui dégagent sa poitrine afin de la protéger contre les effets du soleil.

« J'utilise toujours une crème qui contient un facteur de protection solaire 15. J'aime surtout les écrans solaires non chimiques à base d'anhydride titanique qui réfléchit bien les rayons nocifs du soleil, les rayons ultraviolets A et les B. »

Petra Schneider, chirurgienne esthétique. Le port d'un soutien-gorge enlève du stress aux ligaments. Plus souvent vous porterez votre soutien-gorge, moins vous subirez les effets de l'affaissement. »

« Il est surtout important de porter un soutien-gorge quand vous faites de la course, jouez au tennis, faites des exercices d'aérobic ou participez à toute forme d'exercice où vous devez sauter. Si vos seins sont assez volumineux, procurez-vous des soutiens-gorge sportifs qui épousent bien la forme du sein », déclare le Dr Price. Certaines femmes préfèrent porter un soutien-gorge ordinaire, car elles trouvent que les bretelles élastiques maîtrisent moins bien le mouvement. Les soutiens-gorge sportifs sont disponibles dans les grands magasins ou dans les magasins d'articles de sport.

Allergies
Comment soulager
les démangeaisons et les éternuements

*M*arthe et Marie sont deux sœurs. Marthe passe la journée à nettoyer sa maison. Elle fait aussi de grandes promenades avec son chien, car elle aime bien profiter des douces senteurs provenant des bois et des prés avoisinants. Puis, de retour chez elle, Marthe sort de l'armoire les albums de photos de famille et se pelotonne sur son lit avec ses deux chats pour les regarder.

Pendant ce temps, Marie est très malheureuse. Même à quelque distance d'objets poussiéreux, elle se met à éternuer et sa respiration devient sifflante. Elle rentre chez elle d'une petite marche dans les bois les yeux rouges et larmoyants. Son chien et ses deux chats, qui vivent maintenant chez sa sœur Marthe, lui manquent énormément.

Il y a une chose que ces deux sœurs ne partagent pas : les allergies. Les femmes qui souffrent d'allergies, comme Marie, ont un système immunitaire qui libère des histamines et d'autres substances irritantes en réaction à des particules aériennes tout à fait normales (et le plus souvent inoffensives) comme la poussière, la moisissure, le pollen des arbres et les poils des animaux.

Les symptômes courants d'allergies se manifestent sous forme d'éternuements, de picotements du nez et d'écoulement nasal. Ils sont souvent accompagnés de congestion et de yeux rougis, bouffis et qui démangent.

Les allergies sont en partie héréditaires, mais peuvent également être dues à l'environnement. L'enfant dont l'un des parents est allergique a 30 à 50 % de risques de souffrir d'allergies, alors que ces risques atteignent 60 à 80 % si les deux parents en souffrent. Une personne exposée à un taux élevé d'allergènes dès son jeune âge peut également voir augmenter ses risques d'allergies plus tard dans la vie.

13

BON DÉBARRAS

Selon certaines femmes médecins, une personne qui apprend à maîtriser ses symptômes et à éloigner ainsi les facteurs déclencheurs de ses allergies constatera déjà un grand soulagement. Voici quelques stratégies élémentaires qui permettront aux femmes atteintes d'allergies à mieux respirer. (Pour des conseils pratiques sur l'asthme qui peut être provoqué par des allergies, voir la page 37.)

Salez votre nez. « Les vaporisateurs nasaux à base saline en vente libre sont un moyen efficace de dégager le mucus », explique Carol Wiggins, médecin. Ce vaporisateur n'est pas un médicament, donc vous pouvez l'utiliser aussi souvent que bon vous semble. Si vous préférez préparer votre propre solution saline, vous n'avez qu'à diluer 1/2 cuillerée à café de sel dans 225 ml d'eau tiède. Placez la solution dans un injecteur à poire, puis injectez-la dans votre nez, la tête inclinée au-dessus du lavabo.

RECOMMANDATIONS DES FEMMES MÉDECINS

On peut vivre avec des chiens

Kathy L. Lampl, médecin

Même avec deux petits Yorkshire qui se baladent partout dans la maison, Kathy L. Lampl, médecin, ne laisse pas ses allergies s'emparer d'elle.

« Je suis sûrement la seule allergologue au monde qui vit avec deux chiens », plaisante le Dr Lampl, qui est aussi allergique à la poussière des acariens et aux poils des animaux. Mais elle ne s'en fait pas. Elle prend plutôt les moyens pour maîtriser son problème d'éternuements.

« D'abord, j'ai retiré tous les tapis de la maison, il ne reste plus que des planchers en bois. Les chiens ne dorment plus dans notre chambre, mais dans la cuisine. On leur donne également un bain tous les mois. »

Afin de limiter les effets de la poussière d'acariens, le Dr Lampl a recouvert de plastique son matelas et ses oreillers. Elle veille également à ce que tous les livres soient rangés dans une bibliothèque fermée plutôt que déposés sur les tables de chevet ou les commodes, car une accumulation d'objets est synonyme d'une accumulation de poussière.

QUAND CONSULTER SON MÉDECIN

« Si vous souffrez vous-même d'éternuements, si votre respiration est sifflante et que vous toussez même après avoir pris des médicaments en vente libre ou avoir essayé d'échapper à certains facteurs déclencheurs d'allergies connus ou suspects, il serait peut-être temps de consulter un médecin », déclare Carol Wiggins, médecin. « Consultez également votre médecin si vous ne savez pas de quelle allergie vous souffrez. »

Votre médecin peut vous faire passer un test au moyen de piqûres pour déterminer ce qui vous incommode. Les femmes susceptibles d'allergies graves peuvent bénéficier de médicaments sous ordonnance ou d'injections contre les allergies, qui contiennent une dose infinitésimale de l'allergène auquel elles sont allergiques. Habituellement, on leur injecte une dose de ce produit, une fois par semaine pendant un an environ, afin de les insensibiliser aux allergènes incommodants dont elles souffrent.

Appliquez une compresse fraîche. « Pour des yeux rouges et enflés qui démangent, prenez un linge propre, faites couler de l'eau froide dessus et placez-le sur vos yeux jusqu'à ce qu'il soit chaud, et recommencez si nécessaire », déclare Helen Hollingsworth, médecin.

Enveloppez hermétiquement votre matelas. « L'un des grands problèmes est la poussière d'acariens. Ce sont des créatures minuscules vivant dans la poussière, les squames de la peau et d'autres débris microscopiques de la maison et qui se logent dans la literie, les meubles et les rideaux, déclare Rebecca Gruchalla, médecin. Couvrir le matelas d'une enveloppe de plastique munie d'une fermeture éclair, voilà une bonne manière de réduire son exposition à la poussière des acariens.

Utilisez du ruban adhésif en toile. Le Dr Gruchalla recommande également de mettre du ruban adhésif en toile sur la fermeture Éclair du matelas afin de le fermer hermétiquement et de barrer ainsi la route à la poussière des acariens.

Utilisez un humidificateur « La moisissure et la poussière des acariens se développent dans des conditions chaudes et humides », déclare le Dr Wiggins. Pour réduire la quantité de moisissure et de poussière des acariens, placez toujours un déshumidificateur dans votre chambre à coucher et dans la salle de séjour.

Nettoyez le déshumidificateur. « Les déshumidificateurs devraient être nettoyés chaque semaine », déclare le Dr Wiggins. Sinon, la moisissure proliférera.

Simplifiez. « Venir à bout des endroits où se cache la poussière des acariens, en particulier dans votre chambre, est la meilleure façon de faire disparaître les éternuements », note le Dr Lampl. N'ayez pas d'endroit clos dans cette pièce, pas de tissus ni de tapisseries sur les murs. Ne mettez pas de tapis, l'aspirateur ne fait pas disparaître la poussière des acariens. Les jouets pleins de replis attrapent la poussière et doivent donc être retirés de cette pièce. Le Dr Lampl recommande également de changer souvent les draps et de laver régulièrement la literie, les oreillers et les enveloppes de matelas.

Ampoules
Comment soulager la douleur

Qu'ont en commun les activités suivantes ?
- vous dansez toute la nuit avec de nouvelles chaussures ;
- vous portez de nouvelles chaussures pour la première fois ;
- vous faites des randonnées en montagne toute la journée avec vos amis ;
- vous raclez le terrain de toutes ses feuilles mortes.

C'est simple, toutes ces activités vous laissent avec des ampoules douloureuses.

« La plupart des ampoules sont causées par la friction. Le pied est le site le plus couramment lésé, souvent à cause de chaussures qui font mal, ceci combiné avec une activité comme la danse, la course, le tennis », déclare Wilma Bergfeld, médecin. La main est le deuxième site privilégié de la formation d'ampoules. Elles surviennent lorsque la peau subit une friction durant des activités ardues comme racler les feuilles ou balayer le sol.

« En dépit de la douleur qu'elles provoquent, les ampoules jouent un rôle de pansement naturel sur la peau irritée », déclare Karen E. Burke, médecin.

« Le liquide qui se trouve à l'intérieur de l'ampoule nettoie la surface irritée de la peau et conserve l'humidité afin que la plaie guérisse rapidement », déclare le Dr Bergfeld. De plus, une ampoule intacte diminue les risques d'infection, puisque la peau n'est pas exposée à l'air libre. »

UN PANSEMENT NATUREL

« Idéalement, l'ampoule devrait être laissée intacte afin que mère nature suive son cours », déclare le Dr Burke. Si une ampoule crève, ce n'est pas mauvais, mais vous devez lui donner quelques soins afin qu'elle ne s'infecte pas », déclare le Dr Bergfeld.

Voici ce que conseillent les femmes médecins afin de favoriser la guérison et soulager la douleur.

Crevez l'ampoule correctement. Dans le cas d'une ampoule importante et surtout inconfortable, les femmes médecins suggèrent de percer soigneusement la bulle à l'aide d'une aiguille stérilisée afin d'atténuer la pression causée par le liquide. « Piquez la partie de l'ampoule la plus près de la peau afin que la gravité aide à drainer les fluides par le petit trou », suggère Sheryl Clark, médecin.

Ne touchez à rien. Si vous piquez votre ampoule ou que celle-ci s'est ouverte d'elle-même, laissez la couche supérieure en place. « Ce genre de petit toit de tissu couvrira et protégera la lésion afin qu'elle guérisse plus rapidement », déclare le Dr Clark.

Lavez à l'aide de savon liquide. Nettoyez doucement l'ampoule à l'aide de savon et d'eau afin d'éliminer les bactéries qui pourraient causer une infection. « Le savon liquide est préférable à une savonnette qui pourrait contenir des bactéries laissées par les usages antérieurs », déclare le Dr Bergfeld.

Combattez les microbes. « Vous devrez appliquer une pommade antimicrobienne pour tuer les bactéries et prévenir l'infection si l'ampoule crève », déclare le Dr Bergfeld.

Recouvrez l'ampoule. Après avoir appliqué la pommade, couvrez l'ampoule à l'aide d'un pansement ou d'un sparadrap afin de la protéger contre les coups et la pression et de la garder propre. « De la gaze

QUAND CONSULTER SON MÉDECIN

Même la plus petite des ampoules doit parfois être traitée par un médecin. Les femmes médecins suggèrent que vous consultiez un professionnel de la santé dans les cas suivants :

- vous développez soudainement une ampoule grave ou vous souffrez d'ampoules qui sont très douloureuses et qui guérissent mal ;
- une ampoule manifeste soudainement des signes d'infection, c'est-à-dire douleur, enflure, rougeur, suintements ou croûte jaunâtre, et vous avez de la fièvre ;
- une éruption massive d'ampoules apparaît sur votre corps ;
- les ampoules continuent de se former sans raisons apparentes ;
- un ou plusieurs épisodes de petites vésicules récidivent en groupe et présentent des picotements, signe d'herpès simplex ;
- des ampoules apparaissent durant votre grossesse.

et un adhésif chirurgical, ou même un simple pansement adhésif feront l'affaire », déclare le Dr Clark. Le pansement empêchera également la pommade de tacher vos vêtements et permettra d'absorber tout fluide qui s'échappe de l'ampoule.

Utilisez un sparadrap en forme de croissant. « Si vous désirez protéger une petite ampoule de la friction et d'autres pressions, couvrez-la d'un coussinet en forme de croissant, c'est-à-dire d'un pansement qui a un trou au centre », déclare le Dr Clark.

Protégez l'ampoule à l'aide de gelée de pétrole. Si vous savez que vous êtes sensible aux ampoules à certains endroits, évitez les frictions ultérieures en appliquant une couche de gelée de pétrole. « La gelée de pétrole, ou vaseline, est un lubrifiant idéal, déclare le Dr Clark. Elle ne contient aucun ingrédient irritant et vous permet d'éviter les frictions en gardant la peau moite. »

Anémie
Comment réveiller le sang fatigué

Vous n'êtes pas fatiguée, vous êtes épuisée. Vous vous traînez toute la journée, en faisant le strict minimum. Vous venez à peine de dîner, que vous vous écroulez dans un fauteuil devant votre écran de télévision. Peut-être avez-vous trop de responsabilités sur le dos ou souffrez-vous d'anémie.

« Diagnostiquer l'anémie n'est pas chose facile », explique Orah Platt, hématologue. Certaines femmes ne présentent aucun symptôme. D'autres, au contraire, se sentent complètement épuisées et ont même de la difficulté à terminer leur journée.

Que les symptômes se manifestent ou non, les femmes anémiques semblent souvent souffrir d'anémie ferriprive. L'organisme a besoin de fer en grande quantité pour produire les globules rouges. Ces globules rouges contiennent de l'hémoglobine, protéine responsable du transport de l'oxygène dans le sang. Une carence en fer signifie que le taux d'hémoglobine n'est pas assez élevé, ce qui se traduit par une perte d'oxygène et une perte d'énergie. En d'autres termes, votre sang est fatigué.

« Jadis, l'anémie ferriprive chez les femmes se manifestait par une grande perte de sang durant leurs règles, déclare Sally S. Harris, médecin. C'est pourquoi ce type d'anémie est plus courant chez les femmes en préménopause — les femmes en postménopause n'ont plus de règles. Les femmes au flux menstruel abondant sont également plus vulnérables à l'anémie ; elles perdent beaucoup plus de sang que les femmes dont le flux est régulier. »

« La grossesse et l'allaitement peuvent également épuiser les réserves de fer chez les femmes, favorisant ainsi la maladie. Un faible apport de fer alimentaire (ou une faible absorption de fer) y contribue également », ajoute le Dr Harris.

Outre la fatigue générale, l'anémie présente d'autres symptômes : l'essoufflement, l'étourdissement, le vertige et l'évanouissement, une sensation d'apathie (perte d'intérêt), une faible résistance au rhume ou à d'autres infections et, naturellement, une sensation de fatigue après l'exercice physique.

COMMENT RETROUVER SON ÉNERGIE

Si un test sanguin confirme que vous souffrez d'anémie, le Dr Harris suggère que votre médecin vous recommande des suppléments vitaminiques en vente libre qui procurent plus de 18 mg de fer par jour, dose quotidienne recommandée pour les femmes en préménopause. « Si vous souffrez d'un cas plus grave d'anémie, votre médecin devra vous prescrire des suppléments de fer en forte quantité, voire jusqu'à 180 mg par jour », ajoute le Dr Harris. Dans tous les cas, les femmes médecins déconseillent l'usage de suppléments de fer sans surveillance médicale, autant aux hommes qu'aux femmes, car un surcroît de fer peut s'avérer toxique.

En plus du traitement recommandé par votre médecin, voici quelques conseils que vous suggèrent les femmes médecins pour lutter contre l'anémie.

Mangez des aliments riches en fer. « Les meilleures sources de fer se trouvent dans les viandes rouges, notamment les abats comestibles comme le foie, parce qu'ils contiennent du fer hémique, forme de fer la mieux absorbée par l'organisme, déclare le Dr Harris. Mais les abats comestibles contiennent également un taux élevé en graisses saturées et en cholestérol, substances qui peuvent contribuer aux maladies cardiaques. Donc, choisissez plutôt des morceaux de bœuf plus maigres. »

QUAND CONSULTER SON MÉDECIN

Consultez votre médecin si vous ressentez l'un des symptômes suivants :

- de la fatigue extrême ;
- des évanouissements ;
- des étourdissements ;
- de l'essoufflement.

Si vous ne constatez aucune amélioration au bout d'un mois de traitement, informez-en votre médecin. Si les résultats d'un test contre l'anémie ferriprive révèlent des taux encore trop bas, votre médecin vous conseillera alors de prendre rendez-vous chez un hématologue (médecin spécialisé dans les troubles sanguins), afin de trouver la cause du problème.

« Le meilleur régime alimentaire pour les femmes victimes d'anémie consiste à manger des hamburgers ou un steak deux ou trois fois par semaine », déclare le Dr Platt.

Ajoutez du germe de blé à votre alimentation. « Les femmes anémiques présentent également un faible taux de folate — vitamine B —, et une carence en cette vitamine contribue à l'anémie, déclare le Dr Platt. Je conseille donc à mes patientes de manger en grande quantité des aliments riches en folate ». Vous obtiendrez l'apport quotidien recommandé, c'est-à-dire 400 mg, en consommant un bol de céréales de grains complets au petit déjeuner. D'autres bonnes sources de folate, de même que de fer hémique, se trouvent dans les lentilles, les fèves de lima, les haricots et les épinards.

Procurez-vous des comprimés non enrobés. « Demandez à votre pharmacien de vérifier si les suppléments de fer que vous prenez sont non kératinisés, déclare Dorothea Zucker-Franklin, médecin. Si les comprimés sont kératinisés, changez de marque et prenez des comprimés non enrobés. Ils s'absorbent plus facilement et plus complètement dans l'organisme. »

« Les comprimés non enrobés peuvent cependant causer des troubles d'estomac », déclare le Dr Zucker-Franklin. Si c'est le cas, prenez-les plutôt après le repas.

Suivez ces directives. « Vous augmenterez les bienfaits de vos suppléments de fer en les prenant tous les jours avec des aliments ou des boissons riches en vitamine C, déclare le Dr Platt. Des études ont démontré que les aliments riches en vitamine C favorisent l'absorption du fer dans l'organisme. Prenez donc vos suppléments avec un verre de jus d'orange ou de canneberge. D'autres bonnes sources alimentaires de vitamine C sont les poivrons rouges, la papaye et les fraises. »

N'abandonnez pas. « L'anémie ferriprive ne se guérit pas du jour au lendemain, explique le Dr Zucker-Franklin. Il faut que les femmes sachent qu'elles devront prendre un supplément de fer pendant au moins six mois, voire une année entière. Peut-être se sentiront-elles mieux en quelques semaines seulement parce que leur taux de fer sanguin sera revenu à la normale. Cependant, le processus de restauration de fer dans la moelle osseuse est beaucoup plus long. »

Angine de poitrine
Comment détendre votre muscle cardiaque

*U*ne douleur se manifeste légèrement du côté gauche de votre mâchoire, puis elle disparaît. Quelques jours plus tard, elle réapparaît le long de votre clavicule et s'étend jusque dans votre bras gauche. Un mois plus tard, elle fait à nouveau surface, mais cette fois accompagnée d'une pression au centre de votre poitrine.

Que se passe-t-il ? « C'est une angine de poitrine », déclare votre médecin. Même si vous n'avez pas encore 50 ans et que vous vous pensez trop jeune pour souffrir de troubles cardiaques, cette maladie est un signe précurseur que l'alimentation en oxygène vers votre cœur est insuffisante pour assurer un bon fonctionnement, peu importe votre âge.

« L'angine de poitrine est généralement déclenchée par l'un des trois éléments suivants, déclare Deborah L. Keefe, médecin. Elle peut être causée par un spasme dans les parois des artères coronaires qui resserre temporairement l'artère et bloque l'apport sanguin vers le cœur pendant un moment (une minute ou deux). Ou bien une paroi cardiaque, épaissie à cause d'une hypertension artérielle, exige une quantité d'oxygène plus importante que ce que les globules rouges lui fournissent. Enfin, il se pourrait qu'un caillot se loge momentanément dans une artère rétrécie à cause d'une accumulation de cholestérol. »

QUAND CONSULTER SON MÉDECIN

Si votre angine de poitrine dure environ 20 minutes, téléphonez à une ambulance ou rendez-vous immédiatement au service des urgences d'un hôpital.

N'essayez pas de téléphoner à votre médecin et d'attendre qu'il vous rappelle. Si vous souffrez d'une crise cardiaque, et non d'une angine de poitrine, plus vite vous recevrez un traitement médical (au moyen d'anticoagulants), moins vous souffrirez de dommages irréversibles au cœur.

« L'angine de poitrine est plutôt rare chez les femmes préménopausées, déclare le Dr Keefe. Lorsqu'elle se manifeste avant la ménopause, elle est le plus souvent provoquée par un spasme artériel. Après la ménopause, elle est le plus souvent causée par un rétrécissement des artères. »

« Quels que soient l'âge ou la cause du malaise, le vrai danger n'est pas l'angine de poitrine même, mais le blocage temporaire qui dure plus de quelques minutes », explique Vera Bittner, médecin. Une interruption de l'apport sanguin vers le cœur peut mener à une crise cardiaque importante.

« Heureusement, les personnes qui souffrent d'angine de poitrine ne sont pas toutes victimes de crise cardiaque, déclare Pamela Ouyang, médecin. En fait, l'angine de poitrine chez les femmes semble mener moins souvent à une crise cardiaque que chez les hommes. »

OXYGÉNEZ VOTRE CŒUR

« Si vous êtes atteint d'angine de poitrine, votre médecin vous prescrira sûrement de la nitroglycérine, médicament qui dilate les artères du cœur », déclare le Dr Ouyang. Suivez les directives du médecin attentivement. Elle suggérera sûrement que vous preniez un comprimé dès les premiers signes de douleur et d'attendre cinq minutes afin de voir si la douleur se résorbe. S'il vous ne ressentez pas d'amélioration, elle vous conseillera probablement de prendre un deuxième comprimé et d'attendre encore cinq minutes. Si le traitement s'avère inefficace, votre médecin vous préconisera sûrement la prise d'un troisième comprimé.

Afin de soulager l'angine de poitrine et d'éviter une récidive, voici ce que vous recommandent les médecins.

Asseyez-vous. « Que vous preniez ou non des médicaments, votre première réaction face à une crise d'angine de poitrine devrait être de vous asseoir et d'essayer de vous détendre », déclare le Dr Ouyang. S'il s'agit d'un spasme artériel, il disparaîtra en une minute ou deux, libérant sa prise sur l'artère. Dans le cas d'un blocage artériel, le soulagement que vous procurera le repos est un signe que l'activité que vous effectuiez au moment où vous avez ressenti la douleur exigeait plus d'oxygène que vous n'en receviez. S'asseoir permet de réduire les efforts sur le cœur et devrait atténuer la douleur. »

Traquez le cholestérol. « Un régime alimentaire qui vise à réduire les taux de cholestérol pourrait également aider à atténuer les douleurs de l'angine causées par des spasmes artériels, déclare le Dr Bittner, car les accumulations de cholestérol peuvent nuire au bon fonctionnement de l'endothélium, membrane des vaisseaux sanguins. »

Ne fumez pas. « La fumée de cigarette aspire l'oxygène du sang et resserre les vaisseaux sanguins, déclenchant une angine de poitrine qui provient soit de spasmes artériels soit du rétrécissement des artères, déclare le Dr Keefe. Si vous ne fumez pas, continuez de la sorte. Si vous fumez, prenez les mesures nécessaires pour arrêter. »

Perdez du poids. « Les kilos en trop agissent fortement sur la tension artérielle, et une hypertension artérielle peut provoquer l'angine de poitrine », déclare le Dr Bittner. Donc, perdre les kilos en trop peut minimiser les risques de la maladie.

Détendez-vous. Tout ce qui fait travailler votre cœur davantage qu'à l'habitude exige une quantité plus importante d'oxygène, qui, à son tour, peut mener à l'angine de poitrine si vous êtes un sujet à risque. Donc, toutes les méthodes que vous trouvez dans le but de réduire votre stress quotidien, par exemple déléguer les tâches que vous n'avez pas le temps d'effectuer ou apprendre à ne pas réagir outre mesure, peuvent vous être favorables.

Faites-vous prescrire un programme d'exercices. « Dans le cas d'une angine de poitrine, le repos est le premier traitement. Cela ne signifie cependant pas que vous devez rester inerte lorsque vous ne ressentez aucune douleur, déclare le Dr Bittner. Comme tout autre muscle de l'organisme, le cœur est un bourreau de travail. Il a besoin d'exercice pour rester en forme. Un cœur en bonne forme utilise son oxygène plus efficacement et est moins sujet aux angines de poitrine. »

Si vous souffrez d'angine de poitrine, votre cardiologue vous fera sûrement passer un test sur tapis roulant afin de déterminer quel type d'exercice (de même que l'intensité) vous devriez effectuer afin d'avoir un cœur en bonne santé.

Anxiété
Comment dissiper la tension et l'inconfort

*D*ans le cadre des émotions vives, l'anxiété est sûrement la plus vague, générant un sentiment d'appréhension indiscernable qui se manifeste soudainement : ce genre d'inconfort que vous ressentez lorsque votre patron vous dit qu'il doit vous parler immédiatement, ou que le téléphone sonne à 4 h du matin, ou que votre dentiste répète un « hmmm » pour la troisième fois en examinant votre bouche.

« On confond souvent l'anxiété avec la peur, déclare Sharon Greenburg, psychologue. La différence, c'est que dans le cas de la peur, vous en connaissez la source — quelque chose de précis comme un chien qui vous montre ses crocs ou un danger évident qui vous menace. »

L'anxiété, c'est l'appréhension de l'inconnu : vous ne savez pas précisément à quoi vous aurez à faire face lorsque vous entrerez dans le bureau de votre patron, lorsque vous répondrez au téléphone la nuit ou lorsque le dentiste aura fini son examen. Chose certaine, c'est que vous ne vous attendez pas à de bonnes nouvelles.

« Dans le cas de la peur, vous pouvez toujours éviter le chien enragé ou contourner le danger en vous en éloignant. Mais, il est difficile de réagir durant une crise d'anxiété, car elle n'est pas liée à un problème particulier. Dans une telle situation, les solutions immédiates ne viennent pas facilement à l'esprit, car l'anxiété a tendance à dominer », déclare Susan Heitler, psychologue.

COMMENT VOUS DÉBARRASSER DE VOTRE ANXIÉTÉ

« L'anxiété peut être plus difficile à maîtriser que toute autre émotion. Plus encore, l'anxiété qui persiste peut vous empêcher de dormir, vous rendre irritable, attaquer vos facultés de concentration et entraîner des pertes ou des surcroîts énormes d'appétit. En outre, l'anxiété génère un état constant d'anticipation — montée d'adrénaline, accélération de la fréquence cardiaque, transpiration des mains —, malaises qui pourraient contribuer à de l'hypertension artérielle ou à des maladies cardiaques », déclare le Dr Heitler.

Quand consulter son médecin

Consultez un thérapeute si vous éprouvez une anxiété intense. Vous devriez également envisager une thérapie quelconque si les symptômes suivants se manifestaient :
- l'aniété nuit à votre travail ou à vos relations personnelles ;
- vous êtes toujours très tendue et vous anticipez le pire.

Afin de mieux maîtriser l'anxiété chronique, vous pourrez suivre l'une des formes de thérapie suivantes : thérapie du comportement, thérapie cognitive. thérapie de soutien ou thérapie au moyen de médicaments, si nécessaire.

« Mais vous pouvez apprendre à mieux maîtriser votre anxiété », déclare Irene S. Vogel, psychologue. Voici comment.

Respirez. « Les personnes qui souffrent d'anxiété ont tendance à retenir leur souffle ou à respirer trop légèrement. Cela ne fait qu'accroître leur taux d'anxiété », déclare le Dr Greenburg. Une respiration ponctuée et profonde aura un effet calmant sur l'état physique de la personne. Afin d'être sure de bien respirer, placez votre main sur votre diaphragme, juste en dessous de votre cage thoracique. Sentez ce dernier se gonfler avec chaque inspiration et reprendre sa forme avec chaque expiration.

Analysez la situation, puis réagissez. « L'antidote à l'anxiété est l'analyse et l'action. Afin de vous débarrasser de cette sensation vague d'appréhension, vous devez arriver à en trouver la cause. Vous pouvez alors dresser un plan d'action ou essayer de faire quelque chose », déclare le Dr Heitler. Habituellement, la première étape du plan consiste à découvrir la nature du problème.

Admettons que vous éprouvez de l'anxiété à propos de vos compétences au travail. Posez-vous la question : « De quoi ai-je vraiment peur ? « Peut-être craignez-vous de ne pas pouvoir respecter votre calendrier, ou peut-être avez-vous l'impression que vos idées n'ont aucune valeur quand vous les émettez dans des réunions de travail. Vos craintes sont-elles bien fondées ? Manquez-vous généralement à vos échéances ? Est-ce que vos suggestions sont toujours ignorées ? « Si ce n'est pas le cas, l'anxiété ne vous est pas utile », déclare le Dr Vogel. Si le problème est réel, essayez de trouver une solution. Reconsidérez vos méthodes de travail afin de pouvoir respecter vos échéances, ou inscrivez-vous à un cours d'élocution.

Méditez. Peut-être souffrez-vous simplement de stress. Si c'est le cas, la méditation est une option valable qui cultive le calme, permet d'alléger les sensations d'anxiété et vous apprend à mieux les maîtriser. Une étude menée à l'université du Massachusetts a révélé que les personnes qui s'étaient portées volontaires pour suivre un cours de méditation de huit semaines étaient beaucoup moins anxieuse après ce cours.

« Les gens qui sont très stressés découvrent qu'ils sont beaucoup plus calmes au bout de 20 minutes de méditation le matin, puis de nouveau le soir après le dîner », ajoute le Dr Heitler.

Si vous n'avez jamais fait de méditation, essayez les techniques suivantes. Asseyez-vous dans une position confortable et effectuez plusieurs respirations profondes et purifiantes afin de détendre vos muscles. Choisissez ensuite un mot ou une phrase qui vous calme. (Les spécialistes suggèrent habituellement un mot ou une phrase courte à signification religieuse, ou encore le mot« hum ».) Répétez le mot ou la phrase en silence pendant 20 minutes. Si vos pensées vous échappent, essayez de vous concentrer à nouveau et de répéter le mot ou la phrase choisis tout en respirant profondément.

Faites du jogging, marchez, nagez ou faites de la bicyclette. « Si vous n'avez pas le temps de méditer, faites au moins de l'exercice régulièrement, déclare le Dr Heitler. L'exercice peut avoir le même effet calmant que la médication, surtout si le mouvement est répétitif, comme c'est le cas pour la course ou la natation. »

Anxiété liée à l'horloge biologique

Repensez tous vos choix

Aimeriez-vous avoir un bébé ? Si oui, quand et comment ? Pour les femmes de la trentaine et de la quarantaine, ces questions sont importantes. Si vous avez 35 ou 40 ans et que vous êtes célibataire, vous pourriez aussi vous demander s'il existe une solution. Bien que chaque cas diffère d'une femme à une autre, les chances de concevoir et de donner naissance à un bébé en bonne santé diminuent nettement après l'âge de 35 ans, et plus encore après l'âge de 40 ans.

Certaines personnes croient entendre leur horloge biologique sonner très fort et ne se sont même pas demandé si elles voulaient vraiment être mères. D'autres femmes savent qu'elles aimeraient avoir un enfant, mais elles n'ont pas de partenaire sérieux. Enfin, d'autres essaient de concevoir un enfant, mais n'y parviennent pas.

« L'anxiété qui en résulte est parfois tellement intense qu'elle peut empêcher certaines femmes de se concentrer sur d'autres choses importantes dans leur vie, leur travail ou leurs relations personnelles par exemple », déclare Vicki Rachlin, psychologue. Et dans certains cas, l'anxiété peut être accompagnée d'une crainte profonde qui pousserait ces femmes à avoir un bébé à un mauvais moment de leur vie ou avec une personne qui ne leur convient pas.

MAÎTRISEZ VOS ÉTATS D'ÂME

Vous ne pourrez jamais ralentir votre horloge biologique, mais vous pouvez mieux maîtriser votre stress en pensant aux solutions suivantes. Voici ce que les spécialistes vous conseillent.

Consacrez chaque jour trente minutes au stress. « Afin de ne pas laisser l'anxiété s'emparer de votre vie, mettez toutes vos craintes et tous vos soucis de côté 30 minutes, une fois par jour ou par semaine, suggère Susan G. Mikesell, psychologue. Consacrez cette demi-heure à réfléchir aux conséquences de vos décisions. Cela vous permettra de

Quand consulter son médecin

« Vous pourriez passez votre vie à vous demander si vous devriez ou si vous pouvez avoir un enfant. La thérapie et les groupes de soutien peuvent vous aider à faire face à ces difficultés », déclare Laura Barbanel, psychologue. Il vous sera possible de bénéficier d'une thérapie de groupe ou de soutien externe dans les cas suivants :

- si l'anxiété empiète sur votre travail ou vos relations personnelles ;
- si votre conjoint ne veut pas d'enfants, que vous en voulez et que vous êtes déchirée devant la décision que vous devez prendre ;
- si vous avez pensé à être enceinte malgré les objections ou l'appréhension de votre conjoint ;
- si tous les efforts pour concevoir un enfant demeurent sans succès et vous laissent dans un état de dépression et d'épuisement.

Consultez votre médecin qui vous adressera à un groupe de soutien près de chez vous.

mieux gérer votre anxiété. Vous arriverez même à contrôler davantage vos émotions, ajoute-t-elle. »

Réfléchissez, ne devenez pas obsédée. « Ne vous compliquez pas la vie en essayant de passer en revue tous les avantages et les inconvénients à devenir parent en vous posant des questions comme : « Pourrons-nous trouver une garderie ? Aurons-nous assez d'argent ? », déclare le Dr Rachlin. Si vous vous laissez aller, vous deviendrez folle parce que les pour et les contre s'équilibrent bien. Pensez plutôt au rôle des parents à un niveau plus profond et plus émotionnel. Demandez-vous : « Est-ce que je veux vraiment vivre l'expérience d'être parent ? », ajoute-t-elle.

« Ce n'est pas la même chose que de se demander si l'on veut vraiment être enceinte », met en garde le Dr Mikesell. Certaines femmes voudraient bien vivre l'expérience d'une grossesse, mais ne sont pas enthousiasmées à l'idée de consacrer 20 ans de leur vie à nourrir, à habiller, à discipliner, à éduquer, à réconforter et à aimer un enfant.

« Vous devriez vous demander si, à la ménopause, vous vous sentirez bien dans votre peau même si vous n'avez jamais vécu de grossesse ou eu un enfant », déclare le Dr Mikesell. La façon dont vous répondez à ces questions vous éclaircira sûrement.

Éliminez les moments ambivalents. Toutes les femmes rêvant intensément d'avoir un enfant, notamment celles qui remarquent tous les bébés qui passent, vivent souvent des moments ambivalents. « C'est naturel, déclare le Dr Rachlin. Si vous pensez aux grandes responsabilités auxquelles vous devrez faire face si vous devenez parent et à tous les changements importants que cela apportera dans votre vie, il est normal que vous ressentiez une certaine ambivalence. »

Demandez à votre conjoint ce qu'il veut vraiment. « Soyez certaine que les attentes du futur père soient réalistes, conseille le Dr Rachlin. Pensez-y bien : lorsque vous aurez un bébé, vous serez moins disponible pour partir les week-ends ou aller voir un film quand bon vous semblera. En outre, vous aurez beaucoup moins d'argent à dépenser pour vous-même. Imaginez avec votre mari tous les scénarios possibles. »

Mais, avant tout, sachez que la naissance d'un enfant n'est pas la solution pour un couple qui ne s'entend pas. En fait, l'enfant peut aggraver une relation douteuse, parce qu'être parent apporte parfois beaucoup de stress dans la vie d'un couple.

Donnez-vous du temps. « Si votre conjoint ne veut vraiment pas avoir d'enfant, ne le forcez pas, déclare le Dr Mikesell. J'essaie de convaincre mes patientes de cesser d'espérer ou d'essayer de convaincre leur conjoint à ce sujet. Parfois, cela se produit, mais habituellement, le conjoint doit prendre sa décision tout seul. »

Si vous attendez qu'un changement s'opère, établissez un calendrier, suggère-t-elle. Lorsque le jour décisif arrivera, soyez prête à prendre une décision très difficile. Vous pourriez avoir à décider ce qui pour vous est le plus important, le bébé ou votre relation de couple.

« Quelle que soit votre décision, ne devenez pas enceinte par accident, déclare le Dr Mikesell. La tentation est peut-être grande, mais c'est une très mauvaise idée. »

Attendez si vous venez de subir une perte quelconque. « Le désir d'avoir un bébé peut être très intense après avoir subi une perte quelconque, notamment la fin d'une relation personnelle ou d'un travail, déclare Laura Barbanel, psychologue. Vous devez donc bien faire la distinction entre vouloir être parent ou vouloir quelque chose pour combler le vide. »

Allez de l'avant, ne reculez pas. « Essayer de concevoir sans succès peut être l'une des expériences les plus stressantes et les plus traumatisantes dans la vie d'une femme », déclare le Dr Mikesell. Certaines femmes se blâment ou blâment leur partenaire de n'avoir pas commencé à planifier une grossesse plus tôt. Les femmes qui ont subi un avortement quand elles étaient plus jeunes peuvent se sentir dominées par le regret.

« Il est important de vous souvenir que vous aviez de bonnes raisons d'agir comme vous l'avez fait », déclare le Dr Mikesell. Jadis, les circonstances étaient différentes. Peut-être votre partenaire et vous-même aviez-vous décidé d'attendre parce que vous n'aviez pas les moyens financiers d'élever un bébé. Ne perdez pas de vue les vraies raisons.

Aphtes
Comment faire disparaître la douleur

*P*eut-être en deuxième place après les écoulements vaginaux qui se manifestent sans raison apparente, les aphtes se classent sûrement parmi les maladies féminines les plus déplaisantes. Ces petites ulcérations douloureuses, à peine visibles à l'œil nu, qui se logent sur les muqueuses de votre bouche, à l'intérieur de vos joues ou le long de vos gencives ou de votre langue peuvent s'avérer très douloureuses et rendre la consommation d'aliments très difficile. Quant aux baisers, il faut simplement les oublier.

TACTIQUES INTERNES ET EXTERNES

Les femmes médecins offrent des solutions à la fois surprenantes et efficaces contre les aphtes ennuyeux.

Appliquez un antihistaminique. « Lorsque la douleur causée par un aphte devient trop intense, achetez à la pharmacie la plus proche de

QUAND CONSULTER SON MÉDECIN

Les femmes médecins conseillent aux femmes de consulter leur médecin, leur dermatologue ou leur dentiste si les aphtes récidivent fréquemment, s'ils persistent pendant plus de deux semaines ou si les lésions sont importantes. Informez également votre médecin si vous souffrez d'une forte fièvre ou d'une hyperthophie, ce qui signalerait une infection.

Dans le cas d'aphtes que vous ne pouvez guérir vous-même, demandez à votre médecin de vous prescrire des corticostéroïdes ou du triamcinolone en guise de soulagement.

chez vous un antihistaminique sous forme liquide, souvent pris contre les allergies ou les rhumes », suggère Lenore S. Kakita, médecin. Faites une boule de coton de la taille de l'aphte et trempez-la dans une demi-cuillerée de l'antihistaminique. Placez ensuite le coton imbibé directement sur l'aphte pendant 5 à 10 minutes. Appliquez cette solution trois à quatre fois par jour, en vous assurant de ne pas avaler plus que la dose indiquée sur le mode d'emploi. Ce médicament tend à engourdir la lésion, ce qui vous permettra de manger sans trop souffrir. »

Avertissement : « Si vous avez appliqué un agent engourdissant, soyez prudent en mangeant », déclare Mahvash Navazesh, dentiste. La blessure que vous vous feriez en mordant par inadvertance votre bouche engourdie pourrait en fait aggraver l'aphte.

Appliquez une pommade. Certains produits en vente libre enduisent l'aphte d'une substance épaisse qui agit comme couche protectrice, vous permettant ainsi de parler et de manger. Les femmes médecins approuvent habituellement l'utilisation de tels produits. Geraldine Morrow, dentiste, prescrit souvent ces médicaments en vente libre à ses patientes.

Éliminez les aliments acides. « En réduisant votre consommation d'agrumes et de légumes acides, de même que certaines noix comme les noix de Grenoble, vous pourrez aussi éviter les aphtes », déclare le Dr Morrow.

(Pour des façons pratiques de mieux maîtriser les aphtes, qui sont souvent provoqués par un virus et qui n'apparaissent que sur les lèvres, voir la page 55.)

Les solutions salines

Mahvash Navazesh, dentiste

Les scientifiques ne sont pas tous convaincus que le chocolat provoque l'apparition d'aphtes. Pour sa part, Mahvash Navazesh, dentiste, l'est vraiment, surtout lorsqu'elle se gave de chocolat et qu'elle en paie le prix plus tard lorsqu'un aphte brûlant et rouge apparaît à l'intérieur de sa bouche. Voici ce qu'elle fait pour soulager la douleur.

« Lorsqu'un aphte se manifeste, je me rince souvent la bouche à l'aide d'une solution saline, déclare le Dr Navazesh. Ou encore, je prépare un mélange moitié peroxyde d'hydrogène moitié eau, et je me rince la bouche avec cette solution. »

« Si l'aphte brûle beaucoup, les glaçons auront dessus un effet soulageant. »

Arthrite
Comment soulager
votre douleur articulaire

*S*i vous pensez que seules les vieilles grands-mères aux cheveux blancs souffrent d'arthrite, vous devriez réviser votre jugement. Il en va de même si vous pensez qu'aux premières manifestations d'arthrite vous devriez arrêter de jouer au golf, de cuisiner des repas gastronomiques ou de faire tout ce que vous aimez.

« De nos jours, les femmes atteintes d'arthrite peuvent mener des vies très complètes et satisfaisantes », déclare Teresa Brady, conseillère médicale. Et le Dr Brady est un bon exemple : à l'âge de 21 ans, on lui a diagnostiqué une polyarthrite rhumatoïde. Aujourd'hui, à 41 ans, elle mène toujours une vie active et heureuse.

CAUSE DE LA RAIDEUR ARTICULAIRE

Il existe plus de 100 formes d'arthrite, les deux plus courantes étant l'arthrose et la polyarthrite rhumatoïde.

L'arthrose, ou arthrite causée par l'usure, est une maladie dégénérative de l'articulation qui affecte habituellement les personnes âgées de plus de 45 ans.

En revanche, la polyarthrite rhumatoïde est une maladie auto-immune inflammatoire qui peut apparaître chez les personnes de 30 à 40 ans, même si elle touche le plus souvent celles de 40 à 60 ans. (Auto-immune veut dire que l'organisme réagit contre ses propres mécanismes d'autodéfense). La polyarthrite rhumatoïde est deux à trois fois plus active chez les femmes que chez les hommes. La grossesse peut toutefois en changer la progression : les symptômes diminuent souvent à ce moment-là, mais ils ne font que s'accélérer après l'accouchement. La polyarthrite rhumatoïde est plus grave que l'arthrose, car elle peut affecter pratiquement tous les tissus de l'organisme.

À L'AIDE...

Quelle que soit la forme d'arthrite dont vous souffrez, les femmes médecins vous offrent les conseils suivants afin de vous aider à atténuer les douleurs, l'enflure et la raideur causées par la maladie.

Optez pour la chaleur. « L'une de mes patientes ne jure que par son remède maison contre les douleurs articulaires : un sac rempli de riz qu'elle chauffe avant de l'appliquer sur ses articulations douloureuses, déclare le Dr Brady. Elle remplit de riz un petit sac en coton et le fait chauffer dans un four à micro-ondes pendant 2 minutes. »

Vous pouvez vous aussi fabriquer votre petit sac en utilisant un bas blanc en coton. N'oubliez pas de vérifier la température de votre petit sac après l'avoir chauffé avant de le placer sur votre peau. Laissez le sac en place jusqu'à ce qu'il refroidisse.

Passez au froid. « La chaleur n'est pas la solution idéale pour tout le monde, déclare le Dr Brady. Bon nombre de femmes choisissent la chaleur contre la douleur, mais d'autres préfèrent le froid. Lorsque la douleur se manifeste, placez un sac de petits pois surgelés sur l'articulation. Essayez de couvrir en entier le site endolori afin de soulager la douleur et l'enflure. »

Utilisez une crème à base de poivrons forts. « L'application d'une crème à base de capsicine, fabriquée à partir de l'ingrédient actif du piment, peut soulager la douleur arthritique, déclare Geraldine M.

McCarthy, médecin. Dans le cadre de notre étude, certaines personnes appliquaient une crème contenant 0,075 % de capsicine quatre fois par jour et obtenaient de bons résultats. Il existe une crème qui contient 2,5 % de capsicine dont les effets sont plus rapides. »

« La capsicine agit sur la substance P que les terminaisons nerveuses libèrent pour atténuer la douleur, ajoute le Dr McCarthy. La crème à base de capsicine n'agit pas instantanément. Il est nécessaire de faire régulièrement des applications. Cette crème provoque une sensation de brûlure, mais l'effet indésirable s'atténue avec le temps. Vous pouvez vous procurer des crèmes à base de capsicine en pharmacie. »

Soutenez les poignets enflés. « Mettre une articulation en attelle à l'aide d'une simple attelle achetée en magasin peut soulager la douleur, déclare Mary Moore, médecin. Dormir les poignets fléchis peut causer de la douleur à cet endroit. Afin de garder vos poignets droits pendant votre sommeil, procurez-vous des attelles pour poignets que l'on vend en pharmacie ou dans les grands magasins. »

Portez des gants pour dormir. « Si vous vous réveillez les mains enflées et raides, c'est parce que certains liquides corporels s'y sont

Une randonnée de vélo quotidienne

Teresa Brady, conseillère médicale

Teresa Brady, conseillère médicale, souffre de polyarthrite rhumatoïde depuis plus de 20 ans. Voici ce qu'elle fait pour se soulager.

« Pour moi, se sentir bien veut dire adopter un régime quotidien équilibré. Je prends mes médicaments régulièrement. (Il est facile de les oublier et de recommencer à souffrir). Je porte des attelles aux poignets pour dormir et je traite mes raideurs du matin par une douche très chaude. Je me promène à bicyclette tous les jours, même quand je n'en n'ai pas envie. »

« Lorsque je n'ai vraiment pas le goût de me promener à bicyclette, je me dis que je n'ai qu'à le faire pendant deux minutes. Cela me motive pour démarrer et, une fois partie, je suis habituellement capable d'aller au terme de ma séance d'exercice. »

QUAND CONSULTER SON MÉDECIN

Les femmes médecins estiment que pour bien vivre avec une forme d'arthrite quelconque, il faut la faire diagnostiquer le plus tôt possible.

« Si vous souffrez d'arthrite, votre médecin peut vous adresser à un physiothérapeute immédiatement, déclare Nadine M. Fisher, médecin. La physiothérapie démarrée tôt permet de mieux maîtriser la douleur qui pourrait affecter vos activités et votre qualité de vie. »

logés pendant la nuit, augmentant ainsi l'enflure dans vos doigts, qui étaient déjà peut-être un peu enflés, déclare le Dr Moore. Afin de réduire l'enflure et la douleur, portez une paire de gants pour dormir. »

Utilisez un lubrifiant. « Les rapports sexuels peuvent être douloureux pour certaines femmes atteintes d'arthrite, déclare Leslie Schover, psychologue. Certaines formes d'arthrite causent un assèchement vaginal. Appliquez un lubrifiant vaginal disponible en vente libre en suivant bien les directives. Utilisez-le aussi régulièrement qu'on vous le suggère. »

UN AUTRE ÉLÉMENT VITAL

Les femmes médecins estiment à l'unanimité que certains types d'exercices sont excellents pour mieux maîtriser les cas d'arthrite.

« Vous devez renforcer les muscles qui soutiennent les articulations, déclare Nadine M. Fisher, médecin. Si l'arthrite affecte vos genoux, vous avez peut-être des difficultés à monter ou à descendre les escaliers. Cependant, si vous renforcez les muscles de vos genoux, les escaliers ne présenteront plus un défi pour vous. »

Faites du ski d'intérieur. « Le programme d'exercices idéal devrait comprendre des exercices concentrés sur l'ampleur du mouvement ainsi que la pratique d'exercices aérobiques, déclare le Dr Brady. Par exemple, un appareil de ski de fond portatif permet de concilier les deux. L'exercice de ski de fond, consistant à faire glisser la partie inférieure du corps, est excellent pour les problèmes de genoux et de hanches. Commencez doucement si vous souffrez de douleurs articulaires au poignet, car la pression du mouvement des bâtons pourrait accentuer la douleur si vous souffrez d'arthrite à cet endroit. »

Sautez dans la piscine. « Si vous avez accès à une piscine, surtout une piscine intérieure chauffée, profitez de la chance qui vous est offerte. L'aquaforme procure des bienfaits thérapeutiques à la majorité des personnes qui souffrent d'arthrite », déclare le Dr Brady.

Optez pour la bicyclette. « Se promener à bicyclette pendant 20 à 30 minutes trois fois par semaine favorise la souplesse du mouvement et réduit la douleur, déclare Bevra H. Hahn, médecin. Si vous n'êtes pas très habile en vélo ou si vous craignez de tomber ou de vous perdre en route, procurez-vous un vélo d'appartement. »

Asthme
Comment apprivoiser les voies respiratoires agitées

Certaines femmes décrivent l'asthme comme la sensation de respirer à travers une paille. La description convient parfaitement. En effet, durant une crise d'asthme, les voies respiratoires des poumons sont resserrées, rendant difficile la circulation d'air. Simultanément, les voies respiratoires rétrécies s'enflamment et se remplissent de mucus, ce qui accentue encore le problème de respiration.

« L'hérédité et une exposition aux virus ou aux allergènes, voilà le terrain idéal pour l'asthme, déclare Sally Wenzel, médecin. Les hommes autant que les femmes peuvent souffrir d'asthme, déclare le Dr Wenzel. Les femmes, par contre, semblent réagir plus fortement à des irritants dont les taux de concentrations sont plus faibles. »

L'asthme peut être grave, et même entraîner la mort. Les spécialistes observent que les personnes qui succombent à cette maladie ont tendance à fumer, à abuser des stupéfiants et à mal utiliser leurs médicaments contre l'asthme. Mais bien soigné, l'asthme n'est pas une maladie alarmante.

« Il est peu probable que les femmes qui reçoivent des soins médicaux, qui arrêtent de fumer et qui prennent de façon régulière leurs médicaments meurent d'une crise d'asthme, estime Susan Pingleton, médecin. »

QUE FAIRE DURANT UNE CRISE D'ASTHME

Voici quelques méthodes d'autotraitement recommandées par les médecins aux femmes qui souffrent d'asthme, en commençant par la bonne façon de prendre les médicaments.

Marquez sur les inhalateurs à action rapide «médicament de secours». « La plupart des personnes traitées contre l'asthme utilisent deux sortes de médicaments inhalatoires sous ordonnance médicale : des médicaments à action rapide et des médicaments à action prolongée », déclare le Dr Wenzel. Pendant une crise d'asthme, vous devriez cependant n'utiliser qu'un seul des deux médicaments, comme de l'alburétol, du métaprotérénol ou du pirbutérol et un autre médicament. Ces médicaments sont efficaces presque instantanément. »

« Le médicament à action prolongée à base de salmétérol peut prendre de 20 à 30 minutes avant d'être efficace, durée suffisamment longue pour suffoquer d'une crise d'asthme », estime le Dr Wensel. Selon la Food and Drug Administration (FDA) aux États-Unis, plus de 20 décès ont été associés à un usage inapproprié du médicament.

Ne partez pas sans lui. « Vous devriez toujours apporter avec vous un inhalateur à action rapide, à la maison, dans votre sac, dans votre poche, dans votre voiture — partout où vous pourriez avoir une crise. « L'inhalateur ne sera d'aucune utilité si vous ne l'avez pas avec vous quand survient une crise », déclare le Dr Wenzel.

Procurez-vous un dispositif de dosage. Pour la majorité des personnes, il est plus facile d'avoir le médicament placé là où il doit être — profondément dans leurs poumons — en utilisant un dispositif de dosage calibré qui mesure la quantité du médicament à prendre.

« Ce dispositif, en forme de tube, se fixe à votre inhalateur. Le médicament est d'abord acheminé dans cette cavité, vous permettant de l'inhaler lentement pendant cinq secondes », déclare le Dr Wensel. Si vous inhalez le médicament trop rapidement, il se loge au fond de votre gorge. Ces appareils de dosage réduisent également les effets indésirables de certains médicaments, les tremblements par exemple.

MESURES PRÉVENTIVES QUOTIDIENNES

Une fois votre crise d'asthme sous contrôle, les femmes médecins donnent ces quelques recommandations afin d'éviter une autre crise.

Prenez le maximum de magnésium. Ce minéral essentiel permet de détendre les muscles lisses qui tapissent les voies respiratoires. Dans une étude réalisée par des chercheurs anglais, on a constaté que les personnes qui consommaient beaucoup d'aliments riches en magnésium avaient les voies respiratoires moins sifflantes et moins sensibles.

« Vous trouverez dans les grains complets, les haricots et les noix les meilleures sources de magnésium. Certaines femmes devront quand même prendre des suppléments de magnésium pour atteindre les 400 mg recommandés par jour », déclare Nan Kathryn Fuchs, médecin.

Pensez aux antioxydants. Les vitamines C et E, qui contiennent du sélénium minéral et du bêta-carotène, pigment que l'on trouve dans les légumes orangés et vert foncé, semblent offrir une certaine protection aux poumons sensibles.

« Je dis toujours aux personnes de commencer à manger mieux en consommant beaucoup de fruits frais et de légumes, de grains complets et de haricots, et d'ajouter ensuite des suppléments nutritifs si besoin est, déclare le Dr Fuchs. Vous pouvez peut-être consommer entre 1 000 à 2 000 mg de vitamine C, 400 unités internationales (UI) de vitamine E et jusqu'à 200 microgrammes de sélénium par jour, que vous répartirez entre votre régime alimentaire et des suppléments », suggère-t-elle. (Une quantité de vitamine C supérieure à 1 200 mg par jour peut causer de la diarrhée chez certaines personnes).

Déclarez la guerre aux insectes. Deux sortes d'insectes — les acariens et les coquerelles — sont reconnus comme déclencheurs d'asthme, déclare Marianne Frieri, médecin. Les personnes inhalent en fait des parties microscopiques de coquerelles et les fèces de poussière des acariens, ce qui entraîne le déclenchement d'une crise d'asthme. »

Vous ne pourrez jamais éliminer la poussière des acariens : elle se loge partout dans la maison et on la déplace dans n'importe quelle activité ménagère. Vous pourrez cependant mieux la maîtriser en entourant de plastique vos matelas et vos oreillers, et en lavant souvent votre literie dans de l'eau très chaude.

Les citadins vous confirmeront que ce n'est pas une sinécure de chasser les coquerelles d'un appartement. « Ayez recours à un exterminateur professionnel », conseille le Dr Frieri. Puis faites très attention de ne pas laisser traîner d'aliments. Gardez la nourriture dans votre réfrigérateur dans des contenants hermétiques, nettoyez les miettes des

QUAND CONSULTER SON MÉDECIN

Si vos crises surviennent plus fréquemment que dans le passé, si elles vous semblent plus graves que d'habitude ou si vous vous réveillez la nuit avec des crises plus de deux fois par semaine, c'est que vous ne paraissez plus maîtriser vos crises d'asthme. Consultez votre médecin dès que possible, afin qu'il puisse changer vos médicaments.

aliments immédiatement et rangez toujours la nourriture pour chats et chiens. Les mites ont besoin d'humidité pour vivre, elles se logeront dans n'importe quelle cavité de votre maison.

Arrêtez l'acide. « Le reflux d'acide gastrique qui cause des brûlures d'estomac peut également provoquer de l'asthme, en particulier quand vous êtes allongé« déclarent les spécialistes.

« Les personnes victimes de nombreuses quintes de toux la nuit ont plus tendance à souffrir de ce malaise, notamment les adultes non fumeurs qui ne présentent aucun facteur héréditaire de maladie des poumons ou d'allergies », déclare le Dr Wenzel. Nous pouvons effectuer des tests qui détermineront l'étendue de leur reflux gastro-œsophagien et voir s'il est lié aux symptômes d'asthme qu'ils manifestent. »

« Pour éviter l'asthme induit par l'acide, vous pouvez prendre des antiacides, renoncer aux en-cas le soir et perdre les kilos superflus », déclare le Dr Wenzel.

Détendez-vous à l'aide d'un massage. Au cours d'une étude, des spécialistes ont constaté que les personnes atteintes d'asthme qui se faisaient masser le corps 15 minutes par semaine étaient moins oppressées de la poitrine et souffraient moins de respiration sifflante et de fatigue. « Les massages peuvent vous rendre plus conscient du stress qui affecte votre vie, et c'est généralement un premier pas vers une meilleure maîtrise du stress, explique Mary Malinski, infirmière. Le stress aggrave souvent les symptômes de l'asthme. »

Respirez mieux à l'aide du yoga. Essayez d'expirer deux fois plus que vous n'inspirez. C'est une technique de respiration du yoga. En l'expérimentant ne serait-ce qu'une seule fois, les personnes qui souffrent d'asthme verraient la fréquence de leurs crises diminuer.

« Pour pratiquer facilement cette technique, respirez puis expirez normalement, mais quand vous avez l'impression d'arriver à la fin de votre expiration, continuez un peu plus longtemps sans forcer la respiration », déclare Mary Pullig Schatz, médecin pathologiste.

Éteignez le feu de cheminée. Les feux de cheminée et les feux de bois sont très agréables dans une maison. Mais ils déversent des matières polluantes dans l'air intérieur. « Si vous avez des problèmes d'asthme, il serait préférable de ne pas faire de feu dans votre maison », déclare le Dr Frieri.

Couvrez-vous pour éviter de prendre froid. « Aspirer de l'air froid et sec peut irriter les poumons fragiles. Pour cette raison, couvrez-vous la bouche et le nez d'un foulard afin de réchauffer l'air avant de l'inspirer », suggère le Dr Frieri.

Étant donné que les victimes d'asthme ont l'habitude de se sentir essoufflées, elles ne reconnaissent pas toujours les symptômes de leurs problèmes respiratoires. C'est pourquoi les médecins demandent à leurs patients et à leurs patientes de mesurer la quantité d'air que leurs poumons peuvent expirer, le matin, le soir, avant et après avoir utilisé des inhalateurs à action rapide. Ils utilisent un simple dispositif en forme de tube, appelé un spiromètre de pointe, qui mesure l'air expiré.

« L'ensemble des études sur l'asthme semble suggérer que si le débit d'air chute au-dessous de 80 % de votre débit de pointe, vous pourriez avoir besoin d'une dose supplémentaire de médicament à action rapide et d'appeler votre médecin », déclare le Dr Wenzel. Un débit d'air au-dessous de 50 % de votre débit de pointe signifie généralement que vous devez vous rendre au service d'urgence.

« Si vous avez constaté que vos symptômes s'aggravent peu de temps après avoir commencé à prendre un nouveau médicament ou après avoir augmenté le dosage d'un médicament, consultez votre médecin pour savoir si vous devriez prendre un autre médicament », déclare le Dr Wenzel. « De l'aspirine, de l'ibuprofène et d'autres médicaments anfi-inflammatoires non stéroïdiens — médicaments sous ordonnance et en vente libre — et les bêta-bloquants (utilisés pour maîtriser la tension artérielle) peuvent aggraver l'asthme », déclare le Dr Frieri.

Ballonnements
Que faire pour vous sentir dégonflée

*A*vez-vous déjà vu un homme enfiler une paire de jeans très serrés, se regarder dans le miroir et se plaindre qu'il se sent gonflé ? Probablement jamais. Ce n'est pas que les hommes ne gonflent pas. Lorsque cela se produit, cependant, il n'en pensent rien de plus que d'avoir bu une ou deux bières de trop ; ils relâche donc leur ceinture et sont convaincus que cela passera. Et ils ont raison. Pourquoi ? Parce que la cause principale du ballonnement, pour les hommes comme pour les femmes, est l'air qu'ils avalent (phénomène similaire à l'air que l'on avale en mangeant) ou l'air produit par leur propre corps en réaction à des aliments riches en fibres.

Si vous vous sentez gonflée et pleine de flatulences, mais que vous n'avez bu ni bière ni boisson gazeuse, la sensation pourrait être causée par d'autres aliments qui contiennent de l'air, par exemple la glace. Et ce n'est pas n'importe quel parfum, c'est la glace au chocolat.

« Vous pourriez également ressentir un ballonnement juste avant vos règles. Un certain inconfort que plusieurs femmes associent à une rétention de liquide pourrait n'être qu'un malaise abdominal causé par le ballonnement », déclare Barbara Frank, gastro-entérologue.

DÉBARRASSEZ-VOUS DES FLATULENCES

Même si l'Institut national de santé à Bethesda, octroie des millions de dollars aux fins de la recherche et de l'étude du ballonnement chez les femmes — n'en retenez pas votre souffle —, il faudra vous contenter des conseils que préconisent les femmes médecins afin d'éliminer les ballonnements.

Essayez ce produit. « Pour un soulagement rapide contre le ballonnement, passez chez votre pharmacien et demandez-lui de vous suggérer un remède en vente libre contre les gaz », déclare Melissa Palmer, gastro-entérologue. Ou encore, essayez des produits à base de charbon activé. Ces deux éléments décomposent les gaz rapidement.

Mastiquez vos aliments. « Plus vous mangerez lentement et plus vous mastiquerez les aliments, moins vous souffrirez de flatulences causées par l'air que vous avalez, déclare le Dr Frank. Ainsi, vous vous sentirez moins gonflée. »

Reconnaissez les aliments qui font gonfler. « Les légumes crus, le chou, les haricots, les bretzels, qui sont tous cuits à l'eau bouillante, sont également des aliments qui donnent des flatulences et qui, par conséquent, font gonfler », déclare le Dr Palmer.

Faites tremper vos fèves de lima et vos lentilles. « Les haricots sont non seulement remplis de fibres, mais ils sont également excellents pour votre santé. Vous voudrez donc continuer de manger ces légumes, mais apprenez à les faire tremper la veille, déclare le Dr Frank. L'eau drainera une partie des gaz. Ensuite, jetez l'eau et faites cuire les haricots dans de l'eau fraîche. »

Évitez les succédanés. « Le sorbitol, sucre naturel utilisé dans les chewing-gums sans sucre, les friandises et de nombreuses boissons gazeuses diététiques, est lui aussi difficile à digérer et cause des flatulences et des ballonnements », déclare le Dr Lee.

Oubliez le chocolat. Peut-être êtes-vous de celles qui désirent absolument du chocolat avant leurs règles. Mais savez-vous que cet aliment peut vous faire gonfler ?

« Notez bien vos symptômes quand vous mangez du chocolat, cause majeure de sensation de ballonnement », déclare le Dr Frank. Pourquoi le chocolat ? Parce qu'il contient du sucre et des produits laitiers, deux sources importantes de flatulences. En outre, des études ont démontré que les femmes ont un besoin insensé de chocolat, plus que les hommes, surtout juste avant leurs règles. Si vous trouvez que le chocolat, ou tout autre aliment, provoque des ballonnements, cessez d'en manger.

Mettez vos souliers de marche. « Si vous souffrez de ballonnement au moment du syndrome prémenstruel, la marche pourra vraiment vous aider à dissiper les gaz », déclare le Dr Palmer. Des exercices légers peuvent aider à soulager les sensations de ballonnement et de flatulences.

(Pour des moyens pratiques de gérer l'intolérance au lactose, qui peut également causer le ballonnement, voir la page 328.)

Bouche déshydratée
Comment éviter l'assèchement

S i vous avez consulté votre médecin au sujet d'une déshydratation de la bouche, elle a sûrement examiné toutes les causes possibles du malaise, y compris les médicaments ou une maladie. Chez les femmes, un trouble appelé syndrome de Sjögren est une cause possible de l'assèchement de la bouche, de même que des yeux. Le syndrome semble toucher surtout les femmes ménopausées.

« Les femmes atteintes de diabète courent des risques plus élevés d'une déshydratation de la bouche », déclare Heidi K. Hausauer, dentiste. Et les traitements de radiation contre les cancers du cou et de la tête, qui peuvent endommager les glandes salivaires, figurent parmi d'autres causes de déshydratation.

« En outre, certaines femmes trouvent que leur bouche se déshydrate à mesure qu'elles vieillissent, sans souffrir pour autant d'aucune maladie », déclare Geraldine Morrow, dentiste.

BROSSEZ, UTILISEZ LA SOIE DENTAIRE, MASTIQUEZ ET SIROTEZ

« Quelle qu'en soit la cause, il faut vraiment trouver une solution à la déshydratation de la bouche, et ce, non seulement pour votre confort personnel », insistent les femmes médecins.

« Les bactéries forment la plaque dentaire. Elles absorbent les mêmes sucres que ceux que nous consommons, créant ainsi un sous-produit de l'acide, déclare le Dr Hausauer. L'acide peut entraîner des caries dentaires, mais dans une bouche saine, la salive contrecarre habituellement les effets de cet acide. » Voici des façons sûres et efficaces de mieux vous protéger.

Utilisez la soie dentaire et brossez-vous les dents avec un dentifrice au fluor, et ce, religieusement. « Une femme dont la bouche est déshydratée doit avant tout se fixer un programme intensif de brossage des dents à l'aide d'un dentifrice au fluor et utiliser de la soie dentaire de façon continue, note le Dr Morrow. Plus votre bouche sera saine, moins la bactérie aura de chances de s'y installer. »

Buvez de l'eau et non des boissons gazeuses. Le Dr Hausauer conseille à ses patientes d'avoir toujours sur elles une bouteille d'eau et d'en boire toute la journée afin d'hydrater et de rafraîchir leur bouche. « L'eau est bien meilleure que les boissons gazeuses ou les jus de fruits, que vous devez éviter car ils contiennent du sucre. Par ailleurs, votre débit salivaire est insuffisant pour neutraliser les acides formés par la plaque. »

Servez-vous d'un vaporisateur de salive. Le Dr Morrow et le Dr Hausauer recommandent toutes deux les rince-bouche de salive artificielle ou les vaporisateurs, que l'on peut se procurer en pharmacie.

Mastiquez. « Si vous êtes déshydratée, mâchez du chewing-gum sans sucre. Cela stimulera la production naturelle de la salive et hydratera votre bouche », déclare Diane Schoen, hygiéniste dentaire. Des études ont prouvé que le débit salivaire s'accentue de façon très nette lorsque l'on mâche du chewing-gum pendant 10 minutes toutes les heures.

Changez de rince-bouche. « Certains rince-bouche et nettoyants pour prothèses dentaires peuvent assécher votre bouche », déclare le Dr Morrow. Essayez donc de vous procurer un produit différent qui ne causera pas ce problème.

QUAND CONSULTER SON MÉDECIN

« La salive aide les dents à résister aux caries dentaires et aux maladies de la gencive. Consultez votre médecin ou votre dentiste si votre bouche devient complètement déshydratée pendant plus de quelques jours, ou si la déshydratation récidive fréquemment », déclare Geraldine Morrow, dentiste. Les médicaments que vous prenez actuellement pourraient en être la cause.

La déshydratation de la bouche est un effet indésirable courant qui peut survenir à la suite de l'absorption de 400 sortes de médicaments, depuis les antihistaminiques jusqu'aux médicaments contre l'hypertension artérielle. Si les médicaments sont responsables du problème, peut-être faudrait-il les changer.

Si le médecin conclut que la déshydratation de votre bouche est causée par une maladie sous-jacente, elle vous prescrira sûrement un rince-bouche de salive artificielle de même qu'un rince-bouche au fluor, un gel qui peut être utilisé quotidiennement afin de protéger vos dents contre la carie dentaire.

Bouffées de chaleur
Dites adieu aux bouffées de chaleur et aux sueurs nocturnes

F ait-il trop chaud dans votre appartement ? Aurait-on augmenté le chauffage chez vous ou souffrez-vous tout simplement d'une bouffée de chaleur ?

Si vous sentez soudainement de la chaleur monter dans votre poitrine et se répandre rapidement dans votre cou et votre visage et si, de plus, vous êtes en pleine période de ménopause, vous souffrez certainement d'une bouffée de chaleur. Trait marquant de la ménopause, les chercheurs ont comme théorie qu'une diminution de la production d'œstrogène, hormone féminine, et que d'autres changements hormonaux associés à la ménopause perturbent possiblement le mécanisme de régulation de chaleur de l'organisme (du moins pendant quelques mois). Les vaisseaux sanguins de votre visage et de votre cou se dilatent, votre fréquence cardiaque s'accélère, votre peau devient chaude et vous transpirez comme si vous veniez de terminer une séance d'exercices durant une journée très chaude.

DES CONSEILS JUDICIEUX

« Les bouffées de chaleur sont passagères chez la plupart des femmes, elles durent environ de 9 à 16 mois », selon Liliana Gaynor, médecin. Elles perturbent cependant beaucoup les femmes. Les femmes médecins estiment que les remèdes suggérés ci-dessous pourraient leur procurer un certain soulagement.

Restez au frais. « Même la chaleur peut causer des bouffées de chaleur », déclare Mary Jane Minkin, médecin. Lors de températures chaudes, cherchez plutôt des endroits climatisés. Et lorsqu'il fait froid à l'extérieur, gardez les pièces de la maison à une température agréable. Ne surchauffez pas.

Évitez les changements de température drastiques. « Certaines femmes remarquent que ce n'est pas la chaleur elle-même qui aggrave leurs bouffées de chaleur, mais les changements de température drastiques, souligne Lois Jovanovic-Peterson, médecin. Passer d'une chaleur accablante à l'extérieur à une pièce ou à un édifice climatisé, ou vice versa, peut entraîner une bouffée de chaleur. » Ce médecin suggère donc d'attendre quelques minutes dans un hall d'entrée plutôt tempéré avant d'entrer dans une pièce climatisée ou chauffée.

Habillez-vous convenablement. « Durant les journées fraîches, portez un T-shirt sous une blouse à manches longues, puis mettez une veste par-dessus. De cette façon, vous pourrez enlever une ou plusieurs couches de vêtements à l'apparition d'une bouffée de chaleur et les remettre lorsque vous aurez froid », suggère le Dr Minkin. Le coton et les autres fibres naturelles, de même que les fibres utilisées dans les vêtements de sport, comme le polypropylène, sont des matières plus efficaces, car elles permettent d'éliminer la chaleur et l'humidité plutôt que de les garder collées à votre peau.

Oubliez les épices. Les sauces aux piments forts ou les poulets au curry sont sans aucun doute très savoureux, mais ils peuvent provoquer des bouffées de chaleur. « Ils perturbent probablement le mécanisme de régulation de la chaleur de l'organisme à l'origine de toute bouffée de chaleur », déclare Veronica Ravnikar, médecin. Si vous digérez mal ces épices, n'en mangez plus. Coupez la caféine. « La caféine est un stimu-

Respirez profondément

Suzanne Woodward, psychologue

« Une respiration lente et profonde pratiquée tout au long de la journée est un moyen efficace de réduire l'intensité et la fréquence des bouffées de chaleur », déclare Suzanne Woodward, psychologue. Sa collègue, le Dr Freedman, et elle-même, en sont venues à la même conclusion, lors d'une étude au cours de laquelle elles apprenaient à des femmes ménopausées à respirer depuis leur abdomen, à un rythme de six à huit inspiration à la minute. Elles ont conclu qu'une respiration profonde peut ralentir le métabolisme, régulariser la chaleur corporelle ou la production de certains agents chimiques du cerveau associés aux bouffées de chaleur.

« Pratiquez cette respiration le plus souvent possible, et surtout à l'apparition d'une bouffée de chaleur, conseille le Dr Woodward, qui utilise cette technique lorsqu'elle se réveille la nuit avec des bouffées de chaleur. Cela me permet de me détendre et de me rendormir. »

QUAND CONSULTER SON MÉDECIN

« La majorité des femmes victimes de bouffées de chaleur ne trouvent pas que les crises les affaiblissent beaucoup », déclare Mary Jane Minkin, médecin. Mais d'autres femmes en sont très perturbées, car ces bouffées les empêchent de dormir la nuit et nuisent à leurs activités quotidiennes. Si vos bouffées de chaleur vous incommodent et si vous voulez en venir à bout, consultez votre médecin afin de discuter des différentes approches médicales, en particulier des avantages et des inconvénients d'une hormonothérapie substitutive.

D'autre part, les personnes en période de ménopause ne sont pas seules à souffrir de bouffées de chaleur. Certains médicaments, notamment ceux qui régularisent l'œstrogène et qui sont prescrits dans les cas d'endométriose, de même que le tamoxyfène prescrit pour le cancer du sein, peuvent provoquer de telles bouffées.

lant qui peut déclencher des bouffées de chaleur en augmentant la tension artérielle et le rythme cardiaque », déclare le Dr Ravnikar. Il ne s'agit pas de couper complètement la caféine, mais d'en diminuer la consommation.

Oubliez également les sucreries. « Le sucre active votre métabolisme, qui en retour génère de la chaleur », déclare le Dr Gaynor. Donc, si vous voulez éviter de souffrir de bouffées de chaleur, évitez également de manger des sucreries.

Abstenez-vous de boire de l'alcool. « Certaines études ont démontré que les taux d'œstrogène chez la femme augmentent de façon dramatique après toute consommation d'alcool », déclare le Dr Ravnikar. Cette hausse temporaire est parfois suivie d'une chute soudaine d'œstrogène, causant ainsi des bouffées de chaleur.

Optez pour le soja. Les produits dérivés du soja contiennent des phytœstrogènes, composés de plantes naturelles qui agissent de la même façon que l'œstrogène. « Certains chercheurs ont découvert que les femmes vivant au Japon et dans d'autres pays de l'Asie, qui consomment entre 35 et 45 mg de phytœstrogènes par jour sous forme de tofu, de lait de soja ou d'autres produits de soja semblent moins souffrir de bouffées de chaleur », déclare Margo Woods, médecin.

Un groupe de chercheurs d'Australie ont également découvert que les femmes en période de ménopause qui mangeaient de la farine de soja tous les jours pendant 12 semaines constataient une diminution de leurs bouffées de chaleur de 40 %.

LES SUEURS NOCTURNES

Les femmes ménopausées sont souvent victimes de sueurs nocturnes, particulièrement la nuit. Les sueurs sont si fortes chez ces femmes qu'elles se réveillent parfois au milieu de la nuit complètement trempées.

« Les sueurs nocturnes sont un véritable problème chez les femmes qui ne peuvent être traitées au moyen d'une hormonothérapie substitutive », déclare Suzanne Woodward, psychologue. « Il n'existe aucune façon d'éliminer ces sueurs nocturnes, mais vous pouvez suivre certains conseils qui vous soulageront et vous permettront de mieux dormir. »

Voici ce que les Dr Woodward suggère si vous êtes victime de sueurs nocturnes.

Buvez de l'eau glacée. Ayez toujours une carafe d'eau glacée sur votre table de chevet et buvez-en au besoin.

Prenez neuf ou dix respirations profondes. Et répétez ces respirations pendant quelques minutes, jusqu'à ce que les sueurs nocturnes disparaissent.

Baissez le chauffage. Gardez votre chambre fraîche, à une température ne dépassant pas 18 °C. Laissez toujours un ventilateur en marche dans votre chambre, même durant les mois d'hiver. Et n'utilisez que des couvertures légères.

Dormez dans des draps et des pyjamas de coton. Les tissus synthétiques ou les mélanges de fibres emprisonnent la chaleur corporelle et peuvent provoquer des sueurs nocturnes.

Boulimie
Comment cesser de se suralimenter

Vous venez tout juste de vous chicaner avec votre mari sur le prix de votre nouvelle garde-robe. Vous vous dirigez vers le réfrigérateur et entamez le litre de crème glacée. Vous réalisez soudainement que vous avez tout avalé, de même que le gâteau au chocolat qui se trouvait au frigo. Et vous pourriez continuer...

Incapable de vous arrêter, vous mangez tout ce qui se trouve à votre portée, et , toujours insatiable, vous vous rendez au supermarché pour racheter des provisions. Que se passe-t-il ?

Vous êtes en pleine crise de gloutonnerie, c'est-à-dire une attaque de consommation incontrôlée de nourriture poussée par au moins trois émotions fortes : la dépression, la colère et l'anxiété.

PLUS QUE DE SIMPLES FRINGALES

« L'insatiabilité alimentaire est le signe d'un désordre psychologique dont les racines sont beaucoup plus profondes qu'une simple crise de fringale », déclare Mary Ellen Sweeney, endocrinologue.

« Ce trouble permet de refouler davantage les sentiments », déclare Mary Froning, psychologue. « Tant que vous mangez, vous n'avez pas à faire face à des sentiments comme la colère, l'anxiété ou la dépression », déclarent certaines femmes médecins.

« Quand vous mangez abondamment, vous échappez à tout contrôle », déclare Dori Winchell, psychologue. « Ce n'est pas tant la quantité ou ce que vous mangez qui importe, mais ce que vous ressentez. Pouvez-vous maîtriser cette quantité importante de nourriture ? Ou est-ce la nourriture qui vous domine ? Pouvez-vous cesser après la première bouchée ? »

Si la réponse est non, c'est que vous êtes en pleine crise de « boulimie ».

« C'est un cercle vicieux : vous vous sentez dépressive, anxieuse et en colère, donc vous mangez. Ensuite, vous vous sentez encore plus dépressive, anxieuse et en colère pour avoir tant mangé, et vous êtes de plus désespérée de n'avoir pu vous arrêter à temps. Donc vous mangez de nouveau », déclare le Dr Winchell.

« Ces fringales incontrôlables peuvent aussi être déclenchées par un régime de jeûne », déclare Jan McBaron, médecin. Ayant mangé de petites salades et bu de l'eau toute la journée, privées physiquement et psychologiquement de nourriture, certaines femmes se vengeront dans la cuisine la nuit. Elles essaieront donc de contrebalancer le déséquilibre nutritif en mangeant tout ce qu'elles trouvent dans la maison.

DE L'AIDE POUR LES PERSONNES SEULES

Afin de mettre fin à ces crises et de maîtriser ce que vous mangez et la façon dont vous consommez les aliments, les femmes médecins suggèrent les méthodes suivantes. (Pour plus de renseignements pour savoir comment traiter les fringales qui peuvent souvent mener à la boulimie, voir la page 263.)

Cessez avant d'avoir tout mangé. Vous ne pouviez pas vous maîtriser. Vous vous êtes arrêtée au supermarché et vous avez acheté une boîte de deux kilos de chocolats. Maintenant, vous vous retrouvez seule à la maison avec vos chocolats.

« Jetez-les », déclare Elizabeth Somer, titulaire d'un doctorat. Et pendant que vous y êtes, allez marcher ou appelez une amie, cela vous permettra de penser à autre chose qu'à vos chocolats.

Jetez les sucreries. « Trop tard ? Vous avez déjà mangé la moitié de la boîte ? Jetez ce qui reste », déclare Elizabeth Somer.

Prenez note de vos faiblesses. « Même si vous venez de manger la boîte de chocolats en entier, il n'est pas trop tard pour combattre votre crise », déclare Élizabeth Somer. Écrivez dans un carnet ce qui aurait pu vous pousser à perdre le contrôle, afin de ne pas vous retrouver dans la même situation la prochaine fois.

Maîtrisez les crises nocturnes. « Les fringales nocturnes sont souvent déclenchées par un jeûne durant la journée », déclare Susan Zelitch Yanovski, médecin. « Si vous prenez un petit déjeuner raisonnable et un déjeuner, vous aurez moins tendance à vider votre réfrigérateur la nuit », déclare le Dr Yanovski.

Optez pour quelque chose d'épicé. « Même avec beaucoup d'efforts, il est très difficile de manger beaucoup de poivrons forts », déclare Maria Simonson, titulaire d'un doctorat en sciences. En fait, les aliments épicés remplissent l'estomac plus rapidement que les aliments fades ou sucrés, et ils peuvent aider à brûler les calories plus rapidement.

Faites quelque chose d'intéressant et de constructif. « Afin de ne pas penser aux aliments interdits, essayez de vous concentrer sur quelque chose qui retiendrait toute votre attention, comme les mots

Quand consulter son médecin

Si vous pensez que vous êtes victime de crises de fringale et que vous ne pouvez plus vous contrôler, voyez un médecin ou un conseiller spécialisé dans les troubles de nutrition. Si vous n'en connaissez pas dans votre quartier, demandez à votre médecin de vous donner le nom d'un tel spécialiste.

croisés », déclare le Dr Winchell. Dès que vous commencerez un travail ou une activité qui vous plaît et qui occupe tout votre esprit, vous songerez moins à manger. »

Attendez. « Si vous ressentez le besoin de manger, mettez la minuterie dans la cuisine à 15 minutes et essayez d'imaginer ce qui se passe en vous », déclare le Dr Froning. « Est-ce à la suite d'un sentiment de colère, de dépression ou d'anxiété que vous voulez vous rassasier de chocolats ? Si oui, essayez d'arriver à comprendre pourquoi vous êtes si perturbée. »

Criez à l'aide. En général, les femmes ont des crises de suralimentation quand elles sont seules. Avec des amies, elles peuvent discuter de leurs problèmes plutôt que de les enterrer sous la nourriture.

« Si vous vous sentez dépressive et prête à vider le réfrigérateur, téléphonez plutôt à une amie », conseille le Dr Froning.

Pardonnez-vous. « Ce problème de fringales ne s'est pas manifesté subitement et vous n'en viendrez pas à bout en une journée ou deux », explique le Dr Froning. Chaque petite étape que vous franchirez vous permettra de vous sentir mieux avec vous-même, mais soyez consciente qu'il vous faudra peut-être plusieurs années avant de changer complètement votre comportement.

« Pardonnez-vous à l'avance si vous succombez à la tentation. Souvenez-vous simplement que pour réussir, il vous faudra essayer de nouveau, jusqu'à la victoire », dit le Dr Froning.

Boutons

Comment nettoyer les pores bouchés

*M*arguerite était sortie de son adolescence depuis bon nombre d'années, mais elle avait toujours des boutons. Ils apparaissaient à l'occasion sur son menton et dans le cou, endroits où les boutons laissent leur marque chez les adultes.

« On pense souvent que les gens qui ont plus de 20 ans n'ont plus jamais de boutons C'est faux », déclare Mary P. Sheehan, dermatologue.

« En fait, au moins 50 % des femmes adultes ont des poussées occasionnelles de boutons, lesquels sont déclenchés par le stress ou d'autres facteurs », déclare Diana Bihova, dermatologue.

En réalité, les boutons sont des pores bouchés, et sont constitués de cellules cutanées mortes, d'huiles sécrétées par les glandes sébacées de la peau et de bactéries qui s'alimentent de cette huile, tout comme les chats avalent le poisson.

« Il existe trois formes de boutons : les points noirs ou blancs, les papules et les kystes », déclare Esta Kronberg, dermatologue. « Les points noirs et les points blancs, qui apparaissent près de la surface de la peau, sont en fait deux versions différentes du même type de bouton. Dans le cas de point noir, ou comédon, l'huile et les débris accumulés ont forcé le pore à s'ouvrir et l'huile s'est oxydée, devenant ainsi noire. Le point blanc se compare au point noir, mais le pore reste fermé, et l'huile et les débris restent emprisonnés sous la surface de la peau. Une papule est une bosse rouge qui se manifeste à cause d'une inflammation sous la peau près d'un follicule pileux. Le kyste, pour sa part, survient plus profondément dans les pores sous forme de pustule enflée rougeâtre ou blanchâtre. Ces trois formes de boutons peuvent durer de trois à quatre semaines, voire plus longtemps, déclare le Dr Kronberg. »

SOLUTIONS ET REMÈDES

Vous pouvez réduire la durée d'un bouton ou le traiter de telle sorte que votre peau n'en divulguera pas la présence. Vous pouvez aussi le cacher. Voici comment.

Rafraîchissez votre peau. « Un bon traitement d'urgence contre les boutons qui surgissent est d'appliquer de la glace dès que vous en sentez l'apparition », déclare Mary Lupo, médecin.

Placez un glaçon dans un linge et appliquez ce dernier sur le bouton pendant environ 5 minutes. « En rafraîchissant le bouton, vous diminuerez quelque peu l'inflammation », ajoute-t-elle.

Prenez de l'aspirine. « Avec le bouton se manifeste un degré important d'inflammation et de douleur. Certaines femmes se sentent donc soulagées en prenant un anti-inflammatoire comme de l'aspirine », déclare Susan C. Taylor, médecin. « Quant au fait de pincer ses boutons, bien que la tentation soit forte, vous ne ferez qu'étendre l'inflammation et empirer le problème. »

« Prenez une dose normale d'aspirine, c'est-à-dire un ou deux comprimés de 325 mg quatre fois par jour, jusqu'à ce que l'inflammation se résorbe. Si vous êtes trop sensible à l'aspirine, utilisez plutôt du paracétamol », déclare le Dr Taylor. Mais cessez le médicament au bout de deux jours si vous ne voyez aucune amélioration.

Procurez-vous du peroxyde de benzoyle. « Les produits à base de peroxyde de benzoyle s'avèrent efficaces contre les boutons et la prévention de nouvelles poussées », déclare Mary Ruth Buchness, médecin. Appliquées sous forme de crème, de solution nettoyante ou de pommade, ils libèrent l'oxygène contenu dans le peroxyde de benzoyle et tuent les bactéries qui se trouvent dans l'huile de la peau.

Le peroxyde de benzoyle est l'ingrédient principal des préparations antiacné que l'on trouve en pharmacie. Assurez-vous de vous procurer un produit qui ne contient que le plus faible pourcentage de peroxyde de benzoyle, soit 2,5 %. « La plus grave erreur commise par les femmes est d'essayer d'acheter une solution trop forte, laquelle brûle leur peau », déclare le Dr Kronberg.

« N'appliquez qu'une très petite quantité, la grosseur d'un pois, sur tout votre visage, une fois par jour, tous les jours et surtout la nuit », déclare le Dr Kronberg. Si vous trouvez que ces crèmes sont trop asséchantes, utilisez une solution nettoyante à base de peroxyde de benzoyle une fois par jour. Ce type de solution tue les bactéries sans nécessairement trop assécher votre visage.

Camouflez-vous. « Presque tous les laboratoires de cosmétiques fabriquent un produit vert qui couvre les boutons lorsqu'on l'applique sous son fond de teint, il neutralise les rougeurs et normalise la couleur de la peau », déclare le Dr Buchness. « De tels cosmétiques sont disponibles en pharmacie et dans les grands magasins. »

« Les solutions conçues pour couvrir les boutons doivent être utilisées avec une autre crème de couverture. Pour les appliquer, couvrez d'abord le bouton rouge avec la crème verte et laissez-la sécher quelques minutes. Appliquez ensuite la deuxième crème de la couleur de la peau, puis laissez-la sécher. Enfin, appliquez votre fond de teint. Cela vous permettra vraiment de camoufler le bouton », déclare Dee Anna Glaser, médecin.

Boutons de fièvre
Dites-leur adieu

Toute femme qui a connu la douleur ou l'embarras dus à un bouton de fièvre en connaît bien les symptômes : une petite sensation qui picote ou qui brûle, qui se manifeste à la commissure des lèvres et qui peut être parfois accompagnée d'une sensation de fièvre ou peut-être même d'une légère grippe.

Pire encore, les boutons de fièvre semblent apparaître au moment le plus inopportun, soit la veille d'une grande fête ou toute autre occasion spéciale. On peut comparer le virus Herpès simplex type I, qui provoque l'apparition des boutons de fièvre, à ces personnes qui décident de rendre visite à un nouveau voisin sans y avoir été conviées.

Les boutons de fièvre se transmettent par le contact direct avec une personne qui en est affectée. Peut-être avez-vous embrassé quelqu'un qui avait un bouton de fièvre actif, ou peut-être avez-vous attrapé le virus en touchant simplement la main de quelqu'un qui avait touché son propre bouton de fièvre quelques minutes auparavant.

« Votre premier bouton de fièvre sera probablement le plus important. Par la suite, le virus dort dans l'organisme à tout jamais, au niveau des ganglions nerveux, sous la surface de la peau, n'attendant qu'à redevenir actif », déclare Lenore S. Kakita, médecin. Selon le Dr Kakita, il y a une bonne nouvelle : la plupart des femmes semblent

Recommandations des femmes médecins

Une protection très efficace

Geraldine Morrow, dentiste

Geraldine Morrow, dentiste, est émerveillée par la beauté même de l'Alaska. Originaire de Boston, elle a déménagé en Alaska et apprécie le temps qu'elle passe à parcourir les quelque 520 kilomètres chaque semaine en vue de fournir des soins dentaires aux villageois qui vivent loin des villes. Cependant, le climat de l'État peut être des plus ardus et la vie difficile. Lorsque la résistance du Dr Morrow s'affaiblit, ou lorsqu'elle est exposée aux conditions difficiles du froid, de la glace, du vent et du soleil sur la neige, elle ressent parfois un petit picotement annonciateur d'un bouton de fièvre. Voici ce qu'elle fait à ce sujet.

«Je recouvre le site du bouton d'une pommade épaisse et graisseuse, cela semble prévenir l'éruption», déclare-t-elle. Comme mesure préventive, le Dr Morrow se couvre les lèvres de ce type de pommade tous les soirs. «Je trouve ces pommades très efficaces pour éviter la poussée d'un bouton de fièvre.»

développer avec les années une certaine immunité aux boutons de fièvre, réduisant et espaçant ainsi le nombre de poussées qui pourraient se manifester.

«Chez la femme, le stress est le plus grand facteur d'apparition des boutons de fièvre, bien que les changements de température et surtout une exposition prolongée au soleil puissent en provoquer l'apparition», déclare le Dr Kakita. Si vous êtes stressée, votre résistance à la maladie s'affaiblit, permettant ainsi au virus de l'Herpès qui dort dans les cellules des ganglions nerveux de s'activer et de déclencher une nouvelle poussée.

«Les règles peuvent également causer l'apparition d'un bouton de fièvre chez les femmes, mais plutôt en réaction aux sentiments de stress vécus durant leur cycle qu'en raison d'une fluctuation hormonale», ajoute le Dr Kakita.

AMÉLIOREZ VOS DÉFENSES

«Si l'on n'y touche pas, le bouton de fièvre durera entre 10 à 14 jours», déclare le Dr Kakita. À part un traitement à l'aciclovir, médicament délivré sous ordonnance, voici ce que vous pouvez faire pour réduire l'inconfort ou écourter la durée d'une poussée. (Pour une meilleure maîtrise des aphtes, qui affligent l'intérieur de votre bouche, mais qui ne sont pas d'origine virale, voir la page 31.)

Utilisez des glaçons. « En appliquant des glaçons directement sur la lésion, vous réduirez l'enflure et éprouverez un soulagement temporaire », déclare Geraldine Morrow, dentiste.

Appliquez un baume pour les lèvres avec écran solaire. « Si vous avez déjà été victime d'un bouton de fièvre dans le passé, vous devriez porter en tout temps un baume pour les lèvres qui contient un écran solaire à indice de protection 30, surtout si vous sortez au soleil, afin d'éviter d'autres poussées de boutons », déclare le Dr Kakita. Vous trouverez de tels baumes pour les lèvres dans les magasins d'articles de sport et en pharmacie.

« Dans le cas d'une lésion active, n'utilisez pas le bâtonnet du baume directement sur vos lèvres, car vous pourriez étendre le virus », ajoute le Dr Kakita. Prenez plutôt un Coton-Tige qui vous permettra d'appliquer le baume non seulement sur vos lèvres, mais aussi sur les commissures des lèvres.

Ne touchez pas. « Les personnes ne sont habituellement pas conscientes du taux élevé de contagion que présentent les boutons de fièvre. Si vous avez un bouton de fièvre sur votre lèvre, ne tirez pas la peau et n'y touchez pas. Vous pourriez vous contaminer les mains, situation des plus douloureuses surtout si le liquide qui a suinté de l'ampoule s'est retrouvé sur vos ongles », déclare le Dr Morrow.

Essayez la lysine. Le Dr Kakita se souvient qu'avant l'apparition de l'aciclovir, les gens ne juraient que par les propriétés de prévention

QUAND CONSULTER SON MÉDECIN

« Des médicaments sous ordonnance à base d'aciclovir sont disponibles pour combattre le virus de l'Herpès simplex type I, responsable des boutons de fièvre. Ces médicaments peuvent également empêcher le bouton de faire éruption », déclare Lenore S. Kakita, médecin. Si vous souffrez souvent d'éruptions de boutons de fièvre, vous devriez consulter votre médecin. Même après l'apparition du bouton de fièvre, la plupart des femmes remarquent que les poussées sont moins fortes, moins douloureuses et de plus courte durée lorsqu'elles prennent le médicament.

et de guérison de la lysine, un acide aminé qui combat l'arginine, substance contenue dans divers aliments qui, chez certaines personnes, semble provoquer l'apparition de boutons de fièvre. « Certaines personnes continuent de prendre des comprimés de lysine », déclare-t-elle. Ces comprimés sont disponibles dans les magasins d'aliments naturels ou en pharmacie.

Dormez surélevée. Si vous avez un bouton de fièvre, le Dr Kakita suggère de placer plusieurs oreillers derrière votre tête pendant que vous dormez, la gravité permettant ainsi à l'ampoule de se drainer. Sinon, les liquides pourraient se loger dans votre lèvre durant la nuit.

Remettez votre rendez-vous chez le dentiste. « La dernière chose à faire si vous avez un bouton de fièvre actif, c'est d'ouvrir toute grande votre bouche », déclare le Dr Morrow. Ce mouvement vous étirerait les lèvres, aggravant ainsi l'état de votre bouton, ce qui pourrait le pousser à se fendre et à étendre l'infection.

Bras flasques
Comment éviter le ramollissement

Vous êtes-vous déjà demandé si les chirurgiens pratiquent la liposuccion sur les bras aussi bien que sur les cuisses ? Et d'où vient cette chair flasque qui se loge sous vos bras ? Elle n'était sûrement pas là quand vous étiez plus jeune.

« Quand nous vieillissons, notre peau perd de l'élastine et du collagène, tissus conjonctifs qui permettent de tout retenir ensemble, déclare Anita Cela, médecin. L'élastine et le collagène permettent également à la peau de rester suffisamment souple pour s'étendre et se contracter, même après plusieurs grossesses, avec les prises ou les pertes de poids et lorsqu'on sourit. Mais quand la production naturelle de collagène et d'élastine diminue, la peau commence à s'affaisser. On se retrouve alors avec des chairs flasques qui semblent pendre, sous les bras par exemple. »

« La peau du bras qui s'affaisse contient également des graisses, ce qui aggrave le problème, déclare Debra Price, médecin. Perdre des kilos en trop est toujours une bonne idée en terme de santé générale. Mais la perte de poids n'est pas la manière la plus efficace d'éviter les bras flasques, puisque personne ne peut prédire si le gras s'éliminera d'abord des hanches, des cuisses, de l'abdomen ou sous les bras. Même avec un poids normal ou au-dessous de la moyenne, les femmes peuvent avoir des bras flasques. »

« De plus encore, la perte de poids peut aggraver l'affaissement, surtout lorsque la peau ne retrouve pas sa forme à cause de l'étirement causé par l'excès de poids », déclare le Dr Cela.

TONIFIEZ-VOUS À LA MAISON

À moins que quelqu'un n'invente des bas de soutien pour les bras, les femmes qui doivent vivre avec ce surcroît de peau entre les aisselles et les coudes devront chercher d'autres solutions, notamment le tonus musculaire.

« Si vous pouvez tonifier vos biceps et vos triceps, — les biceps se trouvent à l'avant de votre bras, les triceps à l'arrière —, vous comblerez la peau affaissée par du muscle, créant ainsi l'illusion d'une peau ferme », déclare le Dr Price.

Les spécialistes conseillent aux femmes qui veulent venir à bout de cette flaccidité de leurs bras d'essayer les exercices simples qui suivent ; certains d'entre eux devront être effectués à l'aide d'haltères que l'on trouve dans les magasins d'articles de sport.

Poussez vers l'avant. « Asseyez-vous par terre, les genoux fléchis, les pieds plats ou les talons appuyés sur le sol et les paumes à plat sur le sol le long de vos hanches, les doigts pointant vers l'avant », déclare Peggy Norwood-Keating. Fléchissez d'abord les coudes vers vous en vous inclinant vers l'arrière, tout en soutenant votre torse avec vos bras, mais en laissant les mains dans leur position initiale. Puis, à l'aide de vos mains, revenez à la position de départ en étirant vos bras jusqu'à ce que vous soyez à nouveau assise.

« Cet exercice fait surtout travailler les triceps qui se trouvent derrière le bras », déclare Peggy Norwood-Keating. Effectuez 3 séries de 15 mouvements, deux fois par semaine.

Fléchissez vos coudes. « Afin de tonifier davantage vos triceps , prenez un haltère d'environ 1 kilo dans votre main droite, asseyez-vous sur une chaise ou sur un banc, le bras fléchi, le poing vers le ciel à la hauteur de votre épaule droite, déclare Peggy Norwood-Keating. Placez votre main gauche sous votre coude droit afin de mieux équilibrer le bras sous la pression. Soulevez ensuite doucement le bras fléchi jusqu'à ce que le coude droit dépasse l'épaule droite. (Le bras doit rester fléchi.) L'haltère se trouve alors derrière votre tête. Ceci est la position de départ. Restez dans cette position pendant environ une seconde, puis, votre main gauche toujours en place, redressez lentement votre coude droit en soulevant l'haltère au-dessus de votre épaule, vers le ciel. Restez dans cette position pendant une autre seconde, puis revenez lentement à la position de départ. Répétez l'exercice de 12 à 15 fois. »

« Prenez l'haltère dans l'autre main et répétez l'exercice ci-dessus. Lorsque vous aurez terminé, reprenez l'haltère dans la main droite et recommencez le mouvement 12 à 15 fois. Prenez ensuite l'haltère de la main gauche et refaites une nouvelle série d'exercices. »

« Essayez d'effectuer deux ou trois séances de 12 à 15 répétitions deux fois par semaine », suggère Peggy Norwood-Keating. Vous aurez peut-être envie de continuer jusqu'à trois séries de répétitions ; ainsi, quand vous deviendrez plus forte et que l'exercice vous paraîtra plus facile (quand vous pourrez effectuer 15 répétitions sans forcer), choisissez des haltères plus lourds et réduisez le nombre de répétitions à 8 ou 10.

Bronchite
Comment apaiser les quintes de toux

Vous avez eu la grippe, c'est vrai, mais elle dure depuis des semaines et vous toussez toujours. Vous avez une toux sèche et opiniâtre et, de plus, vous expectorez du flegme. C'est ce que les médecins appellent une toux productive. En fait, vous souffez d'une bronchite, c'est-à-dire d'une inflammation et d'une irritation des voies respiratoires.

La bronchite peut ne durer que quelques semaines et être causée par un rhume ou une grippe qui s'éternise. Quand elle se prolonge pendant plus de trois mois ou qu'elle se manifeste régulièrement une fois par an ou plus souvent, elle est considérée comme chronique. Elle touche généralement les fumeurs ou les personnes qui présentent d'autres problèmes pulmonaires, tels que l'emphysème ou la fibrose kystique.

LA PRIORITÉ

« Si vous êtes atteinte d'une bronchite, votre premier souci est d'expectorer le flegme qui s'est logé dans vos poumons, car ces derniers, infectés de mucus, contiennent des bactéries qui peuvent mener à la pneumonie, déclare Sally Wenzel, médecin. Éviter de respirer des irritants est d'une grande importance, ainsi que de garder son système immunitaire en pleine forme. Cela aide à éviter les complications d'une bronchite qui tourne mal. »

Voici quelques bons conseils à suivre.

Jetez vos cigarettes. Si vous fumez, considérez que votre toux continuelle est un signe avertisseur de dommages aux poumons. « Les fumeurs sont davantage sensibles à la bronchite que les non fumeurs », déclare le Dr Wenzel.

Si vous cessez de fumer, vous pourriez expectorer une quantité plus importante de mucus pendant un certain temps, mais c'est vraiment un bon signe. « Cela signifie que vos poumons s'efforcent de se débarrasser des mucosités », explique-t-elle. Et vous verrez que votre toux s'atténuera à mesure que vos poumons guérissent.

Les femmes qui cessent de fumer constatent souvent avec surprise qu'elles sont moins vulnérables aux rhumes de poitrine. Et cela est également vrai pour leurs enfants qui ne souffriront plus des effets de la fumée.

Demandez aux autres de ne pas fumer autour de vous. « Respirer la fumée de cigarette de quelqu'un d'autre peut en fait aggraver votre bronchite, déclare le Dr Wenzel. Restez éloignée de la fumée des autres. »

Cherchez l'humidité. « Le fait de respirer dans une atmosphère humide permet au mucus logé dans vos poumons de s'éclaircir, ce qui en favorise l'expectoration », déclare Karen Conyers, inhalothérapeute. Vous pouvez créer l'humidité dont vos voies respiratoires ont besoin pour rester claires en prenant une douche chaude ou un bain, en couvrant votre tête d'une serviette au-dessus d'un récipient d'eau chaude dont vous respirerez la vapeur, ou en plaçant un humidificateur dans votre chambre quand vous dormez.

Faites le plein. « Boire beaucoup d'eau aide également à éclaircir les sécrétions dans les poumons, déclare Karen Conyers. »

« Huit grands verres par jour, c'est le minimum », déclare le Dr Wenzel.

Essayez une tasse de grande molène. « La tisane fabriquée à partir de cette plante est réputée adoucir les muqueuses et favoriser l'expectoration des sécrétions,» rapporte Nan Kathryn Fuchs, titulaire d'un doctorat.

Pour préparer la tisane, faites macérer une poignée de feuilles de grande molène séchées (environ deux cuillerées à café par tasse) dans une casserole d'eau fraîchement bouillie, pendant environ 10 minutes. Passez au tamis et buvez jusqu'à trois tasses par jour. Vous pouvez vous procurez de la grande molène dans un magasin de produits naturels.

Gonflez des ballons. Certains spécialistes des voies respiratoires font parfois souffler leurs patientes dans un dispositif muni d'une soupape ajustable qui permet d'exercer les poumons de la même façon que si l'on gonflait un ballon.

« En prenant des respirations très profondes et en soufflant plus fort qu'à la normale, les personnes qui gonflent ce ballon réussissent à décoller le mucus de leurs poumons et à l'expectorer », déclare Karen Conyers.

Mangez des oignons. « Les oignons contiennent de nombreux éléments, notamment la quercétine, composé de la famille des bioflavoinoïdes, qui favorise la protection des poumons contre l'infection », déclare le Dr Fuchs. Dans des expériences de laboratoire, on a prouvé que la quercétine était efficace contre plusieurs virus.

Ajoutez un peu de piquant dans votre vie. « Les piments rouges, le curry et d'autres aliments épicés, qui vous font larmoyer ou couler le nez, peuvent aider à dégager les sécrétions », déclare le Dr Fuchs.

QUAND CONSULTER SON MÉDECIN

La bronchite peut être précurseur de pneumonie. Il vous faut donc consulter un médecin rapidement si votre toux s'aggrave, si vous vous sentez faible ou fatiguée, ou si vous avez de la fièvre et vous sentez essouflée. La seule façon de vraiment déterminer si vous souffrez ou non d'une pneumonie est de passer une radiographie des poumons. Votre médecin vous prescrira des antibiotiques si vous êtes atteinte d'une pneumonie.

Brûlures
Comment soulager les effets d'une brûlure

même la plus petite des brûlures, par exemple celle que vous pourriez vous faire en touchant légèrement la grille de votre four ou en effleurant votre cou de votre fer à friser, peut causer une douleur intense, de la rougeur, des pulsations, de l'enflure et même des ampoules. « Les brûlures les plus répandues chez les femmes surviennent soit dans la cuisine en préparant les repas ou en s'ébouillantant avec des liquides, soit en utilisant leur fer à friser », déclare D'Anne Kleinsmith, dermatologue.

« Malgré leur facilité d'emploi, les fours à micro-ondes sont une source surprenante d'un nombre grandissant de brûlures dans la cuisine », déclare Candy Kuehn, infirmière. « Les gens font réchauffer dans leur micro-ondes les liquides au-delà du point d'ébullition, puis ils retirent la tasse sans réaliser à quel point le contenu qu'ils renversent est bouillant, et ils se brûlent. »

RAFRAÎCHISSEZ LA BRÛLURE

« Les brûlures graves doivent être traitées par un médecin. Mais lorsque la brûlure est légère, un traitement immédiat permet de maîtriser la douleur et les dommages de la peau », déclarent des femmes médecins et d'autres professionnels des soins de la santé. Voici leurs conseils.

Mettez la brûlure sous l'eau froide. « Laissez couler de l'eau froide immédiatement après vous être brûlée afin de maîtriser les effets de brûlure, déclare Candy Kuehn. N'utilisez pas de glace. Trop froide, elle pourrait traumatiser davantage la peau endommagée. »

Le lait et les boissons gazeuses comme solutions. « Si vous n'avez pas d'eau froide à votre disposition, utilisez ce que vous avez à proximité de vous pour rafraîchir rapidement le site brûlé, même du lait ou une canette de boisson gazeuse que vous entourerez d'une serviette propre », déclare le Dr Kleinsmith. Ensuite, rincez la brûlure sous de l'eau froide le plus tôt possible.

Comment effacer les marques du fer à friser

L'utilisation d'un fer à friser exige une certaine dextérité : un simple faux mouvement et la tige de métal très chaude pourrait vous effleurer l'oreille ou le cou, vous laissant marquée d'une brûlure rougeâtre sur la peau qui formera par la suite une ampoule. Les brûlures au fer à friser peuvent laisser une cicatrice brunâtre si elle ne sont pas traitées adéquatement.

Afin de réduire la tâche brunâtre peu esthétique qui subsiste après la guérison de la brûlure, D'Anne Kleinsmith, dermatologue, offre les conseils suivants.

Blanchissez la cicatrice. D'abord, le Dr Kleinsmith suggère d'appliquer sur la plaie, afin de la rendre plus pâle, une crème blanchissante légère vendue en pharmacie, qui contient de l'hydroquinone. « N'utilisez pas cette crème avant que la brûlure ait guéri, car elle pourrait irriter la plaie davantage et entraver le processus de guérison. Mais si vous utilisez une crème blanchissante sur une cicatrice bien guérie, vous ne souffrirez que très rarement d'une irritation de la peau. »

Procurez-vous de l'acide glycolique. Le Dr Kleinsmith conseille également d'essayer un produit d'acide glycolique en vente libre qui permet à la couche supérieure de la peau de peler. « Vous obtiendrez des résultats favorables plus rapidement en utilisant conjointement de l'acide glycolique et une crème blanchissante », dit-elle.

Appliquez une compresse fraîche. Appliquez un linge ou une serviette trempée dans de l'eau fraîche (et non glacée) et alternez pendant quelques heures. C'est ce que conseille Evelyn Placek, dermatologue.

Prenez de l'aspirine ou de l'ibuprofène. « Si vous prenez un anti-inflammatoire assez tôt, c'est-à-dire durant l'heure suivant la brûlure, le médicament ne soulagera pas seulement la douleur, mais il évitera également que la brûlure ne s'aggrave », déclare le Dr Placek. Si vous ne souffrez pas d'un ulcère gastrique, elle recommande de continuer à prendre deux comprimés de 200 mg ou des capsules toutes les six heures pendant un jour ou deux afin de maîtriser l'inflammation, l'enflure, et la gravité de la blessure.

Réagissez vite

D'Anne Kleinsmith, médecin

Un jour, en déjeunant, D'Anne Kleinsmith, dermatologue, renversa du café brûlant sur son doigt. Heureusement, elle réagit rapidement.

« J'ai immédiatement plongé mon doigt dans un verre d'eau glacée qui se trouvait devant moi et je l'ai maintenu là jusqu'à ce que la douleur se résorbe », déclare le Dr Kleinsmith.

Vous avez d'autres solutions :

- laissez couler de l'eau froide sur votre doigt ;
- plongez votre doigt dans un verre de lait froid ;
- entourez le doigt brûlé d'un linge frais.

Par la suite, appliquez une pommade antibactérienne et couvrez légèrement la brûlure.

Protégez les ampoules. « En règle générale, vous devriez laisser l'ampoule qui survient à la suite d'une brûlure se guérir d'elle-même ; c'est la façon qu'a l'organisme de fournir sa propre enveloppe protectrice », déclare Candy Kuehn. « L'accumulation de liquide dans l'ampoule est composée de leucocytes (ou globules blancs) que l'organisme libère afin de protéger la plaie contre l'infection et de favoriser le processus de guérison », explique-t-elle. Si l'ampoule est petite, votre corps réabsorbera le liquide en quelques jours. (Pour des conseils additionnels sur les ampoules, voir la page 16.)

Nettoyez la brûlure. « Nettoyez doucement le site de la brûlure au moins deux fois par jour à l'aide d'un savon doux et d'eau fraîche ou avec un peroxyde d'hydrogène qui tuera les bactéries », suggère le Dr Kleinsmith.

« Certains centres spécialisés pour les brûlures recommandent de les nettoyer deux fois par jour, surtout si la plaie semble infectée ou si son pansement se salit durant vos activités quotidiennes », déclare Candy Kuehn.

Appliquez des pommades antibactériennes. « Les pommades antibactériennes en vente libre permettront de tuer les microbes et éviteront l'infection », déclare le Dr Kleinsmith. Évitez la néomycine, ingrédient contenu dans certaines pommades, car elle peut provoquer des rougeurs et une réaction allergique qui entraîne des démangeaisons chez certaines personnes.

Pansez bien votre brûlure. « Dans le cas de petites brûlures, une bande adhésive suffira, déclare le Dr Kleinsmith. Cependant, dans le cas de grandes brûlures, utilisez des pansements de gaze et du ruban adhésif. »

Gardez le pansement dégagé. « Ne serrez pas trop le pansement et bougez l'articulation ou le site de la brûlure le plus possible afin que les articulations et la peau restent souples », déclare Candy Kuehn. Le mouvement favorise également l'écoulement sanguin vers le site de la plaie et hâte la guérison en dégageant l'accumulation des liquides.

Hydratez votre peau. Après la guérison de la plaie, appliquez une mince couche de lotion hydratante. « Une brûlure en voie de guérison peut provoquer des démangeaisons et des fissures, ce qui peut empêcher la peau de s'autohydrater », déclare Candy Kuehn. Les hydratants peuvent restaurer l'élasticité de la peau et réduire l'assèchement et la desquamation. Il est préférable d'utiliser des lotions non parfumées.

Buvez beaucoup. « L'eau aide la peau à rester hydratée et favorise la guérison de la brûlure », déclare Michelle M. Gottschlich, titulaire d'un doctorat. Buvez au moins huit grands verres d'eau par jour.

Consommez beaucoup de protéines. « Durant la guérison de la brûlure, augmentez votre consommation de protéines à l'aide d'aliments comme le lait écrémé, les viandes maigres, les noix, les haricots, les œufs, le beurre d'arachides et les fromages allégés, déclare le Dr Gottschlich. Les protéines accélèrent le processus de guérison de la brûlure en rétablissant les taux du collagène, élément reconstructeur des tissus de l'épiderme. Donc, quelle que soit la brûlure dont vous souffrez, augmentez votre consommation de protéines. Et plus étendue est la brûlure, plus de protéines vous devrez consommer. »

La vitamine C à la rescousse. Afin de favoriser la guérison des brûlures de l'intérieur vers l'extérieur, le Dr Gottschlich recommande de consommer une variété d'aliments comprenant fruits et légumes. « Bien se nourrir est tout aussi important dans le processus de guérison que de nettoyer la blessure. La vitamine C qui se trouve dans des aliments comme les oranges, le pamplemousse, le brocoli, le jus d'orange et les tomates permet de régénérer le collagène dans les tissus et favorise la guérison. Il est difficile de changer ses habitudes alimentaires et de soigner une brûlure en même temps ; envisagez donc de prendre un supplément multivitaminique tous les jours », dit-elle.

QUAND CONSULTER SON MÉDECIN

Les femmes médecins et d'autres professionnels des soins de la santé offrent les conseils suivants quand il s'agit de décider si une brûlure requiert ou non une attention médicale. Voyez votre médecin si :

- la brûlure est plus large que la paume de votre main, plus profonde ou très grave, c'est-à-dire qu'elle est lacérée d'ulcères profonds et de lésions ouvertes.
- la brûlure est petite, mais profonde, c'est-à-dire qu'elle est extrêmement sensible, douloureuse, enflée et recouverte d'ampoules.
- la brûlure s'est produite sur votre visage, vos mains, vos pieds ou vos organes génitaux.
- la brûlure suppure ; elle est accompagnée d'un suintement ou d'une croûte jaunâtre.
- le site autour de la brûlure est rougeâtre et vous semble brûlant.
- vous manifestez des signes de fièvre.
- la brûlure provoque une douleur incontrôlable.

« Les brûlures électriques ou chimiques devraient toujours être traitées par un médecin, car elles pourraient se révéler beaucoup plus graves qu'elles ne le semblent », déclare Candy Kuehn, infirmière. Les brûlures chez les enfants de moins de 5 ans ou chez les personnes plus âgées (c'est-à-dire celles qui ont un système immunitaire plus faible que la normale) devraient également être examinées par un médecin.

Dans l'incertitude, consultez votre médecin ou un centre spécialisé pour les brûlures. Ils vous aideront à déterminer la gravité de la brûlure. Certains centres sont pourvus d'un service de soutien 24 heures sur 24.

Brûlures causées par le vent
Comment le vent peut endommager votre peau

Vous n'avez pas à être une partisane du ski ou de la voile pour souffrir de brûlures causées par le vent.

« Lorsque votre peau est exposée à de grands vents, elle perd de son humidité, elle s'assèche et elle craque, surtout s'il fait froid, déclare Patricia Farris-Walters, médecin. Les frictions physiques du vent contre la peau agitent également la peau sèche. Souvent, les brûlures causées par le vent vont de pair avec les coups de soleil ; la peau est donc doublement lésée par assèchement et les rougeurs. »

« Si vous faites du ski, vous êtes souvent à une haute altitude où l'air est très mince et sec, ce qui aggrave l'irritation de la peau », déclare D'Anne Kleinsmith, dermatologue.

CONSEILS POUR LA PEAU SENSIBLE

« Voici comment soulager et réhydrater une peau asséchée », déclarent les femmes médecins.

Faites des compresses chaudes. « D'abord, essayez de réchauffer doucement l'endroit lésé afin d'interrompre le picotement », suggère Evelyn Placek, dermatologue. « Entrez dans une pièce chauffée et placez une compresse tiède (un linge mouillé dans de l'eau tiède) sur votre peau. Assurez-vous que l'eau n'est pas trop chaude, parce que cela asséchera davantage la peau et retirera les huiles de la surface du visage. »

Lavez doucement. « Nettoyez la peau sensible à l'aide d'eau tiède, et non pas chaude, et d'un savon doux, riche et crémeux qui ne vous asséchera pas le visage », recommande le Dr. Kleinsmith.

Soyez délicate sans frotter. « Il ne faut pas non plus trop laver, car l'eau enlève l'huile dont la peau a besoin pour retenir son humidité », conseille-t-elle.

Utilisez un très bon hydratant. « Après le lavage, alors que votre peau est toujours humide, appliquez un hydratant afin de sceller, voire ajouter de l'humidité. La gelée de pétrole est plus efficace que toute autre crème hydratante qui pourrait contenir des ingrédients irritants », explique le Dr. Placek.

« Une mince couche de gelée de pétrole (vaseline) est très efficace », déclare le Dr. Walters. En plus, elle a des propriétés soulageantes et protectrices.

« Si vous êtes sujette à l'acné, choisissez une crème hydratante non comédogénique, c'est-à-dire qui ne provoque pas d'acné, plutôt que de la gelée de pétrole qui pourrait vraiment aggraver, voire exacerber l'acné », déclare le Dr Kleinsmith.

Appliquez de nouveau. « Quel que soit votre choix de crème hydratante, rappliquez cette crème deux ou trois fois par jour jusqu'à ce que la brûlure causée par le vent ait guéri », déclare le Dr. Placek.

Favorisez la guérison à l'aide d'une pommade antibiotique. « Le Bacytracin, le Polysporin ou d'autres pommades antibiotiques topiques à base de pétrolatum (gelée de pétrole), aideront à combattre l'infection, tout en soulageant et en guérissant la peau », déclare le Dr. Placek.

Cherchez une pommade à base de vitamine D. « Il existe des pommades en pharmacie qui peuvent favoriser la guérison d'une brûlure causée par le vent. Ces pommades sont en fait une combinaison de l'antibiotique Polysporin et du Panténol, ingrédient de la vitamine D qui soulage les peaux gercées et sèches », déclare le Dr. Placek. Ces pommades sont vendues sous forme de gelée de pétrole douce et pure, ou de pommade à base d'huile minérale, qui soulage et réhydrate la peau.

« La vitamine D et les pommades antibiotiques peuvent être combinées en vue d'une meilleure protection et d'une bonne guérison », note-t-elle.

Enduisez la peau irritée de cortisone. Une préparation de cortisone permettra de réduire l'inflammation et la rougeur. « Utilisez une pommade, et non une crème qui pourrait contenir certains ingrédients préservatifs qui peuvent irriter davantage la peau déjà sensible », suggère le Dr. Walters.

Brûlures d'estomac
Comment éteindre le feu

Les sucs digestifs suivent habituellement les lois de la gravité. S'ils commencent à refouler dans votre gorge alors qu'ils devraient s'acheminer vers l'estomac, vous souffrirez de brûlures d'estomac.

Alors, vous avez l'impression d'être en feu. Tout brûle à l'intérieur de vous et vous ressentez une forte pression sous vos côtes accompagnée d'un goût acide dans votre bouche qui provient des aliments partiellement digérés.

Cette sensation, même si elle est très courante, vous est très désagréable.

Environ une femme enceinte sur quatre souffre de brûlures d'estomac. Elles proviennent de plusieurs causes : tout d'abord les taux élevés d'hormones chez une femme enceinte détendent le muscle œsophagien, dont la fonction consiste à maîtriser l'acide gastrique de l'estomac, et, au même moment, le bébé qui grossit exerce une pression sur les parois de l'estomac de la femme enceinte.

Existe-t-il d'autres coupables ? Oui, certains éléments comme le chili, la cigarette, l'alcool, un excès de poids ou tout simplement la position allongée ou inclinée après un repas peuvent être une source de problème.

QUE DEVEZ-VOUS FAIRE ?

En général, quelques modifications au régime alimentaire et au mode de vie parviendront à maîtriser les sensations de brûlure émanant de la cage thoracique et aideront la victime à mieux digérer les aliments qu'elle consomme. Certaines femmes médecins pensent que, mis à part les antiacides vendus en pharmacie, les remèdes suivants réussiront bien aux femmes enceintes.

Restez debout. « Selon les principes de la gravité, nous savons que ce qui descend restera en bas », déclare Barbara Frank, gastro-entérologue. Quel que soit le problème dont vous souffrez, ne vous mettez pas en position inclinée ou allongée, car le contenu de votre estomac pourrait refouler dans l'œsophage.

Procurez-vous un antiacide. « Les antiacides en vente libre soulagent la douleur en neutralisant les acides gastriques », déclare Grace Elta, gastro-entérologue.

« Chez certaines femmes, les antiacides liquides dégradent l'acide plus rapidement, mais chez d'autres, les comprimés à croquer séjournent plus longtemps dans leur œsophage. Faites divers essais afin de trouver la forme d'antiacide qui vous convient le mieux », ajoute le Dr Frank.

Essayez un suppresseur d'acide ou deux. Si les antiacides ne s'avèrent pas assez efficaces, vous pouvez essayer un médicament connu sous le nom d'inhibiteurs H_2 (histamine 2) qui supprime l'acide. « Auparavant, on ne pouvait se le procurer que sur ordonnance, car ce produit pouvait ralentir la libération d'acide dans l'estomac », déclare Marie L. Borum, médecin.

« Ce médicament est maintenant disponible en vente libre en pharmacie ou au supermarché. Le dosage est moitié moins fort qu'un médicament sur ordonnance. Donc, si la posologie suggérée sur l'emballage ne réussit pas à soulager les brûlures, doublez la dose, mais n'en prenez pas plus », déclare le Dr Elta.

Le Dr Borum met ses patientes en garde contre l'utilisation d'un inhibiteur H_2 durant leur grossesse. Même s'il est prouvé que ce médicament est sûr, elle leur conseille de prendre un antiacide courant.

COMMENT ÉTEINDRE LE FEU

Les femmes médecins estiment que quelques petits changements dans votre alimentation et vos rythmes de sommeil pourront atténuer les brûlures d'estomac. Voici ce qu'elles vous conseillent.

Oubliez le chocolat et l'alcool. « Les brûlures d'estomac sont presque toujours causées par l'alcool, le chocolat, les aliments gras, la menthe et le café — même le café décaféiné —, qui contiennent certains irritants pouvant affecter votre estomac et votre œsophage », déclare le Dr Elta. Toutes ces substances peuvent vraiment affaiblir votre sphincter œsophagien.

Mangez modérément. « Les graisses sont plus longues à digérer que tout autre aliment, ce qui engendre un refoulement d'acide dans l'œsophage avant que le processus de digestion ne soit terminé », déclare le Dr Frank.

QUAND CONSULTER SON MÉDECIN

Les brûlures d'estomac et les douleurs à la poitrine présentent à peu près les mêmes symptômes. Mais si vos douleurs à la poitrine irradient depuis l'épaule, le cou ou le dos, qu'elles persistent ou qu'elles surviennent à la suite d'exercices physiques, consultez immédiatement votre médecin. Il pourrait s'agir d'une crise cardiaque ou d'une angine de poitrine. Que se passerait-il si vous vous rendiez au service des urgences d'un hôpital pour de simples brûlures d'estomac ? Eh bien, il vaut mieux prévenir que guérir.

« Prévoyez donc des repas de légumes accompagnés de viandes maigres ou de poisson, et évitez les aliments gras et frits comme les hamburgers et les frites », dit-elle.

Évitez les agrumes. « Une autre cause courante de brûlures d'estomac chez de nombreuses personnes provient des agrumes, notamment les oranges, les pamplemousses et les tomates », explique le Dr Frank.

Êtes-vous enceinte ? Oubliez les assaisonnements épicés. « Les assaisonnements épicés sont difficiles à digérer, explique Jennifer Niebyl, médecin. Lorsque vous êtes enceinte, l'augmentation de la progestérone ralentit la digestion de tous les repas que vous consommez, et les aliments plus difficiles à digérer vous rendent plus susceptible de souffrir de brûlures d'estomac. Mangez donc des aliments fades comme le riz et les bananes, et évitez toute forme de piments forts », ajoute-t-elle.

Mangez légèrement. « Vous mettez plus de temps à digérer de gros repas, et l'acide gastrique aura de plus fortes chances de refouler dans l'œsophage », déclare Melissa Palmer, gastro-entérologue.

« Ne faites pas de votre repas du soir le repas le plus lourd de la journée », nous dit Helen Greco, gynécologue-obstétricienne.

Jeûnez avant de dormir. « Essayez de ne pas manger ou de ne pas boire deux ou trois heures avant d'aller dormir », déclare Robyn Karlstadt, gastro-entérologue. De cette façon, tous les aliments auront été digérés avant que vous alliez au lit.

Ne faites pas d'exercices après un repas. Votre mère avait raison, vous ne devriez pas pratiquer d'exercices au moins une heure après votre repas. « L'exercice défie le sens de la gravité et favorise le refoulement des acides », explique le Dr Frank.

Perdez du poids. « Essayez de perdre vos kilos en trop et de conserver votre poids idéal », conseille le Dr Frank. Obésité et brûlures d'estomac sont étroitement liées, car le surcroît de poids détend le sphincter de l'œsophage.

Cessez de fumer. « Il vous faut cesser de fumer », déclare le Dr Elta. La cigarette augmente la production du taux d'acide gastrique et affaiblit le sphincter œsophagien qui bloque la nourriture dans l'estomac.

Bruxisme
Comment cesser de grincer des dents

*L*a plupart des femmes ne s'en rendent même pas compte. C'est leur mari qui leur apprend qu'elles grincent des dents la nuit ou c'est leur dentiste qui constate un certain degré d'usure à la surface de leurs dents. Ce jour-là, elles découvrent qu'elles ont un problème de bruxisme.

« Certaines femmes grincent des dents lorsqu'elles sont nerveuses ou lorsqu'elles se concentrent fortement sur leur travail. Peut-être serrez-vous la mâchoire lorsque vous êtes bloquée dans des embouteillages ou lorsque votre voisine a appris quelque chose sur vous et que cela vous perturbe l'esprit. Le grincement des dents (ou bruxisme) n'est pas normal », déclare Geraldine Morrow, dentiste. En outre, il est néfaste pour la santé.

« Vos dents ne devraient jamais se toucher davantage que quelques fractions de secondes quand vous avalez », ajoute le Dr Morrow.

POURQUOI LES FEMMES GRINCENT-ELLES DES DENTS ?

Une étude menée dans une université a révélé que les femmes qui grincent des dents sont généralement des personnes soucieuses, impatientes et déterminées. Si vous avez l'impression de figurer dans cette catégorie, l'émail usé de vos dents et votre mâchoire douloureuse pourraient vous signaler que vous devriez vous détendre davantage et donner congé à vos émotions.

Le grincement de dents peut être attribué au stress, mais ce n'est pas la seule cause. Le désalignement des dents et de la mâchoire joue un rôle important. De toutes façons, il faut absolument éviter de souffrir de bruxisme, sinon vous ferez face à multiples problèmes comme les maux de tête, la douleur de la mâchoire, la fatigue, la sensibilité et l'usure des dents, les dysfonctions temporomandibulaires, voire des altérations dans l'apparence de votre visage, et enfin une résorption osseuse de la mâchoire.

PLUS QU'UN INCONVÉNIENT

Si votre dentiste vous informe que vous grincez des dents, lisez ce qui suit.

Détendez votre mâchoire. « Essayez consciemment de garder votre mâchoire détendue et vos dents dégagées », conseille le Dr Morrow.

QUAND CONSULTER SON MÉDECIN

« Consultez votre dentiste afin de savoir si vous abîmez vos dents si votre mâchoire vous fait mal le matin, si vous souffrez de maux de tête fréquents et surtout si votre conjoint vous dit que vous grincez des dents la nuit », déclare Geraldine Morrow, dentiste.

Un dentiste ou un médecin peut traiter le bruxisme en vous faisant porter un dispositif conçu sur mesure pour protéger vos dents durant votre sommeil, ou encore en vous faisant suivre une thérapie de détente qui inclut la rétroaction positive. En dernier recours, il pourrait vous prescrire des médicaments.

Suivez les points. « Essayez cette méthode pratique qui vous rappellera de vous dégager les dents », déclare Heidi K. Hausauer, dentiste. « Achetez un ou deux paquets d'autocollants orange dans un magasin de fournitures de bureau et collez-les partout, sur votre miroir, le tableau de bord de votre voiture, le téléviseur ou même la porte de votre réfrigérateur. Dès que vous en fixez un du regard, ouvrez votre bouche », ajoute le Dr Hausauer.

Faites de l'exercice. Marian R. Stuart, psychologue, préconise de faire de l'exercice. « Cette activité est idéale pour combattre le stress, et toute séance qui excède 25 minutes permet au cerveau de libérer des substances naturelles appelées endorphines. » En outre, les endorphines agissent comme analgésique, surtout lorsqu'une douleur à la tête ou à la mâchoire vous rappelle votre problème de bruxisme.

Buvez une tisane de lait tiède avant d'aller dormir. « Certaines recherches prouvent que boire de l'alcool avant d'aller dormir peut exacerber le bruxisme. Buvez donc une tasse de tisane relaxante additionnée de miel, ou encore du lait chaud », suggère le Dr Stuart.

Une douche pour vous détendre. « Les muscles endoloris réagissent bien à la chaleur humide », déclare Carol Bibb, titulaire d'un doctorat. Le Dr Bibb estime qu'en pratiquant des étirements légers sous la douche, vous pourrez atténuer quelque peu la douleur de votre mâchoire et de votre cou, de la même façon qu'une compresse chaude et humide.

(Pour des façons pratiques de gérer son stress, voir la page 581. Pour des renseignements sur la dysfonction temporomandibulaire, voir la page 209.)

Cafard d'anniversaire
Oubliez les regrets et allez de l'avant

Quelqu'un a déjà dit en raillant qu'en envisageant toutes les alternatives, les anniversaires ne figuraient pas parmi les pires choses qui pouvaient arriver dans une vie. Cependant, de nombreuses femmes sont très perturbées quand leur date d'anniversaire approche.

On ne peut pas le nier, un anniversaire veut dire une année de plus à votre vie. Dans une culture qui semble vénérer la jeunesse, nous pouvons toutes être affectées de vieillir à quelque moment de notre vie. « Aussi surprenant que cela puisse paraître, les premiers cafards surviennent parfois dès l'âge de 18 ans, âge où l'on est considéré officiellement adulte », déclare Marion Hart, médecin. Le Dr Hart se souvient d'une patiente qui est arrivée dans son bureau complètement déprimée parce qu'elle venait d'avoir 30 ans !

Bien que 30 ans soit un âge relativement jeune, le Dr Hart et d'autres collègues s'entendent sur le fait que c'est l'un des anniversaires que les femmes détestent le plus. Au moment où l'on atteint l'âge de 30 ans, on a déjà pris de grandes décisions dans notre vie concernant notre carrière et nos relations personnelles, et parfois, nous n'avons pas atteint les objectifs que nous nous étions fixés.

« À 40 ans, nous commençons à voir venir la fin du cycle de fertilité », déclare le Dr Hart. Pour de nombreuses femmes, les anniversaires entre 40 et 50 ans coïncident avec les changements physiques et émotifs occasionnés par la préménopause. En outre, les crises de la quarantaine sont également le moment idéal pour réévaluer sa vie et faire de nouveaux choix.

S'APITOYER OU CÉLÉBRER ?

« Presque chaque anniversaire peut nous pousser à réfléchir sur notre vie, déclare Carol Goldberg, psychologue. Nous comparons ce que nous voulions devenir avec ce que nous sommes réellement, quel que soit l'âge que nous atteignons. Si nous n'avons pas accompli tout ce dont nous rêvions, nous pouvons être déçues de notre vie. »

Afin que nous puissions voir passer nos anniversaires d'un meilleur œil, les femmes médecins vous proposent quelques solutions.

Faites face aux faits. « Essayez de vous souvenir qu'être cafardeuse le jour de son anniversaire est chose courante, déclare le Dr Hart. La plupart d'entre nous célébrons nos anniversaires avec un peu de tristesse. Si vous êtes triste, dites-vous que ce n'est rien et laissez passer l'émotion. Il n'y aucune raison de s'ennuyer ou de se sentir inutile. »

Fêter ou ne pas fêter? « Si vous ne voulez vraiment pas que l'on fête votre anniversaire, avertissez les gens autour de vous de ne rien vous préparer, déclare le Dr Goldberg. Remerciez-les de leur geste ou de leurs vœux; dites-leur que vous appréciez leur gentillesse, mais que vous préférez ne pas célébrer votre anniversaire. »

« Si vous n'avez pas averti les gens à temps et que votre conjoint, votre famille, vos amies ou vos collègues de travail vous préparent une petite fête, appréciez le geste, même si vous n'êtes pas enthousiasmée, déclare le Dr Goldberg. Concentrez-vous sur le fait que vous êtes avec un groupe de personnes qui vous aiment vraiment et oubliez que vous avez une année de plus. »

« Cette fête pourrait être ce que le médecin vous prescrirait, déclare le Dr Hart. Se réunir avec des gens qui vous soutiennent et qui vous aiment, s'amuser et même plaisanter à propos des années qui s'ajoutent, voilà une façon de partager et de passer des moments difficiles. »

« Et, si vous avez envie de célébrer votre anniversaire, mais que personne ne sait le jour, ou si rien n'est planifié, improvisez vous-même votre fête. Invitez vos amis à aller dîner au restaurant ou à aller prendre un verre à l'extérieur, déclare le Dr Hart. Dites-leur : « Aujourd'hui c'est mon anniversaire et je veux le célébrer avec des personnes que j'aime particulièrement », déclare le Dr Hart.

Achetez-vous un cadeau d'anniversaire. « Même si ce geste ne vous est pas habituel, célébrez votre anniversaire en vous offrant un cadeau — un nouveau disque compact, un massage, une journée dans un sauna, une soirée à l'opéra ou un week-end à la campagne dont vous rêviez depuis longtemps », suggère le Dr Hart.

Repensez vos objectifs. « Si vous vous sentez dépressive parce que vous n'avez pas encore accompli tout ce dont vous rêviez , vous pouvez vous interroger, déclare le Dr Goldberg. D'abord, demandez-vous ce qui est important. Ensuite, essayez de déterminer si vos attentes sont réalistes. Si elles le sont, et que vous y tenez toujours, essayez de voir ce que vous pouvez faire pour atteindre vos objectifs. Pour trouver un conjoint, par exemple, vous devrez peut-être sortir et aller dans des endroits où vous pourriez rencontrer des hommes qui partagent vos intérêts. Pour améliorer votre carrière, vous devriez prendre des cours du soir ou apprendre de nouvelles techniques. Quant à votre situation financière, vous pourriez prendre un rendez-vous avec un organisme de planification financière. »

N'ayez pas de regrets. « Les personnes les plus déçues de leur vie trouvent toujours que la journée de leur anniversaire est le jour de l'année le plus difficile à supporter, déclare le Dr Hart. Les décisions que vous avez prises dans le passé, comme celle de quitter quelqu'un que vous aimiez beaucoup il y a vingt ans, ne peuvent pas être changées. Oubliez donc les regrets. Quant aux autres décisions, il n'est jamais trop tard pour les reconsidérer. Si vous regrettez de n'avoir pas fini vos études universitaires, par exemple, il est encore temps de vous y remettre. Je connais plein de femmes qui, à la cinquantaine ou à la soixantaine, viennent tout juste de finir leurs études universitaires », ajoute le Dr Hart.

Comptez sur toutes vos réalisations. « Plutôt que de passer en revue, le jour de votre anniversaire, tout ce que vous n'avez pas réalisé, faites donc plutôt une liste de toutes vos réalisations, déclare le Dr Hart. Et reconnaissez qu'il est impossible de tout faire. »

Souvenez-vous que cela ne dure qu'une journée. « Le cafard d'anniversaire est habituellement de courte durée, déclare le Dr Hart. Bien des personnes qui se sentent un peu dépressives le jour de leur anniversaire sont beaucoup plus heureuses le lendemain. »

Calculs biliaires
Évitez les récidives

*V*ous saurez s'il s'agit d'une crise de calculs biliaires. « Les femmes qui ont déjà souffert d'une telle crise vous diront qu'elle est tout aussi douloureuse qu'un accouchement difficile », déclare Grace Elta, médecin. Non seulement la douleur est intense, mais la crise peut durer des heures.

Normalement, le rôle de la vésicule biliaire est de stocker et de concentrer la bile, liquide jaunâtre qui contient du cholestérol, des graisses, des sels qui dégradent les graisses, ainsi qu'un pigment qui donne à la bile et aux selles leur couleur. La fonction principale de la bile consiste à métaboliser les graisses. Les calculs biliaires se forment lorsque s'accumule trop de cholestérol ou de pigmentation dans la bile.

Les calculs biliaires peuvent avoir la taille de petits grains de sable ou peuvent être aussi gros qu'une balle de golf. La vésicule biliaire peut produire un seul calcul de taille importante ou des milliers de petites pierres. En fait, la plupart des gens souffrent de calculs biliaires « silencieux », qu'ils n'auront jamais besoin de faire traiter.

Lorsque ces calculs décident d'entrer en action, ils donnent à leur victime l'impression d'être atteint d'une crise cardiaque plutôt que de souffrir d'un surcroît de bile. Pourquoi cette équivoque ? « Parce que la crise de calculs biliaires est caractérisée par une douleur dans la partie

QUAND CONSULTER SON MÉDECIN

Les femmes qui souffrent d'une crise de calculs biliaires consentent toujours à se rendre chez un médecin ou à l'hôpital. Le niveau d'inconfort varie d'une personne à une autre, mais la douleur peut être insupportable.

Téléphonez sans tarder à votre médecin ou allez immédiatement à l'hôpital si vous ressentez une douleur continue et intense dans la partie supérieure de votre abdomen, et si vous avez de la fièvre ou des vomissements qui persistent.

supérieure droite de l'abdomen qui remonte jusque dans l'épaule ou dans le dos. Elle est souvent accompagnée de nausées et de vomissements, tout comme les signes précurseurs d'une crise cardiaque », déclare Colleen Schmitt, médecin.

COMMENT ATTÉNUER LES RISQUES

« L'intervention chirurgicale s'avère l'un des meilleurs moyens de guérison dès que les symptômes de la maladie se manifestent au niveau de la vésicule biliaire », déclare le Dr Elta.

Et, comme mêmes les scientifiques ignorent la cause de la maladie, ils ne savent pas non plus comment la prévenir. Les femmes médecins sont cependant en mesure d'offrir certains moyens qui vous permettront peut-être d'en atténuer les risques.

Restez svelte. « Les femmes minces peuvent aussi souffrir de calculs biliaires, mais on associe plus souvent la maladie à l'obésité. Afin de prévenir les calculs biliaires, essayez de rester le plus près possible de votre poids idéal », déclare le Dr Schmitt.

De nos jours, les médecins ne croient plus à la méthode du poids prédéterminé d'une femme selon sa taille. Les professionnels de la santé estiment plutôt que les femmes dont la masse musculaire et osseuse est plus importante que les graisses de leur organisme sont plus aptes à éviter les problèmes de santé.

Efforcez-vous donc de brûler les graisses en faisant une marche rapide de 30 minutes tous les jours. L'exercice est préférable au jeûne.

Perdez du poids graduellement. « Une perte de poids rapide augmente vraiment les risques de développer des calculs biliaires », déclare Melissa Palmer, médecin.

« Essayez de perdre de 1/2 à 1 kilo par semaine », recommande Wanda Filer, médecin.

« Si vous devez perdre des kilos, essayez de le faire lentement. Si pour une raison quelconque vous devez perdre du poids rapidement ou que vous devez jeûner, ne le faites que sous la surveillance d'un médecin », déclare le Dr Palmer.

Ne mangez que des aliments maigres. « Bien que l'on n'ait pas prouvé que les aliments riches en graisses stimulent la production de calculs biliaires, certains médecins estiment qu'ils peuvent y contribuer. Par mesure préventive, et pour rester en bonne santé, évitez les aliments gras tels que le beurre, les hamburgers et les frites », conseille le

Dr Palmer. Choisissez plutôt des viandes maigres, des légumes, des fruits et des salades assaisonnées de vinaigrettes allégées.

Consommez beaucoup de grains et de haricots. « Des études ont démontré que les végétariens ont un risque moins élevé de souffrir de calculs biliaires, peut-être à cause du contenu riche en fibres de leur alimentation végétarienne », déclare le Dr Palmer.

Cellulite

Tactiques pratiques contre un fléau féminin

uand elle était enceinte de huit mois et demi, Colleen O'Callaghan, ancien membre du théâtre américain de ballet à New York, n'avait aucune cellulite sur le corps. Et les danseuses qu'elle connaît en sont également ment épargnées. Elles ont toutes une peau douce et ferme, sans aucune trace de l'aspect capitonné que l'industrie cosmétique appelle cellulite.

Savez-vous pourquoi ? Comment se fait-il que les danseuses échappent à cette vilaine peau d'orange alors que bien d'autres femmes doivent s'emmitoufler dans une serviette de plage lorsqu'elles portent un maillot de bain ?

« La cellulite est vraiment de la graisse, répond Diana Bihova, dermatologue. Et les danseuses de ballet n'ont pratiquement aucune graisse. Le tonus de leurs cuisses est tellement bon que leur peau reste ferme. »

« La différence entre la graisse qui se loge autour de l'abdomen et la cellulite est la façon dont cette dernière se manifeste, déclare le Dr Bihova. La cellulite peut apparaître quand une personne prend du poids ou que la peau s'affaisse à cause du vieillissement ou d'un manque d'exercices. Par la suite, la peau semble n'avoir été rembourrée qu'à certains endroits et elle est alors couverte de bosses et de sillons. »

FAITES DE L'EXERCICE

Vous ne vous débarrasserez jamais complètement de votre cellulite sur vos cuisses et vos fesses, et vous ne pourrez jamais vous comparer à une danseuse, à moins que vous ne fassiez de l'exercice toute la journée. Voici cependant ce que les femmes médecins préconisent pour améliorer l'apparence du bas du dos, des hanches et des cuisses.

Perdez les kilos en trop. « Une perte de poids réduit fréquemment la quantité de graisse responsable de la cellulite », déclare Allison Vidimos, dermatologue. Elle conseille donc aux victimes de cellulite de perdre leurs kilos superflus et de faire de l'exercice afin de raffermir leurs muscles.

« Les personnes qui perdent du poids à la suite d'un régime minceur et d'exercices remarqueront sûrement un changement aux endroits de leur corps les plus sujets à la cellulite », ajoute-t-elle. Le contour de la peau s'adoucit habituellement dès que les cellules adipeuses se résorbent et que le tonus musculaire se raffermit.

Tonifiez le bas de votre corps. « Les exercices qui tonifient vos cuisses, vos hanches et vos fesses améliorent l'apparence générale de ces endroits », explique le Dr Bihova. Voilà également une façon idéale de perdre du poids. En fait, l'exercice est préférable au régime minceur pour favoriser l'apparence de vos cuisses et de vos fesses.

Travaillez l'extérieur de vos cuisses. « L'un des meilleurs exercices pour tonifier l'extérieur de vos cuisses est le lever de jambes latéral », déclare Janet Wallace, titulaire d'un doctorat en kinésithérapie.

Tout d'abord, allongez-vous au sol sur le côté, les jambes droites l'une par-dessus l'autre. Fléchissez ensuite le coude qui est au sol et appuyez-y votre tête. Placez la main de l'autre bras sur le sol devant vous à la hauteur de la taille. Enfin, en gardant toujours les deux jambes droites et les orteils pointés devant vous, soulevez la jambe supérieure le plus haut possible, puis revenez à la position de départ. Répétez ces soulèvements 11 fois. Tournez-vous de l'autre côté et répétez l'exercice.

« Pratiquez ces levers-de-jambes trois fois par semaine, en ajoutant chaque fois quelques mouvements supplémentaires, jusqu'à ce que vous atteigniez un maximum de 30 répétitions de chaque côté, explique le Dr Wallace. Vous remarquerez au bout d'un certain temps que vos cuisses ont une apparence plus douce. »

Utilisez une bande de résistance. « Lorsque vous pourrez effectuer sans aucun effort 30 levers-de-jambes par jour, procurez-vous une bande de résistance dans un magasin de sports », déclare le Dr Wallace.

Cet article ressemble à une bande élastique géante et est vendu dans de nombreux coloris.

Attachez cette bande autour de chacune de vos chevilles et effectuez votre séance habituelle d'exercices. La résistance ajoutée fera travailler plus fort vos jambes et vous permettra de tonifier davantage vos muscles.

Travaillez également l'intérieur de vos cuisses. « L'un des meilleurs exercices pour tonifier l'intérieur des cuisses est de vous allonger au sol dans la même position que pour les levers de jambes, déclare le Dr Wallace. Mais cette fois-ci, plutôt que de levers-les-jambes vers le haut, déplacez la jambe inférieure vers l'avant de quelques centimètres jusqu'à ce la jambe supérieure soit dégagée. Essayez ensuite de soulever la jambe inférieure par-dessus la jambe supérieure. Soulevez le plus haut possible, puis revenez à la position de départ. »

« Répétez le mouvement encore 11 fois, puis tournez-vous de l'autre côté et effectuez 12 autres répétitions », déclare le Dr Wallace. Pratiquez ces exercices trois fois par semaine, en ajoutant quelques mouvement chaque jour, jusqu'à ce que vous puissiez accomplir 30 répétitions par jambe.

Raffermissez vos fesses. « Allongez-vous au sol sur le ventre, les bras perpendiculaires au corps, les coudes fléchis et la paume des mains à plat sur le sol », déclare le Dr Wallace. Ensuite, en gardant votre jambe droite allongée, essayez de la soulever à partir du talon. Soulevez-la le plus haut possible, puis revenez à la position de départ.

Répétez ce mouvement 11 fois, puis refaites l'exercice avec la jambe gauche. Effectuez cette série trois fois par semaine, en ajoutant chaque fois quelques mouvements jusqu'à ce que vous puissiez faire 30 exercices par jambe.

Cernes

Dites adieu aux traces bleutées

*L*es maquilleuses professionnelles peuvent mettre beaucoup de temps à vieillir un acteur pour un film. Elles vont même jusqu'à tracer des cercles foncés sous ses yeux. Mais dans votre cas, si vous avez des ombres sous les paupières, on pensera plutôt que vous êtes très fatiguée.

« Les cernes sous les yeux sont souvent mis en évidence par la fatigue, les allergies, une exposition solaire excessive, les règles ou la grossesse. De plus, ils sont souvent héréditaires. En effet, vous aurez certainement des cernes si vos parents en ont eu avant vous », déclare Marianne O'Donoghue, médecin.

« Ces traces bleutées que vous remarquez à l'occasion ne sont pas vraiment de la peau foncée, mais des vaisseaux sanguins turgescents sous les yeux. Comme la peau à cet endroit est plus mince que sur n'importe quelle autre partie du corps, elle laisse davantage paraître les vaisseaux sanguins qui s'y trouvent, surtout chez une personne au teint pâle », déclare Monica L. Monica, ophtalmologiste.

En règle générale, les cernes sont causés par une hyperpigmentation, c'est-à-dire une quantité plus élevée qu'à la normale de mélanine, substance qui donne à la peau son pigment. Ils sont plus visibles chez les Méditerranéens et peuvent se transmettre d'une génération à l'autre.

DU FONCÉ AU PÂLE

« Du point de vue médical, les cernes sont tout à fait inoffensifs », déclarent les médecins. Cependant, si vous préférez les masquer, voici quelques conseils qui vous seront utiles.

Essayez une compresse froide. « Fermez vos yeux et couvrez-les d'une compresse froide pendant environ 5 minutes, déclare le Dr Monica. Répétez l'opération plusieurs fois au cours de la journée. Cela vous permettra de resserrer les vaisseaux sanguins et de réduire la partie sombre, tout en diminuant l'enflure des tissus et en éliminant la trace bleutée. »

Masquez-les. « Il existe sur le marché un fond de teint opaque, c'est-à-dire un cache-cernes en crème, qui permet de masquer les cernes. Choisissez un cache-cernes un peu plus pâle que la teinte naturelle de votre peau si vous l'appliquez sous votre fond de teint (ou de la même couleur que votre peau si vous le portez seul), déclare Fatima Olive, responsable du développement de cosmétiques. Appliquez le cache-cernes sur la partie foncée à l'aide d'une petite brosse. Étalez-le ensuite avec votre auriculaire très doucement afin qu'il pénètre bien dans votre peau. Enfin, couvrez-le d'une poudre légère afin de bien le fixer. »

Servez-vous d'un écran solaire. « Utilisez un écran solaire, conçu spécialement pour le visage, qui contient un indice de protection solaire d'au moins 15, mais de préférence 20, et ce tous les jours afin d'empêcher le soleil de foncer davantage la peau sous vos yeux », déclare le Dr O'Donoghue.

En complément de votre fond de teint. « Certains fonds de teint contiennent des facteurs de protection solaire de 6 ou de 8, déclare le Dr O'Donoghue. Cependant, pour une meilleure protection, procurez-vous soit une crème hydratante, soit une lotion solaire avec un indice de protection de 15. »

Une crème pour le contour des yeux... une nouvelle solution. « Si vos cernes persistent, essayez une crème opaque pour les yeux, notamment la crème expressive de Lancôme opaque », déclare le Dr O'Donoghue.

« Les acides alpha-hydroxyles, utilisés dans plusieurs nouvelles crèmes pour le contour des yeux, semblent réduire les rides, éclaircir et adoucir la peau », déclare Wilma Bergfeld, médecin. Les acides alpha-hydroxyles les plus courants sont les acides glycoliques, c'est-à-dire des extraits de certains fruits ou plantes.

Cérumen
Trop d'une bonne chose...

S i l'on considère le cérumen comme un gardien des structures très délicates de l'oreille interne, n'est-il pas temps de le traiter avec davantage de respect ?

Avant de prendre un Coton-Tige ou une épingle à cheveux, écoutez les conseils de Donna Jean Millay, médecin : « Il ne faut jamais jouer dans votre oreille avec quelque objet que ce soit, quelle qu'en soit la raison ! Vous pourriez facilement vous perforer le tympan. »

« Il n'est peut-être même pas nécessaire d'enlever le cérumen, déclare Evelyn Kluka, médecin. Il agit habituellement comme lubrifiant et comme protecteur. Une certaine quantité de cérumen permet aux débris d'être évacués de l'oreille interne et de se déposer à l'extérieur du conduit auditif, où on peut l'enlever à l'aide d'un linge. »

DES OREILLES PROPRES

Voici ce que les femmes médecins conseillent au sujet du cérumen.

Nettoyez seulement l'oreille externe. « Votre mère ne vous disait-elle pas de vous laver les oreilles quand vous étiez petit ? « Eh bien, votre mère avait raison, déclare Barbara Hopson, infirmière. L'excès de cérumen que vous laissez dans vos oreilles peut s'accumuler, durcir et boucher les conduits auditifs, menant éventuellement à une perte de l'audition. Afin d'enlever le cérumen en trop accumulé dans l'oreille externe, et cela se fait facilement et en toute sécurité, elle suggère d'utiliser un linge légèrement humide et d'essuyer doucement la partie externe de l'oreille sans introduire le linge dans le conduit auditif. »

Utilisez de l'huile. Le Dr Kluka souligne que l'oreille contient trop de cérumen lorsqu'il y a un dépôt de cire sur le linge au moment du nettoyage. Afin de le ramollir et de le liquéfier, elle recommande de faire chauffer de l'huile pour bébé ou de l'huile d'olive à la température du corps et d'en placer quelques gouttes dans l'oreille. « Inclinez votre tête sur le côté, laissez tomber quelques gouttes dans votre oreille, puis massez-la. Inclinez votre tête de l'autre côté pour laisser les gouttes s'échapper. Ces gouttes emporteront avec elles le cérumen en trop. »

QUAND CONSULTER SON MÉDECIN

Si vous perdez soudainement l'audition d'une oreille, il se pourrait que cette oreille soit obstruée par un bouchon de cérumen. Consultez votre médecin pour en vérifier la cause et, si nécessaire, demandez-lui d'enlever le cérumen. Demandez-lui également si vous devriez avoir recours à des soins professionnels pour nettoyer vos oreilles de façon régulière.

Utilisez une seringue pour bébés. « J'apprécie beaucoup les produits en vente libre qui servent à dégager le cérumen dans l'oreille », déclare Barbara Hopson, médecin, qui conseille d'enlever le cérumen en trop tous les mois. Pour faciliter la tâche, elle vous suggère d'utiliser une petite poire pour bébé plutôt que la poire pour adulte fournie dans la trousse de nettoyage. Elle estime que le modèle adulte met trop de pression dans l'oreille. Elle suggère également de vous mettre sous la douche et de laisser l'eau tiède couler doucement sur votre oreille au lieu d'utiliser une seringue.

« Cessez l'utilisation du produit si des démangeaisons ou de l'irritation se manifestent », ajoute le Dr Millay.

Cheveux fourchus
Comment réparer des cheveux brisés

L e cheveu fourchu ressemble un peu à une branche d'un arbre mort. « La température trop forte des sèche-cheveux, fers à friser et autres dispositifs de coiffure peuvent vraiment casser le cheveu », explique

Rebecca Caserio, médecin. La chaleur intense casse le cheveu à la pointe et le fend verticalement vers la tige.

DES MESURES PRÉVENTIVES

Malheureusement, quand les cheveux commencent à se casser, ils peuvent s'endommager jusqu'à la tige si vous ne réagissez pas immédiatement. Voici comment soigner vos cheveux fourchus et empêcher vos cheveux en santé de s'abîmer.

Coupez-vous les cheveux. « Afin de soigner et d'éliminer les pointes fourchues de vos cheveux, faites-vous faire une très bonne coupe », déclare Liz Cunnane, spécialiste des soins du cheveu. Si le cheveu n'est pas bien coupé, il commencera à se dédoubler. C'est un peu comme si l'on coupait de la corde qui s'effiloche par la suite. Si vous coupez vos cheveux à l'aide d'un instrument mal aiguisé, des pointes fourchues pourraient apparaître presque immédiatement », ajoute-t-elle. Vous pouvez vous procurer des ciseaux de coupe dans les magasins de fourniture de produits de beauté et dans les pharmacies.

Si vos cheveux sont très fourchus, le Dr Caserio et Liz Cunnane vous recommandent de vous faire couper les cheveux plus courts.

Choisissez un produit qui épaissit les cheveux. Utilisez des shampooings et des revitalisants qui contiennent un agent épaississant. La plupart de ces produits contiennent des fibres qui ajoutent du volume au cheveu et en augmentent le diamètre.

Un séchage naturel. « Dans la mesure du possible, laissez vos cheveux sécher naturellement afin d'éviter de brûler de nouveau vos pointes », déclare le Dr Caserio.

Utilisez des revitalisants thermiques. « Si vous devez utiliser un sèche-cheveux ou des rouleaux chauffants, vaporisez un revitalisant coiffant thermique sur vos cheveux pendant qu'ils sont encore humides, déclare Wendy Resin, directrice de produits de soins de cheveux. Ensuite, séchez-vous les cheveux à l'aide d'un sèche-cheveux ou frisez-les si nécessaire. Le revitalisant que vous avez appliqué protégera et renforcera votre cheveu. »

Choisissez le réglage le plus faible. « Réglez votre sèche-cheveux à son intensité la plus faible », déclare le Dr Caserio. L'air tiède provoque moins de dommages.

Cheveux gras
Un éclat naturel

*T*ous les matins, vous commencez la journée avec des cheveux propres et éclatants. Mais dans la soirée, vos cheveux sont gras et sans vie.

Quel est le problème ?

« Il s'agit d'une surproduction d'huile », déclare Patricia Farris-Walters, médecin. En d'autres termes, les glandes sébacées, glandes qui produisent l'huile et qui sont rattachées aux follicules pileux, produisent tellement d'huile que les cellules qui se trouvent sur les tiges de vos cheveux en sont complètement enduites. Les hormones sont responsables de la production d'huile dans le cuir chevelu et, pour cette raison, il est difficile d'en contrôler les quantités produites.

DES SOLUTIONS EFFICACES
CONTRE LES CHEVEUX GRAS

Voici ce que recommandent les femmes médecins afin de combattre les cheveux gras.

Faites des shampooings fréquemment. «Lavez vos cheveux plus souvent et assurez-vous que vous les lavez bien. Si vous avez les cheveux gras, lavez-les d'abord, puis rincez-les bien et lavez-les de nouveau. Laissez le shampooing reposer pendant quelques minutes afin de lui donner le temps de débarrasser le cheveu de la saleté et des huiles », déclare le Dr Walters.

Essayez un shampooing antipelliculaire. « La plupart des gens aux cheveux gras ont des pellicules, car les mêmes hormones stimulent les deux problèmes », déclare le Dr Walters. Lavez vos cheveux à l'aide d'un shampooing antipelliculaire qui contient des dérivés de goudron minéral, même si vous n'avez pas de pellicules. Les shampooings antipelliculaires ont tendance à assécher, même les cheveux les plus gras.

« En outre, le goudron minéral est un revitalisant naturel qui procure de la souplesse et de l'éclat aux cheveux, sans ajouter d'huile comme le font la plupart des produits revitalisants fabriqués dans l'industrie. Le goudron minéral ne nécessite pas l'utilisation d'un revitalisant qui démêle le cheveu ou lui donne plus d'éclat », déclare Wendy Resin, directrice de produits de soins des cheveux. Ces shampooings à base de goudron sont disponibles habituellement en pharmacie.

Utilisez moins de revitalisant. « La plupart des produits revitalisants ou coiffants contiennent des huiles et d'autres ingrédients, comme des émollients et des résines, qui alourdissent le cheveu. Vous ne voudrez sûrement pas accentuer votre problème de cheveu gras », déclare Wohini Appa, titulaire d'un doctorat.

Alternez avec un shampooing clarifiant. « Quand vous vous lavez les cheveux, alternez avec un shampooing qui contient un pourcentage élevé d'agents nettoyants comme l'aurilsulfate de sodium, mais un faible pourcentage de revitalisants comme la lanoline », explique le Dr Walters. « Ces shampooings clarifiants éliminent l'huile du cuir chevelu de même que la tige du cheveu », déclare Wendy Resin. Elle suggère d'utiliser un shampooing qui ne contient pas de résidus.

Demandez à votre pharmacien ou à votre dermatologue de vous conseiller les meilleurs produits à utiliser.

Cheveux grisonnants
Quels sont vos choix ?

*S*i vous êtes comme la majorité des femmes, dès que vous constaterez l'apparition de quelques cheveux gris, vous vous rendrez à la pharmacie la plus proche de chez vous afin de trouver le produit qui vous permettra de les camoufler. Perplexe devant toute la gamme de produits à votre disposition, vous regarderez toutes les boîtes, ainsi que l'éventail de leurs couleurs, et vous sortirez de la pharmacie encore plus confuse qu'en y entrant.

« Nous aurons toutes un jour ou l'autre des cheveux gris. Mais le fait que vos cheveux deviennent gris est le résultat d'un facteur déterminé par les gènes transmis par vos parents », explique Patricia Farris Walters, médecin. Le début du grisonnement varie d'une personne à une autre.

« J'ai commencé à avoir des cheveux gris vers la vingtaine, déclare le Dr Walters. Même si mes parents avaient les cheveux presque tout blancs dans la soixantaine, personne dans ma famille n'avait grisonné aussi jeune que moi. »

« Il est difficile d'évaluer combien de personnes se teignent les cheveux, mais l'on peut dire qu'environ deux tiers des femmes gardent leurs cheveux naturels quand ils deviennent gris et qu'un tiers d'entre elles s'achètent des produits colorants », déclare Ellie Steuer, vice-présidente d'une compagnie de produits de beauté.

« La plupart des femmes qui grisonnent n'apportent aucun changement radical à leur apparence, semblant préférer des produits d'une teinte légèrement plus pâle ou plus foncée que leur couleur naturelle, afin de couvrir le gris », ajoute Ellie Steuer. Elles obtiennent alors un effet à double ton, dans lequel le gris semble être d'une teinte un peu plus pâle que leur couleur naturelle. Cependant, d'autres femmes décident que c'est l'occasion rêvée d'essayer de changer radicalement leur couleur de cheveux et passent du brun au blond, au roux, ou même au noir.

TEMPORAIRE OU PERMANENT ?

Les spécialistes pensent que le choix de la personne dépend de la quantité de gris à couvrir et de la fréquence des applications.

Essayez un produit de courte durée. « Si vous commencez à grisonner et que vous ne savez pas si vous voulez garder vos cheveux gris ou les teindre, essayez une teinture semi-permanente », suggère Clancey Callaway, directrice de la technologie pour une société de produits de beauté. Demandez à votre coiffeur ou à votre pharmacien de vous renseigner sur ce genre de produits.

Clancey Callaway décrit ces teintures temporaires comme des couleurs passagères. Contrairement aux produits permanents, ces teintures ne déposent la couleur que sur le cuticule extérieur du cheveu. « Elles ne pénètrent jamais jusqu'au cortex de la tige pileuse », explique-t-elle. La couleur disparaît graduellement au bout de six à douze shampooings. Si, comme la plupart des femmes, vous lavez vos cheveux tous les jours ou tous les deux jours, la couleur « passagère » durera de une à trois semaines.

Les teintures temporaires peuvent éclaircir vos cheveux ; elles peuvent aussi se rapprocher le plus possible de votre couleur naturelle. Néanmoins, les teintures temporaires teintent juste assez vos cheveux pour vous aider à décider si vous vous préférez avec ou sans cheveux gris.

Lisez bien les directives. « Les produits colorants que vous utilisez vous-même sont si bien testés qu'ils sont pratiquement à toute épreuve si vous suivez les directives à la lettre », déclare Ellie Steuer. Mais faites d'abord un test cutané afin de vous assurer que le colorant n'irritera pas votre peau. Suivez les instructions qui se trouvent sur la notice d'emploi. Pour faire un test de peau, vous devez appliquer une petite quantité de colorant sur la partie sensible de l'intérieur de votre avant-bras pendant 48 heures afin de vous assurer qu'il n'irritera pas votre peau.

Essayez cette solution. « Si presque la moitié de vos cheveux sont gris, et que vous êtes presque certaine que vous voulez les teindre, vous pourriez peut-être essayer une teinture temporaire à effet durable », suggère Ellie Steuer. On appelle ces produits « teintures ton sur ton » et ils sont conçus pour une utilisation à la maison. Ils ne commencent à perdre de leur teinte qu'au bout de quatre à six semaines et ne laissent aucune repousse apparente à la racine.

Afin d'obtenir un résultat des plus naturels, Ellie Steuer suggère que vous choisissiez un produit ton sur ton une teinte plus pâle que votre couleur naturelle.

Teignez vos cheveux. Si vous avez plus de 50 % de cheveux gris et que vous voulez absolument les teindre, Ellie Steuer vous conseille de choisir une teinture permanente. L'un des avantages d'une telle teinture, c'est que vous pouvez choisir une teinte plus pâle ou plus foncée, ou encore changer complètement la couleur de vos cheveux en couvrant entièrement le gris. Gardez en tête cependant que ce type de couleur ne pâlira pas au lavage. Vos cheveux resteront de la même couleur jusqu'à ce qu'ils repoussent, et la racine se verra davantage.

Allez-y doucement ou optez pour le changement. Lorsque vous trouverez la teinte qui vous plaît, regardez les échantillons sur la boîte ou lisez les instructions afin de savoir ce que vous obtiendrez à partir de votre couleur naturelle. « Souvenez-vous que tous les résultats d'une teinture sont prédéterminés par la couleur naturelle de l'utilisatrice », ajoute Ellie Steuer.

Cheveux rebelles
Comment mieux maîtriser sa chevelure

Vous connaissez bien le problème : jadis vos cheveux étaient dociles, vous les coiffiez comme vous le vouliez. Mais aujourd'hui, c'est une autre histoire. Vos cheveux sont ébouriffés et partent dans toutes les directions. Ou bien ils contiennent tellement d'électricité que vous avez peur de vous électrocuter vous-même.

Vous souffrez simplement d'une crise de cheveux rebelles et votre première réaction est de les mouiller, et de recommencer à les mouiller. Que s'est-il donc passé ?

LE PROBLÈME DES CHEVEUX INDISCIPLINÉS

L'environnement, aussi bien intérieur qu'extérieur, peut affecter l'aspect de vos cheveux. L'usage abusif de produits capillaires peut aussi en être la cause.

Quelle qu'en soit la raison, voici des façons rapides de régler le problème des cheveux rebelles, toutes recommandées par des spécialistes des soins capillaires.

Trempez votre tête dans de l'eau. « Vous plonger la tête dans l'eau n'est pas une mauvaise idée », déclare Yohini Appa, titulaire d'un doctorat.

« Les cheveux rebelles sont causés plus souvent qu'on ne le pense par un résidu laissé par divers produits, explique le Dr Appa. Les revitalisants utilisés après le shampooing, les gels coiffants et les écrans solaires pour cheveux laissent tous des traces qui s'accumulent et rendent les cheveux rebelles. Utilisez un shampooing doux qui ne contient pas de revitalisant. Vous éliminerez ainsi du cheveu tout ce résidu. Faites mousser, puis rincez abondamment. »

Conditionnez vos cheveux. « Après le shampooing, appliquez un revitalisant léger qui permet de démêler les cheveux », déclare le Dr Appa. Cherchez un produit de rinçage sur l'emballage duquel sont indiquées les propriétés démêlantes et revitalisantes, et suivez ces directives. Ce type de revitalisant est conçu pour garder les cheveux lisses et brillants sans laisser de résidu important.

Optez pour le gel. « Une goutte ou deux de gel peut raviver des cheveux éteints », déclare Elizabeth Hartley, directrice de la création de produits pour cheveux. Vos cheveux encore mouillés, étalez une noisette de gel dans votre main, frottez les l'une contre l'autre, puis, en vous inclinant vers l'avant, ramenez vos cheveux par-dessus votre tête. Étalez ensuite le gel jusqu'aux racines. Redressez-vous en secouant vos cheveux, et l'opération est terminée. Vous obtiendrez ainsi le volume que vous cherchez.

N'enduisez que les pointes. « Si les pointes de vos cheveux semblent être un peu sèches, versez une demi-cuillerée à thé de revitalisant après-shampooing dans vos mains, ajoute Elizabeth Hartley. Ensuite, appliquez-le du milieu du cheveu vers la pointe, et peignez vos cheveux comme vous le désirez. »

Maîtrisez les frisettes. « L'humidité fait parfois un peu friser vos cheveux courts ou mi-longs. Résolvez ce problème à l'aide d'un gel coiffant ou d'un revitalisant protecteur », déclare Liz Cunnane, spécialiste des soins du cheveu. Faites d'abord votre shampooing, puis appliquez le revitalisant, séchez vos cheveux à l'aide d'une serviette ; ensuite, ajoutez une cuillerée à café de gel dans votre paume, frottez vos mains l'une contre l'autre et appliquez le gel sur votre chevelure. Appliquez ensuite une lotion hydratante, coiffez-vous, puis vaquez à vos activités.

C'est le moment d'une bonne coupe. « Lorsque vos cheveux frisottent à cause d'une permanente manquée, le seul remède est de les couper, », déclare Rebecca Caserio, médecin.

Vaporisez, roulez, puis séchez à l'air chaud. « Afin d'éliminer l'électricité statique de vos cheveux, vaporisez un revitalisant coiffant thermal après avoir fait votre shampooing et appliqué votre revitalisant habituel », déclare le Dr Appa. Ce genre de produit contient différentes solutions hydratantes qui enrobent chaque cheveu, vous permettant ainsi de les coiffer et de les protéger pendant que vous les séchez. Demandez à votre pharmacien de vous en suggérer une marque. »

Cette opération terminée, placez quelques rouleaux dans vos cheveux et utilisez un sèche-cheveux à la position faible. Vous pouvez aussi vous sécher les cheveux sans rouleaux. « Afin d'éviter d'abîmer vos cheveux, tenez le sèche-cheveux de 2 à 6 cm de votre tête, déclare le Dr Appa. Attendez quelques minutes, puis coiffez-vous comme vous le désirez. »

Frisez-vous à la vapeur. « Si vos cheveux habituellement bouclés ont perdu de leur vivacité, servez-vous d'un fer à friser, ajoute le Dr Caserio. Placez d'abord une serviette mouillée autour du fer afin d'en diminuer la chaleur. Il en résultera un traitement plus frais qui évitera de casser le cheveu. »

Utilisez des rouleaux chauffants. « Vous pourrez maîtriser la plupart des natures de cheveux en appliquant un revitalisant coiffant thermal et en utilisant des rouleaux chauffants, déclare Wendy Resin, directrice des soins du cheveu chez Neutrogena. Lavez d'abord vos cheveux et appliquez un revitalisant, comme d'habitude. Vaporisez ensuite le revitalisant thermal avant de mettre les rouleaux. Attendez 10 minutes, retirez les rouleaux, laissez vos cheveux refroidir, puis coiffez-les comme vous le désirez. »

Passez chez le coiffeur. « Rien ne vaut une bonne coupe lorsque l'on veut éviter les cheveux rebelles », déclare Elizabeth Hartley. Un styliste professionnel peut donner à vos cheveux une forme qui mettra en valeur votre chevelure — la texture, la ligne, la couleur et l'éclat, par exemple —, et qui évitera toutes sortes de problèmes qui déclenchent les cheveux rebelles.

Cheveux secs
Comment hydrater vos cheveux

Il n'existe pas de solution miracle pour venir à bout de vos cheveux secs. Ils sont raides et durs comme du crin, vous n'arrivez pas à les coiffer et ils n'ont aucun éclat. Et cela vous rend maussade chaque fois que vous vous regardez dans le miroir.

« Les cheveux secs sont un grand problème, compatit Patricia Farris Walters, dermatologue. Habituellement, les cheveux sont secs à cause d'une utilisation excessive de revitalisant, de décoloration ou colorations trop fréquentes, du décrêpage ou des permanentes. Cet état est aggravé par l'utilisation de sèche-cheveux et fers à friser. »

« Habituellement, les cellules qui se trouvent dans chaque cheveu se présentent alignées, un peu comme les tuiles d'un toit », explique

Yohini Appa, titulaire d'un doctorat. Mais si d'infimes parties de la couche des cellules extérieures du cheveu ont été abîmées ou détruites par des produits chimiques durs ou une intense chaleur, ce qui expose la couche intérieure du cheveu ou de la tige, le cheveu perd de son humidité. Les cheveux abîmés ne reflètent pas la lumière de la même façon que les cheveux en bonne santé ; les cheveux secs sont ternes et sans vie.

À L'AIDE

Heureusement, les femmes médecins estiment que vous pouvez réparer vos cheveux abîmés et éviter ainsi qu'ils se dessèchent davantage, grâce à quelques simples modifications des soins que vous leur accordez.

Faites un shampooing, puis utilisez un revitalisant. « Un shampooing effectué de façon adéquate est le premier pas vers un cuir chevelu en bonne santé et des cheveux souples. Mais n'utilisez pas un shampooing qui contient un revitalisant », déclare le Dr Appa. Les produits qui combinent shampooing et revitalisant ne font pas vraiment un bon travail de nettoyage et de conditionnement. En effet, comment un produit peut-il nettoyer efficacement les cheveux et ajouter des substances revitalisantes en même temps ?

Utilisez plutôt, chaque fois que vous vous lavez les cheveux, un shampooing doux pour nettoyer vos cheveux, puis appliquez un revitalisant pour cheveux secs. Et n'ayez pas peur de laver vos cheveux trop souvent. De nos jours, les shampooings doux sont fabriqués pour être utilisés fréquemment.

Faites régulièrement un traitement en profondeur. Elizabeth Whitmore, dermatologue, vous recommande d'effectuer un traitement capillaire en profondeur afin de bien réparer les dommages causés à la couche extérieure et de restaurer l'éclat de vos cheveux. En fonction de leur état de santé, un tel traitement devrait être fait une fois par semaine ou toutes les quelques semaines. Les revitalisants en profondeur, qui consistent en combinaisons variées d'ingrédients naturels et synthétiques, y compris les protéines, les polymères et d'autres substances additives, n'alimentent pas le cheveu ; ils se limitent à en corriger le défaut en recouvrant la tige du cheveu, lui donnant une surface lisse et douce qui réfléchira la lumière et restaurera son éclat.

Pour une plus grande efficacité, le Dr Whitmore suggère d'appliquer sur vos cheveux un revitalisant en profondeur avant de faire votre shampooing. Travaillez le revitalisant sur votre cuir chevelu en utilisant la pointe de vos doigts et laissez-le agir quelques minutes. Faites ensuite votre shampooing que vous ferez suivre de votre revitalisant habituel.

Séchez en tapotant. « Les sèche-cheveux, et même un séchage vigoureux à la serviette, peuvent endommager la couche extérieure des cellules du cheveu. Donc, et aussi souvent que possible, faites sécher vos cheveux en les tapotant doucement à l'aide d'une serviette. Évitez de les brutaliser », suggère le Dr Appa.

Utilisez des revitalisants thermiques. Si vous devez sécher vos cheveux à l'aide d'un sèche-cheveux, vaporisez un revitalisant thermique avant de commencer le séchage. Ces vaporisateurs combinent les quatre différents types de substances hydratantes qui permettent à la fois de traiter le cheveu et de prévenir son assèchement.

Protégez vos cheveux. « Afin d'éviter ou d'aggraver l'assèchement des cheveux causé par le soleil, vaporisez vos cheveux d'un écran solaire avant de vous rendre à la plage ou à la piscine », déclare le Dr Whitmore. Ou portez un chapeau quand vous êtes au soleil.

Chlamydia
Enfin... la dernière crise

On pourrait sûrement comparer la chlamydia à un bombardier silencieux. Même quand elle est déclarée, la plupart des femmes ne ressentent aucun symptôme. « Plusieurs femmes ignorent qu'elles souffrent d'une infection jusqu'à ce qu'elles décident d'avoir un enfant et qu'elles ne réussissent pas à concevoir. C'est à ce moment qu'elles apprennent qu'elles sont stériles », déclare Judith N. Wasserheit, médecin.

« La chlamydiose est une maladie bactérienne transmise sexuellement très courante, avec des millions de nouveaux cas d'infections par an. Elle est causée par le virus *chlamydia trachomatis,* espèce unique de bactérie transmise uniquement lors des rapports sexuels. La chlamydia infecte les cellules qui longent la région endocervicale, passage entre l'utérus et le vagin. Cette maladie n'affecte pas les cellules du vagin même. Cependant, elle peut infecter les cellules de l'urètre, qui mènent à la vessie ou au rectum », déclare Kimberly A. Workowski, médecin.

Après une première infection des voies génitales inférieures, la chlamydia peut se propager dans les voies reproductrices supérieures si on ne la traite pas. À ce stade, la maladie peut mener à la stérilité lorsque l'infection bloque et cicatrise les trompes de Fallope, partie de l'organisme où l'ovule et le sperme s'unissent pour procréer. Cela peut même entraîner une grossesse extra-utérine, c'est-à-dire une grossesse qui se produit à l'extérieur de l'utérus, particulièrement dans les trompes de Fallope.

SOINS PERSONNELS FAVORABLES À LA GUÉRISON

Par bonheur, « il est possible d'éradiquer les maladies transmises sexuellement comme la chlamydia », déclare Willa Brown, médecin. Un dépistage systématique, l'institution d'un traitement du patient et de son partenaire dans la phase initiale de la maladie à l'aide d'antibiotiques ainsi qu'une protection intelligente durant les rapports sexuels jouent un grand rôle pour la guérison. Voici ce que le Dr Brown et d'autres experts suggèrent dans le cas de la chlamydia.

Prenez tous vos médicaments. « Votre médecin peut vous prescrire des antibiotiques ; ce peut être une simple dose d'azithromycine ou de la doxycycline pendant sept jours. Prenez la doxycycline après les repas. Cet antibiotique peut irriter les muqueuses de l'estomac, et vous éviterez ainsi les effets indésirables du médicament », déclare le Dr Brown.

« Votre corps aura besoin de quelques jours pour absorber l'un ou l'autre des médicaments. Les antibiotiques favorisent la guérison, mais n'éliminent pas l'infection sur le champ », déclare le Dr Wasserheit. Le rôle du médicament n'est pas d'éradiquer l'infection, mais d'éliminer une quantité importante de microbes ou de ralentir suffisamment leur progression pour que le système immunitaire s'active et fasse son travail. »

Évitez le soleil. « La doxycycline est un médicament à base de tétracycline qui peut augmenter la sensibilité de la peau au soleil », déclare Barbara A. Majeroni, médecin. Lorsque vous sortez, protégez votre peau à l'aide d'un écran solaire d'un indice de protection de 15 ou plus. Portez un chapeau et ne vous exposez pas au soleil.

Oubliez les rapports sexuels pendant une semaine après le traitement. « Habituellement, nous encourageons les personnes à ne pas

QUAND CONSULTER SON MÉDECIN

Plus de 95 % des patientes seront traitées et guéries au moyen d'antibiotiques, mais un dépistage systématique de la chlamydia est très important pour rendre le traitement efficace. Certains symptômes comme un écoulement vaginal anormal, une miction fréquente et des sensations de brûlure dans l'urètre ou dans le vagin, une douleur pelvienne sourde, des rapports sexuels douloureux, des saignements entre les règles ou des règles plus abondantes pourraient se manifester. Mais près de 80 % des femmes ne ressentent aucun de ces symptômes.

Votre médecin pourrait diagnostiquer une chlamydiose durant votre examen gynécologique annuel, mais, dans la majorité des cas, cette infection n'est dépistée qu'à la suite de tests précis.

« Une femme devrait demander à son médecin de lui faire passer un tel test », déclare Judith N. Wasserheit, médecin. Discutez du test avec elle si vous, ou votre conjoint, avez eu plus d'un partenaire sexuel durant les trois derniers mois.

Les femmes médecins avouent que certaines femmes préfèrent passer leur test dans une clinique spécialisée plutôt que de le demander à leur médecin généraliste.

avoir de rapports sexuels avant la disparition de tous les symptômes et d'avoir pris tous leurs médicaments », déclare le Dr Wasserheit. Si votre partenaire commence le traitement après vous, attendez qu'il l'ait terminé afin d'être sûre de la disparition de l'infection.

Pas de douche vaginale. « Il n'existe aucune raison valable de pratiquer des douches vaginales », déclare le Dr Workowski. Non seulement cela n'a aucun effet favorable de soulagement ou de prévention de la chlamydiose, mais cela peut entraîner d'autres problèmes, par exemple la propagation de l'infection plus profondément dans les voies urogénitales où elle pourrait endommager le système reproducteur.

Optez pour la monogamie. « Sauf les pratiques sexuelles sans danger, cultiver une relation mutuelle et monogame est une excellente protection contre la chlamydiose et autres maladies transmises sexuellement », déclare le Dr Majeroni. Ainsi, votre partenaire et vous-même n'apporterez aucune infection dans votre chambre à coucher.

Chocolatomanie
La plus douce des accoutumances

*U*ne femme peut-elle vraiment être victime d'une accoutumance au chocolat ?

Selon une étude menée en Écosse, les chocolatomanes invétérés semblent avoir de nombreux points en commun avec les alcooliques ou toute autre personne souffrant d'une forme quelconque d'accoutumance. La plupart d'entre eux avouent que leur consommation excessive de chocolat est un problème réel.

En revanche, ces mêmes chocolatomanes ne semblent pas souffrir des symptômes de sevrage lorsqu'ils s'abstiennent de chocolat. Pour cette raison, certains experts refusent de croire que cet aliment crée vraiment une accoutumance.

« Je ne crois pas qu'une personne puisse souffrir vraiment d'une accoutumance au chocolat, même si elle est victime de nombreuses fringales », déclare Anne Kearney-Cooke, titulaire d'un doctorat, qui est du même avis que bien d'autres spécialistes.

Dépendants ou non du chocolat, nous sommes tous à l'occasion victimes de fringales de chocolat. En particulier les femmes. En effet, des études ont révélé que le chocolat occupe la première place dans les aliments préférés des femmes, alors que les hommes sont davantage attirés vers les steaks et les aliments riches en protéines.

Selon Debra Waterhouse, nutritionniste, les femmes ont un goût prononcé de chocolat lorsque le taux de certaines substances neurochimiques de leur organisme, c'est-à-dire une forme de drogue que libère le cerveau, s'affaiblit. « Ces mêmes substances neurochimiques affectent également les taux d'œstrogène et de progestérone, hormones sexuelles féminines. Cela nous indique peut-être pourquoi les femmes aiment davantage le chocolat que les hommes et pourquoi leurs fringales semblent s'accentuer aux alentours de leurs cycles menstruels, surtout avant leurs règles. La consommation de chocolat fait augmenter le taux des éléments neurochimiques déjà à la baisse et semble rendre ces femmes de meilleure humeur », souligne Debra Waterhouse.

En outre, le chocolat a bon goût, certaines femmes médecins sont unanimes à ce sujet, et les substituts ne sont pas comparables. Un groupe de chercheurs de l'université de la Pennsylvanie à Philadelphie a pu prouver dans une étude qu'un comprimé sans goût contenant les mêmes ingrédients actifs que ceux du chocolat ne satisfaisait pas les papilles gustatives de ses partisanes : seul le chocolat semblait vraiment les rassasier.

« Ces femmes me disent souvent que le chocolat est la seule chose qui leur procure vraiment du plaisir dès qu'elles en ont le désir », déclare le Dr Kearney-Cooke. Quelle merveille !

MAÎTRISEZ VOS FRINGALES (ET VOTRE LIGNE)

« Le chocolat, aussi agréable soit son goût, peut avoir des effets indésirables sur votre santé si vous en consommez en trop grande quantité », déclare Leah J. Dickstein, médecin. « Consommé en quantité importante, le chocolat vous fera prendre des kilos, et les graisses qu'il contient pourraient affecter votre cœur. De plus, le sucre qui s'y trouve pourrait être nuisible à votre santé ou à celle de l'un des membres de votre famille dans le cas du diabète. »

Votre santé souffrira donc si vous sautez des repas afin de pouvoir consommer du chocolat sans prendre de poids. « Même s'il a très bon goût, le chocolat contient peu de vitamines et de minéraux essentiels », note le Dr Dickstein.

Comment pouvez-vous maîtriser vos fringales de chocolat ? Selon les experts, il n'existe aucune stratégie idéale contre les excès, mais l'un des conseils suivants devrait vous venir en aide.

Attendez un peu. « Essayez toujours d'abord la tactique du report », conseille Debra Waterhouse. Dès que vous sentez venir la fringale de chocolat, buvez d'abord un verre d'eau, puis attendez 15 minutes. Peut-être disparaîtra-t-elle d'elle-même. C'est ce qui se produit dans certains cas, et parfois un simple verre d'eau suffit à en venir à bout.

Cherchez des substituts. Si vous avez très faim, vous devriez peut-être satisfaire votre appétit avec un aliment plus nutritif que le chocolat, un fruit ou une salade, par exemple.

Suivre ce conseil est plus facile en vieillissant. « Nous avons découvert que les personnes de soixante ans et plus avaient plus de facilité à choisir des substituts que les personnes plus jeunes, déclare Marcia Levin Pelchat, psychologue qui a étudié les fringales et les accoutumances. Certaines personnes avouent cependant qu'aucun aliment ne remplacera pour elles le chocolat. »

Mangez un peu. « Si vous voulez combattre maintenant vos fringales — et ne pas attendre l'âge de la retraite —, ou si vous savez par expérience que les substituts ne vous réussissent pas, ne mangez qu'un petit morceau de chocolat », suggère Debra Waterhouse.

« Une très petite quantité de chocolat vous rassasiera, c'est-à-dire l'équivalent d'une quinzaine de grammes. Avis aux personnes soucieuses des calories et des graisses consommées : sachez que 15 g de chocolat contiennent environ 75 calories et 4,6 g de graisse. »

Cherchez des en-cas sans gras. « Si vous voulez réduire votre consommation de graisse, essayez de satisfaire ces fringales en prenant des bonbons durs à saveur de chocolat, une tasse de cacao chaud sans graisse, une glace au chocolat allégé ou encore des friandises faibles en graisses », déclare Debra Waterhouse.

Marchez. « Lorsqu'une fringale de chocolat semble se manifester, mangez un petit morceau de chocolat, puis allez marcher », déclare Lisa Heaton-Brown, psychologue qui a étudié les fringales de chocolat. Faites une promenade, parlez à un ami, allez au cinéma ou choisissez un livre très intéressant : tout ce qui vous empêcherait de manger un autre morceau de chocolat.

Trouvez d'autres sources de plaisir. « Si vous pensez que le chocolat est pour vous une source de plaisir, efforcez-vous de trouver d'autres sources de plaisir dans votre vie, comme de bons amis, un sport particulier ou des passe-temps que vous aimez », déclare le Dr Kearney-Cooke.

Cicatrices

Débarrassez-vous à tout jamais des traces d'acné ou d'autres cicatrices

*L*es cicatrices rappellent souvent de mauvais souvenirs que la plupart d'entre nous préféreraient oublier : le jour où en tombant de votre bicyclette, vous vous êtes endolori le genou, la nuit où en tombant de votre lit, vous vous êtes ouvert le menton, ou le jour où vous vous êtes frappé la joue contre la portière de votre voiture.

« La cicatrice est en fait une accumulation de tissus fibreux en saillie qui se forme durant le processus de guérison en réaction à une blessure qui a perforé la peau », déclare Mary Stone, médecin.

« Si au moment de la blessure, seule la partie supérieure de la peau, appelée épiderme, est atteinte, le processus de guérison ne laissera qu'une petite marque légère et temporaire, ajoute Deborah S. Sarnoff, médecin. Mais si la blessure est beaucoup plus profonde, dans le derme, par exemple, elle laissera sûrement une cicatrice plus évidente. »

Outre les coupures, les égratignures et les brûlures, le simple fait de percer un bouton ou de gratter une lésion de varicelle peut également laisser une cicatrice. Enfin, certaines cicatrices se formeront aussi à la suite d'une incision chirurgicale.

CAMOUFLAGE ET PRÉVENTION

Voici ce que conseillent les femmes médecins afin de dissimuler les cicatrices existantes et d'éviter des cicatrices futures.

Couvrez la cicatrice. « Si la cicatrice est un peu plus pâle ou plus rougeâtre que votre peau, appliquez un fond de teint spécial qui la camouflera entièrement », déclare le Dr Stone. Demandez conseil à un spécialiste de cosmétiques dans un grand magasin afin de choisir la meilleure teinte et d'apprendre comment l'appliquer.

Appliquez un antibiotique topique. « Dès que la blessure est propre et que les saignements ont cessé, appliquez une pommade antibactérienne », déclare le Dr Sarnoff.

Quand consulter son médecin

« Si vous vous coupez profondément, il vous restera sûrement une cicatrice. Consultez donc un dermatologue dans les six à huit semaines qui suivent la blessure », déclare D'Anne Kleinsmith, médecin. « Si la blessure se trouve sur votre visage ou à un autre endroit de votre corps, vous pourrez subir une intervention médicale appelée dermabrasion, laquelle peut prévenir la formation de cicatrices profondes ou très évidentes », déclare le Dr Kleinsmith.

Protégez la blessure. « Contrairement à ce que vous avez pu entendre, il n'est pas recommandé de laisser les lésions sécher à l'air » déclare le Dr Sarnoff. L'assèchement à l'air naturel peut détruire les tissus. Il vaut mieux causer moins de dommages à la peau en recouvrant la blessure.

« Gardez de préférence les lésions humides en les recouvrant d'un pansement adhésif ou de toute autre forme de pansement, après avoir appliqué une pommade antibiotique », déclare le Dr Stone.

« Conservez ce pansement jusqu'à ce qu'une croûte se soit formée ; n'oubliez pas de changer de pansement dès qu'il est mouillé », déclare le Dr Sarnoff. Une lésion humide favorise la guérison, mais un pansement humide pourrait encourager la prolifération de bactéries.

Prenez de la vitamine C. « La vitamine C peut favoriser la guérison, prenez-en donc en supplément pendant que votre peau guérit », déclare le Dr Sarnoff. Le dosage recommandé est de 60 mg par jour, mais le Dr Sarnoff conseille d'en augmenter la dose jusqu'à 500 mg par jour, la moitié absorbée le matin, l'autre la nuit.

Ne touchez pas à la croûte. « Même si vous avez très envie d'enlever la croûte qui s'est formée sur la plaie, résistez à la tentation », déclare le Dr Sarnoff. L'enlever plus tôt que prévu pourrait causer une cicatrice.

Claudication intermittente

Comment soulager « l'angine des jambes »

Vous enfilez vos vêtements de sport et vous sortez à l'extérieur respirer l'air frais du matin. Vous vous rendez dans un parc près de chez vous pour y faire votre marche matinale. Vous voilà donc partie, vous marchez d'un pas rapide en vous balançant les bras.

Dix minutes plus tard, vous ressentez soudainement une crampe douloureuse au niveau du mollet. Vous vous massez la jambe, attendez quelques minutes, puis reprenez votre marche, mais d'un pas beaucoup plus lent.

Cette situation se produit couramment chez les femmes qui souffrent de claudication intermittente. Les artères de la jambe, qui véhiculent le sang depuis le cœur et les poumons, sont tellement resserrées par les dépôts de cholestérol, que le sang riche en oxygène circule avec difficulté. Résultat : vous éprouvez une grande douleur dans la jambe.

« C'est comme si vous souffriez d'une angine des jambes », déclare Pamela Ouyang, médecin. L'apport d'oxygène dans les muscles du mollet est insuffisant, ce qui cause la sensation de crampe. Les hommes et les femmes plus âgés qui souffrent d'une maladie cardiaque sont surtout vulnérables à ce malaise.

Voici ce que vous pouvez faire.

Reposez-vous. « Vous pourriez souffrir d'un problème de claudication intermittente si vous avez trop marché. Le meilleur soulagement est le repos », déclare Deborah L. Keefe, médecin. En résumé, vous avez tellement travaillé les muscles de vos jambes en marchant qu'ils sont très fatigués. Donc, la seule solution est d'arrêter de marcher pendant une minute ou deux ou jusqu'à ce que le sang circule de nouveau librement et que l'oxygène alimente bien les muscles. La douleur disparaîtra alors.

Ensuite, reprenez votre marche. « Cela peut vous paraître étrange, mais il est prouvé que l'exercice favorise la création d'un petit réseau de vaisseaux sanguins collatéraux qui passent outre les artères bouchées dans vos jambes et donnent aux muscles un autre apport d'oxygène », déclare le Dr Ouyang. Donc, même si la marche entraîne des crises occasionnelles, continuez de marcher afin d'encourager la formation naturelle de ce réseau.

« Il suffit de marcher jusqu'à ce que vous ressentiez un peu de douleur, d'arrêter jusqu'à ce que la douleur se résorbe et enfin de continuer à marcher, déclare le Dr Ouyang. La création de nouveaux vaisseaux sanguins est un processus lent. Mais en marchant tous les jours et aussi longtemps que possible, vous en serez récompensée », dit-elle. Vous découvrirez que vous parcourez une plus grande distance avant que la douleur ne se fasse ressentir.

Cherchez des endroits sans fumée. « La fumée de la cigarette réduit la quantité d'oxygène essentielle au bon fonctionnement des muscles et peut ainsi causer votre problème de claudication intermittente », déclare le Dr Keefe.

QUAND CONSULTER SON MÉDECIN

« La douleur du mollet déclenchée par la marche devrait être examinée par un médecin mais elle ne nécessite pas des soins d'urgence. Consultez cependant votre médecin dans les plus brefs délais si le problème survient en marchant peu ou si une douleur se manifeste pendant que vous êtes au repos », déclare Pamela Ouyang, médecin.

Vous devriez également consulter votre médecin si vous savez que vous souffrez de claudication intermittente et que :

- la douleur dans vos jambes vous réveille la nuit ;
- vous souffrez soudainement d'un rhume, ou d'engourdissement ou de douleur dans les pieds ou dans les jambes.

Colère

Comment maîtriser vos émotions avant qu'elles ne vous dominent

*P*eut-être avez-vous déjà lu ou entendu dire que les femmes se sentent très mal lorsqu'elles se mettent en colère, qu'elles ont beaucoup de mal à reconnaître qu'elles le sont et qu'elles ont beaucoup de difficulté à la maîtriser. Des chercheurs ont cependant découvert que tout cela est faux.

« Les femmes sont toutes aussi aptes à reconnaître leur colère que les hommes, déclare June Price Tangney, psychologue. Nous avons également découvert que les femmes sont plus ouvertes que les hommes à une approche constructive dans la maîtrise de leur colère, par exemple en prenant le temps de s'asseoir et d'en discuter. »

Maîtriser sa colère de façon constructive n'est pas une mince affaire. Au rang des émotions, la colère se place parmi les plus intenses. Les situations qui déclenchent la colère, notamment si l'on vous accuse d'un problème dont vous n'êtes pas coupable ou encore lorsque l'on vous ment, provoquent de votre part une réaction de lutte ou de fuite, réaction complexe au stress qui résulte d'une libération d'adrénaline, d'une augmentation de la fréquence cardiaque et d'autres réactions physiologiques. Lorsqu'une personne est en colère, son corps réagit : elle veut soit brandir le poing, soit échapper à la situation.

COMMENT MAÎTRISER L'HOSTILITÉ

En général, la colère est fonctionnelle, elle signale que quelque chose doit changer. Ce n'est pas une émotion négative ; il est même normal de ressentir de la colère.

« Il existe cependant de bonnes et de mauvaises façons de maîtriser sa colère », déclarent les chercheurs. Voici ce que vous pouvez faire.

D'abord, ne faites rien. « Si vous vous sentez impuissante devant votre colère, arrêtez-vous un moment afin de sentir l'accélération de votre pouls. Prenez alors quelques minutes pour réfléchir, puis passez à l'action », déclare le Dr Heitler.

« Ce moment de réflexion ne signifie pas que vous devez refouler votre colère, car un refoulement signalerait que vous ignorez le problème, ajoute-t-elle. Je conseille à mes patientes de prendre une minute ou deux pour réfléchir, puis d'affronter le problème. »

Admettez que vous êtes en colère. « Ne contenez pas toute votre colère, vous en deviendrez irritée, déclare Renana Brooks, psychologue. Il ne s'agit pas non plus d'exploser. Cela augmente la tension et accentue la colère. »

L'approche idéale est d'exprimer sa colère de façon raisonnée, jusqu'à ce que vous trouviez une solution. Il ne faut ni la retenir ni exploser. Des études révèlent que les personnes qui refoulent de façon générale leur colère, ou qui éclatent, courent de plus grands risques de maladies cardiaques, de douleurs chroniques, de troubles immunologiques ou d'autres problèmes de santé.

Décrochez, mentalement ou physiquement. « Si vos collègues de travail se mettent à faire des commentaires désobligeants à votre égard, sortez de la pièce, voire de l'édifice, pendant quelques minutes, suggère le Dr Brooks. Si votre patron vous critique en pleine réunion, et si vous ne pouvez pas vous lever et sortir, imaginez que vous quittez mentalement la salle de réunion et réfugiez-vous dans un endroit plus paisible. »

Ayez une meilleure perspective. « Demandez-vous ce qui a déclenché votre colère, déclare le Dr Tangney. Considérez les intentions des autres personnes : quelles raisons extérieures auraient pu provoquer cette situation et quelle part de responsabilité (si vous en avez une) vous revient dans le problème. Ce simple fait de voir clair peut faire disparaître votre colère. »

Si quelqu'un, par exemple, vous coupe la route alors que vous êtes au volant de votre voiture, considérez la possibilité que cet automobiliste se précipite peut-être chez lui à cause d'une urgence ou que, peut-être, vous conduisiez trop lentement.

Apprenez à parler. « Après avoir pris le temps nécessaire pour éclaircir la situation, parlez-en ouvertement », déclare Susan Heitler, psychologue. Parlez calmement et choisissez vos mots soigneusement. Évitez des déclarations comme : " c'est vous qui me mettez en colère ". Blâmer l'adversaire ne fera que le mettre sur la défensive et rendra le problème encore plus difficile à résoudre. »

Raisonnez-vous. Il est parfois difficile de dire à la personne qui vous met en colère que vous lui en voulez. Il est inutile de crier après le conducteur de la voiture qui vient de vous couper la route, ou après votre mère atteinte d'Alzheimer, ou après votre patron difficile qui vient de vous insulter en public.

Dans le cas de votre mère, se raisonner est peut-être la meilleure façon de se calmer. « Se souvenir qu'elle n'a plus la maîtrise de ses paroles ou de ses gestes peut vraiment vous aider à dissiper votre colère », déclare le Dr Brooks.

Et comment venir à bout de votre colère quand il s'agit de votre patron ?

« Si quelqu'un vous adresse la parole de façon désobligeante, soyez consciente que c'est cette personne qui a un problème, et non pas vous, ajoute le Dr Heitler. Peut-être avez-vous quelques torts, mais ce n'est pas une raison pour que votre employeur vous agresse de la sorte. Il pourrait vous informer poliment. »

Optez pour l'exercice. Les situations qui provoquent la colère entraînent également une réaction physique importante. Sortir et détendre ses muscles à l'aide d'exercices tonifiants peut donc vraiment aider à atténuer les sentiments de colère. Lorsque des chercheurs de deux universités de la Californie ont demandé à 308 hommes et femmes comment ils atténuaient leur mauvaise humeur, la plupart ont répondu : « par l'exercice... »

Colite

De l'espoir contre cette maladie intestinale inflammatoire

Vous saurez si vous êtes atteint d'une recto-colite hémorragique (ou colite ulcéreuse). Les symptômes en sont la diarrhée, des selles sanglantes, des crampes et des douleurs abdominales, tous provoqués à la suite d'une inflammation et de lésions dans le gros intestin.

Dans le cas d'une colite ulcérative, ou maladie de Crohn (forme de maladie inflammatoire du côlon), vous devrez peut-être prendre des médicaments. Il existe cependant plusieurs façons de remédier à la situation à la maison.

CE QUE VOUS DEVEZ FAIRE PENDANT UNE CRISE

La colite ulcérative ou maladie de Crohn va et vient. Vous voudrez sûrement rester au lit durant une crise. Si cela vous est impossible, voici quelques suggestions qui vous aideront à mieux soulager vos malaises.

Buvez beaucoup. Si vous avez de la diarrhée, et c'est probablement le cas, vous pourriez vous déshydrater. « Afin de remplacer les liquides perdus, essayez de boire au moins 10 verres d'eau ou de jus par jour », déclare Sheila Crowe, gastro-entérologue.

Mangez peu. « Durant une crise, vous tolérerez difficilement toute forme de nourriture à cause de la diarrhée et des crampes. Afin de soulager la douleur, consommez des aliments légers comme de la compote de pommes ou des blancs de volaille et des carottes bouillies, mais en très petite quantité », ajoute le Dr Crowe.

Pour l'instant, oubliez les fibres. « Durant une crise, ne consommez que des aliments fades, faibles en graisses et en fibres comme du

QUAND CONSULTER SON MÉDECIN

« Si vous souffrez d'épisodes fréquents de diarrhée, de selles sanglantes, de crampes et de douleurs abdominales, consultez votre médecin afin qu'il puisse diagnostiquer le problème et vous prescrire le traitement le plus approprié. Les symptômes de colite sont souvent similaires à bien d'autres formes de maladies inflammatoires du côlon, comme la colite infectieuse, ou d'autres formes d'infection, tel le syndrome du côlon irritable. Vous devez faire diagnostiquer le malaise le plus tôt possible », déclare Sheila Crowe, gastro-entérologue.

Dans le cas d'une colite ulcérative, ou maladie de Crohn, consultez immédiatement votre médecin si les médicaments déjà prescrits et les changements apportés à votre régime alimentaire semblent se révéler inefficaces durant une crise, ou si vous faites de la fièvre, que vous allez à la selle fréquemment et qu'il y a du sang dans vos selles. Les poussées peuvent parfois être causées par d'autres formes d'infections intestinales qui exigeront un traitement différent de celui qui est prescrit dans le cas des crises régulières.

pain grillé et de la gélatine afin de ne pas irriter davantage votre côlon », déclare Barbara Frank, gastro-entérologue.

Oubliez le maïs soufflé. « Les graines, les noix et le maïs soufflé irriteront votre côlon et, pire encore, empêcheront son bon fonctionnement durant une crise », déclare le Dr Crowe.

Évitez de perturber davantage votre estomac. Il est difficile de prédire ce qui aggravera la douleur : les aliments épicés chez certains, les aliments acides chez d'autres, voire une simple cuillerée à café de céréales dans des cas particuliers. « Si vous vous sentez plus mal après avoir consommé certains aliments, n'en mangez plus durant la crise », conseille le Dr Crowe.

Coloration des dents
Comment blanchir les taches jaunâtres

C omme chez la plupart des femmes adultes, le poids des années a certainement laissé sa marque sur vos dents éclatantes, en les colorant d'une teinte jaunâtre.

« Les femmes constatent que leurs dents changent de couleur dès la fin de la trentaine », déclare Fay Goldstep, dentiste.

La coloration des dents peut être due à de mauvaises habitudes de vie. La cigarette jaunit les dents, et une consommation quotidienne de café, de thé et de colas peuvent faire apparaître des taches brunâtres sur les dents. La coloration des dents survient également à la suite de multiples causes qui pourraient sembler surprenantes : la tétracycline et d'autres médicaments, certaines maladies infantiles graves comme la rougeole ou la coqueluche, la consommation d'eau fortement fluorée et même la natation fréquente dans une piscine à l'eau chlorée.

COMMENT RETROUVER SES DENTS ECLATANTES

Si vos dents ont perdu de leur lustre naturel, sachez que vous n'êtes pas la seule dans cette situation. En effet, le Dr Goldstep estime

111

que trois femmes sur quatre traitées dans son cabinet sont inquiètes de voir leurs dents se colorer et lui demandent la façon de leur rendre leur éclat initial.

Les femmes dentistes et d'autres professionnels des soins dentaires estiment que l'on peut faire des choses à la maison pour améliorer son sourire, surtout si les taches sont superficielles.

Éliminez les taches de café avec du chewing gum. « Mâchez un morceau de chewing gum sans sucre après avoir bu un thé ou un café. Ce simple geste vous fera davantage saliver et permettra ainsi de nettoyer les liquides qui assombrissent l'éclat de vos dents avant qu'ils n'aient eu le temps de les tacher », déclare Carole Palmer, dentiste. « Ensuite, pratiquez un bon brossage et utilisez de la soie dentaire, deux bonnes mesures préventives », ajoute-t-elle.

Sirotez et souriez. Le Dr Palmer vous suggère également de boire de l'eau après avoir consommé un aliment ou après avoir absorbé une boisson qui laisserait des taches, comme les bleuets ou le café. « Un rinçage de la bouche vous nettoiera les dents et préviendra l'accumulation de taches », dit-elle.

Brossez-vous les dents correctement. « Vous seriez surprise d'apprendre à quel point vos dents seront plus propres si vous les brossez efficacement avec une brosse à dents à poils doux et en utilisant une bonne technique, déclare le Dr Palmer. Les gens se concentrent souvent sur la fréquence plutôt que sur l'efficacité du brossage de leurs dents », ajoute-t-elle.

Commencez par le bas. Debbie Zehnder, hygiéniste dentaire, conseille aux femmes qui ont des taches à la surface de leurs dents de déposer une goutte de dentifrice sur leur brosse à dents et de commencer à brosser les dents qui ont tendance à accumuler le plus de tartre. Pour de nombreuses personnes, les taches semblent apparaître sur les dents du devant de la mâchoire inférieure. « La plupart des gens brossent d'abord leurs molaires, à l'arrière de leur bouche. Cependant, si vous avez tendance à accumuler du tartre sur vos dents de devant, cette méthode ne vous conviendra pas, car vous aurez alors utilisé ou dilué presque tout le dentifrice », ajoute-t-elle.

Oubliez les trousses de blanchissage. « Les trousses de blanchissage à utiliser à domicile vous obligent parfois à porter un dispositif en plastique, qui s'apparente à un protège-dents pour athlètes. Cependant, et contrairement au protège-dents taillé sur mesure par votre dentiste, divers modèles de cet appareil en vente libre peuvent irriter vos gencives », explique le Dr Goldstep.

Oubliez la cigarette. « Il est évident que si vous fumez, toutes les techniques de blanchissage des dents utilisées ne serviront à rien. Donc, si vous cessez de fumer, vous aurez certainement de plus belles dents », ajoute le Dr Goldstep.

Coloration des ongles
Comment se débarrasser des taches jaunâtres

*L*e vernis à ongles est un accessoire de beauté que la plupart des femmes utilisent à volonté. Elles changent souvent la couleur afin de coordonner la teinte de leurs ongles avec celle de leurs vêtements. Elles passent d'un rouge vif à un rose vibrant, en faisant des retouches à leurs ongles à mesure qu'ils poussent. Et au bout de quelques semaines, elles enlèvent le vernis et découvrent des ongles à l'aspect jaunâtre.

« La coloration des ongles est vraiment causée par le vernis, surtout si vous utilisez souvent des teintes rouges », déclare Phoebe Rich, médecin.

« C'est en fait la teinture jaunâtre qui se trouve dans la plupart des vernis à ongles rouges qui tache l'ongle. », ajoute le Dr Rich. Mais même si vous ne portez pas de vernis rouge, d'autres produits pourraient vous colorer les ongles.

QUE FAUT-IL FAIRE ?

« Je vous déconseille de brosser trop fort les taches si vos ongles ne sont pas éclatants, déclare le Dr Rich. Vous pourriez ainsi endommager vos ongles. » Essayez plutôt ce qui suit.

Laissez vos ongles pousser sans vernis. « Afin de faire disparaître les taches sur vos ongles, laissez-les se régénérer d'eux-mêmes », déclare le Dr Rich. En quatre à six mois, temps que met un ongle pour pousser complètement, les taches auront disparu.

Utilisez une bonne base. « Si vous appliquez une base sous un vernis de bonne qualité, la couleur rouge vif aura moins de chances de tacher votre ongle », déclare Lia Schorr, spécialiste des soins de la peau.

« Vous pouvez également appliquer un vernis clair », ajoute le Dr Rich.

Évitez la formaldéhyde. « Si vous voulez avoir de beaux ongles sans taches, lisez les étiquettes et évitez d'acheter des produits pour les ongles qui contiennent de la formaldéhyde », déclare Marianne O'Donoghue, médecin.

Fumez moins, ou ne fumez pas du tout. « Les vernis à ongles rouges ne sont pas la seule cause des ongles jaunâtres », déclare Loretta Davis, médecin. La nicotine de la cigarette peut laisser des taches importantes. « Certaines de mes patientes qui fument leurs cigarettes jusqu'au bout ont souvent leurs ongles tachés. Et ces taches persistent jusqu'à ce que l'ongle repousse complètement ou ne disparaissent que si elles cessent de fumer. »

Portez des gants. « Les coiffeuses, les infirmières ou les personnes qui travaillent dans les soins de beauté et dont les mains sont constamment en contact avec des teintures ou des solutions chimiques pourraient également se retrouver avec des ongles tachés », déclarent les dermatologistes. Si vous manipulez des agents chimiques puissants, portez toujours des gants afin de mieux protéger vos mains.

QUAND CONSULTER SON MÉDECIN

Vous pourriez consulter un médecin si vous cessez de fumer et de colorer vos ongles, mais que les taches jaunâtres persistent.

Certains médicaments peuvent altérer la pigmentation de l'ongle. Dans de rares occasions, la coloration est causée par ce que les médecins appellent le syndrome de l'ongle jauni, un épaississement graduel des ongles qui se manifeste chez les gens atteints de maladies pulmonaires ou d'autres maladies.

Concentration difficile
Comment améliorer sa concentration

*S*ans concentration, vous aurez de la difficulté à atteindre vos buts dans la vie. Il vous sera difficile de réaliser vos travaux à temps et de façon professionnelle, et de donner ainsi satisfaction à votre patron. Vous ne pourrez pas apprécier les livres, les pièces de théâtre, les films, les concerts et les ballets, et encore moins apprendre de nouvelles choses, par exemple une langue ou un sport. Vous ne vous souviendrez peut-être même pas du nom des personnes que vous venez de rencontrer.

Lorsque votre attention se dissipe, c'est qu'un élément quelconque — les inquiétudes, le stress, la faim ou même le chat qui gratte à la porte pour pouvoir entrer — vous distrait.

« Un manque de sommeil peut également perturber la concentration », déclare Irene Kolsky, professeur de psychologie. Certaines femmes constatent qu'elles éprouvent de la difficulté à se concentrer les derniers mois de leur grossesse ou durant leur ménopause ; trouble souvent entraîné par un problème d'insomnie.

« Et bien sûr, un manque d'intérêt dans un sujet donné détournera sûrement votre attention, » déclare Miriam Ehrenberg, psychologue clinique.

CONCENTREZ-VOUS

Les médecins estiment que vous pouvez améliorer votre concentration. « Nous avons toutes le pouvoir de nous concentrer davantage ; cette capacité n'est pas un don qui appartient seulement à certaines personnes », ajoute le Dr Ehrenberg.

Voici comment.

Débarrassez-vous des distractions. « N'ouvrez la porte à personne, fermez votre téléviseur et décrochez le téléphone. Ainsi, vous aurez déjà éliminé un grand nombre de distractions », déclare le Dr Ehrenberg. Si nécessaire, dites à tout le monde que vous êtes occupée et que vous ne voulez pas être dérangée.

Ne faites qu'une chose à la fois. « Il vous sera difficile de vous concentrer sur une tâche précise si vous faites plusieurs choses en même temps », déclare le Dr Ehrenberg. En vous dispersant, vous commettrez beaucoup plus d'erreurs et vous mettrez beaucoup plus de temps à tout accomplir. Votre cerveau ne peut pas être à deux endroits à la fois. Prévoyez plutôt du temps pour chaque tâche ou chaque projet.

Prenez une respiration profonde. « L'anxiété peut affecter la concentration », déclare le Dr Ehrenberg. En revanche, la respiration profonde peut aider à taire les voix dans votre tête qui questionnent votre habileté à terminer les tâches commencées ou à rendre un travail excellent. Prenez une respiration profonde et retenez-la pendant cinq secondes en pressant vos mains et vos doigts les uns contre les autres, d'une paume à l'autre. Ensuite, expirez lentement par les lèvres en détendant vos mains. Répétez cet exercice cinq ou six fois jusqu'à ce que vous vous sentiez plus détendue.

Stimulez votre cerveau. Certaines activités font travailler le cerveau; lire des livres ou des magazines sur l'actualité, faire des casse-tête, apprendre une nouvelle langue ou apprendre à jouer d'un nouvel instrument exigent des efforts de concentration plus importants, selon des études menées dans le domaine.

Faites des expériences avec une musique de fond. « Certaines personnes travaillent mieux dans le silence, d'autres ont un meilleur rendement en écoutant de la musique », déclare le Dr Ehrenberg. Des études révèlent qu'en écoutant de la musique baroque, du Bach en particulier, on apprend plus vite. Écoutez donc votre musique préférée.

Au bout d'une heure, reposez-vous. « Le degré de concentration est différent de sa durée. Au bout d'un certain temps en effet, votre cerveau, ainsi que le reste de votre corps, a besoin de se détendre », déclare le Dr Ehrenberg. Afin de vous rafraîchir les idées et de pouvoir ainsi vous concentrer de nouveau, allez marcher un peu.

Concentrez-vous sur l'exercice. Un programme d'exercices régulier, des séances d'environ 45 minutes chacune, peuvent également favoriser votre concentration. Des chercheurs ont étudié la réaction de femmes qui avaient marché sur un tapis roulant jusqu'à ce qu'elles aient brûlé 350 calories, ou un équivalent de 5 km en 45 minutes. Ils ont constaté que ces femmes se sentaient mieux après l'exercice.

« L'exercice semble améliorer le débit vital d'oxygène jusqu'au cerveau », déclare le Dr Ehrenberg, ce qui permet aussi de soulager l'anxiété, qui brise la concentration, et la dépression.

QUAND CONSULTER SON MÉDECIN

Si vous vous souvenez qu'il vous était difficile de vous concentrer sur vos travaux d'école dans votre enfance, et si, une fois à l'âge adulte, vous éprouvez toujours le problème, vous pourriez souffrir d'un trouble déficitaire de l'attention due à l'hyperactivité. Les symptômes courants incluent l'impulsion, le manque d'attention et l'hyperactivité; ils pourraient vous causer des problèmes à la fois au travail et dans vos relations personnelles.

Consultez d'abord votre médecin. Si vous souffrez du problème, vous pourrez être traitée à l'aide d'un programme de modification du comportement ou de médicaments, ou des deux en même temps.

La dépression, les réactions à certains médicaments ainsi qu'un problème de santé sous-jacent peuvent figurer parmi d'autres causes possibles du malaise. Ces affections devraient toutes être examinées par un médecin afin d'en éliminer les possibilités.

Mangez un peu. « Le degré de concentration diminue lorsque les taux de glucose sanguin chutent; donc, de petits repas plus fréquents pourraient régulariser ces niveaux », déclare le Dr Kolsky. Par conséquent, si vous devez entreprendre une tâche qui exige de vous une grande concentration, mangez un peu, un sandwich au thon par exemple ou une combinaison de protéines et de glucides. Des études suggèrent qu'une telle combinaison stimule davantage les personnes que si elles consommaient des protéines ou des glucides seuls.

N'oubliez pas les aliments riches en minéraux. « Des études ont également associé les régimes alimentaires faibles en boron qui se trouve dans les fruits (surtout les prunes, les dattes et les raisins) en fer et en zinc (contenus dans les viandes rouges) à une concentration difficile. Vous devriez prendre une multi-vitamine de fer si votre alimentation ne fournit pas les quantités requises de ces minéraux », déclare Gail Mattox, médecin.

Congestion
Comment vous décongestionner le nez

*L*a congestion nasale n'a rien d'amusant, qu'elle soit causée par un rhume, des allergies ou la pollution. C'est simple, vous ne pouvez pas respirer et vous ne sentez plus rien. La nourriture n'a aucun goût et vous avez l'impression de parler comme un enfant de 3 ans.

NE SOUFFREZ PLUS

Voici ce que préconisent les femmes médecins en vue d'un soulagement, que vous restiez à la maison car vous êtes très congestionnée ou que vous essayiez de terminer votre journée de travail. Essayez les conseils qu'elles vous offrent et convenez de leur efficacité.

N'utilisez qu'un décongestionnant. En réalité, c'est un décongestionnant qui débouche le plus rapidement le nez. Mais lequel acheter ? Vous pouvez passer des heures à votre pharmacie devant les produits combinés contre les allergies, les rhumes, la grippe et la toux, ne sachant pas si vous devez vous procurer un décongestionnant-antihistaminique, un décongestionnant-expectorant ou quelque autre remède en vente libre.

Voici le conseil d'une femme médecin : achetez un décongestionnant et non pas un produit combiné.

« Si vous devez vous décongestionner très rapidement, utilisez un vaporisateur nasal, mais en vous assurant de suivre bien les directives notées sur l'emballage », déclare Karin Pacheco, médecin. Mais limitez-en l'usage à trois jours au maximum afin de prévenir l'effet de rebond qu'il causerait. En d'autres termes, votre système immunologique s'habituerait au médicament et vous souffririez davantage de congestion après avoir cessé son utilisation.

En revanche, il existe de nombreuses solutions non médicamenteuses que vous devriez essayer.

Créez votre propre vaporisateur nasal. « Se rincer le nez à l'eau claire peut l'assécher, car l'eau claire n'est pas le type de liquide que l'organisme produit normalement, déclare Barbara P. Yawn, médecin.

Vous pouvez cependant vous vaporiser le nez à l'aide d'une solution saline compatible qui permettra d'éliminer les irritants comme la fumée, la pollution, la poussière ou le pollen, causes d'enflure et de congestion nasale. » Voici quelques conseils à ce sujet.

« Diluez une demi-cuillerée à café de sel et une pincée de bicarbonate de soude dans une tasse d'eau tiède. Puis, à l'aide d'un injecteur à poire pour enfants, injectez la solution dans votre nez plusieurs fois et mouchez-vous », explique le Dr Pacheco. »

Procurez-vous en pharmacie un vaporisateur salin. « Une autre solution consiste à vous procurer en pharmacie un simple vaporisateur nasal salin », explique le Dr Yawn. Suivez les directives figurant sur la notice.

Prenez une douche. « Si vous ne faites pas confiance aux vertus des vaporisateurs nasaux, prenez une bonne douche chaude qui dégagera votre congestion », déclare le Dr Yawn.

Les épices de votre cuisine. Le remède le plus rapide et, sans contredit, le plus simple dans le cas d'une congestion nasale se trouve dans votre armoire à épices. « En effet, si votre estomac peut le tolérer, le piment fort dégagera immédiatement votre nez congestionné », déclare Carol Fleischman, médecin. Je conseille aussi à mes patientes de sortir manger des mets très épicés au curry dans un restaurant indien ou encore de saupoudrer quelques flocons de piments rouges sur leur plat principal. »

QUAND CONSULTER SON MÉDECIN

« Consulter votre médecin si vous êtes congestionnée de façon chronique ou fréquemment, et surtout si votre congestion est accompagnée de démangeaisons et d'éternuements, déclare Karin Pacheco, médecin. Vous souffrez probablement d'une allergie. »

Votre congestion devra également être traitée par un médecin si les signes suivants se manifestent :

- du flegme verdâtre ou jaunâtre, ou qui dégage une mauvaise odeur ;
- du des douleurs faciales ou des maux de tête graves ;
- du de la fièvre ;
- d'une toux persistante.

Constipation
Un nouvelle approche pour adultes

Il n'existe de nos jours aucune règle qui dicte combien de fois une personne doit aller à la selle pour que l'on considère son transit intestinal normal.

Chez la plupart des gens, le transit intestinal peut varier d'une fois par jour à trois fois par semaine, mais les médecins ne jugent pas qu'une personne est constipée si elle va à la selle moins souvent.

Un problème de constipation se manifeste lorsque l'on constate une diminution du nombre habituel de ses mouvements intestinaux.

Imaginons, par exemple, que vous allez régulièrement à la selle une fois par jour et que, sans raison apparente, votre mouvement intestinal régresse à une fois par semaine. Il s'agit alors d'une crise de constipation.

Les médecins rendent habituellement une alimentation riche en aliments traités, mais faible en fruits, en légumes, en haricots, en grains et en autres sources de fibres, responsable de la constipation. Ces dernières stimulent en effet le mouvement intestinal, mais bon nombre de personnes en consomment une quantité nettement inférieure à leurs besoins, laquelle varie entre 20 g et 35 g par jour. Certaines personnes en consomment même moins de 5 g par jour.

Bien que les opinions soient partagées sur le fait que les femmes souffriraient davantage de constipation que les hommes, celles-ci se rendent incontestablement plus souvent chez leur médecin. Le changement hormonal durant la grossesse est un facteur reconnu, la pression sur l'abdomen causée par la grossesse entraînant souvent des problèmes de constipation.

Les femmes présentent une tendance plus marquée à la constipation la semaine précédant leurs règles ou quelques jours avant. « Cela se produit parce que les liquides qui s'écoulent naturellement vers les intestins et qui facilitent le transit des selles sont retenus dans d'autres parties de l'organisme », déclare Nicolette Francey, médecin.

Ne vous découragez cependant pas si vous souffrez de constipation. Les femmes médecins pensent que l'on peut améliorer l'état de son transit intestinal en augmentant sa consommation de fibres et en faisant régulièrement de l'exercice.

ALLONS... BOUGEZ

« Sauf dans de rares cas, nous déconseillons les laxatifs à nos patientes, déclare le Dr Francey. En fait, leur usage est à proscrire, car un abus pourrait rendre leur côlon plus paresseux et elles ne pourraient plus aller à la selle sans assistance chimique. Pire encore, les laxatifs créent souvent un cercle vicieux où la victime, qui alterne entre la constipation et la diarrhée, ne retrouve jamais un transit intestinal normal. »

Mais si vous avez besoin d'aide, essayez l'une des techniques suivantes.

Essayez les bouillons chauds... ou une autre forme de laxatif naturel. « Si vous êtes constipée et souffrez d'un léger inconfort dû à cela durant un voyage, que vous ne pouvez pas vous rendre à un club sportif ni ne pouvez manger vos fruits et légumes préférés, essayez un suppositoire de glycérine ou du jus de pruneaux, déclare Joanne A.P. Wilson, gastro-entérologue. Une simple tasse de bouillon chaud pourrait vous faciliter la vie. »

Utilisez un marche pied. « Si vous êtes constipée, le simple fait de fléchir vos genoux et de surélever vos pieds sur un tabouret quand vous allez à la selle permettra de redresser l'angle de vos intestins et favorisera votre transit intestinal », déclare Jacqueline Wolf, gastro-entérologue.

LE FACTEUR ALIMENTAIRE

Les aliments que vous consommez ont un impact direct sur la régularité de votre transit intestinal. Voici ce que préconisent les femmes médecins à ce sujet.

Ne sautez pas de repas. « Les femmes, surtout celles qui suivent un régime minceur, sont souvent constipées parce qu'elles ne mangent qu'un seul gros repas par jour, déclare le Dr Wilson. Manger stimule le réflexe qui permet aux aliments d'être digérés dans le tube digestif. Les femmes qui suivent un régime minceur sautent parfois un repas afin de couper les calories qu'elles consomment, mais cela ne fait que ralentir le processus de digestion. »

Quand rien ne bouge dans l'estomac, il est impossible d'avoir des selles. Le petit déjeuner est un repas essentiel, parce qu'il stimule chaque jour le métabolisme des sucs digestifs dans l'organisme.

Mangez des fruits. « Les fibres permettent la production de selles molles qui se déplacent facilement, déclare Elaine Feldman, médecin. Vous n'avez pas à manger un kilo de son par jour, mais il est bon de consommer quotidiennement trois portions de légumes, deux de fruits et du pain de blé complet. »

Augmentez les fibres lentement. « Une augmentation trop rapide de fibres résoudrait certainement votre problème de constipation, mais vous souffrirez à la place de flatulences, de ballonnements et de diarrhée », déclare le Dr Feldman.

Entre-temps, essayez les suppléments. « Certaines femmes se plaignent de mal digérer autant de fibres. Si c'est votre cas, ou si vous essayez d'introduire davantage de fibres dans votre alimentation, prenez un supplément de fibres vendu en pharmacie », déclare Linda Lee, médecin.

Disponibles dans les supermarchés et en pharmacie, ces suppléments peuvent être pris sous forme de granules que l'on dilue dans de l'eau ou dans du jus, ou sous forme de biscuits que l'on consomme en buvant au moins une tasse de liquide. Les suppléments de fibres assouplissent et augmentent la masse fécale, tout en éliminant la constipation.

RECOMMANDATIONS DES FEMMES MÉDECINS

Les bienfaits des pommes

Joanne A. P. Wilson, gastro-entérologue

Comme la plupart de ses patientes, Joanne A.P. Wilson, gastro-entérologue, a été victime de frustration et d'inconfort à la suite de problèmes de constipation.

Sa solution : elle recommande de manger des pommes.

Pourquoi ? Parce que d'un point de vue médical, les pommes se révèlent très bénéfiques pour l'organisme, car elles sont une excellente source de fibres.

Les pommes et d'autres fruits riches en fibres, de même que les légumes, sont efficaces contre la constipation. En effet, l'organisme digère plus lentement les sucs qui se trouvent dans les pommes. Et ce que le corps ne peut dégrader, il l'élimine naturellement. Les pommes agissent donc comme un laxatif naturel.

Mais il faut être raisonnable. « Ne mangez qu'une pomme par jour, et non pas quatre ou cinq », déclare le Dr Wilson. De cette façon, vous ne souffrirez pas de diarrhée.

QUAND CONSULTER SON MÉDECIN

Chez certaines femmes, bon nombre de médicaments, comme les antidépresseurs ou d'autres formes de médicaments délivrés sous ordonnance, provoquent de la constipation. Si vous prenez un nouveau médicament depuis peu et que vous devenez soudainement constipée, demandez à votre médecin s'il peut remédier au problème. Dans le cas d'un mouvement intestinal irrégulier, vous souffrez peut-être d'une allergie alimentaire. Consultez votre médecin qui vous fera passer un test sanguin afin de pouvoir déterminer quels aliments causent le malaise.

Aussi, obtenez l'avis de votre médecin si vous êtes incommodé par l'un des symptômes suivants :
- du sang dans vos selles ;
- un changement au niveau de votre transit intestinal, notamment une constipation qui s'aggrave même en prenant des remèdes maison, ou une fluctuation entre la constipation et la diarrhée ;
- de la fièvre ;
- des douleurs à l'abdomen.

Buvez beaucoup. « Buvez de 6 à 8 verres d'eau par jour afin de ramollir vos selles », déclare Robyn Karlstadt, gastro-entérologue. Remplissez d'eau une grande bouteille, placez-la devant vous sur votre bureau et buvez jusqu'à ce qu'elle soit vide.

PRENEZ DE NOUVELLES HABITUDES

« Afin d'éliminer à tout jamais vos problèmes de constipation, vous devez également changer certaines habitudes de vie, même votre façon de vous asseoir sur le siège des toilettes », déclare le Dr Wilson.

Si vous souffrez de constipation chronique, votre intestin pourrait avoir oublié de faire son travail simplement parce que vous ignorez ses besoins. Vous devrez peut-être avoir à rééduquer vos intestins à évacuer des selles plus normalement.

Fixez-vous un horaire. Vous ne partiriez jamais de la maison sans vous coiffer. Alors, pourquoi ne pas traiter vos intestins avec le même respect ?

« Le petit déjeuner est le repas qui stimule le plus l'activité du côlon, déclare le Dr Wilson. Malheureusement, les gens sortent du lit en vitesse, se précipitent à leur travail en s'arrêtant quelques minutes pour prendre un petit déjeuner avant de commencer leur journée. Cela ne donne pas le temps à leur système digestif de réagir correctement. Et les toilettes publiques ne sont pas très propices à la détente, ce qui cause encore plus d'inconfort », ajoute le Dr Francey.

La solution :

« Fixez-vous une heure précise à la maison le matin, explique le Dr Francey. Habituellement, les intestins sont suffisamment stimulés pour évacuer des selles environ une demi-heure après le premier repas. »

Ne forcez pas. « N'essayer pas d'expulser des selles sèches et dures qui ne soulageront pas votre problème. L'effort pourrait entraîner l'apparition d'hémorroïdes et la protrusion du tissu rectal dans l'anus, connue aussi sous le nom de prolapsus du rectum », déclare le Dr Wilson.

Si vous n'êtes pas allée à la selle au bout de 15 minutes, levez-vous et faites un essai plus tard dans la journée.

Faites de l'exercice. « Ne soyez pas inerte, bougez un peu. Personne n'en connaît la raison, mais il est vrai que l'exercice stimule le transit intestinal. Cependant, gare aux exercices violents qui peuvent causer de la déshydratation : souvenez-vous de réalimenter votre perte de liquide en buvant beaucoup d'eau », déclare le Dr Francey.

« Vous n'avez pas à faire de gros efforts : marcher, nager ou effectuer toute autre forme d'exercice aérobique pendant une demi-heure trois fois par semaine est un bon remède contre la constipation », déclare le Dr Francey.

Cors et durillons
De bons traitements pour les pieds

Portez de mauvaises chaussures pendant un certain temps et vous verrez apparaître sur vos pieds des cors et des durillons, c'est-à-dire des couches supplémentaires de peau dure et sèche qui sert en fait à protéger les points de pression du pied.

Certaines femmes, par exemple, développent des cors en forme de cône entre les orteils, là où les os frottent les uns contre les autres. D'autres, surtout les femmes dont la voûte plantaire est très arquée, se retrouvent avec une couche de durillons qui recouvre une partie ou toute la pointe de leur pied. De plus, des cors et des durillons peuvent apparaître lorsque la chaussure frotte contre les protubérances osseuses.

Si un cor ou un durillon épaissit suffisamment pour comprimer un nerf du pied, la situation peut devenir douloureuse. « Un cor assez gros pourrait provoquer la même sensation que si vous aviez un caillou dans votre chaussure », déclare Kathleen Stone, podologue.

COMMENT RÉDUIRE LA DOULEUR EN UN RIEN DE TEMPS

Voici ce que les femmes médecins conseillent contre la douleur.

Trempez vos pieds, puis frottez-les. Vous pouvez ramollir vos cors et durillons en trempant vos pieds dans de l'eau tiède pendant 5 à 10 minutes. Ensuite, à l'aide d'une pierre ponce ou d'un tampon abrasif synthétique que l'on achète en pharmacie, frottez la peau morte de vos pieds petit à petit. « Je recommande à mes patientes d'utiliser nouveau tampon synthétique vendu sous forme d'éponge, genre de pierre ponce qui contient un produit abrasif, mais qui peut être mouillé dans de l'eau et du savon liquide, ou utilisé en prenant un bain ou une douche », déclare le Dr Stone.

Note : « Consultez un podologue pour tout problème de pieds, surtout si vous êtes atteint de diabète, si vous avez une perte de sensation ou si vous souffrez d'une mauvaise circulation sanguine dans vos

QUAND CONSULTER SON MÉDECIN

Consultez un podologue si la douleur de votre cor ou de votre durillon persiste malgré des soins maison. Le spécialiste devra peut-être couper le cor ou le durillon, et même vous prescrire une orthèse, (semelle de chaussure) qui permet de réduire la pression à cet endroit de votre pied. Voyez de préférence un podologue pour tout problème de pieds, surtout si vous êtes atteinte de diabète, si vous avez une perte de sensation ou si vous souffrez d'une mauvaise circulation sanguine dans vos pieds.

pieds, avant de mettre à l'essai l'un des conseils suivants », déclare Cheryl Weiner, podologue.

L'huile à la rescousse. « Après avoir fait tremper vos pieds et les avoir nettoyés à l'aide d'une pierre ponce, utilisez une crème hydratante qui gardera vos pieds très doux, déclare le Dr Stone. J'aime particulièrement les crèmes — ou l'huile — à base de vitamine E (et non pas de l'huile végétale), qui pénètre très bien dans la peau. »

Et puis, il y a les tampons. « Afin d'atténuer la douleur des cors mous entre les orteils, placez une petite boule de laine d'agneau entre ces derniers », suggère le Dr Stone. La laine d'agneau se trouve en pharmacie.

D'autres types de tampons. Autrefois, la moleskine, pièce de feutre à endos adhésif, était utilisée comme tampon en forme de croissant autour des cors et des durillons, afin de soulager la pression qu'ils devaient subir. Les femmes traitées par le Dr Stone semblent préférer un tampon fabriqué d'une matière synthétique, disponible dans la plupart des pharmacies au rayon des produits du Dr Scholl. Ce tampon est mince, doux, résistant et caoutchouté. Il ne s'aplatit pas et résiste bien à la pression. Fabriquez votre propre tampon, puis placez-le autour de vos cors ou au-dessus de vos durillons.

Achetez-vous des chaussures qui conviennent à vos pieds. Les chaussures trop étroites peuvent favoriser la formation de cors et de durillons. En revanche, les chaussures plus larges, surtout autour des orteils, causent moins de problèmes. « Afin d'acheter la bonne taille de chaussures, placez votre pied sur une feuille de papier et tracez-en le contour. Emportez cette feuille avec vous lorsque vous allez acheter des chaussures », déclare Nancy Elftman. Placez ensuite la chaussure sur le tracé. Si le tracé de votre pied n'est pas complètement recouvert, c'est que la chaussure est trop petite ou trop étroite pour votre pied. »

Lacez vos chaussures correctement. Si vous avez des cors sur vos orteils, Nancy Elftman suggère de lacer vos chaussures de sport afin que le lacet passe de l'œillet inférieur à l'œillet supérieur opposé. L'autre lacet est passé à travers les trous réguliers. Ensuite, en tirant sur le lacet simple, vous pourrez soulever la partie du soulier qui couvre les orteils et leur donner plus d'espace. (Cela est également efficace si votre deuxième orteil est très long.)

Coup de fatigue
Comment venir à bout du coup de barre de 16 h

L'heure du déjeuner est très loin, mais il n'est pas encore l'heure de rentrer chez vous. Vous avez encore beaucoup de choses à accomplir et vous n'avez même plus la force de soulever un crayon !

Ce symptôme vous est familier, n'est-ce pas ? Eh oui, c'est le « coup de barre » de l'après-midi.

Si votre sommeil a été très perturbé la nuit dernière ou si vous avez travaillé durant l'heure du déjeuner, vous comprendrez sûrement pourquoi vous manquez d'énergie. Cependant, votre énergie peut parfois s'effondrer sans raison apparente. Quelle qu'en soit la cause, vous voulez redresser la situation dans les plus brefs délais.

TRUCS CONTRE LES COUPS DE BARRE

Voici quelques conseils suggérés par des spécialistes lorsque vous sentez que votre énergie vous échappe.

Cherchez la lumière. « Si votre fatigue d'après-midi vous semble plus forte en hiver, et si cette fatigue semble se manifester durant les mois les plus froids, vous pourriez être atteinte d'un malaise appelé « troubles affectifs saisonniers », déclare Brenda Byrne, titulaire d'un doctorat. Les troubles affectifs saisonniers se définissent comme un déséquilibre de l'humeur provoqué par la diminution de la lumière du jour durant les mois d'hiver ; ce phénomène peut être traité à l'aide de la lumière. Donc, dans le cas d'affaiblissement d'après-midi, essayez un traitement à base de lumière naturelle en enfilant un manteau et en faisant une marche vivifiante durant l'après-midi. Cette combinaison exercice et lumière, surtout pratiquée de façon régulière, est le meilleur remède pour rehausser votre énergie et votre vivacité. » (Pour plus de renseignements sur les troubles affectifs saisonniers, voir la page 622.)

Faites une pause exercice. « Lorsque vous devez vous requinquer après avoir été assise à votre bureau pendant un assez long moment, levez-vous et bougez, ou allez marcher, déclare Tracy Horton, titulaire d'un doctorat. L'exercice est un excellent moyen pour raviver le corps et l'esprit. »

Faites des rotations d'épaules. « Les rotations d'épaules sont une excellente manière de revitaliser votre énergie et de soulager votre tension quand vous êtes assise à votre poste de travail, ajoute Peggy Norwood-Keating, directrice de mise en forme. Tout d'abord, inspirez en poussant vos épaules vers l'avant vers le centre de votre poitrine. Puis, soulevez les épaules vers les oreilles, ramenez-les ensuite vers l'arrière en expirant. Enfin, laissez tomber les épaules et libérez votre tension en expirant complètement. Répétez cet exercice une ou deux fois. »

Respirez profondément. Peggy Norwood-Keating préconise de grandes respirations profondes et purifiantes en après-midi. « Respirez très profondément par le nez. Retenez votre souffle pendant quelques secondes, puis expirez lentement et avec modération. Répétez cet exercice plusieurs fois jusqu'à ce que vous vous sentiez complètement ravivée. »

Respirez des huiles essentielles. « Inhaler certaines odeurs peut vous redonner de l'énergie instantanément, déclare Jeanne Rose, présidente d'une association nationale d'aromathérapie holistique. Versez sur un mouchoir une goutte ou deux d'huiles essentielles de romarin, de menthe poivrée ou de pelure d'orange, suggère-t-elle. Gardez tout près de vous le mouchoir afin de pouvoir en sentir les effluves dès que vous en aurez besoin. Les huiles essentielles sont vendues dans les magasins de produits naturels ou dans d'autres magasins qui vendent des savons et des lotions aromatisés. »

Reconnaissez vos symptômes. Soyez à l'écoute de votre propre horloge biologique. « Certaines personnes ressentent de façon naturelle le coup de barre qui les frappe l'après-midi, déclare Nancy Clark, nutritionniste. Si cela vous arrive aussi, essayez de prévoir des tâches plus faciles à exécuter à ce moment de la journée, faites une marche vivifiante ou bien une petite sieste. »

LES EN-CAS QUI AIDENT À COMBATTRE LES COUPS DE BARRE

« Si vous n'avez rien mangé au cours des trois ou quatre heures qui viennent de s'écouler, votre taux de glucose sanguin, c'est-à-dire le carburant essentiel pour le cerveau, est probablement à la baisse, déclare Franca Alphin, directrice d'un service de nutrition. Il vous faut adopter un bon régime alimentaire : prendre de petites quantités d'aliments riches en nutriments à des intervalles bien réguliers peut vous aider à retrouver votre énergie, tout en alimentant votre sang et votre cerveau du carburant nécessaire. »

Voici ce que conseillent nos spécialistes pour combattre les coups de barre.

Évitez les engorgements. « Un repas complet riche en hydrates de carbone et en graisses pourrait vous fatiguer, déclare Franca Alphin. Les graisses, qui sont beaucoup plus riches en calories que les hydrates de carbone et les protéines, et la quantité d'hydrates de carbone qui génère une augmentation significative du taux de glucose sanguin pourraient exiger un plus grand travail de la part de votre métabolisme. Prenez plutôt des petits repas faibles en graisses quatre ou cinq fois par jour. »

Essayez le yaourt. « Cet en-cas idéal permet d'établir un équilibre entre les hydrates de carbone, les protéines et, bien sûr, une faible quantité de graisses, déclare Kathy Duran, directrice d'un programme de nutrition. Cet équilibre procure une sensation de satiété et de bien-être. Environ 225 mg de yaourt allégé additionné de fruits est un bon choix. »

Coup de soleil

Des conseils rafraîchissants contre une peau brûlante.

S i vous rentrez à la maison après avoir passé une journée à la plage, votre peau en ressentira les effets. De plus si vous avez oublié votre écran solaire et que votre peau est brûlée, ou si vous avez appliqué de la crème en grande quantité, mais que vous vous retrouvez malgré tout avec une bande rouge qui traverse votre visage ou vos épaules, vous payez le prix d'une belle journée ensoleillée : vous souffrez d'un coup de soleil. Et c'est douloureux ! La rougeur, la douleur, l'enflure, l'inconfort et même des ampoules sont des signes que vous avez passé trop de temps au soleil sans vous protéger la peau.

« Les femmes qui utilisent des produits de maquillage et des crèmes hydratantes avec écran solaire ont un net avantage dans la prévention des coups de soleil », déclare D'Anne Kleinsmith, médecin. Les écrans solaires protègent également contre les rides et le cancer de la peau.

« En ce qui concerne les coups de soleil, les femmes au teint et aux cheveux foncés possèdent des quantités plus importantes de mélanine, pigment protecteur de la peau. Elles sont donc mieux protégées contre les effets néfastes du soleil que les femmes blondes, rousses ou brunes au teint plus clair. Mais cela ne suffit pas. Nous pouvons toutes nous brûler au soleil », déclare Patricia Farris Walters, médecin. En outre, certains médicaments peuvent provoquer une réaction aux rayons ultraviolets, qu'il s'agisse d'un coup de soleil ou d'un salon de bronzage. Cela entraînerait des brûlures encore plus graves.

« Tout médicament qui contient des hormones, notamment les pilules anticontraceptives et les comprimés d'hormonothérapie substitutive, peuvent rendre les femmes qui les prennent plus sensibles au soleil, causant ainsi l'apparition d'une pigmentation brunâtre et en plaques sur le visage, ou parfois des rougeurs et de la sensibilité », ajoute le Dr Kleinsmith.

Protégez aussi les peaux foncées

Patricia Farris Walters, médecin.

Lorsqu'elle était au collège, Patricia Farris Walters, médecin, passait ses étés en Floride durant ses congés scolaires. Comme elle avait la peau foncée, elle pensait que sont teint l'immunisait contre les rayons solaires brûlants. Ce n'était pas le cas. Après avoir passé une journée à la plage en plein hiver, elle a attrapé le pire coup de soleil de sa vie. Voici donc son conseil.

« J'avais le visage couvert de cloques, je ne pouvais pas me regarder dans un miroir; mais, pire encore, j'ai été très malade toute la nuit, j'avais de la fièvre et des frissons. »

Elle recommande aux femmes, quel que soit leur teint, de se protéger la peau.

« Par ailleurs, ne vous laissez pas convaincre par l'idée que les salons de bronzage sont la solution idéale contre les rayons solaires naturels. Vous pouvez également vous brûler gravement dans ces salons. »

SOULAGEMENTS CONTRE LES COUPS DE SOLEIL

Si vous êtes très rouge et souffrez d'un coup de soleil, les femmes médecins vous suggèrent les conseils suivants afin de soulager votre inconfort.

Prenez un analgésique. Le Dr Walters vous suggère de prendre un ou deux comprimés d'aspirine ou d'ibuprofène si vous avez l'impression que vous vous êtes trop exposée au soleil, même si vous ne ressentez encore aucune brûlure. L'aspirine ou l'ibuprofène ont un effet à double volet. Ils éliminent la douleur tout en réduisant l'inflammation et l'enflure.

« Si vous les prenez suffisamment tôt, les comprimés d'aspirine ou d'ibuprofène peuvent maîtriser l'inflammation et empêcher la brûlure de s'aggraver », déclare le Dr Kleinsmith.

« Continuez à prendre 200 mg de comprimés toutes les 6 heures pendant 24 à 48 heures afin de maîtriser l'inflammation », suggère Evelyn Placek, dermatologue.

Faites-vous des compresses fraîches. « La meilleure façon de soulager un coup de soleil consiste à appliquer de l'eau fraîche, mais non glacée, le plus rapidement possible, afin de prévenir les problèmes », conseille le Dr Kleinsmith.

« Si le coup de soleil est localisé à un seul endroit, appliquez une compresse faite d'un linge ou d'une serviette trempée dans de l'eau fraîche », déclare le Dr Placek.

Prenez un bain froid. « Prenez un bain frais si la brûlure couvre une grande surface de votre corps,. « Il vaut mieux prendre un bain qu'une douche, car le jet de la douche frappant votre peau pourrait causer de la douleur », déclare le Dr Placek.

Prenez un bain d'avoine. Afin de soulager les démangeaisons d'une peau asséchée et brûlée, ajoutez dans un bain d'eau fraîche une préparation d'avoine en poudre telle que l'Aveeno, disponible en pharmacie, et trempez-vous dedans », suggère le Dr Walters.

Appliquez un traitement à la cortisone. Cette pommade anti-inflammatoire peut maîtriser l'inflammation et l'enflure. Dans le cas d'une peau brûlée, utilisez une pommade et non pas une crème. « Les crèmes contiennent des agents préservatifs qui peuvent picoter », déclare le Dr Placek.

QUAND CONSULTER SON MÉDECIN

Le coup de soleil est rarement une affection grave et ne nécessite pas de soins médicaux à moins que des cloques ne se forment. Ces cloques pourraient se transformer en plaies plus profondes et créer ainsi un champ d'infection. Votre médecin pourra vous prescrire des pommades ou des lotions à la cortisone afin de réduire la rougeur, ou des antibiotiques pour prévenir l'infection.

« Si vous prenez des médicaments, demandez d'abord conseil à votre médecin avant de vous exposer au soleil », déclare D'Anne Kleinsmith, médecin. « Les antibiotiques les plus courants comme la tétracycline, certains médicaments contre le diabète et la tension artérielle, peuvent rendre les personnes qui souffrent d'un coup de soleil plus sensibles au soleil. », ajoute-t-elle. Les personnes qui prennent du psoralen, médicament prescrit pour des maladies de la peau comme le psoriasis et le vitiligo, devraient redoubler de patience.

Coupures avec du papier
Les fines lames du papier

ous nous sommes toutes déjà coupées avec du papier. Nous nous empressons souvent d'ouvrir une enveloppe en passant notre doigt sous le rabat. En l'espace d'une minute, nous sentons le papier nous trancher le doigt.

La coupure faite par le papier peut être très handicapante. Elle est très petite, mais souvent profonde. Elle élance et picote de façon si intense que la personne qui s'est coupée a l'impression que toutes les terminaisons nerveuses de son corps sont concentrées dans le bout de son doigt.

« Étant superficielles, les coupures avec du papier guérissent rapidement, déclare Wilma Bergfeld, médecin. Mais elles peuvent être très incommodantes pendant plusieurs jours, surtout si vous avez besoin du bout de vos doigts pour travailler, composer un numéro de téléphoner... Chaque fois que vous touchez la pointe de votre doigt, vous ouvrez à nouveau la blessure. »

Les femmes ont une tendance plus marquée à se couper avec du papier en hiver, lorsque l'air sec et chaud enlève à leur peau leur humidité naturelle. « La peau des mains s'assèche et devient plus raide, ce qui la rend plus vulnérable aux lames tranchantes du papier », explique le Dr Bergfeld.

DE L'AIDE AUX VICTIMES

« Heureusement, le soulagement contre de telles coupures est à la portée de vos doigts », déclarent les femmes médecins. Voici ce qu'elles recommandent afin de réduire la douleur et de favoriser la guérison.

Nettoyez la plaie. « Faites couler de l'eau tiède sur votre doigt pendant une minute jusqu'à ce qu'il soit très propre afin qu'il ne s'infecte pas », déclare Karen E. Buke, dermatologue.

Soulagez-le à l'aide d'une pommade. « Après avoir nettoyé la coupure, appliquez dessus une goutte de pommade antibactérienne, recommande le Dr Burke. La pommade permettra de tuer les microbes et d'hydrater la coupure afin qu'elle guérisse plus rapidement. »

Pansez la plaie. Afin de refermer la coupure, exercez une pression sur le doigt pour coller la plaie, puis appliquez dessus une petite bande de sparadrap chirurgical, qui, d'après le Dr Burke, colle mieux qu'un pansement adhésif. « Appliquez le sparadrap perpendiculairement à la coupure, afin que la ligne de la coupure et celle du sparadrap forment un X. Ensuite, tirez en exerçant une pression sur la coupure afin de joindre la peau et qu'elle guérisse ».

Utilisez de la colle. Cela peut vous sembler étrange, mais vous pourrez peut-être retenir la plaie à l'aide de colle. « La colle picote un peu quand on l'applique, mais elle ne nuit pas à la guérison, déclare Sheryl Clark, médecin. Une seule goutte de colle permettra de sceller la plaie afin que l'air n'y pénètre pas et que la guérison soit indolore ».

Attention : « Les gens sont rarement allergiques à la colle Crazy Glue, mais si votre peau devenait rouge, enflée, ou endolorie, cessez-en l'utilisation et consultez un médecin », déclare le Dr Bergfeld.

Couvrez-la d'oxyde de zinc. Vous connaissez sûrement cette substance blanche qui sert à couvrir le nez des surveillants sur les plages. Elle est également pratique pour les coupures avec le papier, est peu coûteuse et disponible en pharmacie. « L'oxyde de zinc est une pâte épaisse qui scelle la plaie afin que l'air n'y pénètre pas et qui la rend ainsi plus confortable. De plus, les propriétés thérapeutiques du zinc favorisent une guérison plus rapide », déclare le Dr Clark.

Faites un traitement la nuit. « La nuit est le moment idéal pour appliquer un traitement sur une coupure faite avec du papier, parce que vous n'avez pas à utiliser vos mains pendant que vous dormez », déclare le Dr Bergfeld. « Vous pouvez donc à ce moment enduire la coupure d'une pommade antibactérienne, puis la recouvrir d'un pansement. »

La prochaine fois... le Dr Bergfeld vous suggère d'utiliser un coupe-papier pour ouvrir votre courrier !

QUAND CONSULTER SON MÉDECIN

Les femmes médecins estiment que la plupart des coupures sont légères et peuvent être traitées à la maison. Consultez cependant votre médecin si la plaie devient rouge, enflée, enflammée, duloureuse ou qu'elle forme un croûte.

Coupures et égratignures
Comment réparer la peau lésée

Les femmes sont tout aussi susceptibles de se couper ou de s'égratigner que leurs enfants. Il est facile de se couper accidentellement le pouce en tranchant du pain ou de s'ouvrir la main sur un morceau de verre cassé en faisant la vaisselle. Ou peut-être avez-vous glissé sur des rochers et vous êtes vous écorché le genou ou le coude.

« La peau est conçue pour se régénérer d'elle-même, surtout si vous prenez les mesures nécessaires pour prévenir l'infection et favoriser la guérison », déclarent les femmes médecins.

« Des chercheurs ont enregistré sur bande vidéo les cellules microscopiques en action et ont observé que les cellules dans les couches supérieures de la peau s'accumulent les unes par-dessus les autres à l'endroit où elles doivent guérir une blessure », déclare Sheryl Clark, médecin.

COMMENT ACCÉLÉRER LE PROCESSUS DE GUÉRISON

Voici ce que les femmes médecins préconisent si la coupure ne nécessite ni point de suture ni intervention médicale.

Compressez la blessure. « Appliquez doucement une serviette humide propre sur la coupure ou l'égratignure pendant environ 20 minutes, ou jusqu'à ce que le saignement cesse », déclare le Dr Clark.

Lavez la blessure. « Il est essentiel de nettoyer une coupure ou une égratignure afin qu'il ne se crée pas d'infection, déclare Karen E. Burke, médecin. Rincez doucement l'égratignure sous l'eau courante jusqu'à ce qu'elle soit très propre. »

« Dans le cas d'une coupure ou d'une égratignure légère, vous n'aurez besoin que de savon et d'eau, suggère Wilma Bergfeld, médecin. Essayez les savons antiseptiques que vous trouverez en pharmacie, ce sont d'excellents nettoyants qui n'irritent pas la peau sensibilisée. »

Quand consulter son médecin

« Dans le cas d'une coupure importante et profonde, c'est-à-dire de plus d'un centimètre, vous devriez avoir des points de suture », dit Karen E. Burke, médecin.

« Les points de suture permettent à la coupure de guérir plus rapidement et réduisent les risques de cicatrices. De plus, la coupure sera moins vulnérable à l'infection si elle est recousue au moyen de points de suture », explique le Dr Burke.

Mais comment pouvez-vous savoir si vous avez besoin de points de suture ?

« Si la coupure montre une ligne blanche ou de la couleur de la peau, elle n'est pas assez profonde pour faire faire des points. Mais si la coupure est assez profonde que vous y voyez une couleur jaunâtre, c'est que vous avez traversé la couche de graisse qui se trouve sous la peau, et des points seront nécessaires pour qu'elle guérisse correctement. Consultez un médecin, même si vous doutez de la profondeur de la coupure », conseillent les femmes médecins. Afin de maîtriser l'enflure, appliquez une compresse et de la glace (entourez d'un pansement et d'un sac de glaçons) puis prenez rendez-vous dans les 24 heures qui suivent.

Voici d'autres moments où vous devrez peut-être voir un médecin :

- le site de la coupure est rougeâtre, sensible, enflé, suintant, et dégage du pus ;
- vous avez de la fièvre et vos ganglions lymphatiques sont enflés ;
- vous avez plusieurs coupures et égratignures ; « dans ce cas, il est possible que vous ayez besoin d'un antibiotique », déclare Wilma Bergfeld, médecin.

Vous devriez également consulter un médecin si :

- du verre, une pierre ou toute autre substance étrangère s'est implantée dans la coupure. « Votre médecin devra peut-être anesthésier la plaie afin d'en retirer tous les débris », ajoute le Dr Bergfeld ;
- vous vous êtes coupé au visage ou toute autre région visible du corps
- vous souffrez d'un prolapsus valvulaire mitral, vous avez une valvule cardiaque artificielle ou une arthroplastie de la hanche et que vous vous coupez. « Vous devrez peut-être alors prendre un antibiotique par voie orale », déclare le Dr Burke.

N'utilisez pas de peroxyde d'hydrogène : certaines femmes médecins jugent que ce produit est trop fort. « La solution détruira non seulement les bactéries présentes dans la coupure ou l'égratignure, mais également les bonnes cellules de la peau qui essaient de guérir la blessure », déclare le Dr Clark.

Répétez trois fois par jour. « Dans le cas des coupures ou des égratignures de plus grande taille, elles devraient être nettoyées trois fois par jour », conseille le Dr Bergfeld.

Couvrez le tout d'une pommade. Pendant des années, les médecins pensaient que les coupures et les égratignures guérissaient mieux si elles étaient au sec. Cependant, la recherche révèle que c'est tout à fait le contraire : « Si vous gardez une blessure humide, elle guérit plus rapidement et avec moins de dommages physiques, déclare le Dr Clark. Les coupures ont besoin d'un environnement humide afin de pouvoir former de nouvelles couches de peau, à la fois plus saines et plus esthétiques. »

« Donc, après le nettoyage, appliquez une pommade antimicrobienne afin de garder la blessure humide et sans bactéries et d'en favoriser la guérison », suggère le Dr Bergfeld.

Fermez la plaie. Les femmes médecins recommandent un nouveau type de produit en vente libre appelé pansement colloïdal. « C'est un matériel poreux et gélatineux qui colle à la peau comme du papier gommé », déclare le Dr Bergfeld. Le pansement contient également un médicament antimicrobien qui combat la bactérie.

Ces membranes forment une couche aérée sur la blessure, comparable à une deuxième peau. « Elles permettent à l'oxygène de traverser la membrane mais empêchent l'eau d'y pénétrer. Elles gardent également la blessure humide en retenant les liquides à l'intérieur », explique le Dr Clark. Consultez votre pharmacien à ce sujet.

« Ce type de pansement peut réduire le temps de guérison de moitié, déclare le Dr Bergfeld. Il est particulièrement efficace sur les égratignures et les coupures sur les jambes, pour lesquelles le temps de guérison est habituellement long. »

Ne touchez pas. Laissez le pansement sur la plaie pendant deux à cinq jours. « Il se détachera de lui-même ou il tombera au moment de votre douche. Alors, au besoin, vous pourrez le remplacer », explique le Dr Bergfeld.

Utilisez un adhésif. « Si vous n'avez pas de pansement colloïdal à la maison, un pansement traditionnel sera tout aussi efficace. Afin de garder les deux parties de la petite coupure ensemble pour activer la guérison, rapprochez les deux côtés de la plaie et collez-les ensemble à l'aide d'une petite bande adhésive chirurgicale. Ou encore, essayez une petite bande de diachylon », conseille le Dr Bergfeld.

Couvrez la plaie. « Protégez la blessure à l'aide de gaze ou de diachylon au besoin, ou simplement à l'aide d'un sparadrap adhésif si la coupure ou l'égratignure est petite, ajoute le Dr Clark. Appliquez le pansement de façon à ce que la plaie puisse respirer sans être trop serrée. »

Changez les pansements. « Il est bon de changer les pansements deux à trois fois par jour, dès que vous lavez la blessure », ajoute le Dr Clark.

Participez à la guérison. « Si vous êtes victime d'une grande coupure ou d'une égratignure sur la jambe ou la partie inférieure d'un membre, soutenez les tissus environnants et réduisez l'enflure en portant un pansement élastique ou en portant des bas de soutien, conseille le Dr Bergfeld. Il ne faut cependant pas qu'il soit trop serré, mais qu'il agisse comme soutien », dit-elle.

Crainte des examens gynécologiques
Comment vous faciliter l'épreuve

Votre cœur bat très fort et vous pouvez à peine respirer. Votre bouche est sèche, vos muscles tendus et la paume de vos mains moites. Vous vous sentez confuse, envahie par la crainte, et vous comptez les minutes avant que votre médecin procède au test de Papanicolaou, puis à l'examen de vos parties génitales, de vos seins et de votre rectum. Vous espérez déjà qu'il vous dise : « C'est terminé, vous pouvez vous rhabiller. »

« Au moins une femme sur dix vit l'examen gynécologique comme une expérience traumatisante, déclare Charanjeet Ray, gynécologue et obstétricienne. D'année en année, j'examine les mêmes femmes. Certaines d'entre elles blêmissent, d'autres se sont même évanouies durant l'examen. »

« Votre médecin doit vous voir au moins une fois par an afin de pouvoir déceler tout problème qui pourrait survenir dans les organes reproducteurs ou toutes autres parties de la région pelvienne, ce qui lui permettrait de dépister toutes grosseurs aux seins ou signes d'une maladie transmise sexuellement. De plus, il vous fera un examen général. « Cependant, certaines femmes évitent l'examen pelvien car elles ont eu une mauvaise expérience », déclare Lila A. Wallis, médecin. Par conséquent, certains problèmes de santé qui nécessiteraient une attention médicale passent inaperçus.

UN RITUEL NÉCESSAIRE

Voici ce que les femmes médecins vous conseillent afin de vous aider à rester calme si vous appréhendez de vous rendre chez la gynécologue et si vous êtes très tendue avant même qu'elle ne vous touche.

Planifiez votre rendez-vous. « Certaines femmes ont les seins très sensibles juste avant ou durant leurs règles », déclare Mary Lang Carney, médecin. Prenez donc rendez-vous chez la gynécologue juste après vos règles afin de ne pas sursauter de douleur lorsqu'elle vous examinera les seins.

Videz votre vessie. Si vous urinez avant l'examen gynécologique, vous serez plus détendue. « Le fait d'uriner avant l'examen vous rendra plus confortable », déclare le Dr Wallis. Cela permettra au médecin de palper plus facilement votre l'utérus, vos ovaires (qui produisent les ovules) et les trompes de Fallope (qui transportent les ovules jusqu'à l'utérus) afin d'obtenir des résultats d'examen plus précis.

Gardez vos bas. Si vous avez froid aux pieds et que c'est inconfortable dans les étriers de la table d'examen, portez des bas ou placez une feuille d'essuie-tout entre votre talon et le métal. De plus, vous pourrez mieux placer vos pieds dans les étriers si vous portez des chaussures à talons. Enfin, le Dr Wallis vous conseille de demander à votre médecin de régler les étriers afin que vous soyez à l'aise quand vous fléchissez vos genoux. « Certains médecins ont, dans leur bureau, une table d'examen munie d'un dispositif d'appui pour le genou, ce qui rend l'examen plus confortable pour certaines femmes », ajoute-t-elle.

Avouez que vous êtes mal à l'aise. « Si votre médecin est au courant de votre appréhension, il fera de son mieux pour vous rassurer et être plus délicat qu'à l'habitude », déclare le Dr Ray.

Inspirez, expirez et recommencez. Pour de nombreuses femmes, la partie la plus ingrate de l'examen est l'insertion du spéculum, instrument en métal ou en plastique qui dilate le vagin afin de permettre au médecin d'examiner l'organe et de prendre un échantillon des tissus. « La sensation est très désagréable, explique le Dr Ray. La tension des muscles pelviens rend l'insertion d'un spéculum très difficile, même presque impossible et cela prolonge davantage l'examen. La détente des muscles n'est pas chose facile, mais prendre quelques respirations profondes peut vraiment aider », déclare le Dr Carney.

Détendez vos muscles. « Placez votre main sur les muscles du ventre habituellement très tendus au moment de l'examen. Lorsque vous constaterez la tension de vos muscles, vous pourrez commencer à les détendre », déclare le Dr Carney.

Le Dr Wallis conseille cet antidote aux muscles tendus : resserrez les muscles qui servent à maîtriser la miction, puis détendez-les. Répétez cet exercice plusieurs fois avant que votre médecin n'insère le spéculum.

Mentalement, oubliez les étriers. « Si vous ne vous concentrez que sur l'examen, vous vous sentirez davantage craintive », déclare le Dr Ray. Imaginez plutôt que vous êtes sur une belle plage dans les Caraïbes ou que vous faites quelque chose que vous aimez vraiment.

Si cela fait mal, avouez-le. « Votre médecin ne peut pas lire dans vos pensées. S'il vous fait mal, dites-le lui », déclare le Dr Ray. L'insertion d'un spéculum pourrait tirer sur certains poils pubiens, par exemple. Dites-le à votre médecin qui pourra vous suggérer de guider l'insertion. Vous savez très bien qu'en signalant tout simplement à votre médecin qu'il vous fait mal, vous pourriez lui donner plus d'information sur l'état de votre santé.

La rapidité de l'examen. « Le fait de réaliser qu'un examen complet est relativement court aide habituellement la patiente, déclare le Dr Carney. Le test de Papanicolaou ne prend que quelques secondes, le tout sera terminé en un rien de temps. »

140

Crampes d'estomac
Des mesures de confort à domicile

V ous vous sentez très mal. Vous vous tenez le ventre, vous êtes pliée en deux et vous aimeriez même crier. Ou encore vous préféreriez dormir. Vous feriez n'importe quoi pour éliminer la douleur.

Les crampes d'estomac peuvent fréquemment vous frapper en plein ventre. Presque toutes les femmes en ont ressenti les symptômes à un moment ou à un autre de leur vie. Si vous souffrez du syndrome du côlon irritable ou d'une intolérance au lactose, ou même si vous éprouvez des épisodes occasionnels du syndrome prémenstruel, vous connaissez la douleur qui vous attend. Le diagnostic exact du malaise n'est cependant pas évident. Il pourrait s'agir de stress, ou d'un virus, ou d'un je-ne-sais-quoi.

DU THÉ S'IL VOUS PLAÎT.

Les crampes d'estomac, ou abdominales, disparaîtront d'elles-mêmes en quelques heures ou quelques jours. Mais il n'est pas nécessaire de souffrir si longtemps. Voici ce que les femmes médecins préconisent comme mesure de confort.

Essayez une bouillotte d'eau chaude. Une crampe est en fait un muscle noué. « Si les muscles de votre estomac vous donnent des crampes, le simple fait de vous allonger sur votre lit en plaçant une bouillotte d'eau chaude sur votre ventre pourrait soulager la douleur », déclare Wanda Filer, médecin. La bouillotte comporte beaucoup moins de risques que le coussin chauffant, car elle se refroidit graduellement, alors que le coussin reste chaud et qu'il pourrait vous brûler si vous vous endormiez ou si vous l'utilisiez toute la nuit.

Adoptez ce régime alimentaire. Il s'agit de bananes, de riz, de sauce aux pommes et de pain grillé, aliments qui sont tous faciles à digérer et qui n'augmenteront pas vos crampes. « Les aliments riches en fibres comme le pop-corn, les noix, et le chou peuvent être difficiles à digérer et aggraver votre cas », ajoute le Dr Filer.

QUAND CONSULTER SON MÉDECIN

« Si vos crampes abdominales sont accompagnées de nausées, de vomissements, de fièvre ou de sang dans vos selles, consultez un médecin afin d'éliminer toute possibilité d'une maladie plus grave comme un ulcère », déclare Wanda Filer, médecin.

Buvez beaucoup d'eau. Si vos crampes proviennent de constipation ou de diarrhée, la meilleure façon de les soulager est de boire de l'eau en très grande quantité, expliquent les femmes médecins. L'eau permet aux déchets de l'organisme de se déplacer à travers les intestins, ce qui devrait soulager la constipation. Dans le cas d'une diarrhée, l'eau en grande quantité vous empêchera de vous déshydrater.

Préparez-vous une grande soupière de soupe au poulet. « Cela fonctionne », déclare le Dr Filer. Nous en ignorons tous la raison, mais la soupe au poulet semble apaiser l'estomac et soulager les crampes abdominales, tout en nettoyant le tube digestif.

Évitez les produits laitiers. Si vous souffrez de diarrhée ou d'une intolérance au lactose, vous découvrirez que le lait et les autres produits laitiers, tels que le fromage, sont très difficiles à digérer et provoquent davantage de crampes. Donc, jusqu'à ce que vous vous sentiez mieux, modérez votre consommation de produits laitiers.

Avalez de l'huile de menthe poivrée. « Si vous souffrez de spasmes intestinaux ou de flatulences, l'huile de menthe poivrée atténuera la douleur », déclare Tori Hudson, médecin naturopathe.

L'huile de menthe poivrée est disponible en capsules et on peut se la procurer dans les magasins d'alimentation naturelle. « Prenez une capsule deux ou trois fois par jour entre les repas jusqu'à ce que les crampes disparaissent », déclare le Dr Hudson.

Buvez une tisane. « Les tisanes à la valériane, au fenouil, au gingembre, à la camomille, au romarin, à la menthe poivrée et au citron soulagent également les flatulences et atténuent les spasmes des crampes abdominales légères », déclare le Dr Hudson.

Crampes musculaires
Comment vous libérer
des nœuds douloureux

Vous jouez au tennis, et vous savez que vous allez gagner. Mais soudainement, sans raison apparente, le muscle de votre mollet se noue et vous ne pouvez plus bouger.

Que s'est-il passé ? « Le muscle de votre mollet s'est resserré, écourté, provoquant ainsi une douleur soudaine et intense », explique Debra Zillmer, médecin. Les crampes musculaires chez les femmes en bonne santé et actives proviennent habituellement d'un surmenage et de déshydratation, notamment en jouant au tennis pendant 5 heures en plein soleil et en oubliant de boire de l'eau.

« Lorsque votre organisme n'est pas assez alimenté en liquides, il éprouve un déséquilibre d'électrolytes, ce qui provoque des crampes musculaires », déclare le Dr Zillmer.

Les électrolytes, notamment le sodium, le magnésium, le calcium et le potassium, sont des corps chimiques de l'organisme qui favorisent le fonctionnement normal des cellules. Un déséquilibre survient lorsque l'un ou plusieurs de ces électrolytes se trouvent en trop grande ou en trop petite quantité dans l'organisme. Les principaux électrolytes concernant les crampes musculaires sont le potassium, le sodium et le calcium.

D'autres formes de crampes, non associées à l'apport liquidien, se produisent après une période d'inactivité, comme rester assis trop longtemps dans la même position sans bouger un muscle. Parfois, certaines personnes ressentent des crampes même allongées dans leur lit. On en ignore cependant la cause.

COMMENT ÉLIMINER LES CRAMPES.

La plupart des crampes se manifestent généralement dans les mollets, mais elles peuvent également apparaître dans les cuisses ou dans les pieds, ou dans presque tous les muscles. Mais les femmes médecins estiment que, quel que soit l'endroit ou la raison des crampes, la plupart d'entre elles peuvent être soulagées grâce à quelques simples techniques.

143

QUAND CONSULTER SON MÉDECIN

« Les crampes musculaires disparaissent habituellement d'elles mêmes », déclare Margot Putukian, médecin. Si vous buvez beaucoup de liquides et que vous avez un régime alimentaire équilibré, c'est-à-dire, des grains, des céréales, des haricots, des fruits et des légumes en grande quantité et des glucides et des graisses animales en petite quantité, et que vos crampes ne disparaissent pas, consultez votre médecin.

Les crampes musculaires intenses et fréquentes pourraient signaler un malaise plus grave tel qu'un caillot sanguin ou un problème d'électrolyte.

Massez doucement. Afin de détendre la zone de tension, le docteur Zillmer suggère de masser doucement la région, qu'il s'agisse d'une crampe dans votre mollet après avoir fait de l'exercice ou d'un spasme dans votre pied après avoir porté des talons hauts toute la journée.

Étirez-vous. « Ensuite, étirez le muscle tendu lentement et doucement, sans toutefois provoquer de douleur », déclare le Dr Zillmer.

« Dans le cas de crampes au mollet, faites des étirements au mur. Tenez-vous à environ un mètre du mur, les genoux droits et les talons posés au sol. Inclinez votre corps vers le mur en vous supportant de vos mains. Vous ressentirez un étirement dans les muscles du mollet. Restez ainsi pendant une minute et répétez trois fois l'exercice », déclare le Dr Zillmer.

Buvez. « Si vous éprouvez des crampes musculaires après une partie de golf ou toute autre forme d'exercice, buvez de l'eau, une boisson sportive ou du jus de fruits afin de réhydrater et de restaurer l'équilibre de vos électrolytes, déclare le Dr Zillmer. En général, l'eau suffit à se réhydrater, sauf si vous avez passé de nombreuses heures à faire de l'exercice sous une chaleur intense. Il vaudrait mieux alors choisir une boisson sportive qui contient des électrolytes », ajoute-t-elle.

Concentrez-vous sur le calcium, le potassium et l'hydratation. « Un déséquilibre des électrolytes, responsable des crampes musculaires, peut aussi être provoqué par des carences en calcium et en potassium dans le régime alimentaire », déclare Margot Putukian. Afin d'augmenter votre taux de calcium, elle vous suggère de consommer des produits laitiers allégés tels que le yaourt et le lait écrémé. Pour le potassium, mangez des patates douces, de la dinde, des bananes et du jus d'orange.

Utilisez de la glace. « La glace est à la fois un analgésique et un anti-inflammatoire », déclare Judith C. Stern, physiothérapeute. Elle suggère de toujours conserver des glaçons dans le congélateur en cas d'urgence. Vous pourrez de la sorte masser le site endolori si nécessaire.

Massez la crampe pendant environ 10 minutes ou jusqu'à ce que la peau devienne écarlate. Cela indique que des cellules sanguines sont présentes et qu'elles réchauffent le muscle tendu.

La chaleur, une alternative. « La chaleur favorise la circulation sanguine superficielle et rend les muscles plus souples. Certaines personnes trouvent en effet que la chaleur est plus appropriée pour soulager les crampes musculaires que la glace », déclare Judith Stern. Essayez de placer un coussin chauffant sur la partie lésée pendant 20 minutes, ou prenez une douche ou un bain tiède. Massez le muscle à l'aide de vos mains après avoir appliqué de la glace ou de la chaleur.

Bougez un peu. « L'inactivité peut également être la cause des crampes », déclare Valery Lanyi, spécialiste des contractures. Donc, si vous conduisez pendant des heures, descendez de voiture de temps en temps et marchez 5 minutes.

Crise de la quarantaine
Comment survivre aux traumatismes de la transition

*D*e nombreuses femmes paniquent lorsqu'elles arrivent à la quarantaine.

Elles décident alors de renouveler leur garde-robe, changent la teinte de leurs cheveux et décident même d'adopter un tout nouveau régime de vie. Dans la vie de tous les jours, en revanche, les transitions causées par la quarantaine ne sont pas toutes aussi dramatiques, mais elles sont tout aussi importantes.

« La crise de la quarantaine, parce qu'elle survient vers l'âge de 40 ans, est une période de grands changements physiques et sociaux chez la femme », déclare Carol Goldberg, psychologue. « Les buts que vous vous étiez fixés dans la vingtaine pourraient ne plus vous sembler importants », déclare Renana Brooks, psychologue. Si vous atteignez l'âge de quarante ans et que vous avez atteint tous vos objectifs de carrière, vous pourriez vous demander ce qu'il vous reste à faire dans la vie. Et si vous n'avez pas atteint ces buts, vous pourriez vous interroger sur leur importance.

« Si vous n'avez pas encore eu d'enfant à cet âge, vous pourriez vraiment avoir envie d'en vivre l'expérience », déclare le Dr Goldberg. Et si vous avez élevé vos enfants, il se pourrait bien que ces derniers soient déjà partis de la maison. Peut-être aussi avez-vous mis votre carrière de côté pour pouvoir élever vos enfants et que vous aimeriez maintenant retourner au travail. De plus, votre relation avec votre conjoint pourrait ne plus être la même, ou encore il se pourrait que vous ayez à vous occuper de vos parents malades, ce qui vous pousserait à vous questionner sur votre propre santé.

ANTICIPEZ L'AVENIR ET SOYEZ CONFIANTE.

En résumé, les femmes au début de la quarantaine doivent répondre à une seule question : « Qu'est-ce que je veux faire du reste de ma vie ? »

« Et la crise de la quarantaine peut être encore plus tumultueuse si elle est associée à des changements traumatiques comme la mort d'un être cher, la perte d'un travail ou encore l'apparition d'une maladie qui pourrait être fatale », souligne le Dr Goldberg. Chez certaines personnes, cette transition est suffisamment difficile pour mener à une crise émotionnelle très intense.

Cependant, peu de gens se retrouvent dans un tel état, selon une étude menée à l'université de la Colombie-Britannique à Vancouver. Le Dr Goldberg estime qu'environ 10 % des femmes seulement traverseront une grande crise. Cependant, si vous êtes l'une d'elles, vous vous moquerez de ces statistiques. Les changements et les nouveaux choix peuvent être des plus stressants. Et pour la plupart des femmes, il existe des choses plus importantes dans la vie que de renouveler sa garde-robe ou de changer la couleur de ses cheveux. Considérez donc les conseils suivants.

QUAND CONSULTER SON MÉDECIN

« Votre façon d'accepter la quarantaine dépend en partie de la façon dont vous faites face à d'autres changements émotionnels ou physiques qui surviennent en même temps », déclare Carol Goldberg, psychologue. Elle vous conseille de chercher des soins professionnels dans les cas suivants :

- vous souffrez d'une grande anxiété, de stress ou d'un deuil ;
- vous avez de la difficulté à prendre des décisions, surtout celles qui affectent la prochaine étape de votre vie ;
- vos amis sont inquiets parce que votre comportement a beaucoup changé : vous avez de la difficulté au travail, vous ne voulez jamais sortir et, en général, vous souffrez de dépression.

Dites-vous que vous êtes une personne forte. « Rappelez-vous que vous avez passé à travers d'autres crises difficiles et que vous y avez survécu, déclare le Dr Goldberg. À l'approche de la quarantaine, la plupart des gens ont un bon sens de leurs valeurs et de ce qu'ils peuvent accomplir. Avec l'âge vient la sagesse. Les personnes sont davantage capables de prendre des décisions et d'accepter le changement. Elles se sentent plus en confiance et plus calmes. Les ajustements de la vie sont habituellement plus positifs. »

Cherchez du soutien. « Les périodes de transition peuvent être douloureuses, mais souvenez-vous que la douleur accompagne souvent la croissance », déclare le Dr Brooks. Essayez donc de voir cette transition comme une bonne occasion de grandir.

Regardez la vie comme une série d'étapes. Chaque étape de la vie est une occasion de se concentrer sur un aspect différent et très satisfaisant de la vie.

Si vous avez passé vos vingt dernières années à la maison à élever les enfants, appréciez d'abord les satisfactions que vous ont procurées vos responsabilités. Décidez ensuite de ce que vous aimeriez faire, par exemple jouer d'un instrument de musique ou écrire, et consacrez-vous à votre nouvelle activité.

Élaborez un plan et mettez-le sur papier. « Trouvez dans votre maison un endroit tranquille et écrivez sur papier ce que vous voudriez faire dans la prochaine étape de votre vie », suggère le Dr Brooks. Peut-être voudrez-vous passer d'une vie de carrière à une vie de famille, voire devenir parent, adopter ou vous occuper d'enfants maltraités. Peut-être même voudrez-vous apprendre une nouvelle langue ou voyager, faire du bénévolat ou de la politique.

Assurez-vous d'évoluer et non pas de révolutionner. « Ne sortez pas d'une relation personnelle de longue date sur un coup de tête. Demandez-vous si vous êtes vraiment insatisfaite de votre mariage, ou si cela est dû au fait que d'autres choses dans votre vie vous perturbent. Si le problème se concentre vraiment sur votre relation, songez à obtenir des soins thérapeutiques », déclare le Dr Goldberg.

Il en est de même pour votre carrière. « Si votre travail ne vous satisfait plus, demandez que l'on vous confie de nouveaux projets », suggère-t-elle. Si cela s'avère impossible, il est peut-être temps de penser à une nouvelle carrière. Ou encore, vous devriez peut-être consacrer votre temps libre à de nouvelles activités en-dehors du travail. Dans tous les cas, évitez de prendre des décisions trop rapides ou d'effectuer des changements majeurs que vous pourriez regretter.

« Avant de prendre la décision de changer de travail, parlez-en avec des gens qui travaillent dans le domaine qui vous intéresse, observez-les au travail pendant quelques jours si cela vous est possible ou faites un stage pendant vos temps libres », ajoute-t-elle.

Rendez-vous à la bibliothèque. « Téléphonez dans plusieurs collèges ou universités et demandez qu'on vous envoie de la documentation, déclare le Dr Goldberg. Ne pensez surtout pas qu'il est trop tard. Bon nombre de gens sont devenus célèbres plus tard dans leur vie. »

Crise de panique
Des techniques apaisantes, efficaces et rapides

*A*nnie a eu sa première crise de panique au début de la trentaine. Son coeur battait très fort, ses mains tremblaient et des gouttes de sueur coulaient sur son visage. Elle n'a jamais su pourquoi. Une vague d'anxiété intense et terrifiante l'avait soudainement envahie, pour disparaître en moins d'une heure.

Quelques années plus tard, cette panique s'est à nouveau emparée d'elle. Elle subit d'abord une crise, puis une autre, à tel point qu'elle ne voulait même plus se rendre à son travail. En tant que directrice générale d'une multinationale, Annie (et ce n'est pas son vrai nom) avait peur de souffrir d'une crise de panique devant son personnel.

« Annie s'est absentée de son travail tellement souvent qu'elle a perdu son emploi », déclare Irene S. Vogel, psychologue, qui a par la suite traité avec succès les crises de panique d'Annie.

Ces crises de panique ont un effet affaiblissant ; elles sont très courantes et tout à fait imprévisibles. Elles peuvent survenir chez des personnes tout à fait normales, comme vous.

« Bon nombre d'adultes ont des crises de panique à un moment ou à un autre de leur vie, déclare le Dr Vogel. Certains ont seulement une ou deux crises et ne peuvent même pas mettre un nom sur ces crises. Elles incriminent plutôt d'autres causes, comme l'abus du café. « Nous sommes tous susceptibles d'éprouver des crises de panique durant des périodes de stress, certains d'entre nous semblent être plus vulnérables », déclarent les chercheurs. Et ces crises semblent être héréditaires. Pour des raisons que les scientifiques ne comprennent pas vraiment, les crises de panique sont plus fréquentes chez les femmes que chez les hommes.

PLUS QU'UNE SIMPLE CRISE NERVEUSE.

Les symptômes d'une crise de panique varient d'une personne à une autre, mais ils comprennent habituellement une combinaison de malaises comme de la difficulté à respirer, de la transpiration, des douleurs à la poitrine ou de l'inconfort, une perte de l'équilibre, un sentiment d'irréalité, des tremblements, des picotements ou de l'engourdissement dans les extrémités, des nausées, des palpitations, des sensations d'étouffement, de même que des bouffées de chaleur ou de froid. De plus, la personne éprouve constamment une anxiété qui l'accable. La plupart des crises ne durent que quelques minutes, mais certaines se prolongent pendant près d'une heure.

« Les personnes qui éprouvent des crises de panique craignent de souffrir d'une crise cardiaque ou de mourir, ou même de devenir folles », explique le Dr Heitler. À ces sentiments s'ajoute l'anxiété, qui ne fait que perpétuer les symptômes : battements de cœur accélérés, transpiration, respiration en surface, ce qui donne davantage la conviction aux personnes d'être très malades. « En outre, la crainte d'avoir une crise de panique augmente les risques qu'une véritable crise se manifeste », déclare le Dr Vogel.

DES SOLUTIONS ÉPROUVÉES SCIENTIFIQUEMENT.

On peut vaincre les crises de panique. Si votre médecin a confirmé ce diagnostic, vous voudrez apprendre à faire face aux symptômes, calmement.

QUAND CONSULTER SON MÉDECIN

Si vous pensez que vous souffrez d'une crise de panique mais que vous n'en êtes pas vraiment certaine, consultez votre médecin. Certaines pathologies ou même certains médicaments peuvent provoquer des symptômes similaires.

S'il s'agit vraiment d'une crise de panique, les spécialistes vous recommanderont des soins thérapeutiques professionnels sur-le-champ, parce que le traitement devient plus difficile à mesure que le problème s'aggrave. Les récidives de crise de panique peuvent mener à l'agoraphobie, trouble caractérisé par des craintes irrationnelles et un refus de se retrouver dans certains endroits ou certaines situations propices à la panique.

Outre des techniques d'autotraitements, une thérapie professionnelle pourrait inclure une variété d'approche, depuis la thérapie du comportement jusqu'aux médicaments, du moins temporairement.

Voici comment.

Parlez-vous. « L'autosuggestion est très puissante. Dites-vous que vous êtes en train d'avoir une crise de panique, que ce n'est pas une crise cardiaque, que vous n'êtes pas en train de mourir et que vous ne devenez pas folle. L'épisode est de courte durée et passera très rapidement. Vous survivrez à l'expérience », déclare le Dr Vogel. Cette approche, empruntée à la thérapie cognitive du comportement, devrait alléger votre taux d'anxiété, et vos symptômes devraient commencer à s'atténuer.

En outre, la pratique d'une telle approche devrait vous préparer à faire face à d'autres crises de panique et, en réduisant le degré général de votre anxiété, vos crises seront moins fortes. Des chercheurs en Suède ont rapporté des progrès remarquables chez des personnes à qui ils avaient appris cette technique. Après le traitement, la plupart d'entre elles ne souffraient plus du malaise.

Détendez un muscle à la fois. « Pendant que vous vous rappelez que tout ira bien, essayez de respirer profondément ou pratiquez toute autre technique de détente comme la relaxation progressive », déclare le Dr Vogel. La relaxation permet de diminuer les symptômes et réduit les risques de crises ultérieures.

Afin d'essayer cette technique, asseyez-vous d'abord sur une chaise confortable, fermez vos yeux et suivez les conseils suivants de Martha Davis, psychologue. D'abord, serrez votre poing droit. Gardez-le très serré pendant environ 10 secondes, puis étendez votre main complètement. Répétez le même exercice avec la main gauche, puis avec les deux mains à la fois. Ensuite, fléchissez les coudes et tendez votre avant-bras. Détendez vos bras et allongez-les de chaque côté de votre corps. Continuez les exercices en effectuant une tension, puis une relaxation des épaules et du cou. Plissez ensuite votre front et vos sourcils, fermez vos yeux très fort et resserrez la mâchoire, puis détendez-vous. Enfin, faites le même exercice avec votre estomac, le bas du dos, les cuisses, les fesses, les mollets et les deux pieds. L'exercice complet devrait prendre environ 10 minutes. Répétez ces exercices deux fois par jour.

Cuisses trop grosses
Pour des cuisses plus minces et plus élancées

*D*emandez à n'importe quel groupe de femmes quelle partie de leur corps elles trouvent la moins attrayante, et la majorité d'entre elles vous répondront que ce sont leurs cuisses.

C'est le poids de l'hérédité : si vous avez les cuisses trop grosses, ce défaut physique vous a certainement été transmis par votre mère. Les mauvaises nouvelles ? « Il est impossible de perdre du poids seulement à un endroit précis du corps », déclare Mary Ellen Sweeney, médecin.

COMMENT REMÉDIER AU PROBLÈME

« Si vous essayez de perdre du poids et que vous faites de l'exercice, vous pourrez sûrement amincir et tonifier vos cuisses », déclare le Dr Sweeney. « Certains exercices peuvent même vous aider à avoir de plus belles jambes », déclare Kathleen Little, physiologiste de l'exercice.

Coupez le gras et amincissez vos cuisses. « Le gras, c'est le gras », déclare le Dr Sweeney. Si vous voulez vous débarrasser du surplus de graisse sur vos cuisses, vous devrez réduire votre poids, de même que votre taux de graisse corporelle.

D'abord, consommez la plupart de vos calories à partir d'aliments faibles en gras ou riches en glucides comme les légumes, les blancs de volaille et le pain de blé complet sans beurre.

Votre apport de graisses devrait être limité entre 20 à 30 % des calories totales consommées. (Si, par exemple, vous absorbez 2 000 calories par jour, calculez que 400 à 600 calories seulement devront provenir des graisses.) « Ce n'est pas si compliqué. Réduisez simplement votre consommation d'aliments frits, de desserts riches, de viandes grasses et de vinaigrettes riches en calories », ajoute le Dr Sweeney.

Une garantie aérobique. « Si vous perdez du poids sur toutes les parties de votre corps, vous en perdrez également autour de vos cuisses », déclare le Dr Sweeney. Elle déclare que la meilleure façon de brûler le maximum de graisses consiste à consacrer de 20 à 60 minutes à l'aérobie durant chaque séance d'exercices. Vous devez trouver une activité qui augmente à la fois votre rythme respiratoire et votre fréquence cardiaque, notamment la marche rapide, la bicyclette, le « step » aérobic ou la course, au moins trois fois par semaine.

Ajoutez les haltères, soustrayez les centimètres. « Pour perdre du poids de façon efficace, raffermissez vos muscles et combinez les exercices d'aérobic à un entraînement en résistance, déclare le Dr Sweeney. Les exercices aérobiques brûlent les graisses, l'entraînement en résistance favorise, lui, le tonus musculaire, en plus de renforcer et de raffermir les cuisses. Adoptez un régime d'exercice qui inclut les deux types d'activité », déclare le Dr Sweeney, et vous vous retrouverez avec des cuisses plus minces et plus fermes.

Le Dr Little est d'accord sur ce point : les exercices d'entraînement en résistance peuvent raffermir les cuisses. Elles vous paraîtront plus douces et plus fermes.

« Si vous avez accès à un gymnase, faites travailler vos cuisses à l'aide des appareils à pression ou d'extension », ajoute le Dr Little. Sinon, le Dr Sweeney suggère de faire des levers de jambes ou des demi pliés.

« Pour faire un lever de jambes, allongez-vous sur le côté, les jambes droites. Posez votre tête contre votre bras allongé, ou encore appuyez-la sur votre main, le bras fléchi. Soulevez lentement la jambe supérieure d'environ 6 à 8 cm de 10 à 12 fois », explique Margot Putukian, médecin. « N'oubliez pas d'expirer en soulevant la jambe et d'inspirer en l'abaissant. Répétez trois fois l'exercice pour chaque jambe, au moins trois fois par semaine. Pour faire des demi pliés, appuyez-vous de côté au comptoir de votre cuisine ou près d'une chaise les pieds écartés à peu près à la hauteur de vos épaules. En retenant le comptoir ou la chaise d'une main, fléchissez lentement vos genoux jusqu'à ce qu'ils atteignent un angle de 90 degrés », déclare le Dr Putukian. Gardez votre dos droit, vos épaules et vos genoux en ligne droite au-dessus des orteils. Revenez ensuite à la position de départ, ne vous servez du comptoir ou de la chaise que pour retenir votre équilibre et laissez vos jambes faire le travail. Effectuez de 10 à 12 répétitions trois fois par semaine.

D'AUTRES TECHNIQUES D'AMINCISSEMENT

Voici d'autres techniques d'amincissement qui vous donneront l'illusion d'avoir des cuisses plus minces.

Déguisez-les à l'aide d'une robe. « Si vous avez des cuisses trop grosses, les tricots qui moulent le corps ne sont pas les vêtements idéaux pour vous. Choisissez plutôt de porter des jupes amples, confectionnées dans des tissus plus souples comme le crêpe ou la soie, ce qui détournera l'attention portée à vos cuisses. », déclare Susan Bornstein, conseillère de mode.

Portez des coloris neutres. « Pour simuler une apparence mince, portez des couleurs marine ou noire, ou encore des vêtements aux motifs légers qui n'attirent pas l'attention » déclare Susan Bornstein. Évitez les tartans, les motifs floraux ou encore les rayures horizontales.

Cuticules
Comment régler le problème des cuticules

uticule veut dire petite peau et désigne cette mince bande de tissu presque transparent qui se dégage sous la peau et recouvre une partie de l'ongle.

« Contrairement à l'appendice ou à d'autres parties du corps sans lesquelles vous ne pouvez vivre, il y a une raison pour que les cuticules existent : ils servent aux ongles de barrière contre l'infection », déclare Loretta Davis, médecin.

NE JOUEZ PAS AU MÉDECIN

Bien des femmes préfèrent couper elles-mêmes les cuticules autour de leurs ongles. Mais pratiquer soi-même l'intervention sur les cuticules n'est pas à conseiller. « Cela pourrait causer des problèmes, notamment des saignements et de l'enflure », dit le Dr Davis.

Voici ce que les femmes médecins conseillent pour ne pas avoir de problèmes avec leurs cuticules.

Trempez vos ongles dans de l'eau savonneuse. « Assouplissez les cuticules dans de l'eau tiède savonneuse pendant quelques minutes. Cela évite l'assèchement et le craquèlement », déclare Marianne O'Donoghue, médecin.

Appliquez de la gelée de pétrole. Selon le Dr O'Donoghue, garder les cuticules ramollies est le moyen de les garder en bonne santé. « Je pousse mes cuticules à l'aide d'un linge ou d'un bâtonnet puis les couvre de vaseline. Cela permet de retenir l'humidité. » L'hydratation de vos cuticules la nuit empêchera qu'elles s'assèchent, surtout l'hiver.

Poussez-les, doucement. « Vos ongles auront une belle apparence si les cuticules naturels sont saines, confie Trisha Webster, mannequin. Mes mains sont photographiées constamment, et je sais qu'elles sont parfaites en poussant les cuticules. »

Trisha Webster pousse ses cuticules à l'aide d'un bâtonnet enveloppé dans de la gaze.

Démangeaisons anales
Version adulte d'une irritation due aux couches

*N*ous vivons dans un siècle où les femmes n'ont aucune réticence à raconter leur vie au petit écran devant des milliers de téléspectateurs. Mais toutes partagent un sujet bien secret qu'elles ne confieraient à personne : leurs démangeaisons anales.

Les médecins appellent cette démangeaison anale chronique, *pruritus ani*, expression latine de ce malaise. Les démangeaisons anales peuvent être causées par de nombreux facteurs. Et, très souvent, l'irritation qu'elles procurent est chronique. En général, ce malaise est associé aux hémorroïdes, état qui affecte près de la moitié de la population de l'âge de 50 ans et qui est très courante chez les femmes enceintes. D'autres causes possibles de démangeaisons comprennent les réactions allergiques à des savons parfumés, la consommation de thé, de café ou de boissons alcooliques ou encore d'agrumes et de chocolats, qui sont des irritants intestinaux très connus.

BON DÉBARRAS.

Voici les conseils des femmes médecins aux personnes incommodées par des démangeaisons anales chroniques.

Prenez de la gelée de pétrole. « Vous vous réveillez avec des démangeaisons au rectum. Pour un soulagement rapide, appliquez un peu de gelée de pétrole sur le site de la démangeaison. Vous diminuerez ainsi l'irritation jusqu'à ce que vous puissiez avoir accès à des remèdes plus permanents », déclare Robin Karlstadt, gastro-entérologue.

Essuyez-vous bien. Si vous ne vous essuyez qu'une seule fois avant de vous rhabiller après vos selles, il se pourrait que la région rectale ne soit pas bien nettoyée.

Vous vous retrouvez donc avec une irritation qui démange. « Vous devez vous essuyer plusieurs fois et bien vérifier de ne laisser aucune trace de selles sur le papier de toilette », ajoute le Dr Karlstadt.

QUAND CONSULTER SON MÉDECIN

Consultez votre médecin si les remèdes maison que vous avez essayés pendant deux à quatre semaines sont inefficaces et que le rectum vous démange toujours.

Les démangeaisons anales peuvent être associées au diabète ou à l'incontinence. Avez-vous des enfants ? Ces derniers transmettent souvent des oxyures, infection qui peut irriter la peau autour de l'anus.

Humidifiez votre papier de toilette. Les selles parfois collantes peuvent être difficiles à nettoyer. « Si vous vous êtes essuyée plusieurs fois et que vous n'êtes toujours pas propre, humidifiez votre papier de toilette pour vous nettoyer », déclare le Dr Karlstadt. Essuyez-vous ensuite avec un papier sec.

Assurez-vous d'être bien sèche. Des fesses humides irritent la peau autour de l'anus. La meilleure façon de garder cette région bien au secest d'utiliser de la poudre pour bébé selon Barbara Frank, gastro-entérologue. Appliquez-la à l'aide d'une poudreuse.

Utilisez le bon savon. Les savons désodorisants ou parfumés peuvent irriter le rectum. « Afin d'éviter les démangeaisons, choisissez plutôt un savon inodore », déclare le Dr Frank.

Dents sensibles
Mangez et buvez sans douleur

L'inconvénient de la sensibilité des dents, même si elle est de courte durée, c'est que la douleur qui l'accompagne surgit habituellement au moment le plus inopportun :

en buvant un grand verre de limonade glacée, ou encore un capuccino, ou en riant trop fort pendant que vous patinez durant une journée d'hiver.

Le problème surgit lorsqu'un élément extérieur quelconque attaque les terminaisons nerveuses d'une dent.

Vous souvenez-vous avoir appris à l'école que l'émail est la substance la plus dure de votre organisme ? Eh bien, lorsque cet émail est usé, à la suite peut-être d'un brossage trop intense, d'obturations ou de grincements des dents, ou de l'acidité des aliments ou des boissons que vous consommez, comme les citrons ou les boissons gazeuses, vous mettez à nu un réseau de tunnels remplis de liquides appelés tubules dentaires qui mènent directement aux terminaisons nerveuses de vos dents.

« La cause de la douleur varie d'une femme à une autre, déclare Carole Palmer, dentiste. Les sucreries peuvent faire crier une femme de douleur, alors que des aliments chauds ou froids, ou encore des aliments acides peuvent en faire pleurer une autre », dit-elle.

MESURES DE SOULAGEMENT CONTRE LE MAL DE DENTS

« La meilleure solution est évidemment d'éviter ce qui vous fait mal, déclare le Dr Palmer. Si les aliments chauds ou froids vous sont néfastes, évitez les températures extrêmes. »

« Il est primordial de voir votre dentiste pour résoudre le problème. En effet, la sensibilité de la dent n'est pas un phénomène normal », déclare le Dr Palmer. Entre-temps, voici quelques moyens qui vous permettront de vivre sans avoir à ressentir les effets lancinants d'une douleur soudaine.

Utilisez votre brosse à dents avec douceur. « Trop souvent, les femmes se brossent les dents de façon brutale, comme si elles lavaient leur plancher, déclare Diane Schoen, hygiéniste dentaire. Un brossage doux, mais efficace, est la meilleure façon de se débarrasser des accumulations de plaque où prolifèrent les bactéries », dit-elle. Une bonne technique de brossage est essentielle.

Changez de brosse à dents. « Je recommande habituellement une brosse à poils doux à toutes mes patientes et à poils extra doux aux femmes qui souffrent déjà d'abrasion des dents », déclare Diane Schoen.

Changez de dentifrice. « Les femmes se laissent souvent convaincre par la publicité et achètent des dentifrices qui promettent des dents éclatantes, déclare Geraldine Morrow, dentiste. Ces dentifrices sont dangereux parce qu'ils contiennent des agents abrasifs tellement

QUAND CONSULTER SON MÉDECIN

« Si l'une de vos dents est très sensible au chaud, au froid ou à la pression, alors que vos autres dents ne le sont pas, il pourrait s'agir d'une carie dentaire ou d'une fracture de la dent », déclare Mahvash Navazesh, dentiste. Consultez votre dentiste dans un tel cas.

« Consultez votre dentiste si cette sensibilité touche toutes vos dents et qu'elle ne disparaît pas au bout de quelques semaines. Il pourra vous prescrire un traitement au fluor applicable à la maison afin de fortifier la surface de vos dents et, au besoin, les couvrir afin de protéger les terminaisons nerveuses contre des irritants externes », ajoute le Dr Navazesh.

« Si des habitudes de bruxisme aggravent votre inconfort, le dentiste pourra ajuster à votre mâchoire un protège-dents que vous porterez la nuit ou il s'assurera qu'une de vos dents ou un plombage n'applique pas de pression supplémentaire sur un point sensible dans votre bouche », déclare le Dr Navazesh.

« Personne ne devrait accepter une sensibilité des dents qui s'éternise », souligne-t-elle.

puissants qu'ils endommagent l'émail des dents », ajoute le Dr Morrow. Choisissez plutôt une marque de dentifrice pour dents sensibles qui contient au moins l'un des deux ingrédients protecteurs, le chlorure de strontium ou l'hydrate de potassium qui, avec le temps, éliminera les sensations de douleur en provenance des terminaisons nerveuses.

« Ces produits sont assez efficaces », déclare Caren Barnes, dentiste.

Appliquez un peu de fluorure. « Les dentistes appliquent une gelée de fluorure puissante sur les dents sensibles pour les renforcer. À la maison, utilisez un dentifrice contenant un taux élevé de fluor et approuvé par une association dentaire nationale. Frottez le dentifrice sur les parties sensibles de vos dents plusieurs fois par jour », déclare le Dr Morrow.

Attention à ce que vous mangez. « Les boissons gazeuses diététiques additionnées de citron sont hypocaloriques, mais elles pourraient endommager l'émail de vos dents. Si l'émail de vos dents est fragile, limitez donc votre consommation d'aliments très acides comme les tomates ou les agrumes, de même que les boissons gazeuses », déclare le Dr Morrow. Buvez plutôt du lait écrémé ou de l'eau.

Dépression
Comment traiter une maladie, et non une faiblesse

Vous n'êtes vraiment pas la seule à être déprimée au point de ne pouvoir dormir, de ne pouvoir vous concentrer et d'être incapable de vous sortir du lit. « Deux fois plus de femmes que d'hommes souffrent d'une dépression grave qui peut s'échelonner sur plusieurs mois, voire des années, si elle n'est pas diagnostiquée tôt. Parfois, la dépression semble disparaître, jusqu'à ce que les symptômes fassent à nouveau surface », déclare Ellen McGrath, psychologue.

« Les femmes sont également plus susceptibles que les hommes de souffrir de dépression légère, c'est-à-dire à se sentir dépassées par les événements, impuissantes, découragées, inefficaces ou tristes, et, peut-être, en proie à un sentiment de colère ou de culpabilité. Ces sentiments durent plus longtemps que le cafard, mais disparaissent au bout de quelques heures, voire quelques jours », déclare le Dr McGrath.

POURQUOI ÊTES-VOUS TRISTE ?

Certaines études révèlent que notre biochimie et nos gènes, nos antécédents personnels et le milieu dans lequel nous vivons peuvent tous, séparément ou conjointement, contribuer à la dépression. En fait, la dépression est une maladie et non une faiblesse. De plus, certains spécialistes pensent que la dépression est héréditaire. Les personnes atteintes de dépression grave semblent être pourvues d'une chimie du cerveau qui les prédispose à ces épisodes. Les changements hormonaux qui surviennent avant les règles ou qui suivent la grossesse semblent également jouer un rôle important dans la dépression. La disparition d'êtres chers, les déceptions, les relations difficiles, le stress et des traumatismes vécus dans le passé sont aussi des facteurs qui contribuent à la maladie, de même que d'autres affections ou certains médicaments sur ordonnance, y compris les contraceptifs oraux.

« Nous ne savons pas pourquoi la dépression est plus courante chez les femmes, mais il existe de nombreuses théories à ce sujet, déclare Leah J. Dickstein, médecin, professeur et vice-présidente des relations académiques du Service de psychiatrie et des sciences du comportement et vice-doyenne de la Faculté des droits étudiants à la Faculté de médecine de l'université de Louisville, et ancienne présidente de l'Association médicale américaine des femmes. La dépression peut non seulement être provoquée par ces différences hormonales et biochimiques, mais également par l'excès de stress que la société impose à la femme. Celle-ci n'obtient pas les mêmes chances ni le même respect que les hommes, mais doit être tout autant performante. La différence dans la façon de percevoir les jeunes hommes et les jeunes femmes peut également contribuer au fait que les femmes souffrent davantage de dépression que les hommes. »

Puis arrivent les relations hommes-femmes : « Les femmes mariées malheureuses courent des risques de dépression 25 fois plus importants que les femmes mariées heureuses », déclare Carol Landau, titulaire d'un doctorat, professeur clinique de psychiatrie et du comportement humain à la Faculté de médecine de l'université Brown à Providence, dans le Rhode Island. Ce n'est pas surprenant, mais ce n'est pas tout : le mécontentement ressenti dans d'autres rôles, que ce soit en tant que mère ou employée, peut avoir un effet similaire. Une étude dans laquelle on comparait les mères qui restaient au foyer et celles qui se rendaient au travail a montré que les femmes qui étaient les plus dépressives étaient celles qui étaient malheureuses dans le rôle qu'elles assumaient, quel que soit l'endroit où elles se trouvaient.

QUE FAIRE DANS LE CAS D'UNE DÉPRESSION LÉGÈRE

« Certaines études révèlent que la dépression touche parfois le système immunitaire, rendant la personne qui en est atteinte plus vulnérable à la maladie, au point d'augmenter chez elle les risques de maladies cardiaques. Dans les cas graves, la dépression peut même mener à des idées de suicide. Il est donc impératif que les cas de dépression grave soient traités par des professionnels de la santé. En revanche, la dépression légère réagit favorablement à des initiatives personnelles en matière de soins », déclare le Dr McGrath. Voici ce qu'elle, et d'autres spécialistes, suggèrent à ce sujet pour en venir à bout.

Faites de l'exercice. « Des études ont prouvé que l'exercice atténue la dépression en réduisant les taux de stress et en augmentant les taux des substances positives libérées dans le cerveau », note June Pimm, psychologue.

QUAND CONSULTER SON MÉDECIN

Les spécialistes conseillent que vous consultiez un médecin ou un conseiller si vous souffrez de cinq des symptômes suivants ou plus pendant plus de deux semaines :

- des sentiments de vide, d'anxiété ou de tristesse qui persistent ;
- une perte d'intérêt ou de plaisir dans vos activités ;
- des sentiments de désespoir et de pessimisme, de culpabilité, d'inaptitude ou de détresse ;
- de l'insomnie ou un surcroît de sommeil ;
- une perte d'appétit ou une envie de suralimentation ;
- de la fatigue ;
- de l'agitation ;
- de l'irritabilité ;
- de la difficulté de concentration ou des trous de mémoire ;
- des maux de tête qui persistent, des troubles digestifs ou des douleurs chroniques qui ne réagissent à aucun traitement.

« Si vous ne souffrez pas des symptômes mentionnés ci-dessus, mais que vous avez des idées de mort ou de suicide, vous devriez consulter un professionnel », insiste Leah J. Dickstein, médecin.

Vous devriez également chercher de l'aide si :

- la dépression nuit à votre travail ou à vos relations ;
- vous fluctuez entre des périodes de grande euphorie ou de manies.

« Votre médecin devra d'abord essayer de déterminer s'il s'agit d'une maladie physique, comme un trouble de la thyroïde qui peut provoquer des symptômes semblables à ceux de la dépression », déclare le Dr Dickstein. Dans le cas d'une dépression, elle pourra vous prescrire un antidépresseur qui rétablira le déséquilibre des substances chimiques dans le cerveau responsable du problème, associé à une psychothérapie.

« Donc, levez-vous et marchez, même si c'est la dernière chose sur terre que vous aimeriez faire », déclare le Dr McGrath. Rappelez-vous que n'importe quel exercice vous sera bénéfique. Commencez par quelques pas. Fixez-vous un objectif d'exercices de 20 minutes par jour, trois fois par semaine.

Écrivez ce que vous ressentez. « Si vous vous sentez mal dans votre peau, le fait de vous asseoir et de vous interroger sur votre état pourrait s'avérer insuffisant, mais c'est malgré tout un début », suggère le Dr Pimm.

« Écrire ou illustrer ses sentiments dans un journal peut être d'un grand soutien », déclare le Dr McGrath. Notez le moment, l'endroit et les situations qui ont provoqué un sentiment de dépression chez vous. Avec le temps, vous découvrirez certaines raisons. Vous trouverez peut-être que vous devenez plus dépressive dans certaines circonstances. « Écrire met fin aux sensations d'obsession ou aux comportements de réflexion interminables, car le problème s'éclaircit », déclare le Dr McGrath.

« Si vous n'arrivez pas à déterminer ce qui déclenche votre dépression, vous devrez alors chercher des solutions à votre problème à l'extérieur », ajoute le Dr McGrath.

Confiez-vous à des amis. « Votre lit peut vous sembler l'endroit le plus sûr quand vous êtes dépressive. Ce n'est qu'un mirage : l'isolement social ne fait que mettre en évidence la dépression », déclare le Dr Landau. Si vous êtes dépressive, faites un effort particulier pour appeler vos amis et vous confier à eux, même si ce n'est qu'au téléphone.

« Il est certes important de sortir et de s'entourer de gens, mais évitez de prendre sur vos épaules trop de responsabilités : le stress stimule la dépression, prévient le Dr Pimm. L'opinion générale veut qu'une personne ait un grand cercle d'amis pour contrer les effets de sa dépression, mais ce n'est pas nécessairement vrai dans le cas d'une femme, ajoute-t-elle. Chez de nombreuses femmes, un réseau social diversifié signifie un surcroît de responsabilités. »

Éloignez-vous des gens qui se plaignent constamment. « Essayez d'éviter les relations où vous devrez vous engager pleinement. Ne laissez surtout pas la culpabilité ou un sens de l'obligation vous retenir dans une relation qui ne vous apporte rien », déclare le Dr Landau. Ces relations ne feront qu'aggraver l'état de votre dépression.

Dermatite due aux alliances

Comment sauver sa peau

S i la peau sous vos alliances est sensible et qu'elle démange, ce n'est sûrement pas parce que vous êtes allergique à votre mariage. Lorsque vous portez une bague tous les jours, la peau qui se trouve dessous reste humide et respire peu, ce qui la rend plus vulnérable aux irritations et aux allergies (dermatite de contact).

« La plupart des gens portent leur bague tellement serrée qu'ils causent, sans s'en rendre compte, une pression contre la peau et ont par la suite des problèmes », explique Kristin Leiferman, médecin.

La pression mène à un trouble assez courant que les dermatologues appellent dermatite due aux alliances, dans laquelle la peau sous-jacente devient temporairement rouge et endolorie, en plus de piquer.

Bien sûr, votre peau aurait pu s'irriter en utilisant du savon, ou encore des débris se sont logés sous la bague et ont causé l'irritation à votre peau, surtout si vous portez une alliance très large », déclare le Dr Leiferman.

« Ce problème est courant chez les femmes qui ont souvent les mains dans l'eau », note Amy Newburger, médecin. « Les savons sont surtout irritants si on ne les rince pas bien », explique le Dr Leiferman.

Et dans de rares cas, mais c'est fort possible, les femmes médecins croient que la personne peut être allergique au bijou même, même si la bague vaut très cher.

QUELLE EST LA SOLUTION ?

Avant de ranger vos alliances dans votre coffre à bijoux, les femmes médecins vous conseillent d'essayer ce qui suit.

Trempez votre peau. « Enlevez vos alliances et placez-les de côté afin de ne pas les laisser tomber dans le drain. Rincez ensuite la peau sous les alliances, en portant une attention spéciale à la partie entre les doigts où les débris et le savon peuvent s'accumuler, déclare le Dr Leiferman. Habituellement, un bon rinçage est le seul remède dont vous avez besoin. »

QUAND CONSULTER SON MÉDECIN

« Si vous souffrez d'un cas chronique de dermatite due aux alliances qui semble durer depuis aussi longtemps que votre mariage, voyez un médecin, mais préférablement un dermatologue », déclare Kristin Leiferman, médecin. Elle peut prescrire des médicaments qui soulageront le problème, mais mieux encore, elle peut tester votre peau afin de trouver la cause du problème. Cela inclut vérifier votre bague afin de déceler une allergie possible au métal des alliances.

Rincez vos alliances. « Bouchez l'évier, puis rincez l'alliance afin de s'assurer que l'intérieur de la bague qui touche à votre peau est propre. Lavez tous les résidus de savon ou de débris qui s'y trouvent », déclare le Dr Leiferman.

« Si vous trempez vos alliances dans un nettoyant à bijoux, soyez prudente de bien rincer les bagues à l'eau par la suite, ajoute le Dr Leiferman. Ces produits contiennent habituellement de l'ammoniac, un agent chimique qui peut assécher et irriter votre peau. »

Laissez reposer votre doigt. « Enlevez vos alliances la nuit afin de donner une chance à votre peau de s'aérer et de guérir », suggère le Dr Leiferman.

« Si vous souffrez d'une dermatite de contact grave, vous devrez peut-être éviter de porter vos alliances pendant une semaine ou deux, jusqu'à ce que l'irritation disparaisse », déclare Mary-Ruth Buchness, médecin.

Traitement à l'hydrocortisone. « Frottez une crème d'hydrocortisone sur votre peau la nuit où vous ne portez pas vos alliances afin de réduire l'inflammation et la rougeur », suggère le Dr Buchness.

Hydratez vos mains. Gardez la peau de vos mains souple, et surtout celle sous la bague, en appliquant une crème hydratante sans parfum plusieurs fois par jour, surtout après vous être lavé les mains. Non seulement la crème hydratante créera une barrière protectrice contre les débris irritants, mais elle améliorera la condition de votre peau. « Si votre peau est déjà en bon état, elle s'endommagera moins vite ou guérira plus rapidement si elle devient irritée », explique le Dr Leiferman.

Essayez des médicaments anti-démangeaisons. « Afin de soulager la peau irritée, appliquez un médicament anti-démangeaisons en vente libre qui contient du camphre ou du menthol ou les deux, suggère le Dr Buchness. Ces ingrédients sont des anesthésiques topiques qui soulagent les démangeaisons et la douleur. »

Portez des gants de caoutchouc. « Afin d'éviter une récidive de la dermatite, portez des gants quand vous faites la vaisselle, utilisez des détergents ou faites le ménage de la maison afin de protéger vos mains de l'humidité et de l'irritation », suggère Patricia Farris-Walters, médecin.

Désordre
Comment retrouver l'ordre et votre santé mentale

*L*e siège arrière de votre voiture ressemble à un dépotoir, la garde-robe de votre chambre aussi. Le tiroir de votre salle de bains est dans un véritable capharnaüm, et dans votre salon, des magazines et journaux sont étendus partout sur le plancher, à côté des chaussures et des chaussettes que avez laissé traîner la nuit précédente. Et puis, le chat ronronne dans un coin sur l'un de vos chandails.

C'est le désordre total. Les thérapeutes prétendent que, de nos jours, c'est l'une des causes de stress les plus insidieuses dans la vie d'une femme.

Comment le désordre peut-il causer du stress ?

« Les femmes croient vraiment que le désordre est une réflexion négative de leur personne », déclare Susan N. Satya, psychothérapeute. Le stress est une réaction automatique. « En raison des nombreux messages que nous dictent nos cultures, les femmes estiment souvent que faire le ménage, faire plaisir et apporter du réconfort aux autres, y compris la création d'un milieu de bien-être pour tous sont des responsabilités qui leur incombent, dit-elle. Donc, lorsque nous entrons dans une pièce tout en désordre où traînent souliers de sport, livres, sacs et journaux, nous nous sentons inconsciemment mal à l'aise, voire accablées. Le taux de stress augmente, l'estime de soi dégringole, et la sensation générale de santé et de bien-être en prend un coup. « Le seul espoir de régler le problème consiste à ne pas prendre la responsabilité qui vous revient, de s'attendre à ce que les autres personnes qui vivent avec vous prennent la leur et de vous rappeler de ne pas juger vos valeurs sur le désordre qui pourrait en fait être le signe d'une vie très engagée et intéressante », déclare Susan Satya.

Ce même désordre peut affecter les capacités d'une femme à accomplir ses tâches quotidiennes, jour après jour. « La vie est beaucoup plus facile si vous savez où vous avez rangé vos choses », déclare Marjorie Hansen Shaevitz, directrice de l'Institut familial et des relations de travail à La Jolla, en Californie, et auteur de The Superwoman Syndrome. Mais le désordre signifie que les choses ne sont pas rangées à leur place et que vous perdrez des minutes très appréciables à essayer de les retrouver.

DES CONSEILS GRATUITS

Les spécialistes de l'organisation facturent souvent de fortes sommes pour aider les gens à se réorganiser. Voici quelques conseils pratiques que vous pouvez utiliser sans frais.

Affrontez un seul problème à la fois. « Se débarrasser du désordre, c'est comme perdre du poids », déclare Stephanie Schur, conseillère. « Il vous semblera impossible de perdre les 5 à 10 kilos que vous avez en trop, jusqu'à ce que vous divisiez le nombre total de kilos à perdre en petits objectifs réalistes, perdre par exemple 1 kilo par semaine. »

« Afin de vaincre le désordre, évaluez d'abord toutes les pièces de votre maison, décidez celle qui vous dérange le plus et commencez par elle », déclare Stephanie Schur. Après avoir fini de la ranger, passez à une autre pièce de la maison.

Planifiez une journée de ménage. « Inscrivez dans votre agenda ou sur votre calendrier de cuisine la journée où vous mettrez de l'ordre dans votre maison, de la même façon que vous prendriez un rendez-vous chez votre médecin », déclare Stephanie Schur. De cette façon, il vous sera plus difficile de tout remettre au lendemain.

Réservez votre meilleur moment. À quel moment de la journée avez-vous le plus d'énergie ? Est-ce à 8 h 30 du matin ou à minuit ? « Travaillez quand vous vous sentez frais et dispos », déclare Stephanie Schur. Vous finirez alors plus facilement ce que vous avez commencé.

Limitez vos séances à 4 heures. « N'essayez pas de faire tout le ménage d'une seule traite », déclare Stephanie Schur. Travaillez environ 4 heures, mais laissez-vous les dernières 30 minutes pour emballer, recycler, donner, jeter ou entreposer les articles que vous ne désirez plus.

Procurez-vous des modules de rangement à compartiments. « Des modules de rangement à compartiments pour la voiture, la garde-robe, les disques compacts, les cassettes vidéo, les bureaux, les tablettes, les cosmétiques et la salle de bains et les tiroirs qui se glissent sous un lit sont tous des articles que vous pouvez trouver dans une quincaillerie ou dans des magasins qui vendent des produits de ce genre. Ils vous permettront de mieux aménager votre domicile. Vous découvrirez une grande variété de produits conçus précisément pour l'organisation de presque n'importe quel type de désordre », déclare Stephanie Schur.

Utilisez des paniers dans les endroits les plus susceptibles de devenir en désordre. « Les paniers sont l'outil de prédilection contre le désordre, parce qu'ils sont attrayants et fonctionnels », déclare Stephanie Schur. Placez-en un à côté du téléviseur pour y ranger tous les journaux et les télécommandes, placez-en un autre à côté d'un fauteuil où vous avez l'habitude de lire afin que vous puissiez y laisser des magazines ou des livres que vous voulez regarder. D'autres endroits clés : le pied d'un escalier, l'entrée de la chambre des enfants ou de la salle de jeux et la cuisine.

Triez le courrier. « Pour trier le courrier, placez-vous près d'une poubelle ou d'un bac de recyclage et, à l'aide d'un coupe-papier, triez à mesure que vous ouvrez votre courrier », suggère Stephanie Schur. Conservez les factures, les relevés bancaires et les lettres, et placez les catalogues et les magazines que vous voulez conserver à un endroit propice à leur lecture.

Utilisez des crochets. « Accrochez cravates, foulards, ceintures et sacs à chaussures à l'intérieur de la porte de la garde-robe de votre chambre », déclare Stephanie Schur. Accrochez également derrière les portes des armoires de cuisine cuillères à mesurer, supports à épices, couvercles, supports pour pots et pour couteaux.

Diabète

Des moyens faciles
de maîtriser son glucose sanguin

onnaissez-vous des gens atteints de diabète qui vivent une vie intense et intéressante ?

Le diabète est une maladie liée à un problème du métabolisme qui empêche l'organisme de fabriquer l'hormone insuline ou à réagir à celle-ci. L'insuline régularise la libération du glucose sanguin dans les organes et les tissus de l'organisme, où il est utilisé comme énergie. Le diabète de Type 1, ou insulino-dépendant, est une maladie héréditaire qui affecte le pancréas, tout en détruisant les capacités de l'organe à fabriquer de l'insuline. Le diabète de Type 1 se manifeste souvent durant l'enfance ou l'adolescence.

Sur dix personnes atteintes de diabète, neuf souffrent de diabète de Type 2, ou diabète non insulino-dépendant. Chez ces personnes, l'organisme ne peut plus utiliser l'insuline générée par le corps. Le diabète de Type 2 se manifeste surtout chez les personnes âgées de plus de 30 ans.

L'AUTOGESTION DE SA SANTÉ

Les femmes médecins pensent que vous devriez être sous la surveillance d'une équipe médicale — habituellement un médecin, une diététicienne certifiée, une infirmière et un ophtalmologiste —, si vous êtes diagnostiquée diabétique de Type 1 ou de Type 2. Des changements dans votre régime alimentaire, de l'exercice et d'autres décisions, proposées ci-dessous, sont importants, mais ils doivent être approuvés par votre médecin ou d'autres professionnels de la santé, surtout si vous désirez avoir des enfants. « Grâce à un bon contrôle du glucose sanguin, les femmes atteintes de diabète peuvent aujourd'hui devenir enceintes et avoir des enfants en bonne santé », déclare Kathleen Wishner, médecin.

« Faites en sorte que votre taux de glucose sanguin soit vraiment sous contrôle avant de devenir enceinte », déclare Marie Gelato, médecin.

Voici quelques conseils, suggérés par les femmes médecins, qui vous permettront de mieux maîtriser votre diabète.

Perdez les kilos en trop... et de la graisse. « Quatre femmes sur cinq reconnues comme ayant un diabète de Type 2 souffrent d'un excès de poids. Elles pourront mieux maîtriser leur diabète ou réduire le dosage de leurs médicaments si elles perdent leurs kilos, déclare le Dr Wishner. D'un point de vue calorique, la graisse est plus dense que les protéines ou les hydrates de carbone. Donc, si vous réduisez la quantité de graisses que vous consommez, vous réduisez automatiquement les calories. Pour perdre du poids, cherchez un régime alimentaire dont le contenu en grammes de graisses se situe entre 20 et 30 % de vos calories totales », ajoute-t-elle.

Commencez avec des céréales. « Les aliments riches en fibres peuvent aider les personnes atteintes de diabète à mieux maîtriser leur glucose sanguin, déclare le Dr Wishner. Les fibres ralentissent l'absorption des hydrates de carbone que vous consommez. Après avoir mangé un repas riche en fibres, vous vous sentirez rassasié. Et cette sensation peut favoriser la perte de poids. »

Manger un gros bol de céréales très riches en fibres au petit déjeuner et un bol de haricots au déjeuner, par exemple, pourrait vous aider à stabiliser votre taux de glucose sanguin. Selon une étude, les personnes atteintes d'un diabète de Type 2 qui prenaient des repas contenant 20 g de fibres présentaient un taux de glucose sanguin après le repas beaucoup moins élevé que d'autres personnes dont les repas ne contenaient que 8 g de fibres.

Les bienfaits de la fécule de maïs. « Nous recommandons une fécule de maïs naturelle achetée en magasin aux personnes qui sont traitées contre le diabète, et qui souffrent d'épisodes d'hypoglycémie ou d'un faible taux de glucose sanguin », déclare Francine Ratner Kaufman, médecin. La fécule de maïs naturelle est un type de glucose à libération très lente, c'est-à-dire que l'organisme prendra jusqu'à six heures pour le dégrader et l'absorber.

« Diluez une ou deux cuillerées à café de fécule de maïs naturelle dans un verre de lait ou saupoudrez-la sur une meringue », déclare le Dr Kaufman. Elle suggère de consommer de la fécule de maïs le soir, afin de prévenir une chute du taux de glucose sanguin la nuit, ou avant l'exercice qui peut également affecter ce taux.

Pensez à un supplément de chrome. « Des études ont montré que les gens atteints de diabète peuvent présenter des taux de chrome dans le sang inférieurs à ceux des personnes en bonne santé. Le chrome peut aider les gens qui souffrent de cette maladie, parce que l'organisme a

QUAND CONSULTER SON MÉDECIN

Selon l'Association américaine du diabète, près de 8,4 millions de femmes aux États-Unis sont atteintes de diabète, mais seulement la moitié le savent. Consultez votre médecin si vous avez l'un des symptômes suivants pendant plus d'une semaine :
- une soif, miction ou un appétit accru ;
- une bouche sèche ;
- des vomissements ;
- de la diarrhée ;
- une vision brouillée ;
- une fréquence cardiaque rapide ou irrégulière ;
- des étourdissements ;
- une perte de poids involontaire ;
- des infections mycosiques ou des voies urinaires qui récidivent.

Consultez également votre médecin si vous êtes atteinte de diabète et que vous devenez enceinte ou que vous voulez fonder une famille. Les femmes qui maîtrisent mal leur diabète courent plus de risques d'avoir une grossesse difficile qui pourrait également affecter leur bébé.

Les femmes atteintes de diabète sont également plus susceptibles de souffrir de problèmes de circulation sanguine ou d'une perte de sensations dans leurs pieds. Alors, soignez bien vos pieds pour éviter rougeurs, peau sèche et craquelée, infections, cors ou ampoules. Et prenez rendez-vous chez votre médecin si vous remarquez des signes d'infection. Non traitées, les coupures ainsi que les infections les plus petites peuvent mener à des problèmes médicaux graves.

besoin de ce minéral pour réagir à l'insuline, déclare le Dr Kaufman. Il est parfois difficile de consommer des quantités suffisantes de chrome ; procurez-vous donc une multivitamine qui fournira le dosage recommandé, soit de 50 à 200 mg chaque jour. »

Limitez vos élans. « Jadis, on interdisait aux victimes de diabète de consommer certains aliments tels les hydrates de carbone raffinés, comme des biscuits ou des sucreries, déclare Davida F. Kruger, infirmière. Mais aujourd'hui, les études démontrent que tous les hydrates de carbone ont le même effet sur le taux de glucose sanguin : un biscuit équivaut à une tranche de pain, qui en retour vaut le taux de glucose contenu dans un fruit. »

« Si vous raffolez d'un aliment, faites en sorte de l'inclure dans votre régime alimentaire, déclare Davida Kruger. Si vos en-cas préférés sont des biscuits, mais que vous n'en mangez jamais, vous vous en sentirez facilement privée, voire frustrée, ce qui pourrait vous mener à des fringales. Prenez donc un biscuit et savourez-le. Il faut simplement apprendre à se faire plaisir avec modération : s'arrêter avant de manger le paquet entier. »

Marchez, nagez, faites de la bicyclette ou dansez. L'exercice brûle les graisses et les calories tout en vous aidant à perdre vos kilos en trop. Chez les femmes souffrant de diabète, l'exercice offre d'autres bienfaits : les muscles raffermis par l'exercice sont plus sensibles à l'insuline, ce qui favorise la façon dont l'organisme métabolise les sucres. De plus, des études montrent que l'exercice effectué de façon régulière réduit les risques de maladies cardiaques, affection souvent courante chez les personnes atteintes de diabète.

« De nos jours, il est recommandé de faire de l'exercice au moins trois fois par semaine pendant environ 30 à 40 minutes, déclare le Dr Gelato. Commencez lentement et augmentez l'intensité graduellement. Marchez, nagez, faites de la bicyclette ou dansez, ou pratiquez tous les exercices que vous aimez. » Elle vous suggère toutefois de consulter d'abord votre médecin, car il devra ajuster vos médicaments et votre régime alimentaire en fonction du surcroît d'activité.

Diarrhée
Un soulagement immédiat

*N*ous avons tous été victimes de diarrhée au moins une fois dans notre vie. La diarrhée est en fait pour l'organisme une façon d'éliminer les substances indésirables, moyen rapide qui permet de rééquilibrer immédiatement notre digestion.

Une attaque soudaine de diarrhée peut être provoquée par de nombreux facteurs, notamment les bactéries dans l'eau et la nourriture, un virus ou, cas plus rare, un parasite attrapé durant un voyage dans un pays étranger.

COMMENT APPRIVOISER SON CAS DE DIARRHÉE

Les crises de diarrhée soudaines et brutales durent habituellement près de trois jours, même si vous vous reposez. Mais durant la crise, la diarrhée est très épuisante. Et si vous souffrez de diarrhée chronique, malaise que ressentent de nombreuses femmes et qui est souvent associé au syndrome du côlon irritable, vous savez à quel point elle peut perturber votre vie quotidienne. Quelle qu'en soit sa forme, la diarrhée entraînera une sensation de faiblesse et de malaise.

Rassurez-vous. Le soulagement contre la douleur et le retour d'un mouvement intestinal normal est fort simple.

Évitez le lait. « Lorsque vous souffrez de diarrhée, vous perdez temporairement la capacité de digérer le lactose, ou sucre du lait », déclare Sheila Crowe, gastro-entérologue. Donc, durant une crise, votre organisme n'absorbe plus les produits laitiers, qui peuvent même aggraver la diarrhée.

Mangez légèrement. « Les symptômes de crampes et de diarrhée vous feront moins souffrir si votre organisme a moins d'aliments à digérer », déclare le Dr Crowe. Si vous avez faim, mangez des aliments fades et légers comme du pain grillé, du riz ou des bananes.

Essayez cette potion. « Si vous ne pouvez pas rester à la maison et attendre que la crise disparaisse d'elle-même, vous pouvez vous procurer en pharmacie des remèdes antidiarrhéiques ou demander à votre médecin de vous en prescrire », déclare le Dr Crowe.

Les bienfaits du thé chaud

Elaine Feldman, médecin

Comme la plupart des femmes, Elaine Feldman, médecin, a souffert des troubles de la diarrhée.

Voici son remède maison :

« Le thé chaud et fort additionné d'un peu de sucre a des propriétés liantes. Je ne sais pas si c'est sa température ou l'un des ingrédients contenus dans le thé qui fait toute la différence. Le riz bouilli et des liquides en quantité importante sont également très efficaces », ajoute-t-elle.

Et si cela ne fonctionne pas elle mange des fraises, si c'est la saison. « C'est vrai, manger des fraises, remède qui m'a été transmis par l'un de mes anciens professeurs, est excellent contre la diarrhée », rapporte le Dr Feldman.

« Les remèdes antidiarrhéiques lie les toxines produites par une bactérie dans l'intestin », déclare Barbara Frank, gastro-entérologue.

« Habituellement, je ne prends pas de remède, déclare le Dr Frank, mais quand mon époux et moi avons visité l'Afrique du Sud, nous avons pris préventivement un antidiarrhéique dès que nous sommes montés dans l'avion. Résultat, nous n'avons pas souffert de diarrhée. »

Buvez beaucoup. Lorsque vous souffrez de diarrhée, l'organisme évacue des liquides chaque fois que vous allez aux toilettes. Il est donc très facile de se déshydrater rapidement. « Essayez de boire au moins dix verres de liquide clair par jour », ajoute le Dr Crowe.

Essayez le bouillon de poulet. « Les liquides qui contiennent du sel et une faible dose de sucre, tel que le bouillon de poulet ou les boissons spéciales pour sportifs, comme la Gatorade, sont également bénéfiques, car elles permettent à l'organisme de remplacer non seulement les liquides qu'il a perdus, mais également les minéraux et les nutriments libérés durant une crise de diarrhée », souligne le Dr Crowe.

COMMENT TRAITER LA DIARRHÉE CHRONIQUE

Vous serez affligée d'un problème de diarrhée si vous êtes atteinte d'une maladie chronique connue sous le nom de syndrome du côlon irritable. Cependant vos symptômes se manifesteront moins souvent en suivant ces quelques conseils.

Mangez beaucoup de fibres. Un régime alimentaire riche en fibres est fortement recommandé pour apaiser votre colon si vous souffrez de diarrhée à cause du syndrome du côlon irritable.

Si vos selles sont plutôt liquides et qu'elles s'évacuent trop rapidement, les fibres favoriseront une meilleure masse fécale et ralentiront votre transit intestinal.

« Pour avoir des selles régulières, le corps humain doit consommer au moins 20 à 35 g de fibres par jour », déclare Ann Ouyang, médecin.

Mangez des céréales tous les matins. « Les aliments riches en fibres sont les fruits, les légumes, les haricots, les pains de blé complet et les céréales à base de son », déclare le Dr Ouyang. Cherchez donc à vous procurer de tels aliments.

QUAND CONSULTER SON MÉDECIN

Une crise normale de diarrhée dure environ 72 heures. D'autres symptômes pourraient signaler un état plus grave. Consultez votre médecin dès que vous remarquez du sang dans vos selles, si la douleur s'accentue ou si vous avez de la fièvre, si vous vomissez ou si vous avez des crampes très fortes. Vous devriez également consulter votre médecin sans tarder si la diarrhée est suffisamment grave pour vous déshydrater (étourdissements et vertiges quand vous êtes debout). Voici d'autres raisons de voir son médecin :

- vous vous réveillez la nuit avec de la diarrhée ;
- vous avez une diarrhée grave ;
- votre diarrhée persiste pendant plus de 3 jours ;
- vous rentrez d'un voyage, vous pourriez avoir attrapé le parasite Giardia, qui doit être traité au moyen d'antibiotiques ;
- vous avez récemment changé de médicaments, ce qui peut causer de la diarrhée.

Essayez un cocktail de fibres. Si vous n'avez pas l'habitude de manger des aliments riches en fibres comme des légumes et du son, votre diarrhée pourrait s'aggraver — au début. Il faut alors prendre des cocktails de fibres, c'est-à-dire des suppléments dilués dans de l'eau ou dans du jus. Ils s'avéreront très efficaces.

« Le tube digestif met habituellement des mois à s'habituer à une consommation plus grande de fibres, déclare le Dr Crowe. Donc, si vous augmentez graduellement votre taux de fibres en ajoutant un légume ou un fruit supplémentaire par semaine à votre régime alimentaire, essayez de prendre des petites doses de fibres (le quart du dosage recommandé) sous forme, par exemple, d'un supplément naturel », ajoute-t-il. Vous pouvez vous procurer des suppléments de fibres dans les supermarchés ou en pharmacie. On dilue habituellement les suppléments sous forme de granules dans de l'eau ou dans du jus. Si vous trouvez le goût trop fibreux, essayez les fibres sous forme de liquide que vous avalerez avec de l'eau ou du jus de fruits.

Oubliez la viande. « Les aliments gras sont difficiles à digérer et peuvent souvent provoquer de la diarrhée », déclare le Dr Frank. Évitez donc les en-cas riches en graisses et mangez des viandes maigres et des produits laitiers allégés.

Abandonnez les succédanés. « Le sorbitol qui se trouve dans les chewing-gum sans sucre et dans les sirops de bonbons à la menthe, de même que dans de nombreuses boissons gazeuses, donne souvent de la diarrhée parce qu'il ne se dégrade pas facilement », déclare le Dr Ouyang.

(Pour des façons pratiques de maîtriser son intolérance au lactose, qui peut aussi déclencher des crises de diarrhée, voir la page 328.)

Difficulté à se sortir du lit

Fraîche et dispose dès le matin

On a écrit cinquante fois plus sur les virus exotiques — et rares sont les personnes qui attraperont dans leur vie un virus de cette espèce — que sur un problème qui peut affecter toute femme célibataire au moins une fois au cours de sa vie, un trouble rarement fatal, mais omniprésent, connu sous le nom de « difficultés à se sortir du lit le matin. »

VOUS SENTEZ-VOUS DANS UNE IMPASSE ?

Il n'existe aucun groupe de soutien, ni programme, organisation ou bulletin d'information qui puisse venir en aide aux personnes qui ont des difficultés à se lever le matin. Heureusement, certains spécialistes en médecine connaissent bien ce problème. Voici ce qu'elles vous conseillent.

Soyez positive. « Les femmes ont souvent des difficultés à se sortir du lit le matin parce qu'elles s'épuisent durant la nuit à retourner cent fois dans leur tête les problèmes de la journée, déclare Margaret Jensvold, médecin. Elles se sentent donc très fatiguées le lendemain matin. Quand elles vont se coucher le soir, je leur conseille de remettre leurs soucis au lendemain matin. »

Pensez à vous. « En planifiant votre journée, même si vous êtes encore au lit, faites en sorte d'y inclure des activités qui vous plaisent vraiment, déclare le Dr Jensvold. Vous pourriez prendre le petit déjeuner avec une amie, vous faire coiffer ou vous détendre dans un bain moussant. Arrangez-vous pour intégrer ces moments agréables dans votre planification quotidienne. »

Prenez un bain chaud, non une douche. « On se nettoie en se douchant, mais les bains détendent l'esprit », déclare Jeanne Rose, qui conseille aux femmes de parfumer leur bain du matin avec des huiles essentielles comme de la menthe stimulante, du romarin ou du pamplemousse. L'huile de grande salsepareille est des plus vivifiantes », ajoute-t-elle.

Un réveil au romarin

Jeanne Rose, aromathérapeute

Jeanne Rose, aromathérapeute, sait qu'il existe un lien étroit entre les odeurs agréables et le sentiment de bien-être. Elle utilise elle-même certaines arômes qui lui donne une telle sensation le matin.

« J'ai dans ma chambre deux aromatiseurs qui diffusent leurs odeurs à des heures précises. Le matin, je m'éveille en humant l'arôme rafraîchissant du romarin, et le soir, je m'endors enivrée du parfum du ilang-ilang. Comment pourrais-je ne pas me réveiller fraîche et dispose ? »

Vous pouvez vous procurer des huiles essentielles de romarin et d'ilang-ilang, ainsi que d'autres huiles relaxantes et rafraîchissantes, dans des magasins d'aromathérapie. N'achetez cependant que des huiles essentielles naturelles, et non pas leurs versions synthétiques.

Les aromatiseurs sont également vendus dans ces magasins spécialisés.

Faites un pas à la fois. Si vous avez recours à un traitement contre la dépression, Gillian Kaplin Adams, médecin, vous suggère de faire un pas à la fois. « Ne vous fixez que des objectifs à court terme pour vous sortir du lit. Dites-vous que vous devez commencer par mettre vos pieds sur le sol. Ensuite, prévoyez de vous rendre à la salle de bains. Concentrez-vous ensuite sur chaque pas qui vous y mènera, et le tour sera joué. »

L'ordre du jour. « Votre problème de démarrage le matin peut être lié à la dépression, déclare le Dr Jensvold. Même si vous préférez vous isoler, vous devez élaborer un plan d'action qui vous permettra de passer la journée. Planifiez chaque heure afin de structurer votre journée ; vous ressentirez ainsi moins d'anxiété. »

Vivez un peu. « Parfois, les femmes qui ont le plus de mal à se sortir du lit le matin sont celles qui ont le moins de choses à faire, déclare Carol North, médecin. N'avoir rien à faire sape l'énergie. Il se peut que vous n'ayez aucune raison de vous lever le matin si personne n'a besoin de vous. Devenez bénévole, offrez votre aide à un ami débordé de travail, inscrivez-vous à un club ou à un cours. »

Diverticulose
Conseils judicieux
contre les crampes du côlon

*D*es études l'ont prouvé : essayer d'évacuer des selles dures et sèches exerce une pression sur le côlon, entraînant parfois la formation d'un sac de la taille d'un pois sur ses parois. Ce sac est appelé diverticule et la maladie, diverticulose.

De nombreuses personnes souffrent de cet état pathologique ; 10 % d'entre elles sont âgées de plus de 40 ans et environ 50 % de plus de 60 ans.

Dans la plupart des cas, elles ignorent qu'elles sont atteintes de diverticulose. En effet, cette maladie ne présente aucun symptôme. Cependant, de temps en temps, elles peuvent ressentir des crampes légères et de la constipation, causes probables de la diverticulose.

Chez 20 % des personnes atteintes, le diverticule s'infecte et s'enflamme, menant ainsi à une diverticulite, état pathologique plus grave qui, dans un nombre limité de cas, doit être traité à l'aide d'une intervention chirurgicale.

UN PROMPT RÉTABLISSEMENT

Si vous souffrez de diverticulose, vous devrez apporter quelques changements à votre alimentation afin de vous assurer un plus grand confort.

Faites de chaque repas un régal riche en fibres. « La constipation, caractérisée par des selles dures et sèches difficiles à évacuer, mène souvent à la diverticulose. La meilleure façon de ramollir et de mieux les expulser est d'adopter un régime alimentaire riche en fibres et en liquide », déclare Robyn Karlstadt, gastro-entérologue.

Les médecins recommandent de consommer de 20 à 35 g de fibres par jour, mais la plupart des gens en mangent beaucoup moins. « Afin d'augmenter votre taux de fibres, essayez de manger au moins une portion de fruits, de légumes ou de grains à tous les repas », déclare Elaine Feldman, médecin.

QUAND CONSULTER SON MÉDECIN

Consultez votre médecin si vous ressentez une douleur intense en bas et à gauche du ventre, que vous ayez de la fièvre ou non. Il pourrait s'agir d'un sac diverticulaire ou d'une infection (ou des deux). Vous devrez prendre alors des antibiotiques ou suivre un autre traitement médical.

Ou prenez un supplément. « Parfois, les femmes atteintes de diverticulose s'aperçoivent que les aliments riches en fibres leur donnent davantage de crampes. Si les fruits, les haricots et les légumes vous causent des problèmes, essayez un supplément de fibres », déclare Linda Lee, médecin.

Disponibles dans les supermarchés et en pharmacie, ces suppléments peuvent être pris sous forme de granules que l'on dilue dans de l'eau ou dans du jus de fruits, ou sous forme de biscuit que l'on avale en buvant un grand verre d'eau. Les suppléments ramollissent et augmentent la masse fécale, ce qui devrait empêcher la formation de diverticules.

Ajoutez du son. « Le son de blé ou d'avoine, disponible dans les magasins d'alimentation naturelle, fournissent également une bonne source de fibres. Mais si vous trouvez que le son a un peu le goût sciure de bois, saupoudrez-en un peu sur votre salade ou ajoutez-en dans un ragoût ou un plat mijoté pour en atténuer le goût », déclare le Dr Karlstadt.

Buvez beaucoup. « Il est essentiel de boire six à huit grands verres d'eau ou d'autres boissons hypocaloriques par jour », ajoute le Dr Karlstadt. Les liquides permettent de ramollir et d'augmenter la masse fécale, tout en évitant la pression que créent les diverticules.

Arrêtez la caféine. « Certaines personnes boivent du café en quantité abondante pour essayer de faire passer leurs selles. Ce n'est pas une bonne idée », déclare le Dr Karlstadt. En effet, consommé en quantité importante et de façon régulière, le café aggravera la diverticulose plutôt que de l'améliorer. Le café est un diurétique, et les selles sans liquide deviennent dures, ce qui peut provoquer la formation de diverticules. À forte dose, la caféine peut également pousser les muscles du côlon à se contracter davantage, ce qui empêche les selles de bien passer. Si vous souffrez de diverticulose, buvez plutôt du café décaféiné ou, tout au moins, réduisez votre consommation de moitié.

Double menton
À perdre ou à camoufler

Lorsque vous aviez vingt ans et que vous vous faisiez bronzer le visage à l'aide d'un réflecteur recouvert d'une feuille d'aluminium, pensiez-vous que vous étiez en train de contribuer à la formation d'un menton double?

« Les rayons solaires dégradent les fibres d'élastine et de collagène qui raffermissent la peau de votre cou », explique Alison Vidimos, dermatologue. Et cela entraîne l'affaissement de la peau. Mais le soleil n'est pas le principal responsable », ajoute-t-elle.

« Le double menton est souvent causé par un excès de graisse, ou une combinaison d'un surcroît de graisse et de perte du tonus musculaire qui survient avec l'âge », déclare le Dr Vidimos. De plus, comme tout autre trait du visage, le double menton peut être héréditaire. Ajoutez-y les dommages causés par les rayons solaires, l'affaissement de la peau et même un léger surcroît de graisse, et vous vous retrouverez avec un double menton.

DES SOLUTIONS NATURELLES

Voici quelques conseils pour améliorer l'apparence de votre double menton.

Perdez du poids. « Vous n'aurez pas la possibilité d'avoir un double menton si vous n'êtes pas trop gros », déclare Debra Price, médecin. Son conseil: « Essayez de retrouver votre poids normal. »

Mangez moins, faites plus d'exercice. « Utilisez ce double menton comme facteur de motivation pour supprimer les calories et augmenter la quantité d'activités physiques que vous faites dans votre vie », conseille Maria Simonson, titulaire d'un doctorat.

Par exemple, diminuez de moitié la quantité de nourriture que vous mettez dans votre assiette ou buvez un verre d'eau avant chaque repas: cela vous coupera l'appétit. Apprenez à savourer le goût et la texture de vos aliments. De cette façon, vous mangerez moins.

Appliquez un écran solaire. « Afin d'éviter les dommages que causent les rayons solaires sur votre peau ou d'aggraver le problème,

181

appliquez un écran solaire qui reflète à la fois les rayons ultraviolets A et B », déclare le Dr Price. Elle conseille aux femmes d'utiliser des produits solaires qui contiennent de l'anhydride titanique, particules microscopiques qui réfléchissent la lumière des ultraviolets. Appliquez l'écran solaire sur votre peau tous les jours. (Et n'oubliez pas votre visage.)

Douleurs à l'accouchement
Au-delà de la respiration profonde

*D*ans une encyclopédie médicale, on définit l'accouchement ainsi : «... l'accouchement est constitué par l'ensemble des phénomènes mécaniques et physiologiques ayant pour conséquence la sortie de l'enfant et de ses annexes hors des voies génitales maternelles. » Dans la vie quotidienne, on le décrit comme l'effort nécessaire à pousser le bébé à travers une ouverture la taille aussi petite que celle d'un tampon hygiénique.

L'accouchement est un acte qui nécessite beaucoup de travail difficile. Un bébé n'est pas mis au monde après une simple poussée de la mère, mais après quatre étapes bien précises. D'abord, l'utérus de la mère, ou appareil génital qui enveloppe le fétus, commence à se contracter, et le col, ouverture de l'utérus à l'extrémité du vagin, à se dilater. Au cours de la deuxième étape, l'utérus continue de se contracter de façon plus régulière alors que la mère pousse le bébé à travers le vagin.

Mais ce n'est pas tout : lors de la troisième étape, le placenta, masse charnue et spongieuse qui rattache le fétus à l'utérus, est expulsé. Enfin, quelques heures après l'accouchement, à l'étape finale, l'utérus reprend sa forme initiale.

Il n'y a pas d'autre façon de l'exprimer : « l'accouchement est un acte douloureux, déclare Eileen Murphy, médecin. Il est donc facile de comprendre que cette douleur cause de l'anxiété. Et, plus la femme ressent de l'anxiété, plus son organisme libère d'adrénaline, hormone de stress qui intervient dans la capacité de l'utérus à se contracter efficacement; cela pourrait alors prolonger les douleurs de l'accouchement et augmenter l'inconfort », ajoute le Dr Murphy.

Des techniques pour réduire les douleurs de l'accouchement sont pratiquées afin d'aider les mères à mettre au monde leur enfant le plus facilement possible. Il existe certaines méthodes permettant d'accélérer un accouchement. De cette façon la mère pourra profiter par la suite de la présence de son bébé.

L'ACCOUCHEMENT, UNE BELLE EXPÉRIENCE.

Voici ce que les femmes médecins et d'autres professionnelles de la santé, formées pour aider les femmes durant la période de travail et l'accouchement, conseillent à leurs patientes pour réduire la douleur et apprécier davantage l'expérience d'une naissance.

Le pour et le contre des médicaments

« Si vous pensez accoucher naturellement, tant mieux pour vous », déclare Eileen Murphy, médecin. Avec toutes les meilleures intentions du monde, vous trouverez peut-être la douleur de l'accouchement intolérable. Prévoyez donc l'éventualité de vous faire administrer un analgésique.

La douleur intense peut nuire à la fréquence des contractions utérines et ralentir ainsi l'accouchement. D'autre part l'usage de médicaments dès le début des contractions pourrait s'avérer bénéfique durant l'accouchement même. « Vous aurez besoin de toute votre énergie quand viendra le temps de pousser. Évitez donc de vous épuiser avant que le col de votre utérus ne soit dilaté à dix centimètres. Ne gaspillez pas votre énergie. »

« Si vous ressentez une douleur très intense pendant une longue période, vous garderez un mauvais souvenir de votre accouchement. En outre, ce ne sera pas nécessairement bon pour la santé du bébé », déclare le Dr Murphy. Donc, ayez recours aux médicaments au besoin.

Mangez. Souffrez-vous des premières douleurs de la période de travail ? « Ne cessez pas de manger », déclare Martha Barry, infirmière certifiée. Vous avez besoin d'énergie. À la maison, mangez des aliments faciles à digérer comme de la soupe ou un petit sandwich. Plus tard, en effet, durant une période plus active du travail, vous n'aurez peut-être envie de rien. De plus, certains hôpitaux ou centres de naissances en découragent la pratique.

Buvez des liquides en quantité importante. « On peut comparer la période de travail à une épreuve d'athlétisme : de longues périodes d'essoufflement accompagnées de transpiration. Et comme pour n'importe quelle épreuve athlétique, l'organisme exige un apport liquide important. Si vous vous déshydratez, vous pourriez ressentir des contractions plus douloureuses, ou bien des contractions très irrégulières », déclare le Dr Murphy. Un apport liquide adéquat favorise l'action des muscles lisses dans l'utérus, et maximise ainsi l'effet des contractions. Buvez de l'eau, du jus de pommes ou tout autre liquide clair presque toutes les heures, ou encore sirotez-en un peu après chaque contraction.

Urinez. « Une vessie pleine ne fait qu'accroître les douleurs », déclare Martha Barry. Essayez d'uriner au moins toutes les heures.

Essayez différentes positions. « J'encourage les femmes à changer de position fréquemment pendant qu'elles souffrent afin de suivre le mouvement de leurs contractions », déclare Mindy Smith, médecin. Ce mouvement empêche la future mère de ne penser qu'à sa douleur et la fait plutôt se concentrer sur l'accouchement lui-même. Cela peut même accélérer l'accouchement.

« Par exemple, en changeant de position, la femme peut modifier la position du fœtus ; cela soulage parfois la douleur et favorise la descente du bébé prêt à naître », ajoute Martha Barry.

Réchauffez-vous. « Les compresses chaudes sont des plus efficaces », déclare Amy Durbin, professeur certifié en accouchement. Un linge trempé dans de l'eau tiède, placé sur le bas de l'abdomen, juste au-dessus de l'os pubien, entre ou pendant les contractions, soulage quelque peu.

Prenez une douche chaude. « Lorsque la douleur s'intensifie, prenez une douche chaude, suggère Martha Barry. De nombreuses femmes ont du mal à supporter leurs contractions lorsque le col de leur utérus est dilaté d'environ 5 cm. » La chaleur de l'eau procure confort et détente, et rend la période de douleur plus tolérable.

Respirez. « Les techniques de respiration ne soulagent pas la douleur, mais elles rendent la future mère plus détendue. En elle-même, la tension peut en effet être une source de douleur. Elle peut également entraver la période de travail, car la femme ne détend pas ses muscles et ne permet pas au bébé de descendre dans le canal génital. »

« Respirez profondément, à partir du diaphragme plutôt qu'en surface, depuis les épaules et le cou », suggère Amy Durbin. Elle conseille également de prendre une respiration profonde au début de chaque contraction et une autre respiration profonde à la fin d'une contraction. « Lors de mon deuxième accouchement, j'ai trouvé les contractions interminables. Parfois, elles étaient très difficiles à supporter, mais le fait de prendre une grande respiration me permettait de supporter une contraction et de me préparer à la suivante. »

Exprimez-vous. « Plaignez-vous si vous en avez envie. Faites n'importe quel bruit qui vous plaît, cela vous permettra de mieux maîtriser votre anxiété », ajoute Amy Durbin.

Visualisez. Vous pouvez vous servir de visualisation et de respiration profonde afin de vous aider à mieux vous détendre durant le travail. « Imaginez que l'inspiration est une lumière blanche qui remplit votre utérus d'énergie », suggère Julie Tupler, infirmière. Imaginez votre bébé qui flotte dans la lumière tout en s'acheminant dans le canal génital. Cette infirmière suggère également d'emporter avec vous une musique douce que vous pourriez écouter durant vos visualisations.

L'accouchement: un sport d'équipe. « Le fait d'avoir un partenaire qui assiste à votre accouchement, que ce soit votre mari ou une autre personne, est très important », déclare le Dr Smith. Une étude a révélé que la présence d'une personne préparée à cette épreuve réduisait chez la femme la demande d'un anesthésique pendant l'accouchement. Une sage-femme peut aider aussi de façon pratique.

Demandez un massage du dos. « Certaines femmes préfèrent qu'on ne les touche pas du tout durant leur travail; pour d'autres, au contraire, cela les soulage », déclare Eileen Stilerman, massothérapeute.

Un massage effectué au bas du dos et le long de la colonne vertébrale calme beaucoup. Un massage des jambes peut également être favorable: les jambes sont en effet souvent tendues durant le travail.

Douleurs à l'épisiotomie

Comment guérir les tissus sensibles

*P*arfois, le bébé exerce une telle pression au moment de l'accouchement que les tissus entre la vulve et l'anus se déchirent. Les muscles pelviens peuvent ensuite s'affaiblir, provoquant une grosseur dans la vessie ou dans le rectum. Afin de prévenir le déchirement de cette partie tendre, appelée périnée, les médecins et les sages-femmes prennent souvent des mesures préventives en faisant une entaille particulière appelée épisiotomie, afin d'agrandir le canal génital. Après l'accouchement, l'incision est refermée à l'aide de points de suture.

SOYEZ PATIENTE, DORLOTEZ-VOUS

« Si vous avez subi une épisiotomie ou une déchirure quelconque, sachez que la guérison prendra un certain temps », déclare Mindy Smith, médecin. En fait, vous pouvez en ressentir les effets pendant 3 à 6 mois.

Voici certains conseils qui vous procureront un certain soulagement dès la première journée.

Rafraîchissez-vous. « Afin de réduire l'enflure, appliquez sur l'incision des sacs de glaçons enveloppés dans des serviettes pendant les 12 heures suivant l'accouchement, suggère Martha Barry, sage-femme. Procurez-vous des sacs froids de la taille environ d'une serviette hygiénique contenant une glace sèche. Vous les trouverez en pharmacie ou dans les magasins de fournitures médicales. Il vous suffira de briser le sac pour qu'il devienne froid. »

Prenez un bain. « Afin d'atténuer la douleur causée par l'épisiotomie, vous pourriez vous détendre dans une baignoire remplie d'eau, un bain périnéal ou un bain normal dans une baignoire remplie de beaucoup d'eau », explique Martha Barry. La baignoire doit être très propre afin d'éliminer toute forme de bactéries.

« Au cours d'une étude, un chercheur a comparé les bains périnéaux froids et les bains périnéaux chauds, déclare Martha Barry. Il a constaté que les femmes qui avaient pris des bains froids avaient moins de douleurs au périnée après leur bain. Le froid agit comme un analgésique. Mais si l'eau tiède vous convient mieux, ce n'est pas un problème. La chaleur augmente la circulation vers le site lésé et favorise aussi la guérison. »

Les plantes à votre secours. Afin de soulager la sensibilité et l'inflammation de votre périnée, de favoriser la fonction cellulaire, de vous protéger contre les bactéries et d'améliorer votre circulation, essayez cette potion à base d'herbes recommandée par Mary Bove, médecin naturopathe et sage-femme. « Diluez dans un litre d'eau bouillante une pincée de fleurs de calendula, de racines de consoude officinale, de fleurs de mille feuilles et de feuilles de romarin. Laissez le mélange tiédir, couvrez et laissez macérer quelques minutes. Filtrez le liquide et transférez-le dans une bouteille en plastique. Utilisez-le ensuite pour vous laver la région du vagin après avoir uriné. Ou bien préparez-en une grande quantité et utilisez la solution comme bain périnéal. Vous pouvez placer ce mélange d'herbes dans le réfrigérateur pendant deux à trois jours. Attendez qu'il soit à la température de la pièce pour l'utiliser. »

Appliquez de la vitamine E. « La vitamine E procure à la peau des bienfaits thérapeutiques. Pour cette raison, elle est souvent prescrite aux patients après une intervention chirurgicale », déclare Martha Barry. Si vous avez subi une épisiotomie, attendez quelques semaines jusqu'à ce que la cicatrice soit quasiment guérie. Ensuite, ouvrez une capsule de vitamine E liquide et appliquez le contenu sur le site de la lésion.

Quand consulter son médecin

Si vous avez subi une épisiotomie, incision chirurgicale qui élargit le canal génital, sachez que la douleur se résorbera au bout de quelques jours. Cependant, consultez votre médecin si :

- la douleur persiste encore au bout de deux semaines ;
- la douleur s'aggrave ;
- des saignements se manifestent sans raison apparente.

Ces symptômes pourraient signaler une infection qui requiert un traitement médical.

Douleurs au cou
Des solutions faciles

S i votre cou avait la souplesse de celui du cygne, vous pourriez regarder tout autour de vous sans problème. Et il vous serait beaucoup plus facile de regarder les feux d'artifice ou de vous étirer le cou au-dessus d'une foule pour voir ce qui se passe sans en ressentir les effets. Mais ce n'est pas le cas.

En réalité, le cou chez l'humain n'est pas un appareil très souple. Vous risquez même de souffrir d'une douleur au cou très incommodante si vous lui imposez une position inhabituelle pendant trop longtemps, en dormant dans une position inconfortable par exemple.

« On pourrait comparer le cou à une tige sur laquelle reposerait un ballon de 6 kilos », déclare Annie Pivarski, spécialiste en ergonomie et en prévention des blessures. Le cou est donc constamment soumis à des pressions

Les hommes comme les femmes souffrent de douleurs au cou, mais ce malaise est surtout courant chez les femmes qui travaillent toute la journée à leur bureau.

« La douleur au cou se manifeste surtout chez les femmes qui occupent un poste d'employée de bureau. Leur travail les amène à souvent se pencher ou à s'incliner vers l'écran de leur ordinateur, ce qui exerce une pression dans la partie supérieure du dos et dans le cou », explique Mary Ann Keenan, médecin.

QUELQUES PAS VERS UN SOULAGEMENT TOTAL

Votre cou vous fait-il mal ? Eh bien, détendez-vous. Les femmes médecins croient en effet que vous pourriez venir à bout de vos douleurs dans le cou en essayant ces simples remèdes maison.

Ouvrez le congélateur. Appliquez un sac de glaçons entouré d'une serviette sur votre cou ; vous en soulagerez ainsi la douleur aiguë et la raideur », déclare Annie Pivarski. Essayez ce traitement pendant 15 à 20 minutes.

Ou encore, essayez de la chaleur. « Certaines femmes préfèrent utiliser la chaleur plutôt que la glace », déclare le Dr Keenan. Essayez une douche chaude en laissant l'eau couler dans votre cou, ou encore un coussinet chauffant réglé à une chaleur moyenne ou faible que vous appliquerez pendant 20 minutes au maximum », ajoute-t-elle.

Étirez vos muscles. « Les étirements s'effectuent rapidement et permettent d'éliminer la raideur dans le cou. De plus, vous pouvez les effectuer à la maison ou au travail », déclare Sheila Reid, coordinatrice de services de réhabilitation.

TROUVEZ LE COUPABLE

Par exemple, tournez votre tête d'un côté, ramenez-la au centre et regardez droit devant vous, puis tournez la de l'autre côté. Regardez vers le sol, remontez la tête dans sa position initiale, regardez vers le plafond, puis revenez à la position de départ. Répétez ces exercices plusieurs fois par jour si nécessaire.

Afin de prévenir les récidives, les femmes médecins suggèrent quelques tactiques qui pourraient vous surprendre. Les voici.

Gardez vos talons hauts pour les occasions spéciales. Peu de femmes pensent à établir un rapport existant entre les chaussures qu'elles portent et leur douleur au cou. « Les talons hauts perturbent l'alignement de la colonne vertébrale, poussant ainsi votre cou vers l'avant », déclare Annie Pivarski. Essayez de ne porter vos talons hauts que dans les grandes occasions. Les autres jours, portez plutôt des talons plus bas ou plats.

Débarrassez-vous de vos fardeaux. « Un sac très lourd sur l'épaule exerce une pression sur votre cou aussi bien que sur votre dos et vos épaules », déclare le Dr Keenan. Portez plutôt une ceinture banane ou un sac à dos. Placez les objets les plus lourds dans une valise munie de roues, comme le font de nombreux agents de bord ou les gens qui voyagent beaucoup.

Redressez votre chaise. Souvent, la douleur au cou provient du fait que vous inclinez votre tête vers votre poitrine. La solution est de rapprocher le livre de vous et non l'inverse.

« Lorsque vous lisez ou que vous regardez la télévision, redressez votre chaise afin que le dossier ou le mur procure un bon soutien à votre tête », déclare le Dr Keenan.

« Bien sûr, vous pouvez vous allonger sur votre divan ou vous affaler dans un fauteuil. L'important est de changer de position fréquemment, toutes les heures par exemple, afin que votre cou ne raidisse pas », déclare Margot Putukian, médecin.

QUAND CONSULTER SON MÉDECIN

« Si, après avoir essayé des remèdes maison pendant quelques jours, vous souffrez toujours, consultez votre médecin, déclare Mary Ann Keenan, médecin. Consultez également un médecin si la douleur irradie jusque dans votre épaule, votre bras ou votre poignet. Cette douleur pourrait signaler un problème cardiaque. N'ignorez pas les symptômes précurseurs d'une maladie grave.

Ajustez l'écran. « Si vous travaillez devant un ordinateur, assurez-vous de ne pas avoir à vous étirer le cou pour regarder l'écran », déclare le Dr Keenan. Ajustez plutôt l'écran au niveau de vos yeux.

Procurez-vous un support-copie. « Le fait de tourner constamment la tête afin de lire les donnés d'un texte que vous devez saisir à l'ordinateur peut causer davantage de pression dans votre cou », déclare Annie Pivarski. Un support-copie accroché à l'ordinateur, à la hauteur de vos yeux et de l'écran, vous permettra de lire votre texte sans avoir à vous étirer le cou.

Portez un casque d'écoute. Vous endommagez davantage votre cou si vous retenez le téléphone entre votre oreille et votre épaule, en prenant des notes ou en saisissant un texte à l'ordinateur. « Procurez-vous donc un casque d'écoute afin de vous épargner raideur et douleur », ajoute Annie Pivarski.

Optez pour les oreillers en duvet. « Afin de ne plus vous réveiller le cou raide, choisissez un oreiller fait de duvet ou d'autre matériel souple, ou encore achetez-vous un oreiller orthopédique plutôt qu'un oreiller en mousse, déclare Sheila Reid. Un bon oreiller épousera la forme de votre cou plutôt que de mal le soutenir », conseille Sheila Reid. Et essayez de dormir sur le côté ou sur le dos, et non pas sur le ventre.

Douleurs au dos

Solutions pour les femmes en milieu de travail ou à la maison

Les femmes comme les hommes souffrent de douleurs au dos, mais différemment : les hommes souffrent de douleurs qui persistent car ils s'obstinent à soulever des objets trop lourds, alors que les femmes ressentent des douleurs similaires en restant assises trop longtemps à leur poste de travail.

« La deuxième cause la plus courante de douleurs dorsales est liée à la sédentarité des femmes qui sont assises à leur poste de travail ou devant un ordinateur presque toute la journée », déclare Sheila Reid, coordinatrice de services de réhabilitation.

La plupart des personnes éprouveront un jour ou l'autre des douleurs dans le bas du dos, ces dernières étant causées par une tension ou même un étirement des muscles et des tissus qui rattachent les os et les cartilages. Un mouvement brusque des muscles meurtris ou en mauvaise forme peut provoquer une douleur immédiate.

« La mère qui prend constamment un enfant dans ses bras s'ajoute une lourde charge sur le dos », estiment les femmes médecins. Durant les deux derniers trimestres de la grossesse, le fœtus peut déplacer le centre de gravité du dos de la femme, augmentant ainsi la courbe de sa colonne vertébrale, ce qui peut causer une grande douleur », déclare Deborah Caplan, professeur. Et, après la grossesse, la douleur peut s'aggraver.

« Peu après l'accouchement, et durant les premières années de l'enfant, les femmes peuvent éprouver des douleurs en s'inclinant vers l'enfant ou en le soulevant constamment », déclare Deborah Caplan. « À un poids comparable, les femmes ne possèdent que les deux tiers de la masse musculaire des hommes, déclare Rose Hayes, titulaire d'un doctorat. Les femmes déploient plus d'efforts musculaires pour effectuer le même travail que les hommes. »

« Il est sûr que la plupart des femmes feraient preuve de prudence avant de soulever un haltère de 25 kg dans un gymnase, mais elles n'agissent pas de la sorte lorsqu'elles portent leur bébé dans un bras et leur sac de provisions de 5 kilos de l'autre, traînant en plus leur porte-documents lourd de livres et de papiers », ajoute le Dr Hayes. Il n'est donc pas surprenant que se crée une forte tension dans les muscles de leur dos.

CESSEZ DE SOUFFRIR

Si votre médecin confirme que vous souffrez de spasmes musculaires ou de douleurs chroniques du bas du dos, et non pas d'une hernie discale, vous vous sentirez soulagée d'apprendre qu'il existe plein de bons remèdes pour en venir à bout.

Restez calme. « La plupart des douleurs du bas du dos disparaissent en quelques jours ou une semaine, même si vous ne faites rien », déclare Mary Ann Keenan, médecin. Prenez des respirations profondes et détendez-vous le plus possible. Cela allégera votre douleur et pourra même favoriser la guérison.

Les bienfaits du yoga

Judith Lasater, titulaire d'un doctorat

En tant qu'instructrice de yoga et physiothérapeute Judith Lasater explique qu'elle peut placer son corps dans toutes sortes de positions inhabituelles et se sentir en pleine forme. Voici comment elle s'y prend.

« Le yoga n'a pas pour unique fonction d'étirer et de renforcer les muscles, il peut aussi aider les femmes à mieux connaître leur corps et leurs émotions. Il peut réduire leurs douleurs dorsales en leur faisant prendre conscience de la cause du problème », déclare-t-elle.

Parmi d'autres remèdes pour lutter contre les douleurs dorsales, on peut citer les bouillottes d'eau chaude, la glace ou les coussinets chauffants que l'on applique à l'endroit de la douleur. On peut aussi effectuer des étirements modérés et s'asseoir avec un oreiller ou un coussin qui soutient le bas du dos. Afin de prévenir les douleurs du dos au travail, levez-vous et bougez toutes les demi-heures.

Prenez une journée de congé. « Si vous avez mal au dos, vous n'aurez pas le goût de faire grand-chose. N'essayez donc pas. Restez au lit et reposez-vous », déclare Carol Walker, médecin.

Reposez-vous une journée ou deux, mais pas plus. « Trop de repos pourrait vous faire plus de mal que de bien », déclarent les spécialistes du dos. « Même si vous ne vous sentez pas en pleine forme, vous devez bouger au bout d'un jour ou deux, explique le Dr Walker. En restant au lit plus de deux jours, vous ralentirez votre circulation sanguine, les muscles et les articulations de votre corps deviendront raides et vous courrez davantage de risques de vous blesser de nouveau le dos. »

Cherchez la chaleur. « Afin de soulager la douleur, appliquez une bouillotte d'eau chaude ou un coussinet chauffant à l'endroit de la douleur », déclare Sheila Reid.

Si vous préférez la glace... « Les femmes trouvent parfois que la glace est un meilleur remède contre l'inflammation, explique le Dr Walker. Placez donc un sac rempli de glace à l'endroit de la douleur pendant 5 à 10 minutes. Répétez le traitement toutes les heures, pendant une journée ou deux. »

Procurez-vous un médicament en vente libre. « Tout analgésique en vente libre à base d'aspirine, d'ibuprofène, de paracétamol ou de kétoprofène peut soulager les douleurs du dos », déclare le Dr Walker.

Faites vos étirements avec modération. « Les étirements modérés peuvent vraiment accélérer votre guérison », déclare le Dr Walker.

« D'abord, allongez-vous au sol et essayez de soulever vos genoux jusqu'à la hauteur de votre poitrine, suggère Sheila Reid. Exercez alors une légère pression, étirez-vous, puis détendez-vous. Répétez l'exercice plusieurs fois, sauf si cela vous fait mal. Si tel est le cas, cessez l'exercice. »

Arrêtez de fumer. « Si vous fumez, arrêtez. Des études ont démontré que les non-fumeurs sont davantage susceptibles d'éprouver un soulagement plus durable contre les douleurs dorsales et ont moins de problèmes généraux que les fumeurs », déclare Carol Hartigan, médecin. « Plus encore, la cigarette semble agir sur les disques intervertébraux et accélérer le vieillissement et la raideur en empêchant l'oxygène et le sang de bien y circuler », déclare le Dr Walker.

LES FEMMES ENCEINTES OU QUI ALLAITENT

La douleur du dos est l'un des problèmes les plus courants chez les femmes enceintes et les nouvelles mères. Voici quelques conseils à ce sujet.

Demandez à votre obstétricienne de vous prescrire un programme de conditionnement. « L'exercice est le remède clé pour le

Des vêtements confortables = moins de douleurs

Barbara A. Stuart, médecin

Après avoir passé de longues journées comme directrice médicale d'une clinique de planification des naissances ou de maladies à transmission sexuelle, Barbara Stuart, médecin, a remarqué que le simple fait d'incliner son corps vers l'avant toute la journée afin d'examiner ses patients exerçait une pression sur le bas de son dos. Voici comment elle a résolu le problème.

« J'ai acheté une bonne gamme de pantalons amples et de robes confortables pour porter au travail, rapporte-t-elle. De cette façon, lorsque je dois examiner mes patients, je ne suis pas obligée de garder les genoux serrés. Je peux aussi approcher d'eux mon tabouret et m'asseoir. Plus je suis près de mes patients, moins j'ai à me courber, et j'évite donc ainsi d'exercer une tension inutile sur mon dos. »

Message aux femmes qui exercent d'autres professions : rapprochez-vous de votre poste de travail, et votre dos vous en sera fort reconnaissant. Portez aussi des chaussures à talons plats. S'ils mesurent plus de 3 cm, ils feront souffrir votre dos.

---

soutien du dos, déclare le Dr Walker. Plus vos muscles seront forts, mieux ils pourront supporter le poids du fœtus », ajoute le Dr Walker. La marche, la course, la natation, c'est-à-dire tout exercice aérobique effectué aussi longtemps qu'il vous sera aisé de le pratiquer, soulagera vos douleurs. »

Supportez votre dos. « Lorsque vous allaitez votre enfant, placez des oreillers derrière votre dos afin d'être plus confortablement installée. Approchez le bébé de votre sein au lieu de vous incliner au-dessus de lui », déclare Deborah Caplan. Si vous allaitez sur une chaise, choisissez-en une munie d'un bon dossier.

Utilisez une balancelle. « Afin de soulager votre dos pendant l'allaitement, essayez une balancelle avec accoudoirs, que l'on peut trouver dans la plupart des magasins qui vendent des lits de bébé. Un tel appareil diminuera la pression sur votre dos tout en laissant vos bras se reposer pendant que vous allaitez », déclare le Dr Hartigan.

Utilisez un repose-pieds. « Procurez-vous en magasin un petit repose-pieds utilisable à la maison. En surélevant vos pieds, vous leur donnez un peu de repos et vous maintenez votre dos dans une position confortable », déclare le Dr Hartigan.

LES SOINS DU DOS À DOMICILE ET AU TRAVAIL

Si vous avez déjà éprouvé des douleurs au dos, il est fort probable que vous n'ayez pas envie de répéter l'expérience. Voici ce que les femmes médecins vous recommandent pour éviter des crises ultérieures.

Rapprochez-vous de ce que vous devez soulever. « Pensez-y bien. Plus près vous vous tiendrez de ce que vous devez soulever, que ce soit un enfant, un sac de provisions ou une boîte de fournitures de bureau, moins vous mettrez de tension sur vos muscles du dos », déclare le Dr Hayes. Voici la bonne technique.

Mettez-vous en position debout, accroupissez-vous pour soulever l'objet au lieu d'incliner votre corps depuis la taille. Vérifiez que vos pieds sont bien à plat au sol devant vous, un pied légèrement devant l'autre.

Dès que vos bras entourent l'objet, gardez-le le plus près possible de votre abdomen pendant que vous le soulevez ou que vous le déposez en utilisant vos deux mains, afin que le mouvement soit symétrique.

Soulevez d'abord, tournez ensuite. Cela semble naturel : vous empoignez votre sac de provisions, puis vous tournez votre dos pour le mettre dans la voiture, ou encore vous soulevez l'enfant dans vos bras pour le sortir de son berceau en un seul mouvement rapide. « Il ne faut pas faire ces mouvements », déclare le Dr Hayes. Avec le temps, les torsions peuvent mener aux hernies. Soulevez plutôt l'objet, tenez-le près de votre abdomen, puis tournez-vous en utilisant vos pieds pour vous diriger vers votre objectif plutôt que de bouger vos hanches.

Portez des vêtements amples. « Si vous devez soulever des objets, porter une jupe longue ou un pantalon ample vous donnera beaucoup plus de liberté de mouvements que si vous portez une jupe droite qui vous obligera à garder vos jambes serrées », déclare Deborah Caplan.

Servez-vous de roulettes. Les porte-documents ou les gros sacs que l'on transporte sur l'épaule sont souvent pesants. « Ces charges très lourdes qui pendent souvent au bout de votre épaule créent un déséquilibre et une tension inégale sur la colonne vertébrale, et cela peut vous blesser le dos », déclare le Dr Hayes.

« Ne mettez que très peu de choses dans votre sac », déclare-t-elle. Quant à vos autres effets personnels, transportez-les dans un sac à dos

QUAND CONSULTER SON MÉDECIN

«Consultez votre médecin si la douleur dorsale persiste pendant une semaine ou plus, ou si elle se manifeste de façon intermittente tous les jours», déclare Carol Walker, médecin. Consultez également votre médecin dès que vous éprouvez des douleurs dans les jambes ou si ces dernières vous semblent faibles ou engourdies.

ou placez-les dans une valise sur roulettes, comme le font de nombreux voyageurs expérimentés ou les agents de bord », déclare le Dr Keenan.

Vous pouvez aussi acheter un petit chariot à bagages, c'est-à-dire un support en métal léger muni de roues, que vous trouverez en magasin.

Adaptez votre poste de travail. « Une bonne chaise de travail doit être réglable et pouvoir s'ajuster à la personne qui s'y assoit afin de lui faciliter la tâche », déclare Annie Pivarski, ergonomiste.

« Afin d'obtenir le meilleur soutien pour votre dos, vos pieds doivent être à plat sur le sol et le bas de votre dos soutenu par le dossier de la chaise. Vos genoux doivent se trouver un peu plus bas que vos hanches ou à leur hauteur. Vous ne devez pas avoir à vous étirer le cou pour voir votre ordinateur », déclare Sheila Reid.

Bougez un peu. « Toutes les demi-heures, levez-vous et bougez afin d'empêcher les muscles et votre colonne vertébrale de se raidir », déclare Sheila Reid.

Essayez un oreiller lombaire. « Vous pouvez vous procurer un tel coussin dans un magasin d'équipement médical ou simplement rouler une serviette que vous placerez derrière votre taille afin de mieux soutenir le bas de votre dos lorsque vous êtes assise à votre bureau », ajoute Deborah Caplan.

Portez des talons plats. « Les chaussures à talons plats fournissent un bon soutien de la voûte plantaire, alors que des talons de plus de 3 cm désaligneront la courbe de votre dos, ce qui entraîne les douleurs », déclare le Dr Walker. Si vous devez porter des talons hauts, ne les portez que lors d'occasions spéciales.

(Pour des manières pratiques de prévenir l'ostéoporose, autre cause possible de douleurs au dos, voir la page 438.)

Douleurs aux épaules
De l'aide contre la raideur

*L*a douleur aux épaules est l'une de ces douleurs mystérieuses qui survient soudainement après avoir effectué un mouvement ou pratiqué une activité que vous n'avez pas fait depuis des mois, comme laver sa voiture ou jardiner au printemps.

Chez la femme, la douleur à l'épaule est souvent le symptôme d'une tendinite, d'une tension musculaire ou d'un autre malaise appelé capsulite rétractile de l'épaule, ou, communément, épaule gelée. « Dans ce cas, votre épaule est tellement raide que vous ne pouvez plus bouger », déclare Stacy Grossfeld, chirurgienne en orthopédie.

Malheureusement, lorsque vous n'utilisez pas votre épaule elle perd de sa souplesse et devient raide. « Un beau jour, si vous n'avez pas utilisé les muscles de votre épaule pendant des mois, vous découvrirez que vous ne pouvez pas vous étirer suffisamment pour étirer votre ceinture de sécurité dans la voiture et, pire encore, que vous êtes incapable de détacher votre soutien-gorge », déclare le Dr Grossfeld.

« Il peut arriver que les muscles de l'épaule soient coincés entre les os et les ligaments du dos, problème appelé empiétement qui se produit à la suite d'une activité intense au-dessus de la tête, comme lancer une balle au base-ball ou faire son service au tennis », déclare le Dr Grossfeld.

CHERCHEZ LE SOULAGEMENT.

Les femmes médecins et les phytothérapeutes déclarent à l'unanimité que dans la majorité des cas, les douleurs à l'épaule peuvent être soulagées en pratiquant les quelques conseils qui suivent.

Reposez votre épaule. « Si votre épaule est douloureuse, vous devez absolument cesser l'activité qui lui cause la douleur », déclare le Dr Grossfeld.

Soignez-vous avec de la glace. « La glace est l'analgésique le moins coûteux en médecine et il ne présente presque aucun effet indésirable », ajoute le Dr Grossfeld. La glace réduit l'inflammation. Mettez de la glace dans une serviette et appliquez cette compresse sur le site douloureux pendant 15 à 20 minutes de suite toutes les heures.

Quand consulter son médecin

« Si vous essayez des remèdes maison mais que la douleur n'a pas disparu au bout de 7 à 10 jours, consultez votre médecin », déclare Stacy Grossfeld, chirurgienne en orthopédie.

Si la douleur à l'épaule provient d'une chute ou d'un accident de voiture, consultez sans tarder un médecin afin de vous assurer qu'il n'y a pas de fracture.

Prenez un analgésique. « Vous n'avez pas à jouer au martyr : un anti-inflammatoire tel que l'aspirine ou l'ibuprofène pris plusieurs fois par jour, en suivant les instructions figurant sur l'emballage, allégera la douleur et l'enflure », déclare le Dr Grossfeld.

Bougez délicatement. Les femmes médecins estiment que la douleur à l'épaule est un dilemme classique : d'abord votre épaule vous fait mal, vous ne voulez pas l'utiliser. Mais si vous ne l'utilisez pas, elle deviendra encore plus raide, et vous vous retrouverez avec une épaule gelée, vous ne pourrez vraiment plus la bouger.

La solution : « Dès que la douleur se résorbe, essayez des mouvements légers et doux », déclare le Dr Grossfeld.

Lynn Van Ost, spécialiste de la médecine du sport, vous suggère de faire cette séance d'exercices : commencez chaque exercice les bras allongés à vos côtés. D'abord, soulevez le bras droit devant vous ou jusqu'à ce qu'il soit au-dessus de votre tête, allant le plus loin que vous pouvez sans ressentir de la douleur, puis ramenez-le à la position de départ. Soulevez-le ensuite de côté puis rabaissez-le. Au cours du troisième exercice, gardez votre bras contre votre corps, mais fléchissez le coude afin que l'avant bras se trouve devant vous. Effectuez des rotations de votre avant bras en le déplaçant vers votre ventre, et revenez à la position de départ. Répétez l'exercice de nouveau, en faisant des rotations du bras vers l'extérieur. Répétez chaque mouvement dix fois avant de passer au suivant. Effectuez tous les exercices une ou deux fois par jour, tant que vous ne ressentez pas de douleur.

(Pour des façons pratiques de maîtriser des douleurs musculaires ou une tendinite, voir les pages 206 et 616.)

Douleurs aux genoux
La glace et d'autres thérapies

*N*ous exigeons beaucoup de nos genoux. Nous les utilisons pour monter et descendre les escaliers, nous les plions pour soulever les enfants, nous courons pour nous sentir plus en forme et nous marchons en portant de très belles chaussures à talons hauts.

L'articulation du genou est fort complexe ; elle est en effet formée par l'extrémité des os de la cuisse, du mollet et de la rotule. Ces os sont soutenus par des ligaments et la rotule sont reliée au genou par des tendons.

Une forme de protection est fournie par des coussinets appelés ménisques et par des bourses séreuses, poches de liquide placées de façon stratégique qui réduisent la friction.

« Des pressions de toutes sortes s'exercent sur le genou et l'espace restreint qu'il occupe ne lui permet pas d'absorber tous les chocs auxquels il est soumis », déclare Margo Putukian, médecin.

Il ne faut donc pas être surpris de voir cette articulation surmenée se rebeller.

SOYEZ DÉLICATS AVEC VOS GENOUX

« Les femmes souffrent souvent de douleurs aux genoux à force de s'agenouiller pour parler avec leurs enfants ou à force de les soulever, de jardiner, de faire du rangement au bureau ou encore de courir au marché », déclare Elizabeth Arendt, médecin. La bursite prérotulienne attaque spécifiquement l'articulation du genou et n'est pas associée aux douleurs générales du genou.

Voici ce que les femmes médecins conseillent à leur patientes afin de réduire le stress sur leurs genoux et de soulager la douleur. (Pour des façons pratiques de supporter la douleur du genou causée par l'arthrite ou la bursite, voir les pages 33 et 616.)

Optez pour le repos. Si votre douleur au genou survient après avoir fait du jardinage ou toute autre activité que vous aimez, il vaudrait mieux ne pas continuer l'activité pendant que vous souffrez.

Quand consulter son médecin

« Si vous ressentez une douleur aux genoux et si, en dépit des remèdes maison que vous prenez, vous ne constatez aucune amélioration au bout d'une semaine, vous devriez consulter un médecin », déclare Margo Putukian, médecin.

Si la douleur est tellement intense que vous ne pouvez pas marcher ou que la marche est douloureuse et que votre genou enfle, allez voir un médecin immédiatement.

« Pour réduire la pression et soulager l'inflammation et la douleur, vous devez laisser vos genoux au repos », déclare Letha Griffin, chirurgien orthopédique.

Ensuite, utilisez de la glace. « Appliquez un sac de glaçons pendant 20 minutes — ou moins, sinon vous risquez de souffrir d'engelure », déclare le Dr Griffin. Placez de la glace sur votre genou plusieurs fois par jour lorsqu'il vous fait mal ou s'il enfle. Enveloppez les glaçons dans une serviette afin qu'ils n'aient pas de contact direct avec votre peau.

Pansez et soulevez. « Vous devrez également entourer votre genou d'un pansement serré qui n'empêche cependant pas le sang de circuler ; vous pouvez aussi utiliser une grenouillère vendue en pharmacie », déclare le Dr Griffin. Surélevez votre genou sur des oreillers pour qu'il soit au-dessus du niveau de votre cœur.

Éliminez la douleur. « Tout remède en vente libre à base d'aspirine, d'ibuprofène, de kétoprofène ou de paracétamol peut aider à soulager la douleur », déclare le Dr Griffin.

Perdez du poids. « Si vous avez des kilos en trop que vous pouvez perdre, faites-le. Cela permettra de soulager la pression sur vos genoux », déclare le Dr Arendt.

Portez des chaussures confortables à talons plats. « Les talons hauts augmentent la pression sur les genoux, déclare le Dr Griffin. Essayez plutôt de porter des chaussures à petits talons ou à talons plats, ou portez des chaussures de marche ou de course. »

Changez de position. « Rester assis pendant un certain temps peut également mettre beaucoup de pression sur vos genoux », déclare le Dr Arendt. Vérifiez la hauteur de votre chaise afin de vous assurer que vos pieds touchent bien le sol. Sinon, utilisez une chaise plus basse ou mettez vos pieds sur un tabouret.

Étirez vos genoux. « De temps à autre durant la journée, effectuez des exercices de fléchissement, de détente et d'étirement des genoux afin d'éviter qu'ils ne se raidissent », déclare le Dr Arendt.

Arrêtez-vous. « Si vous faites de longues randonnées en voiture, vos genoux peuvent devenir très raides à force de rester dans la même position », déclare le Dr Arendt. Si vous avez un contrôle de vitesse, servez-vous en et étirez vos jambes. Sinon, essayez de changer de position de temps à autre et, surtout, arrêtez vous toutes les heures pour vous dégourdir les jambes.

Douleurs aux pieds et aux talons
Stratégie de soulagement contre les pieds endoloris

L a femme moyenne met plus de 1 000 kilos de pression sur ses pieds en effectuant ses tâches quotidiennes. Multipliez cela par environ 10 000 pas par jour, environ, et vous ne vous demanderez plus pourquoi elle se plaint d'avoir mal aux pieds à l'occasion. En fait, c'est un miracle que les pieds ne soient pas endoloris en tout temps.

« Les femmes podologues pensent que les femmes ont tendance à souffrir davantage de douleurs aux pieds que les hommes, ou du moins elles semblent consulter les médecins plus souvent que ne le font les hommes, déclare Kathleen Stone, podologue. Il y a une bonne raison à cela. Les chaussures pour femmes étaient conçues traditionnellement comme articles de mode et non pour le confort. Dès que les femmes

201

choisissent un meilleur soulier, ce que beaucoup d'entre elles ont déjà fait, elles ressentent beaucoup moins de douleurs aux pieds. »

THÉRAPIE MAISON POUR LES PIEDS

Voici ce que les femmes podologues et d'autres spécialistes des pieds conseillent aux femmes incommodées par des talons endoloris, des voûtes plantaires douloureuses, des crampes dans les orteils et autres troubles douloureux du pied et du talon.

« En effectuant ces simples exercices, vous pourriez réduire, voire prévenir, la raideur progressive et persistante aux pieds », déclare Phyllis Ragley, spécialiste en podologie.

Roulez votre pied sur une boîte de jus d'orange. Si votre voûte plantaire vous fait mal, il pourrait s'agir d'un début de fasciite plantaire, ou inflammation de l'aponévrose plantaire (couche résistante de tissus conjonctifs qui s'étend du talon jusqu'aux orteils). « Pour soulager le malaise, asseyez-vous, les pieds nus, et roulez la voûte plantaire

Les souliers de course à la rescousse

Kathleen Stone, podologue

« Les coiffeuses, les serveuses, les infirmières et oui, bien sûr, même les femmes podologues savent apprécier les bienfaits du code vestimentaire plus détendu qui rend acceptable le port du soulier de sport dans le milieu du travail », déclare Kathleen Stone, podologue.

« Je porte toujours des souliers de sport et non de ville quand je sais que je serai debout presque toute la journée », dit-elle.

Ce médecin vous recommande de penser à votre confort et de garder vos souliers de ville pour les jours où vous pouvez être assise.

Lorsque vous vous achèterez des chaussures de course, choisissez un magasin spécialisé d'articles de sport. Un bon vendeur pourra vérifier la taille de vos pieds et vous aider à trouver la meilleure chaussure pour votre pied.

Ce que vous cherchez, c'est d'avoir le talon bien en place à l'arrière du soulier et de la souplesse à la pointe du pied.

sur une boîte de jus de fruits congelée pendant 5 à 10 minutes, suggère Marika Molnar. Le froid permet de réduire l'inflammation, et le massage favorise le relâchement des tissus tendus. Indiquez sur la boîte congelée son utilisation afin de la séparer des jus que vous voudrez boire. Réutilisez cette boîte au besoin. »

Étirez-vous comme le ferait une danseuse. « Pour un bon étirement, essayez cette technique de danseuse, suggère Helen Drusine, masseur-kinésithérapeute, qui travaille avec une troupe professionnelle de ballet. Agenouillez-vous au sol ou sur un tapis, la pointe des pieds au sol, les orteils repliés vers l'intérieur, ce qui permet d'étirer la voûte de vos pieds. Asseyez-vous sur vos talons afin que votre masse corporelle fasse pression sur vos orteils contre le plancher. Faites cet exercice pendant quelques secondes, en ajoutant le temps nécessaire à mesure que l'exercice devient plus confortable. »

« Cet exercice permet aux personnes qui utilisent beaucoup leurs pieds de garder l'aponévrose plantaire et les tendons étirés », ajoute Helen Drusine. « Ne faites pas cet étirement si vous avez les tendons endoloris », conseille le Dr Ragley. Essayez plutôt un léger massage des pieds et des orteils ».

Et après l'étirement. « Ensuite, faites le même exercice, mais en plaçant le dessus du pied contre le sol. Encore une fois, n'effectuez pas cet exercice si vous avez les tendons endoloris », explique Helen Drusine.

Détendez les muscles de vos mollets. « Les muscles du mollet trop tendus peuvent vous faire boiter, nuisant à la facilité du pied à bien se poser au sol et de se fléchir vers l'avant », déclare le Dr Ragley. En retour, cette tension peut provoquer des douleurs aux talons ou à la voûte plantaire, puisque les tissus du pied sont extrêmement étirés pour contrer l'effet des mollets tendus.

« Afin de bien étirer les muscles du mollet, placez-vous pieds nus face au mur, les bras allongés devant vous, les paumes contre le mur. (Un conseil : afin de porter l'étirement au maximum, pointez les pieds légèrement vers l'intérieur, ajoute le Dr Ragley.) En gardant vos talons au sol, resserrez vos fesses afin que votre corps reste droit, c'est-à-dire qu'il ne doit pas y avoir d'inclinaison à la taille. Fléchissez ensuite vos coudes et inclinez-vous vers le mur jusqu'à ce que vous le touchiez du nez. »

« Vous devriez alors ressentir un étirement au niveau du mollet, signale le Dr Ragley. Si vous ne ressentez rien, c'est que vous vous tenez trop loin du mur, que votre taille est inclinée ou que vous êtes trop rapprochée. La distance entre le mur et vous dépend de votre taille et de la souplesse des muscles de vos mollets. Je mesure environ 1 m 60 et, pour un bon étirement, je me tiens à environ 35 cm du mur quand j'effectue cet exercice. »

Restez dans cette position d'étirement aussi longtemps que c'est confortable. Puis répétez 5 fois l'exercice au début, mais cette fois avec les genoux légèrement fléchis. « Cela permet d'étirer le muscle soléaire, petit muscle qui mène directement au tendon d'Achille », explique le Dr Ragley.

Il vaut mieux faire les étirements après s'être échauffé les muscles, soit après une petite marche ou un bain, ou encore une douche à l'eau tiède.

EXERCEZ VOS ORTEILS

« La marche ne permet pas vraiment de raffermir ni d'étirer les petits muscles des pieds », déclare Carol Frey, médecin.

Le Dr Frey suggère d'effectuer les exercices suivants qui garderont vos orteils souples et permettront également d'isoler et de renforcer les petits muscles de vos pieds.

Ramassez les objets. Utilisez vos orteils pour ramasser des billes sur le sol, puis déposez-les dans un bol. Ou placez de petits bouchons de liège ou des crayons entre vos orteils et appliquez une pression pendant 5 secondes.

Quand consulter son médecin

Consultez votre podologue pour un diagnostic si, ayant changé de chaussures ou ayant essayé des remèdes maison pendant une semaine ou deux, vos pieds sont toujours douloureux. Et rendez-vous sans tarder chez le médecin si la douleur est accompagnée d'enflure, d'un écoulement, d'une coloration ou que vous avez des antécédents de blessures. Certains problèmes tels que les fractures osseuses, la tendinite, une compression des nerfs ou un problème de démarche ne pourront être corrigés qu'avec des soins médicaux.

Conseil : « Apportez vos chaussures chez la podologue, car elle pourra mieux diagnostiquer la cause de la douleur à votre pied ou à votre talon, en les regardant », déclare Phyllis Ragley, spécialiste en podologie.

Étirez, puis détendez. Entourez vos orteils d'une bande élastique épaisse, puis essayez d'étirer vos orteils et de retenir l'étirement pendant 5 secondes. Répétez l'exercice 10 fois.

Essayez un massage. Roulez une balle de golf sous la pointe et la voûte plantaire de vos pieds pendant 2 minutes.

D'AUTRES MÉTHODES DE SOULAGEMENT

Il n'est pas surprenant que le type de chaussures que vous portez, ou comment vous les portez, joue un rôle important dans le confort du pied. Voici donc ce que préconisent d'autres spécialistes qui traitent les douleurs aux pieds.

Achetez-vous des chaussures de course, même si vous ne courez pas. « Si vos pieds vous font mal, ils ont besoin de tout le soutien que vous pouvez leur procurer, déclare le Dr Ragley. Oubliez donc les petites espadrilles de toile, les mocassins ou les pantoufles. Portez plutôt des chaussures de course aussi souvent que vous le pouvez, partout, sauf quand vous allez vous coucher et prenez votre bain. Ces chaussures procurent un excellent soutien de la voûte plantaire et un bon talon qui réduit l'étirement de l'aponévrose plantaire. »

Couvrez votre talon. « Si l'aponévrose plantaire est tendue, vous pourriez développer ce que l'on appelle des épines calcanéennes, dépôts osseux où les tissus se rattachent à l'os du talon. Vous pourriez souffrir d'une inflammation qui entraînerait des douleurs aiguës dans le centre et à l'intérieur de la partie arrière du talon en vous levant le matin ou après avoir été assise trop longtemps », déclare Pamela Colman, podologue.

Un soutien en forme de tasse, que l'on trouve dans la plupart des pharmacies, stabilisera votre talon et vous permettra de mieux maîtriser le mouvement de rotation du pied (pronation) qui contribue à la douleur.

Douleurs musculaires
Comment éviter les douleurs du lendemain

*E*n début d'année, toutes les femmes s'abonnent à un club d'exercices, bien résolues à se mettre en forme une fois pour toutes, et à perdre les quelques kilos qu'elles ont pris durant la période des fêtes. Et quelques jours plus tard, ces mêmes femmes se réveillent avec des muscles endoloris.

Les nouvelles recrues de l'exercice ne sont pas les seules à souffrir de douleurs musculaires. En effet, les personnes qui font du jardinage ou qui nettoient leurs fenêtres au printemps éprouvent les mêmes douleurs.

Les femmes médecins estiment que le surmenage, c'est-à-dire en faire trop, trop vite, est la cause la plus courante des douleurs musculaires.

Si vous n'avez pas utilisé vos muscles pendant des mois ou des années, et que vous les forcez soudainement à réagir, de petites lacérations surviendront au niveau des tissus musculaires. Elles ne sont pas visibles, mais leur douleur se fait certainement sentir.

« Vous ressentirez vraiment la douleur au moindre mouvement », déclare Debra Zillmer, médecin.

COMMENT AIDER VOS MUSCLES À GUÉRIR.

Même si c'est la première fois que vous éprouvez une douleur musculaire, détendez-vous, car elle est temporaire. Jusqu'à ce qu'elle disparaisse, suivez les quelques suggestions des femmes médecins en vue d'un soulagement rapide.

Reposez-vous pendant 24 heures. « La première étape de la guérison d'une douleur causée par un surmenage est de mettre au repos les muscles incommodés, déclare Margot Putukian, médecin. Donnez à vos muscles un congé de 24 heures dès qu'ils commencent à êtreendoloris. »

Utilisez de la glace. Afin de favoriser le processus de guérison, le Dr Zillmer conseille l'utilisation de la glace qui réduit l'enflure et la douleur, ralentit les saignements des lacérations et soulage les ecchymoses.

Enveloppez de la glace dans une serviette ou servez-vous d'un sac de légumes surgelés. « Placez la compresse sur les muscles endoloris pendant 20 minutes toutes les heures et ce, jusqu'à ce que la douleur se résorbe », déclare le Dr Putukian. (Et ne mangez pas ces légumes.)

Distrayez-vous. Ne restez pas assise en vous apitoyant sur vos muscles endoloris, vous ne ferez qu'aggraver la douleur. Alors, adonnez-vous à une activité qui vous distraira. « Allez vous asseoir dans le jardin, écoutez de la musique ou faites tout ce qui vous rendra heureuse », déclare Kathleen Lewis, infirmière.

« Des études ont démontré que lorsqu'une personne se concentre sur sa douleur, ses muscles ont tendance à se contracter davantage », ajoute-t-elle.

Bougez un peu. « On ne vous demande pas d'aller courir ou de faire du sport quand vos muscles sont endoloris. Mais lorsque l'inconfort disparaît, recommencez vos exercices physiques à un rythme léger. Votre corps vous dira jusqu'où vous pouvez aller », déclare Kathleen Lewis.

« Si vous utilisez vos muscles tous les jours, ils deviendront sûrement plus forts et moins sensibles aux tensions et aux douleurs du surmenage », ajoute-t-elle. Essayez des exercices aérobiques de faible intensité, c'est-à-dire des exercices qui stimulent la fonction cardiaque, comme la marche ou la natation, pendant une demi-heure au moins trois fois par semaine.

Dans le cas de douleurs continuelles, essayez la chaleur. « Les femmes atteintes de douleurs musculaires chroniques préfèrent souvent un traitement par la chaleur que par la glace, peut-être parce que la chaleur favorise une meilleure circulation sanguine et une plus grande souplesse musculaire », déclare le Dr Zillmer.

Prenez un bain tiède ou appliquez un coussinet chauffant ou une serviette chaude sur le site endolori pendant 20 minutes.

Durillons
Comment adoucir et soulager vos mains

Toutes les femmes qui ratissent des feuilles sans porter de gants pour protéger leurs mains se retrouvent souvent la journée suivante avec des ampoules douloureuses sur leurs paumes. « Elles savent très bien que ces durillons ont apparu à la suite d'un manque de protection. Si vous ratissez des feuilles tous les jours dans votre jardin pendant une semaine, votre peau se raffermira en formant une couche épaisse appelée durillon, vous permettant ainsi d'accomplir les nombreuses tâches qui endolorissaient votre peau sensible », déclare Loretta Davis, médecin. Sans durillon, la pression et la friction irritent d'abord votre peau et vous vous retrouvez avec une ampoule.

« Les durillons ont un rôle à jouer et on devrait les laisser tranquilles, déclare le Dr Davis. Les femmes ne devraient pas s'inquiéter de l'apparence de leurs durillons, mais elles ne peuvent s'en empêcher. »

TACTIQUES D'ADOUCISSEMENT

« Il y a des moyens de traiter les durillons s'ils incommodent la personne, ou s'ils deviennent trop gros ou trop durs », déclare le Dr Davis. Voici quelques conseils.

Procurez-vous de l'acide lactique ou de l'urée. Le Dr Davis conseille aux femmes d'adoucir leurs durillons durs ou rugueux à l'aide d'une crème hydratante à base d'acide lactique ou d'urée. « Les solutions hydratantes à base d'acide alpha-hydroxyle (provenant de la canne à sucre) ou d'acide lactique (provenant du lait) sont également efficaces et faciles à trouver : toutes les marques de cosmétiques ont des crèmes pour les mains qui contiennent ces acides. « Les acides alpha-hydroxyles et l'urée sont les plus bénéfiques pour la peau sèche », déclare-t-elle.

Trempez d'abord, puis hydratez. « Certaines femmes font d'abord tremper le durillon dans de l'eau, puis elles appliquent dessus une lotion hydratante, déclare le Dr Davis. Le durillon commencera à se ramollir si vous répétez fréquemment cette opération. »

Limez doucement. « Quand vous prenez votre douche, frottez délicatement le durillon à l'aide d'une pierre ponce que vous trouverez en pharmacie, suggère le Dr Davis. N'utilisez pas cette pierre sans la mouiller, car vous pourriez endommager votre peau. Adoptez cette pratique tous les jours au moment de votre douche. »

N'oubliez pas vos gants. Afin d'éviter la formation de durillons, le Dr Davis conseille à ses patientes de porter une paire de gants adéquats et d'appliquer une crème hydratante sous les gants afin de minimiser la friction. « C'est une bonne idée de porter des gants de coton lorsque vous travaillez dans le jardin. »

(Pour des façons pratiques de traiter les durillons sur vos pieds, voir la page 125.)

Dysfonction temporomandibulaire et douleurs à la mâchoire
Du repos, et encore du repos

Souvent appelée syndrome de Costène, la dysfonction temporomandibulaire est l'un des problèmes de santé les plus désagréables à surmonter. Vous ne pouvez pas ouvrir la bouche, ou vous ne pouvez pas la fermer. Votre mâchoire vous fait tellement mal que vous en grimacez de douleur. De plus, l'articulation de votre mâchoire émet d'étranges craquements ; vous avez l'impression que vous faites craquer vos doigts. Enfin, vous souffrez d'un affreux mal de tête.

Le syndrome de Costène affecte l'articulation de la mâchoire et les muscles qui jouent un rôle important dans la mastication. La douleur de ce syndrome provient en partie du fait que les personnes qui en sont atteintes serrent ou grincent des dents, le plus souvent la nuit, mais également durant la journée. Toutes ces crispations et ces grincements fatiguent les muscles de la mâchoire et font souffrir.

Le syndrome de Costène est souvent accompagné de graves maux de tête, d'une douleur dans le cou, le visage ou les épaules, de même que des sons de claquements ou de grincements dans la mâchoire. Vous pourriez également constater que vos dents inférieures et supérieures ne sont pas aussi bien alignées qu'auparavant.

L'articulation temporomandibulaire unit la mâchoire inférieure, ou mandibule, à l'os temporal, qui fait partie du crâne. Lorsque l'articulation subit un stress ou une blessure, vous ressentez de la douleur et ne pouvez plus utiliser normalement votre mâchoire.

BLÂMEZ L'ŒSTROGÈNE

La dysfonction temporomandibulaire peut être classée en trois catégories principales. La forme la plus courante de la maladie est caractérisée par de l'inconfort ou de la douleur dans les muscles de la mâchoire, du cou ou des épaules. Parmi les formes moins courantes figurent la dislocation de l'articulation de la mâchoire ou une blessure à l'os de la mâchoire, ou encore des maladies articulaires telles que l'arthrose ou la polyarthrite rhumatoïde. Les femmes atteintes de ce

QUAND CONSULTER SON MÉDECIN

Consultez votre dentiste si vous ressentez une douleur irradiante dans votre visage ou dans votre bouche, des sons de claquement ou des déboîtements douloureux de la mâchoire, si vous constatez un changement soudain dans l'alignement de votre dentition, ou si la douleur persiste en dépit des autotraitements administrés pendant deux semaines.

Votre dentiste pourrait vous suggérer de porter une prothèse dentaire, dispositif en plastique qui s'ajuste sur les dents de la mâchoire supérieure ou inférieure, et qui permet de réduire les resserrements ou les grincements, tout en soulageant la tension musculaire. Elle pourrait également vous proposer de suivre une physiothérapie ou un traitement à court terme à base de myorelaxants et d'anti-inflammatoires, tous deux efficaces contre la douleur causée par un tel malaise.

syndrome pourraient souffrir simultanément d'une ou de plusieurs formes de la maladie.

« Nous traitons deux fois plus de femmes que d'hommes », déclare Donna Massoth, dentiste.

On suppose que le problème de la dysfonction temporomandibulaire est lié à la production d'œstrogène. En effet, une étude menée auprès de babouins femelles a révélé que ces dernières possèdent des récepteurs d'œstrogène, hormone de la femme, dans la mâchoire, alors que les babouins mâles n'en ont aucun. Et, étant donné qu'une migraine survient à la suite d'une augmentation de l'œstrogène, cette hormone pourrait également jouer un rôle important dans la dysfonction temporomandibulaire.

RESPIREZ PROFONDÉMENT (ET JETEZ VOTRE CHEWING-GUM)

La disfonction temporomandibulaire semble apparaître, puis disparaître, chez certaines personnes. Toutefois, la douleur qu'elle provoque reste marquée dans la mémoire. Heureusement, quelle que soit la cause de cette douleur, les femmes dentistes vous donnent certains conseils afin de vous aider à en soulager l'inconfort.

Essayez du maïs surgelé et un linge chaud. « La douleur à la mâchoire peut être soulagée en utilisant de la glace », déclare le Dr Massoth. Appliquez d'abord un sac de glaçons ou de légumes surgelés sur votre mâchoire pendant près de 10 minutes toutes les heures, et répétez l'opération si nécessaire pendant la journée.

Entre chaque traitement avec la glace, appliquez sur la mâchoire une chaleur humide, c'est-à-dire un coussinet chauffant ou un linge mouillé, pendant 20 minutes.

« Utilisez de la glace seulement pour les blessures aiguës et immédiates survenues il y a moins d'un jour. Et utilisez la chaleur pour des blessures plus anciennes et chroniques. La chaleur permettra d'augmenter la circulation et de détendre les muscles de la mâchoire », déclare Barbara Rich, dentiste.

Reposez votre mâchoire. « Le meilleur remède contre une mâchoire douloureuse, ainsi que pour tout muscle ou articulation que l'on force, est le repos, déclare le Dr Rich. Il s'agit simplement d'éviter des aliments croustillants ou qui exigent une longue mastication comme du pain de campagne ou un steak », ajoute-t-elle. Habituez-vous également à ne pas tenir le téléphone entre votre oreille et votre épaule, et tenez-vous bien droite.

Évitez de bâiller. «Ouvrir trop grand la bouche quand on bâille peut blesser la mâchoire, explique le Dr Rich. Essayez donc de ne pas ouvrir trop grand votre bouche. Si vous sentez que vous allez bâiller, essayez de vous retenir.»

Prenez de plus petites bouchées. En prenant de grosses bouchées de nourriture, vous pouvez faire du mal à votre mâchoire. Prenez donc de plus petites bouchées afin de soulager la douleur.

«Coupez vos aliments en petits morceaux, mastiquez bien et lentement afin d'éviter que votre mâchoire ne souffre», déclare Leanne Wilson, titulaire d'un doctorat en psychologie clinique.

Oubliez le chewing gum. «Les gens qui, pour lutter contre leur nervosité, mâchent leur crayon, leur stylo ou du chewing gum peuvent aggraver leur cas de dysfonction temporomandibulaire. Ne mâchez donc pas de chewing gum et n'utilisez vos crayons que pour écrire», ajoute le Dr Wilson.

Massez votre mâchoire. Un léger massage de la mâchoire peut augmenter la circulation sanguine dans l'articulation et soulager la douleur.

Respirez profondément. «Le stress et la dysfonction temporo-mandibulaire sont souvent étroitement liés», déclare le Dr Wilson. La tension et le stress peuvent aggraver tout problème de santé physique. Il n'est donc pas surprenant de grincer davantage des dents avant de demander une augmentation salariale à son patron plutôt qu'en se détendant dans un sauna.

«Pour vous détendre et permettre à la douleur de se résorber plus rapidement, respirez plusieurs fois profondément», déclare le Dr Wilson. Les cassettes de relaxation aident souvent la personne à parvenir à une meilleure détente des muscles et de l'esprit.

Coupez la caféine. «Évitez la caféine», suggère le Dr Massoth. La caféine a un effet direct sur les nerfs, ce qui peut augmenter la tension musculaire. Et souvenez-vous, la caféine ne se trouve pas seulement dans le café, mais dans le thé et dans un grand nombre de boissons gazeuses, de même que dans le chocolat. Lisez bien les instructions figurant sur les étiquettes pour découvrir toute source de caféine.

Étirez-vous. «Dès que la douleur intense de la dysfonction temporomandibulaire aura disparu, il est important d'utiliser immédiatement les muscles de votre mâchoire», dit le Dr Wilson. C'est une réaction naturelle de protéger un muscle qui fait mal, mais si vous cessez d'ouvrir votre mâchoire, les muscles se resserreront et seront plus douloureux.

«Pour garder l'articulation de la mâchoire souple, essayez de pratiquer cet exercice : ouvrez votre bouche le plus grand possible sans cependant causer aucune douleur, restez ainsi quelques secondes, puis refermez-la à moitié. Ouvrez encore votre bouche, retenez quelques secondes, puis refermez-la lentement. Effectuez cet exercice 10 à 15 fois par jour, suggère le Dr Wilson. Tout programme d'exercices devrait d'abord être approuvé par votre dentiste. S'il cause davantage de douleurs ou que l'articulation bloque, vous devriez l'interrompre immédiatement. »

Dysplasie cervicale
Un soulagement post-traitement

Ce n'est que durant un examen gynécologique qu'un médecin pourrait découvrir que les cellules du col de sa patiente, c'est-à-dire l'ouverture qui mène à l'utérus, sont anormales. Sinon, dans le cas de dysplasie cervicale, il n'y a aucun autre symptôme. La dysplasie peut soit disparaître d'elle-même, soit exiger des soins médicaux.

Les médecins s'inquiètent lorsque la dysplasie du col de l'utérus persiste. « La dysplasie cervicale peut être l'un des premiers signes précurseurs d'un cancer du col. Mais pas toujours. Il est donc primordial d'obtenir rapidement un diagnostic et un traitement », déclare Diane Solomon, médecin, chef du Service de cytopathologie à l'Institut national du cancer à Bethesda, dans le Maryland.

COMMENT SOULAGER L'INCONFORT

Dans le cas d'une dysplasie du col de l'utérus, vous devrez avec votre médecin décider du mode de traitement qui vous sied le mieux. Vous avez le choix entre attendre pour voir si le malaise disparaît ou opter pour une chirurgie au laser ou toute autre procédure chirurgicale qui permet d'éliminer des cellules anormales.

Essayez le repos et la glace. « Si l'on vous traite pour un cas de dysplasie du col de l'utérus, mieux vaut suivre les instructions de votre

213

médecin et laisser la nature suivre son cours », déclare Lila A. Wallis, médecin. « Les mauvais remèdes pourraient causer des hémorragies. Parfois, le meilleur traitement comprend le repos et l'application d'un sac de glaçons sur la partie inférieure de l'abdomen », ajoute-t-elle.

Prenez un analgésique en vente libre. « Le paracétamol vous procurera un soulagement si vous éprouvez de la douleur ou de l'inconfort après avoir subi une intervention chirurgicale visant à éliminer les cellules anormales », déclare le Dr Wallis. Suivez les directives sur l'emballage. Évitez l'aspirine ou l'ibuprofène, car ils pourraient perturber le mécanisme de coagulation sanguine de l'organisme.

Évitez les rapports sexuels pendant deux semaines. « Vous aurez besoin de quelques semaines pour vous remettre complètement du traitement », déclare le Dr Wallis. La période de temps allouée à la guérison n'est pas très précise ; elle varie d'une femme à une autre. « Une intervention dans les tissus du col est similaire à une coupure au genou. Dans les deux cas, les tissus saigneront jusqu'à ce qu'ils soient guéris et que des tissus cicatriciels se forment », explique-t-elle. En vous abstenant de rapports sexuels pendant au moins deux semaines, vous permettrez aux tissus lésés d'arrêter de saigner et vous favoriserez ainsi votre guérison.

MESURES PRÉVENTIVES

La dysplasie du col de l'utérus est une infection que l'on ne souhaite à personne. Voici ce que les femmes médecins suggèrent.

Protégez-vous. « Des études ont démontré que certaines souches du virus humain papillomavirus, communément connues sous le nom de verrues génitales, augmentent les risques d'une dysplasie du col de l'utérus chez la femme », déclare le Dr Solomon. Deux protéines contenues dans ce virus bloquent l'expression d'un gène supresseur B 53, de même que de la protéine PRV rétinoblastome qui combat le cancer. D'autres maladies transmises sexuellement, telles que le SIDA, et certains facteurs immunologiques peuvent aussi être associés à la dysplasie du col de l'utérus.

« Utilisez toujours un condom durant vos rapports sexuels afin de vous protéger contre les maladies transmises sexuellement si vous n'êtes pas engagée dans une relation monogame », déclare le Dr Wallis. Elle recommande également l'utilisation d'un condom pour femmes, c'est-à-dire un dispositif qui consiste en deux anneaux de plastique joints par une gaine en polyuréthanne. « Il y a toujours un peu de liquide qui s'échappe autour des condoms pour hommes, déclare-t-elle. Le condom pour femmes couvre presque entièrement la vulve et vous empêche d'être exposée aux maladies. »

Prenez des vitamines. Les femmes dont le régime alimentaire présente des carences en vitamine A, en riboflavine et en folate (vitamines B) et en ascorbate (vitamine C) ont des risques plus élevés de dysplasie du col de l'utérus, selon une étude menée au Centre d'études sur le cancer de l'université de l'Alabama à Birmingham. Ces études ont démontré la corrélation importante de certaines carences nutritives avec le cancer du col. Cependant, le rôle des facteurs nutritifs n'est pas vraiment prouvé. L'étude a aussi révélé qu'environ 75 % des 250 participantes prenaient une dose quotidienne de vitamine A, de riboflavine, de vitamine C et de folate inférieure au dosage quotidien recommandée, c'est-à-dire 5 000 UI de vitamine A, 1,7 milligrammes de riboflavine, 400 microgrammes de folate et 60 mg de vitamine C.

QUAND CONSULTER SON MÉDECIN

La dysplasie du col de l'utérus ne présente aucun symptôme ; vous devez donc vous fier à votre médecin pour la découvrir. « Les femmes doivent absolument se rendre chez leur médecin passer le test de Papanicolaou qui permet de détecter toute anomalie », déclare Diane Solomon, médecin.

L'Institut national du cancer recommande qu'un tel test soit passé au moins une fois par an, pendant trois années. Si les trois tests sont négatifs, on ne recommencera d'autres tests que tous les trois ans, bien que, selon le Dr Solomon, de nombreuses sociétés médicales professionnelles recommandent toujours de passer un test chaque année. « Il est également préférable que les femmes en pré-ménopause ou celles qui ont plus de 60 ans continuent de passer les tests de Papanicolaou, Sachez qu'environ 25 % de tous les cancers invasifs du col se manifestent chez les femmes qui ont plus de 60 ans. »

« N'ayez pas recours à une douche vaginale, à une crème ou à un lubrifiant pour le vagin, sauf sur recommandation de votre médecin, au moins deux jours avant votre test de Papanicolaou. Cela pourrait nuire au dépistage de la dysplasie », déclare le Dr Solomon. Prévoyez votre rendez-vous environ deux semaines après le début de vos dernières règles. « Un prélèvement effectué durant vos règles pourrait fausser les résultats en laboratoire », explique-t-elle.

Ecchymoses
Comment effacer les taches bleues et noires

*L*es ecchymoses se produisent habituellement de deux manières : soit vous vous cognez très fort sur quelque chose, notamment un bureau, une table ou une chaise, soit c'est l'inverse, quelque chose de dur vous tombe dessus.

« Durant ce processus, vous rompez des vaisseaux sanguins qui diffusent du sang dans les tissus sous-cutanés, causant un gonflement, une décoloration et de la douleur », déclare Wilma Bergfeld, médecin.

« Et puis il y a des sujets tabous : on constate souvent des marques de doigts chez les femmes, le long de leurs épaules, de leurs poignets, de leurs hanches ou de leurs cuisses. Ce peut être à la suite du mauvais traitement d'un petit ami ou d'un mari, de moments d'intimité trop intenses ou, malheureusement, d'abus physique, déclare le Dr Bergfeld. »

« Les ecchymoses sont également fréquentes chez les femmes âgées dont la peau s'amenuise avec l'âge parce que le collagène, tissu conjonctif qui protège la peau, se dégrade, laissant sous-jacents des vaisseaux sanguins plus sensibles », déclare le Dr Bergfeld. Les dommages du soleil à long terme peuvent également rendre la peau des femmes plus susceptible à des ecchymoses à répétition . Et les femmes âgées qui prennent de nombreux médicaments, notamment des anticoagulants comme l'aspirine, ont davantage de risques d'en voir apparaître.

AU SUJET DES ECCHYMOSES

Les femmes médecins estiment qu'une ecchymose normale devrait guérir d'elle-même en quelques semaines. « À mesure qu'elle guérit, l'ecchymose passe à travers un incroyable arc-en-ciel de couleurs, allant d'un bleu rougeoyant au noir violacé, puis au gris jaunâtre », déclare le Dr Bergfeld.

« En règle générale, les ecchymoses qui se trouvent dans la partie inférieure du corps ont tendance à guérir plus lentement, déclare Karen E. Burke, dermatologue. Elles disparaissent plus vite sur le visage (généralement en une semaine), plus lentement sur le tronc (en une à deux semaines) et encore plus lentement sur les jambes. Ne soyez pas déconcertée si un bleu à la jambe met plus d'un mois à s'estomper. »

« Les ecchymoses sur les jambes sont généralement les pires, car une plus grande tension artérielle s'exerce sur les vaisseaux des jambes. Ces vaisseaux saignent davantage que ceux de vos bras, par exemple », explique le Dr Bergfeld.

COMMENT MAÎTRISER SES ECCHYMOSES

Les femmes médecins vous conseillent d'adopter les mesures suivantes afin d'atténuer la douleur et l'aspect d'une nouvelle ecchymose.

Appliquez puis enlevez de la glace. « Si vous appliquez de la glace juste après avoir reçu un coup sur la peau, vous pourrez limiter la taille et la gravité d'une ecchymose et soulager la douleur », déclare Sheryl Clark, médecin. « Le froid resserre les vaisseaux sanguins de telle sorte qu'une quantité moindre de sang est diffusée dans les tissus environnants. »

Appliquez sur l'ecchymose de la glace enveloppée dans un linge ou une compresse froide pendant 10 à 20 minutes, puis attendez un peu. Répétez l'opération toutes les deux heures. « Conservez une compresse froide dans votre réfrigérateur plutôt que dans votre congélateur, suggère le Dr Clark. La compresse sera ainsi à la bonne température. Tout en étant froide et souple, elle ne sera pas gelée et vous pourrez facilement l'adapter à votre corps. »

Enveloppez-la. « Enveloppez immédiatement l'ecchymose d'un pansement élastique (en particulier si elle se trouve sur votre jambe) afin d'exercer une légère pression sur les vaisseaux sanguins rompus. Ce soutien peut maîtriser l'écoulement sanguin et réduire la gravité de l'ecchymose », déclare le Dr Bergfeld.

Apportez de la chaleur. Au bout de 24 heures, quand l'ecchymose s'est complètement formée, il est bon d'appliquer de la chaleur. « À ce stade, la chaleur favorise l'irrigation sanguine à partir des vaisseaux environnants, ce qui permet de chasser les liquides et les cellules sanguines beaucoup plus rapidement, déclare le Dr Clark. Faites tremper l'ecchymose dans un bain très chaud ou appliquez un coussin chauffant ou un linge trempé dans de l'eau chaude pendant 20 minutes, trois fois par jour, jusqu'à ce que l'ecchymose se résorbe. Mais n'appliquez pas de la chaleur lorsque vous venez de vous faire l'ecchymose. »

« La chaleur fait gonfler les tissus et, à ce stade, pourrait stimuler l'hémorragie et aggraver davantage l'état de l'ecchymose », prévient le Dr Bergfeld.

QUAND CONSULTER SON MÉDECIN

Le femmes médecins vous conseillent de consulter votre médecin si :

- une grande ecchymose apparaît à la suite d'une collision ou d'une blessure quelconque (une chute ou un accident de voiture, par exemple), et en particulier si elle vous fait souffrir et restreint le mouvement d'une articulation.
- des ecchymoses se manifestent sur votre corps sans raison apparente.
- vous vous faites des ecchymoses facilement et prenez en quantité importante de l'aspirine ou d'autres analgésiques, comme de l'ibuprofène ou du paracétamol, afin de soulager des problèmes de santé chroniques comme l'arthrite.
- une grande ecchymose ressemble à un caillot sanguin, est enflée et très douloureuse (connue sous le nom d'hématome) après avoir subi une intervention chirurgicale. Retournez voir votre chirurgien qui traitera l'ecchymose afin qu'elle se résorbe plus vite.

Éliminez l'ecchymose avec de la vitamine K. Cherchez en pharmacie une crème à base de vitamine K. Votre pharmacien pourra vous conseiller à ce sujet. « La crème pénètre la peau et fournit de la vitamine K à l'endroit de l'ecchymose, ce dont le corps a besoin pour liquéfier le sang accumulé et le résorber », déclare le Dr Clark.

« J'ai trouvé que la crème à base de vitamine K permet de résorber les ecchymoses plus vite. Bon nombre de mes patients l'apprécient vraiment », déclare-t-elle. Appliquez en frottant la crème à base vitamine K sur une ecchymose et répétez l'application deux fois par jour jusqu'à sa disparition. (La consommation d'aliments riches en vitamine K ne semble pas fournir une concentration suffisante à l'endroit de l'ecchymose pour la guérir).

Essayez les crèmes de camouflage. « Vous pouvez camoufler une ecchymose à l'aide d'un fond de teint spécial à base de jaune, déclare le Dr Clark. Puisque les ecchymoses sont un mélange de bleu et de rouge, si vous appliquez une base de jaune, c'est-à-dire la couleur en opposition à la couleur primaire dans l'échelle des couleurs, vous neutraliserez la teinte de l'ecchymose. »

« Vous pouvez vous procurez un tel fond de teint au rayon cosmétique de n'importe quel grand magasin, dit-elle. La marque Estée Lauder, par exemple, fabrique un fond de teint de couleur jaune. Il y a également d'autres marques moins coûteuses que vous trouverez en pharmacie. Procurez-vous une formule étanche de sorte qu'elle ne se dilue pas sous l'eau ou la transpiration. »

Augmentez l'immunité de l'ecchymose à l'aide de vitamine C. « Les ecchymoses apparaissent plus souvent chez les personnes dont les taux de vitamines C sont trop faibles. Ainsi, si vous constatez que vous vous faites trop d'ecchymoses, augmentez votre apport de vitamine C. La consommation de fruits frais et de légumes en grande quantité vous fournira toutes les vitamines C dont a besoin l'organisme. Si vous croyez que cela n'est pas suffisant, essayez une multivitamine », déclare le Dr Clark.

« Des doses élevées de vitamines C pourraient augmenter vos risques de calculs au rein. Afin de pallier cet inconvénient, buvez beaucoup d'eau si vous prenez des suppléments », conseille le Dr Bergfeld.

Renforcez votre collagène à l'aide d'une crème à base de vitamine C. Pour éviter d'être victime d'ecchymoses constantes, essayez des applications quotidiennes de crèmes et de lotions à base de vitamine C que vous trouverez en pharmacie ou sur ordonnance de votre dermatologue. « La vitamine C est absorbée par la peau et, avec le temps, reconstruit le collagène qui protège les vaisseaux sanguins en les rendant moins enclins aux ecchymoses », déclare le Dr Bergfeld.

Écoulement nasal
Comment arrêter un nez qui coule

Vous transportez avec vous votre boîte de mouchoirs, vous vous mouchez et vous éternuez sans cesse ; c'est une situation inconfortable et vous vous sentez un peu mal à l'aise de voir les regards qui se tournent vers vous chaque fois que vous reniflez. Il est très difficile de se sentir attrayante, accomplie, professionnelle ou même maternelle avec un nez qui coule comme un robinet mal fermé.

« On associe souvent l'écoulement nasal aux allergies, déclare Karin Pacheco, médecin. Vous pouvez aussi blâmer les histamines, substances générées par l'organisme en réaction aux allergènes. »

DES SOLUTIONS INCROYABLES, MAIS VRAIES.

« Si vous souffrez d'un écoulement chronique du nez, consultez un médecin afin d'en connaître la raison », déclare le Dr Pacheco. Entre-temps, les conseils qui suivent vous aideront sûrement à mieux maîtriser votre problème.

Avez-vous des rapports sexuels ? Pensez-y. Selon Barbara P. Yawn, médecin, de bons rapports sexuels pourraient agir sur l'écoulement du nez. « Les mêmes substances qui dilatent et détendent votre vagin lorsque vous êtes stimulée peuvent également provoquer un écoulement du nez », dit-elle. Le conseil du Dr Yawn en prévision d'un écoulement nasal déclenché par les rapports sexuels : ayez toujours une boîte de mouchoirs sur votre table de nuit.

Pensez aux aliments épicés. « La consommation d'aliments épicés peut causer un écoulement de nez plus prononcé qu'il ne l'était déjà, mais ce vieux remède est en fait une bonne façon pour le nez de le débarrasser des irritants qui l'affectent, déclare Carol Fleischman, médecin. Personnellement, j'adore les currys indiens qui mettent fin très rapidement aux congestions nasales et aux écoulement de nez. Par ailleurs, vous obtiendrez les mêmes effets si vous saupoudrez en quantité généreuse des flocons de poivrons rouges sur vos aliments. »

Utilisez un inhalateur. « Les inhalateurs au menthol en vente libre procurent un certain soulagement à l'écoulement nasal », déclare le

Dr Yawn. D'abord, mouchez-vous, puis utilisez l'inhalateur en suivant les directives de votre médecin.

Essayez un décongestionnant nasal. « L'application d'une goutte d'un décongestionnant nasal près des narines peut ralentir l'écoulement nasal, mais le nez ne doit pas être irrité », déclare le Dr Yawn.

EN ROUTE VERS LA PHARMACIE.

Si vos traitements maison vous procurent un soulagement, tant mieux. Mais si vous n'arrivez pas à maîtriser le problème, voici quelques solutions proposées par des femmes médecins.

Prenez un antihistaminique. « L'antihistaminique peut soulager l'écoulement nasal provoqué par les allergies », déclare le Dr Pacheco.

Vaporisez. « Si vous voulez être présentable lors d'une occasion spéciale, utilisez un vaporisateur nasal avant d'entrer en scène, déclare le Dr Pacheco. Mais restreignez-en l'utilisation à trois jours seulement afin d'éviter les effets de rebond », conseille-t-elle. Autrement dit, votre nez coulera davantage si vous prolongez le médicament.

Écoulement postnasal
Dites adieu au flegme

Vous avez sûrement déjà entendu le bruit que font les personnes qui essaient de faire sortir de leur gorge une accumulation de mucus. C'est ce qu'on appelle un écoulement postnasal. Reconnaissez-le, vous avez sûrement dû faire supporter ce bruit aux autres à un certain moment. Ce n'est pas très sophistiqué ni efficace. Et vous pouvez essayer autant de fois que vous le voulez, vous vous débarrasserez difficilement de ce mucus.

Comment peut-on définir l'écoulement postnasal ? Ce malaise est le produit d'un rhume ou d'un trouble de sinus qui survient lorsque le mucus qui circule habituellement depuis le nez jusqu'à la gorge sans

Quand consulter son médecin

« Si votre mucus dégage une odeur nauséabonde, ou qu'il est verdâtre ou jaunâtre, vous souffrez sûrement d'une infection des sinus, déclare Barbara P. Yawn, médecin. Dans un tel cas, nous vous conseillons de consulter immédiatement votre médecin qui vous traitera au moyen d'antibiotiques. »

problème épaissit ou devient gluant. Et s'il est provoqué par un trouble chronique de sinus, il le deviendra également.

BON DÉBARRAS.

Pour se débarrasser d'un un écoulement postnasal, il faut habituellement guérir son rhume, son allergie ou son trouble de sinus. Entre-temps, voici ce que préconisent les femmes médecins pour remédier au problème.

Buvez abondamment. « L'objectif est d'éclaircir le mucus afin qu'il s'écoule librement et sans problème », déclare Barbara P. Yawn, médecin. « Il faut boire des liquides en quantité abondante, surtout en hiver lorsque l'air à l'intérieur des maisons est plutôt sec. »

Consommez de la soupe ou buvez du thé. « Les liquides chauds comme du thé ou la soupe vous permettront de dégager et de liquéfier les sécrétions nasales, déclare le Dr Yawn. Ils devraient vous procurer un soulagement presque instantané. »

Fermez votre bouche. « Si vous respirez par la bouche, vous assécherez et épaissirez davantage les sécrétions. Respirez donc par le nez », déclare le Dr Yawn.

Réchauffez l'air que vous respirez. « L'air froid et sec produira le même effet d'assèchement sur vos sécrétions nasales », déclare le Dr Yawn. « Donc, en hiver, couvrez-vous le nez et la bouche d'un foulard. »

Donnez-vous un bain de nez. « Un bain de nez peut alléger l'écoulement nasal, déclare Karin Pacheco, médecin. Vous pouvez vous procurer un vaporisateur salin en vente libre ou fabriquer le vôtre : diluez une tasse d'eau, une demi- cuillerée à café de sel et une pincée de bicarbonate de soude dans une poire à injection pour enfant. Vaporisez-en quelques jets dans vos narines, puis soufflez pour éjecter le liquide. Répétez le traitement plusieurs fois par jour.

Donnez à votre visage un bain de vapeur. « L'utilisation d'un vaporisateur facial procure un soulagement, déclare le Dr Yawn. En augmentant la température du nez et de la bouche à l'aide de vapeur humide, vous éclaircirez les sécrétions. »

Eczéma
De l'aide pour les peaux très sensibles

S i vous souffrez d'allergies, de rhinite allergique, d'urticaire ou d'une peau très sensible, vous êtes peut-être également victime de poussées d'eczéma, affection caractérisée par une irritation rougeâtre et sèche qui démange fortement.

Il existe environ 10 types d'eczéma, mais la dermatite atopique, inflammation allergique de la peau, est l'un des types les plus courants.

« Le type le plus répandu d'irritation causée par l'eczéma se présente sous forme de plaques enflées et rougeâtres, ou de rougeurs parsemées sur le visage, le cou et dans le repli des coudes et des genoux. Ce type d'irritation peut s'étendre sur les mains et les pieds, voire sur le corps entier », déclare Kristin Leiferman, médecin. On en ignore encore la cause, mais on sait du moins que ce n'est pas contagieux.

EST-CE UN PHÉNOMÈNE CYCLIQUE ?

Les symptômes d'eczéma apparaissent puis disparaissent. Un jour, votre peau est douce et lisse, et le lendemain, vous vivez des épisodes de rougeurs et de démangeaisons. Parmi les déclencheurs d'eczéma, on note le savon dur ou les produits ménagers, un environnement trop sec, notamment lorsqu'on allume le chauffage en automne ou en hiver, des vêtements rugueux et, souvent, le stress.

« De nombreuses femmes nous disent qu'elles ont des poussées d'eczéma durant leur cycle menstruel, soit au stade prémenstruel soit durant les règles », déclare le Dr Leiferman.

Moins de laine, plus d'humidité

Karen K. Deasey, médecin

« Les dermatologues ne sont pas immunisés contre la peau sèche et qui démange, caractéristique de l'eczéma », déclare Karen K. Deasey, médecin. Voici ce qu'elle fait pour soulager ses démangeaisons.

« Je fais en sorte d'hydrater ma peau au moins une fois par jour, et même deux fois, déclare-t-elle. Et comme je sais que le stress joue un rôle important dans mon irritation cutanée, j'essaie de le maîtriser le mieux possible. »

« De plus, je commence vraiment à croire aux bienfaits de l'aromathérapie. Je me suis procuré, dans un magasin près de chez moi, une très jolie bougie dont le parfum tend à soulager mon stress. Je la brûle dans la salle à manger pendant que je dîne ou dans ma chambre pendant que je lis ou que je me prépare à aller dormir. »

Le Dr Deasey porte également des vêtements en fibres naturelles, surtout en coton, et elle évite de porter des vêtements de laine ou dont le matériau est lourd et rugueux, afin de ne pas aggraver l'état de sa peau.

DES SUGGESTIONS ANTI-DÉMANGEAISONS

Les femmes médecins croient qu'il n'existe aucun remède véritable contre l'eczéma. Cependant, certaines techniques permettent d'adoucir votre peau et d'éviter de nouvelles poussées. Voici ce qu'elles recommandent. (Pour d'autres moyens pratiques de traiter les mains gercées et la peau sèche, voir les pages 356 et 451.)

Les bains à la rescousse. « Jadis, les médecins conseillaient à leurs patientes atteintes d'eczéma de limiter le nombre de bains qu'elles prenaient. De nos jours, ils estiment en général qu'un ou deux bains — ou douches — par jour peuvent procurer certains bienfaits », déclare le Dr Leiferman.

Baissez la température de l'eau. « Prenez un bain d'eau tiède, cela s'avère moins desséchant que l'eau chaude », conseille D'Anne Kleinsmith, médecin.

Baignez-vous pendant au moins 10 minutes. « Il est important de rester dans l'eau de 10 à 20 minutes, suffisamment pour que votre peau absorbe de l'humidité, déclare le Dr Leiferman. Vous saurez qu'il est temps de sortir de l'eau lorsque votre peau commencera à se plisser, dit-elle. Les cellules de la peau absorbent vraiment l'eau à travers leurs membranes et s'hydratent ainsi. »

Attention au savon. « N'utilisez du savon que sur les parties du corps qui en ont besoin, afin d'éviter d'assécher davantage votre peau », recommande Karen K. Deasey, médecin. En outre, n'achetez que des savons doux qui n'irritent pas la peau.

« D'autres excellents choix sont les savons gras comme l'Aveeno », déclare le Dr Kleinsmith.

« Je recommande l'usage des savons transparents à base de glycérine », ajoute le Dr Leiferman. Surtout, évitez les savons désodorisants qui sont souvent durs et irritants pour la peau.

Fixez l'eau avec un hydratant. Le meilleur moment pour appliquer une crème hydratante est immédiatement après un bain ou une douche. « Enlevez l'excès d'eau au moyen d'une serviette et appliquez en grande quantité une crème hydratante pendant que votre peau est encore humide », conseille le Dr Kleinsmith. Ce traitement après le bain permet de fixer l'humidité qui a pénétré dans les pores de votre peau pendant que vous vous baigniez.

QUAND CONSULTER SON MÉDECIN

Si vous êtes atteint d'eczéma, vous pourrez sûrement traiter la plupart des crises vous-même. Cependant, consultez votre médecin si :

- les démangeaisons sont tellement intenses qu'elles vous empêchent de dormir, ou que vous n'obtenez aucun soulagement des médicaments en vente libre. « Le médecin pourra vous prescrire un médicament pour vous soulager, tel que des antihistaminiques, de l'hydroxyzine ou de la doxepine », déclare Karen K. Deasey, médecin ;
- les plaies d'eczéma sont ouvertes et suintent, car alors votre peau est peut-être infectée. Votre médecin pourra vous prescrire un antibiotique qui permettra à la fois de réduire les rougeurs et les démangeaisons.

Abandonnez les parfums. « Je conseille à mes patientes de se procurer des crèmes hydratantes sans parfum, couleur ou additifs, substances qui pourraient irriter davantage leur peau », déclare le Dr Leiferman.

« Lisez les étiquettes et prenez le produit qui vous convient le mieux », conseille le Dr Deasey, qui recommande des crèmes hydratantes ou la lotion Aveeno. Parfois, elle suggère même une lotion conçue spécialement pour les peaux extrêmement sèches que l'on trouve en pharmacie.

Gardez de l'humidité à proximité. « Procurez-vous de nombreux petits flacons de crème hydratante en format voyage et transportez-les avec vous dans votre sac ou dans votre poche, déclare le Dr Kleinsmith. De cette façon, dès que vous vous laverez les mains, vous pourrez appliquer une couche de crème hydratante. »

Attention en lavant vos vêtements. « N'utilisez qu'un détergent doux et rincez vos vêtements deux fois après le lavage afin d'éliminer toute trace de produit, conseille le Dr Deasey. J'évite d'acheter les nouveaux détergents liquides bleus, car ils laissent des résidus sur les vêtements, ce qui stimule les démangeaisons de la peau. J'évite également les assouplisseurs de tissus, leur parfum semble favoriser les démangeaisons. »

Protégez vos mains. « Portez des gants quand vous faites la vaisselle ou le ménage. En effet, le savon et l'eau, les agents nettoyants et même la poussière peuvent irriter votre peau, conseille le Dr Kleinsmith. En revanche, les gants en caoutchouc deviennent facilement chauds et vos mains transpirent. Portez donc des gants doublés de coton, ce qui permettra d'absorber la transpiration. Vous pouvez vous procurer de tels gants en pharmacie ou dans tout magasin de fournitures médicales. »

Guérissez-vous à l'aide d'hydrocortisone. « Si vous souffrez vraiment d'inflammation et de démangeaisons, les crèmes à base d'hydrocortisone peuvent également aider à soulager les démangeaisons tout en réduisant un peu les rougeurs », déclare le Dr Kleinsmith.

Emphysème
Comment renforcer ses poumons

L a plupart d'entre nous savons combien il est difficile d'essayer de respirer quand nous faisons de la course, de la bicyclette ou que nous essayons de terminer nos exercices d'aérobie.

« Les personnes atteintes d'emphysème souffrent de ce type d'essoufflement en effectuant les tâches quotidiennes les plus simples comme se brosser les dents, prendre une douche ou simplement manger », déclare Lisa Schulz, inhalothérapeute.

À mesure que la maladie progresse, même marcher dans le jardin ou se rendre de la voiture à la maison peut laisser une personne qui souffre d'emphysème très essoufflée.

L'emphysème n'est pas une maladie bénigne. Cela crée des dommages irréversibles aux poches d'air qui se trouvent dans les poumons, endroit où l'échange vital d'oxygène et de gaz carbonique a lieu. Ces sacs d'air perdent de leur élasticité et rendent alors difficile la tâche d'expirer complètement. Les poumons retiennent donc de l'air confiné pauvre en oxygène et empêchent l'air frais de passer.

« Ces dommages aux poumons ne surviennent pas du jour au lendemain, déclare Sally Wenzel, médecin. La plupart des victimes d'emphysème se recrutent parmi les fumeurs de longue date, et les gens atteints de cette maladie sont habituellement âgés d'une cinquantaine ou d'une soixantaine d'années ». De nos jours, presque autant de femmes que d'hommes de cet âge souffrent d'emphysème ; en effet, de plus en plus de femmes de cet âge fument depuis très longtemps.

AIDEZ-VOUS À MIEUX RESPIRER

Les personnes atteintes d'emphysème grave utilisent de l'oxygène comprimé lorsqu'elles se déplacent. Une intervention chirurgicale des poumons récemment mise au point aide également les gens qui souffrent d'emphysème à mieux utiliser les parties de leurs poumons encore en bonne santé.

Les tactiques suivantes pourraient permettre aux poumons déjà endommagés de mieux fonctionner.

227

Soufflez. « Un exercice appelé respiration lèvres pincées aide les gens atteints d'emphysème à expulser plus d'air vicié de leurs poumons à chaque expiration », déclare le Dr Wenzel.

Pour effectuer l'exercice, inspirez complètement par le nez, pincez-vous les lèvres comme si vous alliez souffler une chandelle et, après avoir retenu votre souffle pendant une seconde ou deux, expirez lentement et complètement en comptant jusqu'à 6. « Je suggère aux personnes de tenir leurs mains à une distance de 10 à 15 cm de leur bouche, déclare Betty Booker, inhalothérapeute. Si elles sentent leur souffle sur leurs mains, cela signifie qu'elles expirent très bien. »

Les lèvres pincées offrent une légère résistance qui maintient la pression d'air dans les voies respiratoires. « Cela permet aux voies respiratoires de ne pas s'affaisser avant que l'air ait été expulsé des poumons, déclare le Dr Wenzel. Ce phénomène, assez habituel chez les personnes atteintes d'emphysème, est responsable de l'air vicié qui s'emprisonne dans les poumons et rend la respiration encore plus difficile. »

« La plupart des personnes effectuent ces exercices de respiration lorsqu'elles se sentent essoufflées, déclare Lisa Schulz. Il faut s'exercer

QUAND CONSULTER SON MÉDECIN

Si vous êtes atteint d'emphysème, vous devez consulter un médecin régulièrement et subir des examens. En effet, une respiration difficile peut mettre du stress sur votre cœur. Allez consulter votre médecin le plus tôt possible si vos symptômes semblent s'aggraver, si vous avez les poumons congestionnés ou les jambes enflées, déclare Sally Wenzel, médecin.

N'oubliez pas de vous faire vacciner contre la grippe. Une infection aiguë survenant sur une maladie chronique peut être très dangereuse pour la santé, voire mortelle. « Je conseille à mes patients de se faire vacciner contre la grippe chaque année dès que les vaccins sont disponibles, habituellement en octobre », déclare le Dr Wenzel.

« Il est important également de prendre rendez-vous avec un médecin afin de vous faire prescrire des antibiotiques ou toute forme de traitement si vous pensez que vous avez attrapé un rhume ou une grippe, que vous avez de la fièvre, des frissons ou une mauvaise toux. N'attendez surtout pas », ajoute le Dr Wenzel.

un peu au début, surtout pour parvenir à expirer lentement et complètement. Cette technique favorise cependant la détente. Nous encourageons nos patientes à effectuer ces exercices dès qu'elles se sentent essoufflées ou anxieuses. »

Respirez à partir de l'abdomen. Prenez des respirations profondes qui remplissent vos poumons d'air. Vous devez utiliser correctement votre diaphragme, c'est-à-dire la masse de muscles qui crée un vide, permettant à vos poumons de se remplir d'air.

« Vous pouvez apprendre cette technique en étant soit allongée, soit assise droite sur une chaise, soit debout », ajoute Lisa Schulz.

Placez d'abord votre main sur l'abdomen, détendez-vous, puis inspirez lentement par le nez en concentrant votre respiration sur la partie abdominale, afin de déprimer le diaphragme pendant que le ventre se gonfle. Lorsque vous expirez, rentrez votre ventre et sortez le diaphragme, ce qui vous permettra d'expulser lentement l'air de vos poumons. « Les personnes peuvent apprendre à concentrer leur énergie sur certains muscles ou certaines parties des poumons afin de respirer plus efficacement, explique Lisa Schulz. Cela exige de la concentration et de la pratique, mais l'exercice est très efficace. »

Placez-vous dans une meilleure position. « Certaines personnes atteintes d'emphysème peuvent absorber plus d'air si elles s'inclinent vers l'avant et placent leurs avant-bras sur une table », déclare Karen Conyers, inhalothérapeute. Vous pouvez aussi vous asseoir ou vous tenir très droite, en gardant votre abdomen détendu. « Ces positions favorisent un meilleur rendement à partir du diaphragme », ajoute-t-elle.

Bougez un peu. C'est un cercle vicieux : les personnes atteintes d'emphysème tendent à devenir de plus en plus sédentaires, joli mot qui veut dire « ne rien faire ». « Ces personnes remarquent à peine la diminution graduelle de leurs activités, mais moins elles bougent, moins elles sont capables de bouger », déclare Karen Conyers.

« Même si l'exercice n'améliore pas la fonction pulmonaire, il augmente l'endurance, déclare le Dr Wenzel. L'exercice pousse les muscles cardiaques et d'autres muscles à utiliser l'oxygène disponible plus efficacement, ce qui permet aux personnes atteintes de cette maladie de rester plus autonomes. »

« La plupart de ces personnes peuvent marcher sur un tapis roulant, faire de la marche à l'extérieur ou du vélo d'intérieur. Il vaut mieux obtenir une autorisation médicale avant de commencer ces exercices si vous êtes inactif depuis un certain temps », ajoute le Dr Wenzel. Le médecin vous fera peut-être passer un test pour savoir si cet exercice peut vraiment vous apporter un supplément d'oxygène.

Certaines personnes ont besoin de se reposer après avoir marché deux minutes seulement. « Mais au bout d'une semaine ou deux, elles constatent que leur endurance augmente et décident alors de consacrer plus de temps à l'exercice », ajoute Betty Booker. Certaines d'entre elles deviennent de véritables partisanes de la bonne forme. Leur but n'est pas de courir le marathon, mais de pouvoir effectuer de simples activités sans avoir recours à une bonbonne d'oxygène. »

Rejetez la fumée. Il y a de fortes chances que la cigarette ait causé des dommages à vos poumons. Il faut donc éviter la fumée à tout prix, même la fumée des autres. « Cela peut être très difficile pour les personnes qui ont des amis qui fument », admet Lisa Schulz. (Si vous souffrez d'emphysème et que vous continuez de fumer, voir le chapitre sur l'accoutumance à la nicotine à la page 1.)

En avion, demandez de l'oxygène. « Les cabines pressurisées des avions peuvent réduire les taux d'oxygène sanguin et poser ainsi des problèmes aux personnes atteintes d'une maladie pulmonaire », déclare le Dr Wenzel. On ne permet pas à ces personnes de monter dans l'avion avec leur propre bonbonne d'oxygène, mais bon nombre de compagnies aériennes font en sorte qu'il y ait de l'oxygène supplémentaire disponible à bord de l'avion si on le leur demande à l'avance.

Buvez beaucoup d'eau. « Buvez au moins 8 verres d'eau ou de liquide par jour, souligne le Dr Wenzel. Une bonne hydratation liquéfie le mucus dans les poumons, rendant plus facile son élimination. »

Portez des vêtements amples. « Les vêtements qui vous serrent la taille affectent la respiration », ajoute le Dr Wenzel.

Mangez moins. « En d'autres termes, ne mangez pas au point de vous sentir mal à l'aise, déclare le Dr Wenzel. Si vous prenez un repas trop copieux, votre estomac exercera une pression sur votre diaphragme et vous aurez plus de difficulté à respirer correctement. »

Attention au poids. « Un estomac plein peut faire pression sur le diaphragme ; l'excès de poids autour de la ceinture produit le même effet, déclare le Dr Wenzel. Vous aurez beaucoup moins de problèmes si vous perdez vos kilos superflus. »

Endométriose
Comment maîtriser les douleurs pelviennes

*D*e toutes les affections, l'endométriose est la maladie la plus mystérieuse. Habituellement, les tissus de l'endomètre — tissus mous qui tapissent les parois de l'utérus — épaississent pour être évacués chaque mois avec les règles. Mais chez certaines femmes, ces mêmes tissus migrent à l'extérieur de l'utérus et commencent à croître au-dessus et autour des organes pelviens — ovaires, côlon, vessie ou trompes de Fallope —,qui transportent les ovules depuis les ovaires jusqu'à l'utérus.

Tout comme les tissus utérins, le tissu endométrial « errant » s'épaissit chaque mois en réaction à la libération de l'œstrogène, hormone féminine, et peut causer des crampes douloureuses et des saignements plus abondants qu'à l'habitude. Pire encore, ces tissus rebelles peuvent exercer une pression sur les organes adjacents et provoquer des douleurs. L'endométriose peut également mener à des rapports sexuels douloureux, à la stérilité, ou aux deux à la fois.

CHOISISSEZ VOTRE APPROCHE

Personne ne sait pourquoi les tissus utérins normaux semblent décider soudainement de s'échapper de leurs frontières et causer des problèmes. S'il a diagnostiqué une endométriose, votre médecin travaillera étroitement avec vous afin de trouver le meilleur traitement médical possible. « Entre-temps, maîtriser les effets de l'inconfort est un défi continuel et quotidien, déclare Mary Lou Ballweg, présidente de l'Association d'endométriose. Les femmes qui se prennent en charge et s'efforcent d'améliorer leur état de santé obtiennent habituellement de bons résultats. »

Les femmes médecins offrent les conseils suivants comme traitement quotidien ou à long terme de l'endométriose.

Adoptez un régime alimentaire faible en graisses animales. « La viande, les poissons gras, la volaille, les produits laitiers et les œufs contiennent des dioxines, résidus chimiques qui peuvent être liés à l'apparition et à la gravité de l'endométriose », déclare le Dr Linda

Birnbaum. Sous-produits de procédés industriels tels que l'incinération, les dioxines sont libérées dans l'environnement et consommées par les animaux avant d'être emmagasinées dans les tissus adipeux de l'organisme. Lorsque nous mangeons de tels dérivés, nous consommons également des dioxines, sous-produits que l'organisme emmagasine pour longtemps.

« Des études ont révélé que les animaux de laboratoire à qui l'on avait injecté des dioxines ont montré une hausse dans l'incidence et la gravité de l'endométriose », déclare le Dr Birnbaum. Les chercheurs de son laboratoire ont découvert que lorsque les rats et les souris de laboratoire étaient traités au moyen de dioxines, les sites d'endométriose s'élargissaient. Ces agents chimiques semblent faire leur travail en court-circuitant les systèmes hormonaux complexes de l'organisme. Ils causent également des problèmes au système immunitaire, affectant les anticorps et d'autres importantes cellules immunitaires qui combattent la maladie, appelées lymphocytes.

« Nous recommandons donc un régime alimentaire contenant moins de graisses animales et plus de légumes verts et à feuilles, de même que des glucides complexes comme les pâtes. Ce type d'alimentation apporterait une légère réduction des taux de ces composés dans l'organisme. De plus, tous ces aliments sont bons pour le cœur », déclare le Dr Birnbaum.

Éliminez la constipation. « Si vous êtes constipée et ballonnée, vous vous sentirez encore plus mal à l'aise », déclare Deborah A. Metzger, médecin, surtout si les tissus de l'endomètre se sont logés dans la région des intestins. Alors mangez beaucoup de légumes et d'autres aliments riches en fibres, et buvez de l'eau en grande quantité afin de favoriser le transit intestinal.

Changez de position lors de vos rapports sexuels. « Les rapports sexuels douloureux peuvent disparaître en choisissant une position où la femme a un meilleur contrôle sur la pénétration, déclare le Dr Metzger. La position du missionnaire n'est pas la meilleure, il vaut mieux que la femme soit à cheval. Essayez plusieurs positions afin de trouver la plus confortable. »

Faites de l'exercice si c'est possible. « Un programme d'exercices effectués régulièrement, c'est-à-dire trois fois par semaine pendant au moins 30 minutes, peut aider à soulager la douleur et les crampes menstruelles », déclare Sue Ellen Carpenter, médecin.

Faites de l'exercice. L'exercice réduit le flux menstruel et, par conséquent, l'inflammation et l'irritation de l'endomètre. Il augmente également la production dans l'organisme d'endorphines, substances

QUAND CONSULTER SON MÉDECIN

Les symptômes suivants pourraient signaler la présence d'endométriose qui exige alors des soins médicaux :

- des règles douloureuses accompagnées d'un flux menstruel très abondant et irrégulier ;
- des douleurs avant et après les règles, souvent accompagnées de douleurs du bas du dos ;
- des douleurs pelviennes ;
- de la diarrhée ;
- un transit intestinal douloureux durant les règles ;
- des rapports sexuels douloureux ;
- la stérilité.

Vous souffrez peut-être aussi de fatigue, d'épuisement et d'un manque d'énergie. Les traitements médicaux contre l'endométriose sont variés, allant de l'hormonothérapie substitutive à la chirurgie.

naturelles libérées par le cerveau, qui bloquent la douleur », déclare le Dr Metzger.

« La marche est un excellent exercice de base, même si certaines femmes atteintes d'endométriose trouvent l'exercice trop irritant. Dans ce cas, la natation ou une série d'étirements sont une bonne façon de soulager le problème », déclare le Dr Metzger.

Prenez un analgésique. « La douleur de l'endométriose peut être intense, surtout au moment des règles », déclare le Dr Carpenter. Les petites grosseurs de l'endomètre, que l'on appelle pétéchies, sont très actives dans la production de prostaglandines, substances liées aux symptômes du malaise. Les médicaments anti-inflammatoires non stéroïdiens en vente libre, comme l'ibuprofène, peuvent s'avérer efficaces en entravant la production de la prostaglandine. Suivez attentivement les directives qui se trouvent sur la notice.

Détendez-vous progressivement. « La douleur chronique provoque une libération des hormones du stress, qui, en retour, augmentent la sensibilité à la douleur en réduisant la production d'endorphines », déclare le Dr Allison Milburn, psychologue. Et il y a d'autres complications : les gens atteints de douleurs chroniques semblent vouloir positionner leur corps en guise de compensation. En s'asseyant ou marchant différemment, ils créent une tension musculaire chronique qui engendre notamment les spasmes musculaires.

« Une technique appelée relaxation musculaire progressive peut favoriser la détente systématique de chaque groupe de muscles de l'organisme » déclare le Dr Milburn. Fermez les yeux, prenez quelques respirations profondes et tendez les muscles de votre visage. Retenez cette tension pendant quelques secondes, puis prenez à nouveau une respiration profonde et relâchez. Répétez l'exercice au niveau du cou, des épaules, des bras et du reste de votre corps. La séance ne devrait prendre qu'environ 10 minutes. « Vous n'avez peut-être envie d'effectuer ces exercices que lorsque vous ressentez des douleurs intenses, mais essayez de les faire régulièrement tous les jours, ou même trois ou quatre fois par jour. C'est une bonne habitude à prendre »

Ennui
Comment revigorer vos intérêts

La prochaine fois que vous souffrirez d'ennui, essayez de vous souvenir de la vie quotidienne des femmes au XVIIIe siècle comme la décrivait Samuel Richardson dans son livre Clarissa : six heures de repos, trois heures pour la prière et la méditation ou la lecture de livres pieux, deux heures pour l'organisation domestique, cinq heures pour les travaux d'aiguille, le dessin et la musique, une heure pour la visite aux pauvres du voisinage et le reste de la journée pour parler, lire à haute voix et recevoir les visiteurs. Il n'est donc pas surprenant que les lettres écrites par les femmes de cette époque traitaient de l'ennui qu'elles éprouvaient quotidiennement.

« Nous souffrons tous d'ennui lorsque le sentiment de renouveau, de défi ou d'exaltation disparaît de notre vie », déclare Susan Heitler, psychologue. Notre esprit exige un régime régulier de nouveaux défis, tout comme notre corps a besoin d'aliments frais et nourrissants. Sinon, nous nous sentons stressés.

« L'ennui n'est pas mortel, déclare Harriet Braiker, psychologue. Mais psychologiquement, il peut être très douloureux. »

« L'ennui peut contribuer à la dépression ou à la dépréciation de l'estime de soi », déclare Camille Lloyd, titulaire d'un doctorat.

ORDONNANCES CONTRE L'ENNUI

« L'ennui se guérit », déclarent les médecins. Et de nombreuses solutions vous sont offertes pour en venir à bout.

Attribuez-vous des tâches qui combattront l'ennui. Dans un cas d'ennui général, le Dr Braiker prescrit le remède suivant : « Tous les jours, attribuez-vous deux tâches qui diffèrent de vos activités habituelles, de préférence celles dont vous pourrez discuter avec d'autres personnes, par exemple lire une revue d'actualités, de voyages ou de sports, ou encore écouter un nouveau disque ou suivre un cours. »

Dressez une liste. Écrivez sur un papier toutes sortes de nouvelles choses que vous aimeriez essayer, par exemple aller voir le film chinois qui vient de sortir ou aller prendre un verre dans le nouveau café dont on vous a tant parlé.

Pensez loin. « Pensez dès maintenant aux activités qui exigent une certaine organisation », déclare le Dr Lloyd. Si vous avez écrit sur votre liste « apprendre l'italien », par exemple, téléphonez à une école de langues et demandez-leur de vous faire parvenir leur dépliant afin de vous inscrire à un cours pour le semestre suivant.

Embauchez votre partenaire. « Si une partie de votre problème est que vous vous ennuyez avec votre conjoint, vous trouverez peut-être un antidote à cet ennui en pratiquant des activités ensemble », déclare le Dr Heitler. Une fois par semaine, pendant trois mois, faites quelque chose de nouveau ensemble : inscrivez-vous par exemple à un cours d'équitation ou de tennis, visitez un musée, portez-vous volontaire dans un centre d'accueil, organisez des pique-niques avec des amis, louez des vélos de montagne. Au bout de trois mois d'aventures hebdomadaires, sélectionnez les activités que vous avez préférées et continuez de les pratiquer ensemble.

Élargissez votre cercle d'amis. « Si vous êtes comme la plupart des gens, vous avez besoin de plus de nouveauté qu'une seule personne pourrait vous fournir. C'est là que les amis entrent en jeu. D'autres personnes peuvent vous apporter de nouveaux points de vue, des idées et de l'inspiration, garder votre intérêt en éveil et vous rendre intéressante », déclare le Dr Lloyd.

Sortez de la maison. « Rester à la maison, que ce que soit pour travailler ou élever les enfants, peut être très gratifiant. Cependant, l'isolement peut mener à l'ennui » déclare le Dr Heitler.

Si votre travail vous retient à la maison, inscrivez-vous à une association de professionnels locale, ou démarrez un club de dîners gastronomiques, invitez régulièrement des voisins, des amis ou des collègues de travail, une fois par semaine ou par mois, et essayez de nouvelles recettes.

Et pour vous sortir de la routine quotidienne avec vos enfants, le Dr Heitler vous suggère de former des petites troupes de théâtre avec vos amis et leurs enfants. Organisez des randonnées d'un jour avec eux ou allez à la bibliothèque. Vous pouvez aussi inviter des amis à faire la lessive ou à préparer des repas ensemble.

Apportez de la nouveauté dans votre travail. Si c'est le milieu du travail qui vous déprime, cherchez quelque chose de nouveau à faire au bureau.

« Demandez-vous si vous avez de nouveaux défis à relever dans votre travail actuel, déclare le Dr Lloyd. Vous pourrez peut-être en ajouter un à vos responsabilités ou demander un tout autre travail. »

Si vous êtes en télémarketing, par exemple, vous pourriez vous porter volontaire à entraîner de nouvelles personnes à la vente. Vous pouvez aussi prendre des cours du soir dans un domaine nouveau, mais relié à votre travail. Faites ensuite savoir à votre patron que vous êtes prête à relever de nouveaux défis. Ou encore, prenez un poste de volontaire jusqu'à ce que vous ayez plus d'expérience avant de postuler dans un nouvel emploi plus motivant.

Épuisement
Une lueur d'espoir
pour les victimes d'épuisement

ackie Farley est directrice d'un camp de repos pour les femmes qui souffrent d'épuisement, à Aspen, dans les montagnes du Colorado.

Les participantes qui s'inscrivent à son refuge, appelé Center Point, bénéficient de quatre jours de relaxation, de randonnées en montagne, de cours de méditation, de séances de massages, de repas gastronomiques, de relations amicales, de solitude apaisante et de lectures au lit.

Ayant souffert elle-même d'épuisement dans le passé, Jackie Farley connaît bien cette maladie. En 1992, après avoir divorcé de son mari, président d'une très grande société, elle décida de déménager dans une autre ville, de démarrer sa propre entreprise, d'effectuer des travaux de charité pour quelques philanthropes et, d'après ses déclarations, de s'adonner sans merci à des séances d'exercices. Elle se retrouva peu de temps après complètement épuisée. « Je n'avais pas l'impression de souffrir d'épuisement, je pensais simplement que je m'activais trop. »

LES SIGNES AVERTISSEURS

« Un surcroît de responsabilités et un manque de ressources personnelles, une perte de contrôle et aucun encouragement, le tout couronné par peu d'espoir de s'en sortir peuvent mener à l'épuisement », déclare Susan Brace, titulaire d'un doctorat, infirmière et psychologue en pratique privée à Los Angeles. Parmi les signes avertisseurs se trouvent l'épuisement, la tristesse, le découragement, les migraines, l'anxiété, les troubles d'estomac, l'irritabilité, l'insomnie, la dépression, l'apathie, le repli sur soi-même et, enfin, le désespoir.

« Ce qui distingue l'épuisement des autres formes de fatigue, c'est le sentiment d'état de détresse ou d'impuissance et la pure conviction que son état ne s'améliorera pas », déclare Beverly Potter, psychologue.

« Les femmes surtout sont très vulnérables à l'épuisement. Elles ne sont pas éduquées pour exprimer ce qu'elles pensent, prendre les rênes ou diriger comme les hommes. Elles sont plus aptes à penser que cette situation leur est propre, et qu'elles ne peuvent rien y faire », déclare le Dr Potter.

OPÉRATION SAUVETAGE

Heureusement, il existe de nombreux moyens de combattre l'épuisement. Voici ce que nos spécialistes conseillent.

La chance du coureur. L'une des premières choses que demande Jackie Farley aux femmes qui séjournent à Center Point est de lui promettre qu'elles vont consacrer, sans même y penser, 15 minutes par jour à elles-mêmes.

« Faites ce que vous aimez, déclare Jackie Farley. Par exemple, offrez-vous une petite randonnée ou bien écoutez de la musique, prenez un bain, lisez, méditez, ou asseyez-vous dans un endroit calme qui vous détendra. Le but de cette démarche est de vous aider à vous dégager de toutes les responsabilités qui vous épuisent et de retrouver votre bien-être. » Jackie Farley estime que ce rituel doit être respecté si vous voulez vraiment réduire votre taux de stress et arriver à une meilleure introspection.

Trouvez une relève. « Si vous avez des enfants ou si vous prenez soin d'un parent âgé, demandez à votre partenaire ou à une amie de prendre la relève durant votre période de détente », déclare Camille Lloyd, titulaire d'un doctorat.

Diagnostiquez vous-même vos problèmes. « Si vous vous sentez épuisée, sans en connaître la raison, observez soigneusement ce qui se passe lorsque vous vous sentez en détresse, puis prenez des notes », déclare le Dr Potter. Soyez précise : votre patron exige-t-il de vous tous les vendredis que vous emportiez du travail à terminer pendant le week-end ? Votre mari s'esquive-t-il chaque fois que vous lui demandez de préparer le dîner ou de mettre les enfants au lit ? Êtes-vous simplement dépassée par les exigences des soins d'un parent malade ?

Parlez ouvertement. Après avoir découvert la nature du problème, il est temps d'en parler.

« Il ne s'agit pas de vous confronter à votre patron en lui disant que vous êtes épuisée », déclare le Dr Potter. C'est beaucoup trop vague. Soyez précise et offrez-lui plutôt des suggestions. Imaginons que votre patron vous demande d'effectuer un travail et que son surveillant vous demande d'en effectuer un autre complètement différent. Suggérez alors une rencontre afin que les trois parties impliquées puissent trouver une solution.

QUAND CONSULTER SON MÉDECIN

Dans certains cas, l'épuisement peut être facile à guérir, mais dans d'autres pas. Consultez un service thérapeutique ou un professionnel de la santé mentale si :

- vous êtes envahie d'un sentiment de dépression qui dure plus de deux semaines ;
- votre sensation d'épuisement vous empêche de bien effectuer votre travail, d'agir socialement ou de bien fonctionner dans votre vie.

« De la même façon, ne blâmez pas votre mari de n'être jamais là pour vous, déclare le Dr Lloyd. Expliquez-lui plutôt que vous avez besoin de soutien supplémentaire pendant que les enfants sont petits ou pendant que votre mère est malade. Dites-lui qu'il est difficile pour vous de franchir cette étape, et que vous apprécieriez beaucoup qu'il passe plus de temps avec vous le samedi soir. »

Trouvez une bonne oreille. « Les amies, les collègues de travail ou les membres d'un groupe de soutien peuvent également vous venir en aide », déclare le Dr Brace. En effet, une étude menée à l'université d'État de la Californie a révélé que les professeurs d'études de deuxième cycle semblaient beaucoup moins souffrir d'épuisement s'ils avaient accès à un groupe de soutien qui les appuyait.

Prenez des vacances régulièrement. « Vous n'avez pas à vous déplacer très loin ou à dépenser beaucoup d'argent », déclare le Dr Lloyd. Il s'agit simplement de vous évader de vos responsabilités pour voir les choses d'un meilleur œil. De même, si vous vous occupez d'un parent âgé, demandez à un frère, à une sœur ou à d'autres membres de votre famille de vous aider à assumer le coût d'un foyer ou d'une infirmière qui s'occuperait du parent pendant que vous vous reposez. Demandez à votre médecin s'il existe des associations d'aide dans votre secteur.

Récompensez-vous. « N'attendez pas que d'autres personnes reconnaissent vos efforts ou vous encouragent », déclare le Dr Potter. Divisez chaque activité en plusieurs petites tâches réalisables. Puis établissez un calendrier pour chacune des tâches et récompensez-vous lorsque vous les terminez dans les délais prévus. Par exemple, allez voir un film ou buvez un capuccino.

Épuisement dû à la chaleur

Des autotraitements qui en valent la peine

Vous sortez de la maison en fin de matinée un samedi matin pour pratiquer votre jogging habituel. La température est plutôt chaude et humide pour cette période de l'année, mais cela ne vous arrête pas. Vous essayez actuellement de vous remettre en forme et vous ne pouvez pas vous permettre de sauter un séance d'exercice. Et, bien avant que vous ne vous en rendiez compte, vous avez chaud, vous transpirez et vous avez très soif. Mais vous continuez de courir jusqu'à ce que vous vous sentiez incommodée. Vous éprouvez alors des frissons et des nausées.

Il est fort probable que vous souffrez d'un épuisement dû à la chaleur. En effet, la perte de liquide corporel par la transpiration peut mener à la déshydratation.

« L'humidité joue un rôle important dans l'épuisement dû à la chaleur, explique Amy Morgan, physiologiste de l'exercice. Si la température est très humide, la transpiration à la surface du corps ne s'évaporera pas et vous ne vous rafraîchirez pas aussi rapidement. »

LES RISQUES DU TRAVAIL OU DU JEU

« Parmi les symptômes typiques d'un épuisement dû à la chaleur figurent les frissons, la fatigue, les étourdissements, la soif, les nausées, la confusion, les pertes de conscience, la faiblesse et les maux de tête. Les femmes courent de plus grands risques de souffrir d'un tel malaise si elles s'adonnent à des activités plus violentes durant les jours chauds d'été, notamment en jouant au tennis ou en piochant leur jardin », déclare le Dr Morgan. Vous pourriez également être victime d'épuisement dû à la chaleur si vous travaillez de très longues heures dans un édifice très chaud et mal aéré, dans une usine, par exemple.

Non traité, l'épuisement dû à la chaleur peut se transformer en une maladie pouvant être mortelle : le coup de chaleur, qui exige des soins médicaux d'urgence immédiats. Les femmes médecins et les physiologistes de l'exercice encouragent leurs patientes à adopter des mesures préventives contre l'épuisement dû à la chaleur, ou encore à réagir rapidement si le problème survient.

Voici ce que vous pouvez faire pour vous rafraîchir.

Quittez l'endroit trop chaud. « Cessez le plus rapidement possible l'activité que vous faites et allez vous placer à l'ombre ou dans une pièce climatisée », déclare le Dr Morgan. Votre température corporelle diminuera rapidement dans un milieu frais. Si vous travaillez trop loin de la maison pour y retourner rapidement, entrez dans le supermarché le plus près chez vous, ou encore dans un cinéma ou un édifice public et restez-y jusqu'à ce que vous vous sentiez mieux.

QUAND CONSULTER SON MÉDECIN

Vous devriez consulter votre médecin si vous souffrez de l'un des symptômes suivants :

- des évanouissements ;
- des vomissements ;
- des nausées.

Les symptômes qui suivent signalent que vous pourriez être atteinte d'un coup de chaleur, malaise plus grave que l'épuisement dû à la chaleur qui nécessite des soins d'urgence. Consultez immédiatement votre médecin si :

- vous semblez confuse ;
- vous avez des troubles d'élocution ;
- votre comportement est bizarre, vous semblez incohérente, par exemple ;
- vos pupilles sont dilatées ;
- vous éprouvez des spasmes musculaires ;
- vous cessez de transpirer — à ce stade vous êtes très malade.

Exigez immédiatement des soins médicaux si vous avez pris les mesures nécessaires pour soulager un épuisement dû à la chaleur, mais que vos symptômes s'aggravent au lieu de s'améliorer. Dans le cas d'un coup de chaleur, vous devez réagir dans les 24 heures.

N'attendez pas plus de 24 heures pour d'obtenir des soins dans le cas d'un épuisement dû à la chaleur, même si ce malaise est moins grave que le coup de chaleur.

Buvez le plus rapidement possible. « En plus de trouver un endroit frais, l'une des premières stratégies contre l'épuisement dû à la chaleur consiste à boire des liquides en quantité importante afin de réhydrater votre corps et d'augmenter la circulation sanguine à la surface de votre peau, ce qui permettra de vous rafraîchir davantage », déclare Susi U. Vassallo, médecin.

« La quantité de liquides que vous devez consommer varie selon le degré de la température et le taux d'humidité, de même que selon l'intensité de l'effort que vous déployez », déclare le Dr Vassallo. Elle vous recommande de boire pour apaiser votre soif dès que vous commencez à éprouver un inconfort et de continuer de boire pendant la journée, tant que le besoin s'en fait ressentir. (Le Dr Vassallo, par exemple, boit plus d'un litre de liquide par jour.)

Buvez des boissons sportives faibles en glucides. Certaines spécialistes recommandent à leurs patientes de se réhydrater à l'aide de boissons sportives ; d'autres croient que boire de l'eau est tout aussi efficace.

« Certaines études ont démontré que les boissons sportives peuvent aider une personne à se réhydrater plus rapidement que si elle

Un turban glacé à votre rescousse

Susi U. Vassallo, médecin

Jouer au tennis après avoir délaissé ce sport pendant un certain temps et pousser son corps à revenir à sa forme initiale a mené Susi U. Vassallo, médecin, à un épuisement dû à la chaleur. Elle s'est alors servie de sa tête et a appliqué les consignes médicales idéales pour lutter contre un tel malaise.

« J'ai quitté le court et me suis assise à l'ombre sous un arbre. J'ai bu de l'eau glacée en grande quantité, mais j'ai également trempé une serviette dans de l'eau glacée et l'ai placée sur ma tête. »

« Et oui ! j'ai aussi cessé de jouer au tennis ce jour-là », ajoute-t-elle. D'autres remèdes contre l'épuisement dû à la chaleur consistent à boire des boissons sportives faibles en glucides, à s'asperger à l'aide d'un vaporisateur et à s'asseoir tout en se soulevant les pieds.

buvait de l'eau, explique le Dr Morgan. Cependant, les boissons sportives sont souvent trop riches en glucides, notamment en sucre comme le fructose, le glucose et le sucrose. Elles contiennent également du sodium et d'autres électrolytes qui peuvent s'éliminer par la transpiration.

« Les fabricants de boissons sportives ajoutent du sodium et des glucides dans le produit afin de permettre à l'organisme de mieux absorber les liquides de l'estomac et de les libérer dans la circulation sanguine plus rapidement que de l'eau. Ces boissons permettent aux liquides d'être absorbés dans le sang plus rapidement afin de contrer la déshydratation », ajoute-t-elle. Cependant, une quantité trop abondante de glucides pourrait ralentir la libération des liquides depuis l'estomac jusque dans le sang.

Comme aucune étude n'a encore prouvé si les boissons sportives sont favorables ou non à la déshydratation, le Dr Morgan conseille de bien lire les étiquettes et de choisir les boissons à faible taux de glucides (habituellement mesuré en grammes). L'eau permettra aussi de soulager la déshydratation et vous suffira si vous n'aimez pas le goût des boissons sportives ou si vous ne pouvez pas vous en procurer.

Aspergez-vous d'eau et cherchez le vent. « Si vous le pouvez, aspergez-vous d'eau à l'aide d'un vaporisateur. Dirigez surtout le jet vers votre tête et votre cou, et asseyez-vous si possible devant un ventilateur », suggère le Dr Morgan.

Rafraîchissez votre cuir chevelu. « La tête contient de nombreux vaisseaux sanguins, explique le Dr Vassallo. Lorsque vous vous rafraîchissez la tête, le sang frais circule et rafraîchit tout votre organisme. » Elle vous recommande de placer un sac de glaçons, ou un linge frais mouillé, ou encore un objet très froid sur votre tête ou derrière votre cou jusqu'à ce vous vous sentiez mieux.

Fabriquez-vous un turban rafraîchissant. « Vous pouvez également rafraîchir votre tête plus rapidement en trempant un linge en coton ou une serviette dans de l'eau glacée, que vous placerez ensuite sur votre tête », déclare le Dr Morgan. Vous pourriez faire vos exercices ainsi afin de permettre à votre corps de rester frais.

Détendez-vous. « En soulevant vos pieds, vous favorisez ainsi le flux sanguin vers le cerveau, ce qui pourrait arrêter les étourdissements, déclare le Dr Morgan. Allongez-vous en soulevant vos pieds à environ 20 cm au-dessus du niveau de votre tête. Par exemple, allongez-vous sur le sol en plaçant vos pieds sur un divan ou une chaise. »

Éruptions cutanées
Comment faire disparaître toutes ces taches rouges qui démangent

V otre peau vous pique. Vous la grattez et découvrez quelques minutes plus tard qu'elle est couverte de petites grosseurs rouges. Mais d'où vient donc cette irritation et comment la soulager ?

Les éruptions cutanées se manifestent de différentes façons, notamment sous forme de plaques rouges qui démangent, d'urticaire ou même d'ampoules. Elles peuvent mettre une semaine ou plus à guérir. Mais des milliers de facteurs peuvent provoquer ces éruptions de peau ; vous devrez donc essayer d'en déterminer la cause afin d'y remédier.

« Il faut d'abord évaluer l'étendue de l'éruption. Si elle est déclenchée par un facteur interne tel qu'un médicament, un aliment ou un virus, elle sera plus générale et symétrique. Par contre, si elle résulte d'un facteur externe comme des détergents, l'irritation apparaîtra sur les parties qui ont été exposées à la substance irritante », déclare Patricia Farris Walters, médecin. Les cosmétiques, les parfums, les teintures pour cheveux, les détergents durs, les bijoux et le caoutchouc sont tous des irritants qui peuvent déclencher des éruptions cutanées chez la femme.

« Il peut s'agir d'un simple cas de peau sèche ou d'une réaction à certains médicaments que vous prenez. Si c'est le cas, consultez immédiatement votre médecin », explique Mary Ruth Buchness, médecin.

UN ARSENAL DE REMÈDES

Vous devrez soigner votre éruption cutanée en tenant compte des facteurs qui la déclenchent. Voici ce que vous suggèrent les femmes médecins.

Essayez une compresse fraîche. « Imbibez d'eau fraîche un linge ou de la gaze, eau à laquelle vous aurez ajouté une solution à l'avoine comme l'Aveeno. Suivez les conseils notés sur l'emballage », déclare le Dr Walters. Afin de soulager les démangeaisons et la sensation de brûlure, appliquez la compresse sur l'éruption pendant environ 15 minutes.

Le lait à la rescousse. « Préparez une compresse moitié eau moitié lait et appliquez-la sur l'éruption », déclare Amy Newburger, médecin. Il semble que les protéines du lait présentent des propriétés anti-inflammatoires. Rincez le lait après l'application afin qu'il ne tourne pas. »

Ajoutez du bicarbonate de soude. « Pour soulager l'irritation, trempez-vous dans un bain d'eau auquel vous aurez ajouté une demi-tasse de bicarbonate de soude. Vous pouvez également fabriquer une pâte avec une cuillerée à café de bicarbonate de soude diluée dans un peu d'eau. Appliquez ensuite la pâte sur votre peau afin de vous soulager », déclare le Dr Walters.

Un remède naturel. « Servez-vous d'hamamélis pour rafraîchir et soulager la peau irritée, tant que l'éruption n'est pas une plaie vive », ajoute le Dr Newburger. Vous pouvez vous procurer une lotion à l'hamamélis en vente libre, imbibez des tampons d'ouate et appliquez la solution sur votre peau.

Optez pour le goudron. « Des préparations pour la peau qui contiennent un ingrédient appelé goudron, qui est en fait un médicament antidémangeaisons, procure un grand soulagement », selon le Dr Buchness. Vous trouverez de telles préparations en vente libre en pharmacie. « Versez une émulsion de goudron de houille dans un bain rempli d'eau fraîche et trempez-vous dedans, ou encore frottez de l'huile de goudron ou une gelée sur votre peau. L'inconvénient, c'est que le goudron est brun noir et qu'il peut tacher vos vêtements. Prenez donc ce bain avant de vous coucher. Portez un vieux pyjama et dormez dans de vieux draps. »

Utilisez un tampon d'ouate près de vos yeux. « Si l'éruption s'est propagée autour de vos yeux, peut-être souffrez-vous d'une réaction allergique à des produits cosmétiques ou à un produit de nettoyage. La façon la plus efficace de soulager les démangeaisons consiste à imbiber un tampon d'ouate de lait écrémé frais ou d'eau fraîche additionnée d'une préparation à l'avoine Aveeno. Appliquez ensuite le tampon d'ouate contre la paupière ou la peau, recommande le Dr Walters. La peau de la paupière est très sensible, donc seules des substances légères devraient être utilisées. »

Reposez votre peau. « Dans la plupart des cas, on ne recouvre pas une éruption cutanée sauf si le site lésé est humide, qu'il suinte ou qu'il produit des ampoules. Dans un tel cas, il vaut mieux le recouvrir d'un pansement de gaze légère afin de prévenir une infection ou que le liquide ne tache pas vos vêtements », suggère-t-elle.

Prenez un antihistaminique. «Prenez un anti-histaminique en vente libre avant de vous coucher afin de maîtriser l'enflure et les démangeaisons», suggère le Dr Walters.

N'utilisez pas les irritants. « La prévention est la clef qui vous permettra d'éviter des éruptions ultérieures», signale le Dr Walters.

(Pour des façons pratiques de maîtriser la folliculite, qui est associée au port d'un maillot mouillé et d'une irritation due à la chaleur, voir les pages XXX et 336.)

QUAND CONSULTER SON MÉDECIN

Si vous prenez des médicaments et qu'une irritation se manifeste sur votre peau, consultez votre médecin sans tarder. Chez certaines personnes, les médicaments, notamment les antibiotiques, peuvent provoquer une réaction allergique qui se manifeste sous forme d'éruption cutanée grave.

Votre médecin vous prescrira un autre remède.

Vous devriez également consulter votre médecin si l'éruption cutanée :

- persiste au bout d'une semaine ou plus ;
- est très douloureuse et démange tellement que vous ne dormez pas de la nuit ;
- est couverte d'ampoules ou qu'elle s'est étendue sur une grande partie de votre corps ;
- suinte ou est purulente ;
- est accompagnée de pus ou d'enflure, ou des deux ;
- est accompagnée de fièvre.

Vous pourriez également vous infecter si vous vous grattez beaucoup. Un liquide blanchâtre ou jaunâtre, de l'enflure et une sensation de chaleur sur le site lésé vous signaleront une infection.

Vous devriez également consulter votre médecin si l'éruption est associée à d'autres symptômes tels que des douleurs particulières, des symptômes de grippe, une irritation des voies urinaires ou un trouble gastrique.

Fatigue
Comment revitaliser
votre énergie dès maintenant

S achez que vous n'êtes vraiment pas un cas rare si vous ressentez fréquemment une très grande envie de dormir. En fait, huit
personnes sur dix examinées par des spécialistes du sommeil
n'éprouvent pas de difficulté à dormir : elles ont plutôt des problèmes
à se tenir éveillées. Les médecins croient en effet qu'environ une personne sur dix, et principalement des femmes, pourrait souffrir d'une
fatigue de jour.

Quelle en est la cause ? La fatigue est parfois provoquée par certains facteurs insaisissables comme les troubles du sommeil, un bon
nombre de maladies, les effets indésirables des médicaments ou quelque
chose d'aussi simple qu'un apport liquidien insuffisant, même si cela n'a
pas encore été prouvé. Mais, en général, les causes de la fatigue sont
assez prévisibles : le manque d'exercice, un régime alimentaire déséqui-
libré, du stress, la cigarette, l'alcool, et, bien sûr, le manque de repos.

DE L'AIDE POUR LES FEMMES FATIGUÉES

Chez les femmes, le surcroît d'activité se place en tête dans la
longue liste des causes de la fatigue. « De nombreuses femmes ont simplement trop de responsabilités, et c'est ce qui les fatigue le plus »,
déclare Susan Schenkel, psychologue clinique.

Voici quelques conseils de femmes médecins pour remédier à
votre problème si vous pensez que vous avez trop à faire, que vous
n'avez pas assez de temps pour tout réaliser et que vous souffrez
fréquemment de fatigue.

Comptez les heures dans votre journée. Comme la plupart des
femmes, vous avez certainement une notion peu réaliste du temps que
vous consacrez à vos tâches quotidiennes et exigez peut-être trop de
vous-même. C'est ce qui vous épuise complètement.

« Il est temps de faire un bon inventaire. Dressez une liste de
toutes vos activités quotidiennes, déclare le Dr Schenkel. À côté de
chaque tâche, inscrivez le temps que vous lui accordez. Écrivez tout ce

que vous faites, depuis l'heure de votre réveil jusqu'à l'heure du coucher. Ensuite, additionnez les heures. Vous devrez ajuster votre horaire en conséquence si vous essayez d'accomplir vingt-trois heures de travail dans une journée de seize heures. »

Ne faites qu'une chose à la fois. Le Dr Schenkel ajoute que « bien des femmes accomplissent plusieurs tâches à la fois. Par exemple, elles font la lessive tout en préparant le dîner. Elles pensent qu'elles sont ainsi plus efficaces. En réalité, elles ne font que surcharger leur horaire et, par conséquent, accroître davantage leur degré de fatigue. »

Levez-vous à la même heure tous les jours. « Résistez à la tentation de faire la grasse matinée durant les week-ends, conseille Anstella Robinson, médecin. Cela perturberait votre horloge biologique. »

Huit heures au moins. « Accordez-vous une période de deux semaines durant lesquelles vous dormirez au moins huit heures toutes les nuits, suggère le Dr Robinson. Vous devriez éteindre vos lumières vers dix ou onze heures le soir pour ne les rallumer qu'à six ou sept heures le lendemain matin. »

Attention à la caféine. « Le café ou autres boissons à base de caféine peuvent masquer votre fatigue, déclare le Dr Robinson. Éliminez graduellement votre consommation de caféine afin de pouvoir déterminer le véritable degré de votre fatigue. »

Le café cause souvent des troubles d'estomac chez certaines femmes et perturbe ainsi la qualité de leur sommeil. Il devrait donc être éliminé de leur régime alimentaire.

Substituez l'exercice au travail. Sachez que vous négligez une activité qui vous serait des plus bénéfiques si vous oubliez votre programme de conditionnement en faveur d'un surcroît de travail ou de tâches ménagères. « Travailler pour atteindre un meilleur niveau de forme physique, voilà la meilleure façon de combattre les problèmes de

QUAND CONSULTER SON MÉDECIN

Prenez rendez-vous chez votre médecin si, malgré tous les efforts déployés pour travailler moins et dormir davantage, vous vous sentez toujours fatiguée. « Une fatigue inexpliquée pourrait être le signe d'un bon nombre de maladies, déclare Anstella Robinson, médecin. La fatigue peut également être le symptôme d'un trouble du sommeil auquel on peut remédier facilement. »

fatigue », déclare Peggy Norwood-Keating, responsable d'un centre de mise en forme. Prenez donc rendez-vous à votre club de santé, allez sur les pistes cyclables ou à la piscine, et faites de l'exercice une priorité au moins trois fois par semaine.

Activez votre circulation sanguine. « Êtes-vous vraiment fatiguée ? Si vous êtes assise depuis de longues heures, levez-vous et faites quelques pas autour de votre bureau. Mieux encore, marchez d'un pas rapide autour de votre bureau plusieurs fois », déclare Peggy Norwood-Keating. S'asseoir et ne rien faire pendant des heures agit négativement sur l'énergie.

Fatigue oculaire
Du soulagement pour les yeux fatigués

Vos yeux ont fait des heures supplémentaires encore hier soir, vous avez lu jusqu'aux petites heures de la nuit, et ce matin, ils vous incommodent.

Les heures passées à lire ou à travailler exercent une pression sur les muscles de l'œil.

« Tout muscle retenu en place trop longtemps ressentira une pression, déclare Charlotte Saxby, ophtalmologiste. On pourrait comparer cette pression au type de tension musculaire que vous ressentiriez si vous faisiez du patinage artistique sur une seule jambe, à plus petite échelle, bien sûr. »

Durant la journée, en passant d'une tâche à l'autre, les muscles de l'intérieur de l'œil sont soumis à des flexions et se contractent pour mieux se concentrer sur bon nombre d'objets, à proximité ou à distance. Lorsque vous vous concentrez sur une tâche, par exemple lire, travailler devant l'ordinateur ou regarder la télévision, quelle que soit la période de temps que vous y consacrez, ces muscles se resserrent et vous oubliez de clignoter des yeux. « Par conséquent, vos yeux deviennent irrités, asséchés et inconfortables », déclare le Dr Saxby.

« À l'extérieur, au soleil, vous tendez facilement les muscles du visage autour de l'œil en plissant des yeux », ajoute le Dr Saxby.

SOLUTIONS EFFICACES

Si vous avez plus de 40 ans, la fatigue oculaire peut également être le signe que vous devez porter des lunettes de lecture ou que vous souffrez d'un cas chronique d'assèchement des yeux. En général, la fatigue oculaire survient après un surmenage. Les solutions sont donc des plus simples.

Voici ce que les femmes médecins suggèrent.

Fermez les yeux. « Garder les yeux fermés pendant quelques minutes ou même quelques secondes peut alléger la tension », déclare le Dr Saxby.

Clignez beaucoup des yeux. « Chaque clignotement soulage et humidifie les yeux, en plus de relâcher les muscles des yeux tendus », déclare Silvia Orengo-Nania, médecin.

Humidifiez vos yeux. « Les yeux ont tendance à s'assécher quand ils sont tendus et, vice-versa, l'assèchement peut provoquer la fatigue oculaire, déclare le Dr Orengo-Nania. Outre le clignement, les larmes artificielles disponibles en vente libre dans toutes les pharmacies sont l'outil idéal pour réhydrater vos yeux et soulager la tension. Évitez certains produits décongestionnants qui peuvent assécher davantage vos yeux. »

Faites une pause. « Donnez à vos yeux la chance de se régénérer, une ou deux fois par heure, en interrompant pendant 5 minutes l'activité que vous étiez en train de faire, notamment la lecture, les travaux à l'aiguille ou devant l'ordinateur, déclare Kathleen Lamping, ophtalmologiste. Regardez de l'autre côté de la pièce ou à l'extérieur, allez vous chercher un café ou faites une petite promenade. »

Augmentez le contraste sur l'écran de l'ordinateur. « Les mots et les chiffres figurant à l'écran se forment à l'aide de petits rayons lumineux flous qui sont beaucoup plus difficiles à lire que les caractères imprimés sur une page. Afin de minimiser la tension que vous mettez sur vos yeux, réglez le contraste du moniteur au maximum », conseille Dickie McMullan, ophtalmologiste.

Évitez la luminosité. « Dans la mesure du possible, placez l'écran de votre ordinateur de telle sorte que la lumière de la fenêtre ne se réfléchisse pas sur l'écran et ne crée pas de reflet », déclare le Dr McMullan. Certains spécialistes vous recommandent de vous procurer un filtre antireflet.

Portez des vêtements aux couleurs plus neutres. « Les vêtements blanc éclatant réfléchiront la lumière de l'écran d'ordinateur et créeront une luminosité qui pourrait vous fatiguer les yeux », déclare le Dr McMullan. Une chemise blanche aggrave davantage le problème mais vous en réduirez le reflet si vous la couvrez d'une veste sombre ou d'un foulard foncé.

Vous avez peut-être besoin de lunettes de lecture. « Si vous avez 40 ans ou plus et que vous avez soudainement des difficultés à lire ou à voir de près, peut-être est-il temps d'aller vous procurer des lunettes de lecture », déclare le Dr Saxby. Vous pourriez avoir une vision à distance de 10/10. Alors, demandez à votre pharmacien s'il vend des lunettes de lecture. Commencez par des lunettes de faible correction et trouvez une paire qui vous convient bien. Si vous êtes myope, c'est-à-dire si vous ne voyez pas très bien de loin, consultez plutôt votre ophtalmologiste.

Portez des verres teintés toute l'année. « Que vous nagiez, fassiez du ski ou simplement vos courses, les rayons ultraviolets du soleil peuvent vous faire plisser les yeux et mettre ainsi une tension sur les muscles de votre visage. Procurez-vous une bonne paire de verres teintés, de préférence ceux filtrant les rayons ultraviolets », déclare le Dr Saxby.

Portez un grand chapeau. « Les casquettes de base-ball, tout comme les verres fumés, mettent de l'ombre sur votre visage, réduisant ainsi l'effet de luminosité sur les yeux », déclare le Dr McMullan. Si vous avez un chapeau, portez-le.

QUAND CONSULTER SON MÉDECIN

Le repos des yeux soulage habituellement la fatigue oculaire, à moins que vous ne portiez des verres de contact sur ordonnance qui ne soient pas ajustés à votre vue, ou que vous ne réalisiez pas que vous devriez en porter.

Kathleen Lamping, ophtalmologiste, vous suggère de consulter un spécialiste des yeux si vous souffrez des problèmes suivants :
- vos yeux sont constamment tendus et réagissent mal aux remèdes maison ;
- vos yeux sont très sensibles à la lumière, vous devez par exemple les fermer quand vous êtes au soleil ;
- vous ne voyez pas aussi bien que d'habitude.

Fibromyalgie
Comment soulager
cette maladie douloureuse

Vous sentez-vous comme si vous veniez de terminer — et de perdre — dix rounds d'un match de lutte, et ce, presque tous les jours durant les derniers mois ? Décrivons mieux le malaise : une douleur généralisée et un surcroît de fatigue qui vous empêche d'accomplir même les tâches quotidiennes habituelles. De plus, certains endroits précis de votre corps sont plus sensibles au toucher et vous êtes incapable de dormir la nuit. Voici en résumé ce que sont les symptômes de la fibromyalgie. En médecine, on décrit souvent la fibromyalgie comme le syndrome de la douleur. Les livres médicaux la décrivent comme un état douloureux non articulaire qui attaque surtout les muscles et les tissus conjonctifs appelés fascias. La fibromyalgie est restée une énigme pour les médecins pendant des années. Mais Susan Ward, médecin, pense que la fibromyalgie est étroitement liée à un mauvais sommeil.

« Habituellement, lorsque les gens dorment, ils atteignent la phase quatre du sommeil qui est celle d'une relaxation profonde, et leurs muscles se détendent naturellement, déclare le Dr Ward. Mais les personnes qui souffrent de fibromyalgie n'y parviennent jamais. Résultat : leurs muscles ne se détendent pas suffisamment et ils ressentent de la douleur. »

« Les médecins peuvent traiter la fibromyalgie à l'aide d'antidépresseurs qui normalisent les rythmes de sommeil, déclare le Dr Ward. Donc, consultez immédiatement votre médecin si vous pensez être atteinte de cette maladie. »

COMMENT SOULAGER LA DOULEUR

Si, en fait, vous êtes atteinte de fibromyalgie et non pas d'une maladie comme le syndrome de fatigue chronique, voici quelques stratégies qui vous permettront d'augmenter votre confort à domicile.

Bougez, même si cela vous fait mal. « Il est difficile de dire à une patiente qui a mal partout que le traitement le plus efficace contre son mal est l'exercice, mais c'est vrai, déclare Elizabeth Tindall médecin. Il y a cependant un côté positif à la fibromyalgie : la douleur ne fait pas vraiment de dégât. Cela veut dire que même si vous êtes endolorie, l'exercice ne causera aucun dommage. En fait, l'exercice peut maîtriser de façon significative la douleur de la fibromyalgie. »

« Commencez lentement et fixez-vous des objectifs réalistes, déclare le Dr Tindall. Faites d'abord une marche rapide de cinq minutes, puis augmentez le temps, la distance et l'intensité jusqu'à ce que vous marchiez rapidement pendant vingt minutes trois fois par semaine. »

Essayez l'aquaforme dans de l'eau tiède. « Plusieurs femmes évitent l'aquaforme : la simple idée d'entrer dans une piscine froide les fait frissonner. Renseignez-vous auprès des piscines de votre quartier ou des clubs de santé et essayez de trouver des programmes thérapeutiques d'aquaforme dans des piscines chauffées, déclare le Dr Tindall. L'effet de l'eau à la température du corps, c'est-à-dire entre 36,5 et 37,5 °C, est des plus favorables.

Prenez un bain à remous. « La chaleur peut soulager les douleurs de la fibromyalgie, déclare Sharon Clarke, infirmière certifiée en pratique familiale. Essayez de prendre un bain très chaud ou, si vous le pouvez, essayez les bains chauds à remous. Une fois dans le bain, c'est le bon moment d'effectuer certains étirements légers. »

QUAND CONSULTER SON MÉDECIN

« Les femmes qui vivent le mieux avec la fibromyalgie sont celles dont les symptômes se sont manifestés au cours des six derniers mois et qui ont reçu des soins médicaux immédiats », déclare Elizabeth Tindall, médecin. Elle conseille fortement à toute personne qui présente de tels symptômes de consulter médecin sans tarder.

Selon le Dr Tindall, voici une liste des symptômes classiques de fibromyalgie :

- des douleurs chroniques ;
- une fatigue prononcée ;
- une faiblesse générale.

Fièvre
Du chaud au froid

Ces derniers temps, il a semblé que tous vos collègues ont été plus souvent malades qu'à l'habitude. Et maintenant, c'est à votre tour de vous sentir en sueur, fatiguée et endolorie. En prenant votre température, vous constatez que vous avez de la fièvre.

La température normale du corps est de 37 °C. « Mais on considère qu'on a de la fièvre à partir de 38 °C, déclare Pamela Tucker, médecin. Les causes les plus courantes de fièvre, en dehors des coups de chaleur, sont les virus de grippe ou les infections bactériennes. »

Outre une température au-dessus de la moyenne, les symptômes typiques de fièvre sont les frissons, la transpiration, les maux de tête, l'assèchement de la bouche, les douleurs musculaires, la fatigue et la somnolence.

La fièvre n'est pas une maladie, mais plutôt une manifestation du mécanisme d'autodéfense naturel du corps contre l'invasion d'organismes. Le traitement de la fièvre est donc parfois contesté. « Au cours de certaines études, on a constaté que des personnes atteintes de fièvre à la suite d'une maladie des voies respiratoires supérieures, notamment la grippe, n'ont pas noté d'amélioration dans de état plus rapidement que les personnes qui attendaient que leur fièvre disparaisse d'elle-même », note le Dr Tucker.

Son conseil : « Ne traitez la fièvre que si elle vous rend inconfortable », ajoute-t-elle.

LA MEILLEURE STRATÉGIE

Voici ce que les femmes médecins préconisent en guise de soulagement.

Prenez un bain tiède. « Si vous vous sentez brûlante et en sueur, un bain tiède permettra de rafraîchir la température de votre corps, déclare le Dr Tucker. Un bain froid ou une douche froide vous rafraîchiraient trop rapidement et vous donneraient des frissons. »

Alternez les bains et les médicaments. « L'aspirine, le paracétamol ou l'ibuprophène aideront également à faire baisser la fièvre, ajoute le Dr Tucker. Ce sont des analgésiques anti-thermiques, c'est-à-dire qu'ils bloquent la production des hormones prostaglandines qui, entre autres, jouent un rôle primordial dans l'apparition de la fièvre. »

« Je vous recommande de prendre des analgésiques et un bain tiède toutes les quatre heures, déclare Susan Black, médecin. Vous pourriez par exemple, prendre un analgésique vers midi, puis un bain vers quatorze heures. Ensuite, reprenez un analgésique à seize heures, puis un autre bain vers dix-huit heures. De cette façon, vous combattez votre fièvre toutes les deux heures. »

Buvez beaucoup. « Il est très important de boire des liquides en grande quantité lorsqu'on a de la fièvre, surtout si l'on transpire beaucoup, afin de prévenir la déshydratation, ajoute le Dr Tucker. Vous pouvez boire de six à huit verres de liquide par jour. Buvez de l'eau, bien sûr, mais nous conseillons aussi le jus d'orange et autres jus de fruits riches en vitamine C », dit-elle. Des études révèlent que la vitamine C aide à rehausser le système immunitaire de votre corps en empêchant la

Un bon remède

Pamela Tucker, médecin

« *Tôt ou tard, nous sommes tous victimes de fièvre, même nous, spécialistes de maladies infectieuses* ».

« Habituellement, je fais de la fièvre quand j'ai la grippe, déclare Pamela Tucker, médecin. Si je ne me sens vraiment pas bien, je prends du paracétamol. Ce médicament est efficace car non seulement il combat la fièvre mais il aide à soulager les douleurs corporelles et les maux de gorge. »

« Je me repose au lit pendant quelques jours et je bois beaucoup de liquides : de l'eau, des jus ou un soda au gingembre. Ce dernier me réconforte. Ma mère m'en donnait dans mon enfance, surtout quand j'étais malade. »

« N'hésitez pas à traiter votre fièvre si votre température est très élevée », souligne le Dr Tucker.

QUAND CONSULTER SON MÉDECIN

Les femmes médecins conseillent de consulter votre généraliste dans les cas suivants :

- vous souffrez d'une fièvre de 38 °C ou plus ;
- vous avez plus de 60 ans et souffrez d'une fièvre de 37 °C ou plus ;
- votre fièvre persiste pendant plus de deux jours ;
- votre fièvre est accompagnée de raideurs dans le cou, de maux de têtes intenses, d'irritations cutanées, de confusion, de douleurs dans le dos, de vomissements importants, de diarrhées excessives ou d'une miction difficile ;
- votre médecin vous a prescrit des médicaments (de la prednisone, par exemple) qui vous empêchent de combattre l'infection ;
- vous souffrez d'une autre pathologie comme le diabète ou une maladie du cœur ou des poumons.

« La fièvre peut aggraver n'importe quelle maladie, déclare Pamela Tucker, médecin. Dans le cas d'une fièvre par exemple, le rythme cardiaque est accéléré. Cela pourrait être dangereux pour les personnes atteintes de maladies cardiaques. »

formation de radicaux libres dans l'organisme, substances qui affaiblissent la fonction immunitaire.

Buvez une boisson sportive plutôt qu'une boisson diététique. « Vous pouvez également boire des boissons sportives et des boissons gazeuses ordinaires, non diététiques, déclare le Dr Black. Lorsque vous faites de la fièvre, le métabolisme de votre corps est activé et vous brûlez davantage de calories. Évitez donc de boire des boissons diététiques jusqu'à ce que votre fièvre cesse, car votre corps a besoin de ses calories. »

Prenez votre température corporelle l'après-midi. « Votre température corporelle varie durant la journée, mais elle est habituellement plus faible le matin et plus élevée l'après-midi, explique le Dr Black. Donc, si vous restez au lit la première journée que vous avez de la fièvre et que vous prenez votre température le lendemain matin, vous obtiendrez un résultat moins élevé et vous penserez sûrement que vous allez mieux. Soyez consciente du fait que votre température augmentera plus tard dans la journée. »

Prenez votre température sous votre bras. « Si vous avez une grippe ou un rhume et que vous respirez par la bouche à cause d'une congestion nasale, vous pourriez fausser la lecture si vous la preniez dans votre bouche, déclare le Dr Tucker. Pour obtenir une température corporelle précise, placez votre thermomètre sous votre aisselle pendant trois minutes, puis ajoutez un degré à la lecture du thermomètre. »

Restez à la maison. « La fièvre est un voleur d'énergie et peut réellement affecter l'organisme, déclare le Dr Tucker. Je recommande donc à mes patientes de rester au lit pendant une journée ou deux. De plus, le fait de rester au lit pourrait prévenir la contamination d'autres personnes. »

Le Dr Black est d'accord. « Si vous vous fatiguez beaucoup, vous ne ferez que prolonger votre malaise. Restez donc au lit pendant vingt-quatre heures après la disparition de la fièvre. »

Criez à l'aide. « Les femmes qui font de la fièvre devraient alléger leurs tâches ménagères, déclare le Dr Tucker. Vous pouvez sûrement demander à votre conjoint ou à votre famille de préparer le dîner, ou à une amie de s'occuper des enfants pendant que vous vous soignez. »

Flatulences
Comment faire taire ces gaz gênants

O n en ignore la raison, mais il semble que les gens pro-duisent toujours plus de flatulences quand ils sont en public.

« Tous nos patients sont convaincus qu'ils ont un excès de flatulences, mais c'est un phénomène très normal », déclarent les médecins. Durant la journée, une personne pourrait en expulser jusqu'à quatorze.

Cela ne veut pas dire qu'il est anormal d'excéder cette moyenne. En général, ce sont les aliments qui en sont les vrais responsables. Si ce n'est pas le cas, cela vient de votre style de vie. Ou encore, vous n'avez pas de chance ; certaines personnes sont plus susceptibles d'avoir des flatulences que d'autres.

QUE FAUT-IL FAIRE ?

Si vous avez l'impression d'être un petit engin qui dégage des gaz, voici quelques façons de réduire vos taux d'octane.

Vite, achetez du charbon activé. « Si vous sentez que vous produisez trop de flatulences, arrêtez-vous à une pharmacie et essayez le charbon activé, remède en vente libre qui peut aider à absorber les gaz emprisonnés dans votre côlon », déclare Jacqueline Wolf, gastroentérologue.

Mâchez vos aliments. « Plus vous mangez lentement, moins vous avalez d'air. De plus, les aliments seront mieux dégradés dans votre estomac et vous aurez moins tendance à souffrir de flatulences », conseille Barbara Franck, gastro-entérologue. Prendre le temps de bien mastiquer ses aliments est une bonne mesure préventive contre des crises ultérieures.

Attention à ce que vous mangez. « Parmi les responsables des flatulences on compte le chou, le maïs et les légumineuses », déclare Linda Lee, médecin. En fait, de nombreux fruits et légumes sont de grands instigateurs de flatulences. (Mais ils sont également riches en fibres et faibles en graisses. De plus, il est prouvé qu'ils réduisent les risques de cancer du côlon.)

« En d'autres mots, les aliments riches en fibres vous sont bénéfiques. Donc, avant de les éliminer de votre régime alimentaire, évaluez votre façon de réagir lorsque vous les mangez. S'ils vous dérangent, essayez d'en manger en plus petites quantités, ou substituez ces aliments par d'autres aussi riches en fibres, comme les céréales de blé complet ou les flocons de son qui sont plus faciles à digérer », déclare le Dr Lee. Il vaut mieux ne pas éliminer ces aliments complètement. Essayez donc d'autres aliments riches en fibres afin de trouver ceux que vous digérez le mieux.

Comment manger des haricots sans avoir de gaz. « Les sucs indigestes des haricots sont de notoires producteurs de flatulences. Mais il existe une solution si vous décidez de conserver dans votre alimentation des haricots riches en fibres », déclare le Dr Wolf. « Avant de les cuire, faites tremper les haricots secs toute la nuit dans une casserole d'eau additionnée de quelques cuillerées à soupe de vinaigre. Vous réduirez ainsi vos gaz. »

Saupoudrez un mélange d'enzymes. « Il existe une enzyme liquide en vente libre qui dégrade les sucs indigestes des haricots et qui est très efficace pour ceux qui sont denses comme les fèves de Lima ou les lentilles », explique le Dr Lee. Saupoudrez quelques gouttes de cette enzyme sur les haricots avant de les manger. Vous pouvez aussi vous procurez cette enzyme sous forme de comprimés et en prendre deux avant de manger vos haricots.

« Malheureusement, ce produit n'agit pas aussi efficacement sur les légumes riches en fibres qui produisent des gaz, comme le chou-fleur et le brocoli », dit le Dr Lee.

Évitez les produits sans sucre. « Peu de femmes réalisent que le sorbitol, sucre naturel utilisé dans le chewing-gum sans sucre et les bonbons, ainsi que dans de nombreuses boissons gazeuses diététiques, est difficile à digérer et qu'il cause des flatulences ». Donc, ne mâchez plus de chewing-gum et voyez si votre situation s'améliore.

Décarbonisez votre vie. « Les gaz des boissons gazeuses telles que les sodas, la bière, le champagne et l'eau de source gazéifiée entraînent de nombreuses flatulences », déclare le Dr Lee. Elle conseille aux femmes qui se plaignent de ce problème de boire de l'eau ou des jus de fruits faibles en calories et en sucre, surtout lors de repas copieux. »

« Un repas abondant accompagné de bière ou de boissons gazeuses est une bonne invitation à la production de flatulences », déclare le Dr Franck.

Supprimez la caféine. « La caféine irrite le côlon, et un côlon irrité est souvent plein de gaz, affirme le Dr Lee. Souvenez-vous que le café n'est pas le seul coupable ; le thé, le chocolat et la plupart des boissons gazeuses contiennent également de la caféine. »

Faites de l'exercice. « L'exercice permet de stimuler les intestins et d'éviter que les flatulences se logent dans le côlon, dit Robin Karlstadt, gastro-entérologue. Des exercices d'aérobie effectués trente minutes par jour, trois fois par semaine — notamment ceux qui activent la fonction cardiaque comme la marche, la natation ou la bicyclette —, aideront à dégager les gaz. »

(Pour des façons pratiques de gérer son intolérance au lactose, cause probable de flatulences, voir la page 328.)

Folliculite

Comment se débarrasser
de ces petites grosseurs qui piquent

uel que soit le maillot de bain que vous portiez, de compétition, pour bronzer, ou le plus petit des bikinis, vous pourriez voir apparaître dans votre dos de petites grosseurs rouges qui vous démangent si vous gardez trop longtemps votre maillot mouillé. Si cela vous arrivait, vous seriez simplement victime d'une crise de folliculite.

« Lorsque vous portez un maillot mouillé, les bactéries s'incrustent dans les follicules pileux, ce qui se traduit par une inflammation puis par de petites grosseurs rouges », déclare Toby Shaw, médecin. (La peau des fesses pourrait vous sembler trop lisse pour contenir des poils. Mais sachez que presque tout votre corps comporte de petits poils presque invisibles qui prennent racine dans les cellules des follicules pileux.)

« La folliculite ne se limite pas au maillot de bain, déclarent les médecins. Les femmes qui portent des collants peuvent aussi être victimes de folliculite lorsqu'elles transpirent, qu'elles ne peuvent pas se sécher et que leur peau ne peut pas respirer », déclare Diane L. Kallgren, médecin, dermatologue en pratique privée à Boulder, au Colorado.

« Vous pouvez souffrir de folliculite aussi bien en portant des jeans très serrés qu'en portant un maillot mouillé », déclare Jane M. Grant-Kels, professeur et chef de la section de dermatologie au Centre de la santé de l'université du Connecticut, à Farmington. Faire du vélo pendant 2 heures en portant des vêtements serrés peut également causer de la friction, augmenter l'humidité et donc mener à une folliculite.

NE RESTEZ PAS ASSISE

Les femmes médecins habituées à ce genre de malaise proposent la stratégie de soulagement suivante à leurs patientes irritées.

Procurez vous un savon antibactérien. « Lorsque vous rentrez chez vous après avoir passé un après-midi à la piscine et qu'une crise de folliculite semble se manifester, enlevez immédiatement votre maillot, sautez sous la douche et lavez-vous avec un savon antibactérien. Ce savon permettra d'éliminer les micro-organismes qui prospèrent sur un terrain moite et asséchera également l'irritation », déclare le Dr Shaw.

Utilisez un savon antibactérien sur les endroits affectés de votre peau chaque fois que vous vous lavez jusqu'à ce que les grosseurs disparaissent, c'est-à-dire une journée ou deux.

Frottez bien. « En utilisant le savon antibactérien, frottez-vous le dos et les fesses à l'aide d'un gant de toilette pendant 15 à 30 secondes », déclare le Dr Kallgren. Cela permettra de desquamer votre épiderme, c'est-à-dire d'enlever les cellules cutanées mortes qui s'accumulent et aggravent la folliculite. (Un maillot de bain humide ou des shorts de bicyclette retiennent ces cellules en place.) Une seule application devrait s'avérer suffisante.

Essayez une compresse au vinaigre. « Peut-être votre corps sentira-t-il le vinaigre, mais une bonne façon d'apaiser les démangeaisons de la folliculite, surtout si elle suinte et est infectée, est d'appliquer une compresse d'acide acétique, c'est-à-dire du vinaigre », déclare Karen S. Harkaway, médecin.

Pour faire votre compresse, diluez une tasse de vinaigre dans quatre tasses d'eau tiède. Utilisez un linge propre, trempez-le dans la solution, puis tordez-le. Allongez-vous sur votre lit, sur le ventre, et appliquez la compresse sur vos fesses pendant 20 minutes. Une ou deux applications devraient suffire.

Procurez-vous une crème à la cortisone. Avant de remettre vos vêtements, le Dr Harkaway suggère d'appliquer sur vos fesses une couche de crème à base d'hydrocortisone vendue en pharmacie.

Foulures
Facilitez-vous la vie

Les foulures surviennent lorsqu'un ligament, faisceau de tissus fibreux résistant et peu extensible qui relie les os les uns aux autres au niveau des articulations, notamment le genou ou la cheville, est étiré ou déchiré. Vous ressentirez alors une douleur intense, surtout si vous essayez de bouger votre articulation, qui peut être enflée et avoir une couleur noire et bleue.

COMMENT FAVORISER LA GUÉRISON.

La foulure met de deux à huit semaines à guérir complètement. Rosemary Agostini, médecin, estime que si vous pouvez effectuer plus de trois pas sur le membre lésé, vous pourrez remédier vous-même à la blessure.

D'abord, reposez-vous. « N'appliquez ni poids ni pression sur l'articulation blessée, surtout si elle est très douloureuse », déclare le Dr Agostini.

De la glace, sans tarder. « Appliquez immédiatement de la glace sur la foulure afin de soulager la douleur et de réduire l'enflure », déclare le Dr Agostini. Gardez la glace sur le site lésé pendant environ 20 minutes et appliquez-en de nouveau trois ou quatre fois par jour jusqu'à ce que la douleur et l'enflure soient résorbées.

Enveloppez la glace dans un linge afin qu'elle n'ait pas un contact direct avec votre peau et ne vous brûle pas.

Soulevez l'articulation endolorie. « Afin de réduire l'enflure et la douleur, essayez de soulever l'articulation au-dessus du niveau du cœur », déclare le Dr Agostini.

Portez un sparadrap. « En enveloppant l'articulation d'un pansement, vous comprimerez la foulure autour du site de l'articulation et réduirez ainsi l'enflure », ajoute le Dr Agostini. Le pansement doit être serré autour de l'articulation, sans toutefois empêcher le sang de circuler librement.

QUAND CONSULTER SON MÉDECIN

«Si vous vous foulez le genou, la cheville ou toute autre articulation, au point d'éprouver une douleur très intense, et que vous ne pouvez pas marcher parce que l'articulation lésée semble complètement déboîtée, rendez-vous immédiatement aux services des urgences d'un hôpital», déclare Rosemary Agostini. Il pourrait s'agir d'une fracture.

Prenez un analgésique. « Les anti-inflammatoires tels que l'aspirine et l'ibuprofène soulageront également la douleur », déclare Stacy Grossfeld, médecin. Utilisez le dosage recommandé sur l'emballage ou demandez à votre médecin ce qu'il vous suggère. Si vous avez des antécédents d'ulcères gastro-duodénaux, prenez plutôt du paracétamol », ajoute-t-elle.

Fringales alimentaires
La meilleure approche qui soit

Vous voulez absolument manger — du chocolat, de la glace au chocolat nappée d'une sauce au chocolat chaud et aux noix. Mais vous ne le pouvez pas, car ces petits délices contiennent des graisses, des sucres et des tas de calories qui sont interdites dans votre régime minceur. En fait, vous savez ce qui est bon pour vous, et ce ne sont sûrement pas ces aliments.

Donc, vous mangez des carottes et du céleri, et vous nappez vos salades de vinaigrettes allégées. Vous évitez de mettre du beurre sur votre pain au restaurant, mais de retour à la maison, vous cédez à la tentation et vous vous gavez d'un grand bol de glace au chocolat.

« Les fringales alimentaires apparaissent souvent lorsque l'organisme est en manque de nutriments, notamment de vitamines et de minéraux, durant la grossesse », déclare Hélène Leonetti, gynécologue-obstétricienne. Chose bizarre, ces personnes ont rarement des fringales de gros bols de carottes cuites à la vapeur. Elles ont plutôt envie de manger des gâteaux, et c'est là que commence le problème.

« Il y a fringale alimentaire quand les besoins nutritifs naturels du corps sont perturbés », explique Dori Winchell, psychologue.

« Cela est dû au fait que les femmes ne prennent pas souvent le temps de manger les aliments dont elles ont besoin. Elles oublient leur petit déjeuner, mangent une petite salade au déjeuner, puis rentrent à la maison le soir incapables de contrôler l'appétit vorace qui les domine », déclare Jane McBaren, médecin.

PETITES TACTIQUES
CONTRE LES GROSSES FRINGALES

Si vous êtes en pleine santé et satisfaite de votre poids, ces fringales sont inoffensives. Mais si vous croyez que vos fringales pour des aliments riches en graisses, en sucre ou en calories sont responsables de votre gain de poids récent ou de la hausse de votre taux de cholestérol, ou encore qu'elles affectent d'autres aspects de votre santé, suivez ces conseils des femmes médecins.

Sucez un cornichon aigre. « Si vous pensez que vous allez faire des excès de table, sucez un cornichon aigre afin d'éliminer vos envies de sucreries », déclare Maria Simonson, titulaire d'un doctorat en sciences.

Buvez du jus de fruits. « Votre envie incontrôlée de sucreries pourrait être modérée en suçant une pastille à la menthe que vous avalerez avec un peu de jus de fruits, ou une bouchée ou deux d'un fruit, tel qu'une pomme ou une poire », déclare le Dr Simonson.

Optez pour les épices. « La cannelle, la vanille et la muscade peuvent satisfaire une fringale de sucre, puisque ces épices ajoutent une saveur douce mais sans calories aux aliments », conseille Elizabeth Somer, nutritionniste. Ajoutez de la cannelle, de la vanille ou de la muscade dans un yaourt ou dans du lait chaud, ajoute-t-elle.

Faites quelque chose qui vous absorbe. Plutôt que de manger des chips, prenez un journal, un magazine ou toute chose qui captera votre attention. « Une fois plongée dans une activité agréable et intéressante, vos fringales pourront s'atténuer d'elles-mêmes », déclare Susan Holson, titulaire d'un doctorat en psychologie.

Prenez des minéraux. Les fringales alimentaires sont souvent causées par une carence en chrome, ajoutée à de mauvaises habitudes alimentaires, notamment une alimentation inadéquate de jour et une suralimentation le soir. La façon d'atteindre la consommation de nutriments idéale et de faire disparaître vos envies incontrôlées de manger consiste à acheter dans un magasin d'aliments naturels et de prendre une fois par jour un supplément multivitaminique et minéral qui contient du chrome. », suggère le Dr McBaren.

Gâtez-vous à l'occasion. « Si vous voulez absolument consommer des chips ou des aliments qui vous feront vous sentir coupable, incluez-les dans votre régime alimentaire délibérément afin de réduire votre anxiété », déclare le Dr Olson. Planifiez d'avance vos fringales de glaces. Décidez de la quantité et du moment où vous en mangerez. Puis, le moment venu, sortez acheter ce que vous voulez. N'encouragez surtout pas vos fringales en gardant les aliments dangereux dans votre garde-manger ou votre congélateur.

RECOMMANDATIONS DES FEMMES MÉDECINS

Des cornichons contre la nausée

Hélène Leonetti, médecin

« *Parmi les femmes enceintes que je traite, peu d'entre elles vivent vraiment une fringale alimentaire associée à la grossesse* », déclare Hélène Leonetti, gynécologue-obstétricienne. Lorsque ces fringales frappent, elles sont pour la plupart causées par un besoin physiologique ou sont, moins souvent, déclenchées simplement par l'autosuggestion.

« Lorsque nous entendons dire que des femmes veulent manger des cornichons durant leur grossesse, c'est vrai », déclare le Dr Leonetti, qui a elle-même été victime d'une telle fringale quand elle était enceinte.

« Lorsque je me suis trouvée enceinte, le goût acide des cornichons semblait soulager mes nausées », se souvient-elle. Chose plus curieuse, ces fringales de cornichons disparaissaient avec sa nausée.

Outre les fringales de cornichons, le Dr Leonetti avait développé un dégoût du café. « Lorsque j'étais enceinte, il m'était impossible de rester dans la pièce où l'on préparait du café », ajoute-t-elle.

Furoncles

Des mini-stratégies contre les gros boutons

C omment doit-on définir le furoncle ? C'est un gros bouton caractérisé par du pus, de l'infection, de la douleur et de l'inflammation. Il apparaît sur votre peau lorsqu'une bactérie, généralement le *Staphylococcus aureus*, envahit un follicule pileux dans la peau en se logeant à sa base et en y formant une accumulation de pus. Le furoncle mûrit en général lorsque le liquide remonte naturellement à la surface de la peau.

C'est alors que vous vous retrouvez avec une grosseur dure, rouge, enflée et douloureuse sur votre peau.

« Les furoncles se manifestent surtout dans des follicules obstrués sur les fesses, l'intérieur des cuisses et sous les bras, endroits très humides du corps », déclare Sheryl Clark, médecin. À l'occasion, les furoncles peuvent également surgir sur le visage ou dans le cou. Un orgelet sur la paupière est une forme de furoncle.

PREMIERS SOINS

« N'essayez jamais de percer un furoncle, déclare le Dr Clark. Un furoncle draine une grande quantité de liquide très infecté. Si vous pincez le furoncle, vous pourrez vraiment étendre l'infection et empirer la situation. » Essayez plutôt les suggestions médicales suivantes.

Appliquez des compresses chaudes. « Une chaleur humide et tiède augmente la circulation sanguine autour du site lésé, ce qui peut faire mûrir le furoncle plus rapidement et accélérer la guérison », déclare Karen E. Burke, dermatologue.

Appliquez un linge trempé dans de l'eau chaude sur le furoncle pendant 20 à 30 minutes, deux ou trois fois par jour, jusqu'à ce qu'il mûrisse. « Cela permet parfois au furoncle de crever de lui-même et de se drainer », déclare le Dr Clarke. Vous devriez vous sentir mieux immédiatement si le furoncle crève naturellement. Il devrait même guérir en quelques jours.

Les bienfaits du peroxyde de benzoyle. La préparation pour l'acné à base de peroxyde de benzoyle peut aider à faire sécher le furoncle, surtout s'il est très large. « Une solution de peroxyde de benzoyle en vente libre peut être utilisée deux fois par jour pour assécher la lésion et en réduire la taille », déclare Wilma Bergfeld. Le peroxyde de benzoyle est également un antiseptique, il tue donc la bactérie.

Essayez une solution saline. Une fois le furoncle crevé, appliquez dessus une solution saline afin de drainer le pus et le liquide qui s'y trouvent et d'assécher la lésion. « Diluez dans une cuvette propre ou dans le lavabo de la salle de bains une cuillerée à café de sel pour chaque tasse d'eau chaude. Trempez-y un linge, tordez-le et appliquez-le sur le furoncle. Quand le linge devient froid, trempez-le à nouveau dans l'eau chaude et réappliquez », suggère le Dr Clark.

Nettoyez les microbes. Gardez le site du furoncle propre en le lavant avec un savon liquide antibactérien et de l'eau, surtout lorsque le furoncle est en train de se drainer. « Vous pouvez utiliser l'eau du robinet, à moins que vous ne souffriez d'une plaie ouverte ; dans ce cas, utilisez de l'eau stérilisée en bouteille », déclare le Dr Bergfeld.

Appliquez une pommade antibactérienne. « Certaines pommades antibactériennes peuvent aider à détruire toute bactérie qui se trouverait à l'intérieur du furoncle ou sur la peau », explique le Dr Clark.

QUAND CONSULTER SON MÉDECIN

« S'il ne s'agit que d'un furoncle, vous pourrez sûrement le soigner à la maison », déclare Wilma Bergfeld, médecin. Cependant, consultez votre médecin dans les cas suivants :

- si la peau qui entoure le furoncle devient rouge ;
- si le furoncle est très profond et contient une quantité importante de pus. Votre médecin voudra peut-être y injecter un stéroïde afin de diminuer l'enflure et l'inflammation ;
- si vous développez de nombreux furoncles ;
- si un furoncle apparaît sur votre lèvre supérieure, votre nez, vos joues, votre cuir chevelu ou votre front. Une infection se logeant sur ces parties de votre corps pourrait facilement atteindre le cerveau ;
- si un furoncle se manifeste sur votre sein. Si vous allaitez, cessez jusqu'à ce que le furoncle ait été traité. Sinon, vous pourriez transmettre une bactérie fortement infectieuse à votre bébé ;
- si vous êtes fréquemment victime de furoncles. Une partie de votre corps pourrait être l'hôte de la bactérie.

Gastrite
Plus qu'un simple mal d'estomac

*L*a prochaine fois que vous devrez prendre de l'aspirine pour un mal de tête ou de l'ibuprofène pour des crampes menstruelles, répondez d'abord à ces questions. Est-ce qu'une sensation légère de brûlure se manifeste sous votre sein ? Ou souffrez-vous d'une légère indigestion, comme si vous aviez mangé quelque chose qui ne vous réussissait pas ?

Peut-être ressentez-vous un malaise sans raison, ou peut-être êtes vous atteinte d'une gastrite, inflammation des muqueuses de l'estomac.

Les symptômes de la gastrite peuvent être légers ou aussi violents que ceux d'un ulcère. Ces deux affections donnent d'ailleurs les mêmes sensations d'indigestion ou de douleurs abdominales, parfois tellement vives qu'elles vous réveillent la nuit. La différence : « Dans le cas d'un ulcère, l'estomac produit des taches en forme de cratère à vif. L'ulcère devient ensuite rouge et il suinte, caractérisé par une inflammation recouverte de petites taches capillaires rouges qui peuvent saigner abondamment. Les symptômes des ulcères sont donc beaucoup plus graves », déclare Susan Dimick, médecin.

« Sans vouloir vous inquiéter, on a constaté que de nombreuses femmes atteintes de gastrite souffrent ultérieurement d'ulcères ; il est donc prudent de maîtriser la gastrite dès son apparition », souligne le Dr Dimick.

LES ALIMENTS ÉPICÉS : LÀ N'EST PAS LE PROBLÈME

« Comme dans le cas des ulcères, la gastrite peut être causée par de l'aspirine ou d'autres médicaments non stéroïdiens qui irritent les muqueuses de l'estomac. La consommation d'une trop grande quantité d'aliments épicés en est rarement la cause », déclare Marie L. Borum, médecin.

« L'aspirine et d'autres anti-inflammatoires comme l'ibuprofène peuvent provoquer la gastrite. En effet, ils nuisent à la capacité de l'estomac à combattre le surcroît d'acide gastrique », déclare Barbara

Frank, médecin. Et les femmes prennent souvent de l'aspirine ou des médicaments non stéroïdiens pour soulager leurs crampes menstruelles.

« Cependant, dans la plupart des cas, la maladie est causée par la bactérie appelée *Helicobacter pylori* ou *H. pylori*. Cette bactérie en forme de spirale pénètre dans les muqueuses protectrices de l'estomac et peut causer de l'inflammation, ce qui mène à la gastrite et souvent aux ulcères », explique le Dr Borum.

UN SOULAGEMENT IMMÉDIAT

Si votre médecin a diagnostiqué un problème de gastrite — et non pas une autre maladie — vous pouvez adopter quelques mesures de confort afin d'en réduire les symptômes et de prévenir les récidives.

Évitez l'aspirine. « Si vous devez prendre des analgésiques, prenez plutôt du paracétamol afin de soulager les symptômes », déclare le Dr Frank. Le paracétamol, contrairement à l'aspirine, n'irrite pas les muqueuses de l'estomac.

Supprimez les acides. Les antiacides connus sous le nom d'inhibiteurs H_2 (histamine 2) réduisent la production des acides gastriques à sa source. Jadis, on se les procurait seulement sur ordonnance, mais ils sont maintenant disponibles en pharmacie en doses modérées. Demandez à votre médecin de vous conseiller l'un de ces médicaments en

QUAND CONSULTER SON MÉDECIN

Les symptômes de la gastrite comprennent l'indigestion ou une sensation de brûlure sous le sein, qui peut vous réveiller la nuit. Ces symptômes sont comparables à ceux d'un ulcère. Une biopsie, c'est-à-dire l'examen des tissus de votre estomac sous microscope, reste la seule façon de déterminer si vous souffrez vraiment d'une gastrite.

Non traitée, la gastrite peut endommager les muqueuses de l'estomac. Consultez donc votre médecin dès que vous ressentez une douleur abdominale vive, vague, qui tiraille ou qui brûle, ou si vos selles sont noires.

Une fois diagnostiquée, la gastrite peut prendre de 4 à 6 semaines à guérir. Si vous ne constatez pas d'amélioration au bout de 6 semaines, contactez de nouveau votre médecin.

vente libre et demandez-lui quelle posologie vous convient. Certaines femmes médecins qui traitent la gastrite recommandent les inhibiteurs H_2 en vente libre, mais vous devrez peut-être augmenter la dose afin qu'il agisse tout aussi efficacement qu'un médicament sur ordonnance.

Si vous ressentez toujours des symptômes au bout de 6 semaines, consultez de nouveau votre médecin.

Vos réserves de calcium. « Naguère, on croyait que le lait pouvait soulager les douleurs vives de la gastrite, mais cette pratique est contestée de nos jours. Les médecins savent maintenant que les produits laitiers favorisent la libération d'acide et que cela ne fait qu'aggraver les symptômes », déclare Melissa Palmer, médecin.

Oubliez la cigarette, s'il vous plaît. « La nicotine et d'autres substances toxiques que vous inhalez en fumant notamment la cigarette ou le cigare. érodent la muqueuse protectrice de l'estomac et augmentent les risques de gastrite », dit le Dr Palmer.

Buvez des boissons non alcoolisées. « L'alcool ne fera qu'aggraver la sensation de brûlure dans l'estomac », déclare le Dr Dimick.

Si un aliment vous perturbe, ne le mangez pas. « Les médecins ne pensent pas que des aliments particuliers ou des épices puissent causer, voire aggraver, une gastrite mais si vous pensez que c'est le cas chaque fois que vous mangez des cornichons ou des sauces à la tomate, éliminez ces aliments de votre régime », déclare le Dr Palmer.

Genoux flasques
L'exercice à votre rescousse

O
n peut facilement rectifier le cas des bas de Nylon qui plissent : soit on les relève un peu, soit on s'en achète une nouvelle paire. Dans le cas des genoux affaissés, c'est une autre histoire. Personne ne veut se promener avec des genoux dont la peau pend, sillonnée de plis comme le dos d'un éléphant. Cependant, à mesure que les années passent, la peau des genoux peut se flétrir et avoir besoin de remodelage.

Pourquoi la peau s'affaisse-t-elle ?

« Le problème des genoux affaissés provient d'une diminution naturelle de deux substances de soutien de la peau, le collagène et l'élastine, déclare Anita Cela, médecin.

EXERCEZ VOS GENOUX, MAIS DOUCEMENT

« Une fois que l'élasticité naturelle de votre peau commence à s'atténuer, il n'existe aucune manière de lui permettre de retrouver sa forme initiale. Par chance, vous pouvez raffermir les muscles adjacents, c'est-à-dire les quatre quadriceps qui forment l'avant de votre cuisse, afin de tonifier la peau qui se retrouve autour des genoux et d'améliorer leur apparence », déclarent les femmes médecins.

« L'exercice fait toute la différence », ajoute le Dr Cela. Voici ce que vous devez faire.

Faites des fléchissements légers du genou. « Afin de fortifier les quadriceps qui se situent à l'avant de la cuisse et au-dessus du genou, effectuez des fléchissements du genou », déclare Peggy Norwood-Keating, directrice de mise en forme. Bien tonifiés, ces muscles se gonfleront dans l'espace de la peau flasque qui cause l'affaissement des genoux.

« Au début de l'exercice, tenez-vous droite les mains sur le dossier d'une chaise placée devant vous », déclare Peggy Norwood-Keating. L'idéal serait de pratiquer cet exercice en face d'un grand miroir afin d'étudier vos mouvements et de vous assurer que vous effectuez l'exercice correctement.

Ensuite, fléchissez vos genoux et dégagez vos fesses de votre corps comme si vous alliez vous asseoir. Regardez-vous dans le miroir, si vous en avez un, afin de vous assurer que vos genoux sont perpendiculaires au sol — c'est-à-dire directement au-dessus de vos chevilles ou du dessus de vos pieds. « Assurez-vous aussi que vos genoux ne dépassent pas vos orteils ; cela atténuerait les bienfaits de l'exercice et pourrait provoquer des blessures aux genoux », déclare Peggy Norwood-Keating.

« Accroupissez-vous le plus bas possible, tout en surveillant l'angle de votre corps dans le miroir. Assurez-vous que l'angle formé par vos mollets et vos cuisses n'excède pas 90 °, ajoute Peggy Norwood-Keating. Puis, tout en surveillant l'angle de votre corps dans le miroir afin de maintenir l'alignement des genoux et des chevilles, relevez-vous lentement. Enfin, regardez au sol afin de vous assurer que vos genoux se trouvent dans l'alignement de vos pieds, et non pas vers l'avant ou vers l'arrière. »

« Commencez par deux séries de 12 à 15 fléchissements (ou moins, si le mouvement est trop difficile au début) », suggère-t-elle. Lorsque les exercices deviennent plus faciles, ajoutez une deuxième série.

Servez-vous d'haltères. « Dès que la troisième répétition d'exercices deviendra facile à exécuter, faites ces exercices sans la chaise, en travaillant votre propre équilibre », suggère Peggy Norwood-Keating. Lorsque vous pourrez effectuer les fléchissements sans soutien, prenez une paire d'haltères de 1 ou de 2 kilos dans chaque main. Puis augmentez le poids des haltères de 1 ou 2 kilos à mesure que les exercices deviennent de plus en plus faciles.

Si vous effectuez cet exercice deux à trois fois par semaine, non seulement vous resserrerez la peau autour de vos genoux, mais, à l'âge de 80 ans, vous serez en aussi bonne forme qu'à 20 ans.

Gardez un écran solaire dans votre sac. Les rayons ultraviolets du soleil peuvent entraîner la destruction de l'élastine dans la peau. Le Dr Cela encourage donc fortement les femmes à porter un écran solaire protecteur d'un indice d'au moins 25 sur leurs jambes quand elles portent des shorts ou des maillots de bain, afin d'éviter l'affaissement de la peau autour des genoux.

Appliquez l'écran solaire très régulièrement en suivant les directives notées sur l'emballage.

Gingivite
Agissez maintenant pour des gencives saines

L a prochaine fois que vous vous brosserez les dents, jetez un coup d'œil sur votre brosse à dents. Ses poils sont-ils rouges ? Regardez-vous dans un miroir et souriez. Vos gencives sont-elles enflées ou perdent-elles leur teinte rosée ? Si oui, vous souffrez probablement d'une gingivite.

Aussi terrible que cela puisse sembler, la gingivite n'est en fait qu'une maladie des gencives. Elle se produit lorsqu'une pellicule adhésive de plaque dentaire, pellicule composée de bactéries, d'aliments et de salive envahit les crevasses chaudes sous la ligne des gencives. Une fois logée à l'intérieur des gencives, la plaque durcit et se transforme en tartre, appelée aussi calculus, et entraîne une inflammation et une infection.

En d'autres mots, lorsque la plaque et le tartre s'accumulent sur vos dents, cela provoque des caries dentaires. Mais s'ils s'infiltrent dans vos gencives, vous souffrirez de gingivite.

UN LIEN HORMONAL

« Les femmes ont plus de risques de développer une gingivite durant la grossesse », explique Rita Zachariasen, titulaire d'un doctorat. Selon le Dr Zachariasen, l'œstrogène et la progestérone, les deux hormones féminines produites par les ovaires, semblent favoriser les conditions de croissance de certains types de bactéries qui forment la plaque, tout en réduisant l'aptitude des gencives à guérir lorsque survient une gingivite. Il est donc très important de bien vous nettoyer les dents durant votre grossesse, de même que lorsque vous prenez des contraceptifs oraux, puisque les hormones des ovaires augmentent dans ces cas-là.

« Le surcroît d'hormones présentes dans votre corps durant la grossesse peut toucher davantage les gencives, selon des scientifiques qui estiment que 60 à 75 % des femmes enceintes souffriront de gingivite », déclare le Dr Zachariasen. La prévention est le remède de prédilection. Des études montrent que les femmes qui n'ont pas de plaque quand elles deviennent enceintes ou qu'elles commencent à prendre des pilules anticontraceptives ont moins de risques d'avoir des gencives enflées et sanguinolentes, ou du moins maîtrisent mieux ce problème.

NE CRAIGNEZ RIEN, OCCUPEZ-VOUS !

« Certaines femmes ralentissent leurs soins hygiéniques dentaires quand elles voient que leurs gencives saignent », déclare Caren Barnes, professeur de dentisterie clinique. Et c'est à ce moment-là que les simples étapes de nettoyage sont les plus favorables.

« Nous pouvons arrêter la maladie de la gencive, mais le processus ne peut pas être inversé », prévient-elle. Le nettoyage de vos dents et de vos gencives devrait donc être une priorité dès maintenant ; ainsi, vous pourrez interrompre la gingivite avant qu'elle ne progresse jusqu'à la parodontite, affection lors de laquelle la bactérie de la plaque dentaire attaque l'os et les structures qui retiennent les dents en place. Les femmes médecins estiment qu'il n'est jamais trop tard pour traiter la gingivite.

« N'attendez pas que vos gencives soient douloureuses », déclarent les femmes médecins. Voici certains conseils qui vous permettront d'avoir des gencives en meilleure santé.

Brossez vos dents et servez-vous de soie dentaire. Vous avez déjà probablement à la maison les deux outils les plus efficaces pour combattre la gingivite : une brosse à dents et de la soie dentaire (fil conçu spécifiquement pour le nettoyage entre les dents). « Utilisés correctement et de façon régulière, ces deux outils peuvent éliminer la plaque et la bactérie de vos dents et de vos gencives au moins une fois par jour », déclare Caren Barnes.

« Vous devriez vous brosser les dents au moins deux fois par jour », conseille Mahvash Navazesh, médecin. Vous devriez également utiliser la soie dentaire au moins une fois par jour.

« Si vous êtes enceinte, brossez vos dents et utilisez la soie dentaire après tous les repas », ajoute le Dr Navazesh.

Allez-y délicatement. « Certaines personnes pensent que plus elles frottent leurs dents, plus elles enlèvent de plaque », déclare Diane Schoen, hygiéniste dentaire. Mais il ne faut pas se brosser les dents comme si on frottait un plancher. La plaque est une gelée gluante, mais ce n'est pas de la colle, ajoute-t-elle. Elle colle aux dents délicatement, donc vous n'avez pas à frotter : vous devez tout simplement la dissoudre. » Diane Schoen recommande une brosse à dents à poils doux que l'on tient à un angle de 45 ° par rapport à la ligne des gencives.

Commencez avec une brosse ultra-douce. « Si votre gingivite vous laisse les gencives endolories et enflammées, continuez de vous brosser les dents. Mais utilisez plutôt une brosse ultra-douce jusqu'à ce que le traitement recommandé par votre dentiste soit efficace », déclare Diane Schoen.

Un autre bon outil. « Une brosse spéciale appelée brosse interproximale est composée de petits poils qui s'infiltrent au-delà de la ligne de la gencive, partie que la soie dentaire ne peut atteindre. Les poils de cette brosse à dents peuvent retirer les bactéries des poches qui se forment à cause de maladies péridontiques. De plus, elle s'avère très efficace si on l'utilise en alternance avec les brosses à dents normales et la soie dentaire, déclare Caren Barnes. On trouve habituellement de telles brosses à dents en pharmacie. »

La soie dentaire. « La soie dentaire, sous n'importe quelle forme, est un outil très efficace », déclare Caren Barnes, tant et aussi longtemps que vous l'utilisez de façon régulière. Vous n'avez pas à utiliser un produit spécial pour la gingivite. Caren Barnes et ses collègues ont fait une étude comparative de la gingivite auprès d'hommes et de femmes qui ont utilisé de la soie dentaire traditionnelle et auprès de personnes qui ont essayé les dispositifs électromécaniques qui peuvent s'infiltrer entre les dents très serrées. Au bout d'un mois, ces deux groupes avaient profité des bienfaits du nettoyage ; cependant, les nouveaux dispositifs électromécaniques n'offraient pas de meilleurs résultats que la soie traditionnelle achetée en pharmacie.

Rincez-vous bien la bouche. « Au moins une fois par jour, rincez-vous la bouche à l'aide d'un rince-bouche pendant environ une minute (pendant que vous vous coiffez, par exemple), après vous être brossé les dents et avoir utilisé de la soie dentaire, conseille Heidi K. Hausauer, dentiste. Procurez-vous des rince-bouche antiplaque. Ils tuent mieux les bactéries qui causent la gingivite et peuvent être très efficaces quand on les combine au brossage, à l'utilisation de la soie dentaire et à des examens réguliers chez le dentiste. »

Mangez des oranges. « On entend rarement parler de scorbut de nos jours, mais les faits sont là : une carence importante en vitamine C peut causer une maladie qui agresse les gencives et mène à la perte des dents. La vitamine C est essentielle pour la santé des tissus conjonctifs, y compris les gencives », déclare Carole Palmer, dentiste.

QUAND CONSULTER SON MÉDECIN

Si vous ressentez de la douleur ou constatez que vos gencives saignent lorsque vous vous brossez les dents, n'attendez pas la date de votre prochain rendez-vous chez votre dentiste pour remédier à la situation. Les maladies de la gencive non traitées et graves peuvent atteindre les tissus qui retiennent vos dents et peuvent mener à leur perte.

« Si vous êtes enceinte, planifiez plusieurs visites prénatales chez votre dentiste, déclare Mahvash Navazesh, dentiste. Les changements hormonaux durant la grossesse peuvent rendre les femmes enceintes très vulnérables aux maladies des gencives. »

« Dans le cas d'une carence en vitamine C, les gencives ne pourront pas combattre l'infection bactérienne », déclare le Dr Palmer. Elle recommande donc de manger des fruits frais et des légumes crus ou légèrement cuits à la vapeur. Elle suggère également de prendre une multivitamine.

Prenez deux aspirines et téléphonez à votre dentiste le lendemain matin. « Si vos gencives sont très douloureuses, vous pouvez vous rincer la bouche à l'aide d'une solution saline ou prendre deux analgésiques en vente libre, de l'aspirine ou de l'ibuprofène par exemple. Mais ne commettez pas l'erreur de placer l'aspirine directement sur le site de la douleur, c'est-à-dire sur la gencive. Je traite de tels problèmes constamment ; l'aspirine est acidogène, elle peut vous brûler les gencives », souligne le Dr Haussauer.

Goutte

Des moyens faciles de soulager la douleur

*L*a goutte est une maladie unique en son genre. Tout le monde a entendu parler de cette douleur vive qui irradie dans le gros orteil et qui se manifeste surtout la nuit.

« Deux problèmes de santé bien différents sont à l'origine de la goutte. Tout d'abord, il y a un problème d'ordre génétique, présent à la naissance, qui pousse l'organisme à fabriquer trop de purine, sous-produit naturel du métabolisme des protéines que l'organisme convertit en acide urique. Ensuite, il y a un problème rénal où les reins sont incapables d'excréter le surcroît d'acide urique dont a besoin l'organisme », déclare Elizabeth Tindall, médecin. D'une façon ou d'une autre, l'acide urique s'infiltre lentement dans le sang. Éventuellement, l'acide s'échappe du sang, dans un liquide articulaire — souvent le gros orteil — et forme des cristaux d'acide urique.

PROTECTION NATURELLE

« L'acide urique met environ 20 ans à s'accumuler graduellement sur le gros orteil avant qu'une première crise de goutte surgisse », déclare le Dr Tindall. Mais une fois les cristaux formés, l'organisme lutte contre eux en les attaquant à l'aide des leucocytes. Une inflammation se produit alors, causant l'enflure de l'orteil qui devient pourpre et très douloureux.

« Les femmes sont probablement mieux protégées que les hommes de la goutte à cause de l'œstrogène, hormone féminine », déclare Audrey Nelson, médecin et rhumatologue. Alors que les hommes accumulent l'acide urique depuis la puberté, les femmes ne semblent en être affectées qu'après la ménopause.

Si le taux d'acide urique ne commence à s'accumuler chez la femme qu'au moment où ses taux d'œstrogène sont à la baisse, c'est-à-dire vers l'âge de 50 ans, elle pourrait ne jamais développer cette maladie en raison du nombre d'années qui lui restent à vivre.

À L'ATTAQUE

« Si les membres de votre famille souffrent tous de goutte, vous pourriez figurer parmi la minorité des femmes atteintes de la maladie. Les femmes qui ont des kilos en trop, des taux de triglycérides élevés ou qui prennent des médicaments pour combattre le cancer ou réduire leur hypertension artérielle, peuvent également présenter un risque plus élevé », explique le Dr Tindall.

« La plupart des crises durent de 7 à 10 jours environ », déclare le Dr Tindall. Voici ce que les femmes médecins vous conseillent.

Entourez votre orteil de glace. « Vous pouvez réduire la douleur temporairement en entourant votre orteil de glace », déclare Nancy Becker, rhumatologue. Placez de la glace broyée dans un sac de plastique, entourez le sac d'une serviette, puis placez-le tout autour de l'orteil. Vérifiez bien que la serviette soit du côté de l'orteil. Laissez la glace en place pendant 20 minutes (vous pouvez remettre d'autres glaçons broyés dans le sac si ces derniers fondent trop rapidement). Ce traitement peut être fait 3 fois par jour.

Ne marchez pas. « Tout mouvement pourrait aggraver la douleur », déclare le Dr Tindall. Elle conseille de s'asseoir et de soulever son pied sur un tabouret, ou même de rester au lit.

STRATÉGIES ALIMENTAIRES CONTRE LA GOUTTE

Dès que la crise sera terminée, les femmes médecins offrent les conseils suivants pour éviter les récidives.

Limitez l'alcool. « Afin de prévenir des crises de goutte ultérieures, limitez votre consommation d'alcool à un verre par jour de bière, de vin ou de spiritueux », explique le Dr Tindall. L'alcool déclenche les crises de goutte chez les personnes qui y sont prédisposées. En fait, il vaut mieux ne pas boire du tout.

« Même un ou deux verres de boisson peuvent favoriser le déclenchement de la douleur », souligne le Dr Tindall.

Évitez les aliments riches en purine. « Oubliez les abats comestibles comme le foie, le cœur, les rognons et les ris de veau » déclare le Dr Tindall.

Adoptez un régime alimentaire végétarien. « Plus élevées seront les quantités de protéines dans votre régime alimentaire, plus forts seront les taux de purine dans votre organisme », déclare Agatha Thrash, médecin. Elle suggère donc que les femmes atteintes de goutte adoptent un régime alimentaire à base de légumes, de fruits et de grains. Le Dr Thrash sait par expérience que les femmes atteintes de goutte vivent souvent sans subir une autre crise dès qu'elles ont éliminé la viande, la volaille, les œufs et les poissons de leur alimentation.

Essayez un régime de 1 200 calories par jour. « Sachant que les personnes les plus sujettes à la goutte semblent souffrir aussi d'obésité, les femmes qui ont des kilos superflus et qui ont été victimes des douleurs de la goutte devraient réduire leur consommation de calories à environ 1 200 calories par jour jusqu'à ce qu'elles atteignent un poids normal », déclare le Dr Thrash.

QUAND CONSULTER SON MÉDECIN

« Une première crise de goutte disparaîtra entre sept à dix jours, même si vous ne suivez aucun traitement », déclare Nancy Becker, médecin.

En revanche, dans le cas des récidives, il est préférable de consulter votre médecin et d'être traitée le plus tôt possible, sinon la crise persisterait pendant des semaines, voire des mois. Le médecin peut prescrire des médicaments qui soulageront la douleur et écourteront la durée de la crise.

« Habituellement, je recommande un petit déjeuner composé de fruits et de grains entiers et un déjeuner composé de légumes et de grains entiers, explique le Dr Thrash. Je permets à ces femmes de consommer une poignée de noix à l'un ou l'autre des repas, et leur suggère un léger dîner constitué de fruits. » Lorsqu'elles ont perdu le poids qu'elles désirent, le Dr Thrash leur suggère également de manger la même combinaison de grains, de fruits, de légumes et de noix, mais d'ajouter suffisamment de calories pour maintenir leur poids.

« Ce régime alimentaire est quelque peu limité, mais les femmes qui ont souffert des douleurs de la goutte sont très heureuses d'y adhérer », déclare le Dr Thrash. Elle est rassurée d'apprendre que toutes les femmes qu'elle a suivies durant ce régime alimentaire n'ont jamais eu de récidive de goutte.

« Quel que soit le régime que vous adoptiez, ne jeûnez pas et ne faites pas de régime choc », conseille le Dr Tindall. Passer 24 heures sans manger ou encore absorber moins de 1 000 calories par jour pousse l'organisme à dégrader les protéines trop rapidement, avec pour conséquence une augmentation dramatique des taux d'acide urique.

Graisse abdominale
Comment avoir un ventre plat

Autrefois, quand le ventre d'une femme devenait trop protubérant, elle rangeait simplement son bikini. Et pour celle qui n'avait jamais eu la taille idéale pour porter ce petit maillot, ce n'était pas catastrophique : elle n'avait qu'à se couvrir les hanches d'un drap de bain et le tour était joué. Ou bien elle pouvait choisir des vêtements plus amples qui camouflaient bien ses bourrelets.

Même si vous n'êtes pas gênée par le léger excès de graisse qui s'est logé autour de votre abdomen, vous devriez toutefois vous en débarrasser pour des raisons de santé. « En effet, des études ont démontré que les femmes qui accumulent des kilos autour de l'abdomen courent plus de risques de souffrir d'hypertension artérielle, de maladies et de crises cardiaques fatales, d'accidents vasculaires cérébraux et de diabète que celles dont l'excès de poids se fixe sur les hanches et les cuisses », déclare Jan McBarron, médecin.

COMMENT GARDER SA TAILLE

Peu importe la cause de vos kilos en trop, les femmes médecins sont unanimes : l'exercice physique et la perte de poids favorisent l'amincissement et l'affermissement du ventre. Voici quelques conseils à ce sujet.

Marchez, marchez et marchez encore. « La marche est la meilleure façon de perdre pour toujours du poids et les rondeurs autour de l'abdomen, déclare le Dr McBarron. La marche activera votre métabolisme, c'est-à-dire le taux auquel l'organisme brûle les calories emmagasinées comme graisse, ce qui vous permettra de brûler ces graisses corporelles. »

« Commencez simplement par quelques minutes de marche chaque jour, déclare Marion Nestle, titulaire d'un doctorat. Ces quelques minutes valent mieux que rien du tout, bien que l'idéal soit de marcher le plus longtemps possible. Parcourez d'abord une rue ou deux, puis augmentez graduellement votre distance. Vous pouvez aussi faire plusieurs petites marches par jour. »

« Fixez-vous comme objectif de marcher d'un pas rapide 30 à 45 minutes, trois à cinq fois par semaine », ajoute le Dr McBarron. Si vous marchez déjà tous les jours, essayez d'ajouter cinq à dix minutes à vos séances régulières.

Raffermissez vos muscles. Peut-être ne réussirez-vous pas à aplatir complètement votre ventre, mais vous pouvez réellement raffermir vos muscles abdominaux. « En plus des exercices d'aérobie comme la marche, qui activent les fréquences cardiaque et respiratoire, effectuez des redressements assis et des pliés abdominaux », déclare Kathleen Little, titulaire d'un doctorat.

« Pour les redressements assis, allongez-vous sur le dos et fléchissez les genoux, les pieds bien plats au sol et les bras allongés de chaque côté de votre corps, explique Margot Putukian, médecin. Soulevez du sol votre tête et vos épaules en rapprochant votre torse le plus possible vers vos genoux ou jusqu'à ce que vous atteigniez un angle de 45 °. »

« Pour les pliés abdominaux, allongez-vous sur le dos, les pieds surélevés sur un banc ou une chaise, les bras croisés sur la poitrine ou allongés de chaque côté de votre corps. Soulevez votre tête et vos épaules jusqu'à ce que vous atteigniez un angle de 20 à 30 ° par rapport au sol, explique le Dr Putukian. Puis revenez à la position de départ. Effectuez l'exercice 4 à 5 fois, de trois à cinq fois par semaine. Avec davantage d'entraînement, vous arriverez à répéter cet exercice 20 fois, cinq fois par semaine. »

Outre les exercices abdominaux, vous devrez également pratiquer un exercice aérobique qui vous permettra de brûler les graisses afin d'obtenir les résultats voulus. Sinon, vous ne vous débarrasserez pas de ce bourrelet autour de l'abdomen.

Mangez des légumes. « En règle générale, les aliments bons pour la santé et faibles en gras comme les fruits frais et les légumes contiennent toujours moins de calories que les aliments riches en graisses, déclare Elisabeth Somer, spécialiste en nutrition. Essayez de manger de cinq à neuf portions de fruits frais et de légumes, ainsi que de grandes quantités de grains complets, comme des pâtes au blé complet, du pain multigrains et des grains cuits, tel le bulgur. Buvez en plus deux verres de lait allégé ou écrémé par jour. »

Évitez les frites, les sauces et les sucreries. « Si vous êtes bien déterminée à perdre les kilos qui enrobent votre abdomen — ou une autre partie de votre corps —, éliminez d'abord de votre alimentation le poulet frit, les assaisonnements de salades riches en calories, les sauces crémeuses et les desserts trop sucrés. Cela inclut les desserts allégés. Ils contiennent une grande quantité de sucre et souvent autant de calories, parfois même davantage que les desserts riches en gras, déclare le Dr McBarron. Et quand votre organisme absorbe un surcroît de sucre, il le métabolise en graisse. »

Grippe
Comment soulager les misères de la grippe

*H*ier, vous vous sentiez en pleine forme. Aujourd'hui vous êtes si fatiguée que vous avez l'impression d'avoir porté un gros sac de pommes de terre sur votre dos pendant des kilomètres. C'est tout simple, vous avez la grippe et vous êtes dans un état pitoyable.

« Les virus de la grippe ne sont pas les mêmes d'une année sur l'autre, ce qui permet aux microbes de déjouer nos systèmes immunitaires », déclare Carole Heilman, titulaire d'un doctorat. Les anticorps qui se développent après une exposition au virus d'une année précédente ne reconnaissent pas une nouvelle souche. L'organisme est alors tout à fait démuni contre le nouveau virus.

QUE FAIRE EN CAS DE GRIPPE

Si vous souffrez d'un des virus de la grippe, voici quelques conseils à suivre en vue d'un soulagement.

Ne prenez qu'un seul médicament. « Nous déconseillons aux femmes de prendre plusieurs médicaments en vente libre afin de traiter les multiples symptômes de la grippe, déclare le Dr Heilman. Si vous souffrez d'un vilain mal de tête, d'une congestion nasale et d'une toux, vous avez le choix entre un analgésique comme le paracétamol contre le premier malaise, un décongestionnant (qui contient les mêmes ingrédients que l'analgésique) pour le second et enfin un sirop contre la toux

Restez au lit !

Carole Heilman, titulaire d'un doctorat

Carole Heilman, a souffert d'une mauvaise grippe pendant qu'elle assistait à une conférence à Hawaï.

Le Dr Heilman pense qu'elle pourrait avoir attrapé un virus dans l'air recyclé qui circule dans les avions. « Les avions sont des sites connus de propagation de grippe » dit-elle.

Le Dr Heilman en a tiré une bonne leçon.

« Plutôt que de me soigner, je me suis forcée à aller à toutes les réunions et, par la suite, j'ai développé une infection secondaire, c'est-à-dire un cas pénible pneumonie bactérienne. J'étais tellement malade qu'un médecin a dû me prescrire des antibiotiques très puissants et très coûteux. J'ai dû interrompre toutes mes activités pendant des semaines. »

« Quelle leçon ! Maintenant, si j'ai la grippe, je reste au lit une journée ou deux, j'attends que la fièvre tombe et je bois des liquides en quantité abondante avant de retourner au travail. »

pour le troisième. Ces médicaments ont une action réciproque. Afin d'éviter une surconsommation de médicaments, traitez d'abord le symptôme le plus inconfortable, le mal de tête, par exemple. Oubliez les décongestionnants en vente libre ou les sirops contre la toux. »

Procurez-vous un humidificateur. « Voici le meilleur traitement contre la grippe : mettez en marche votre humidificateur et restez au lit pendant deux jours », déclare Janet McElhaney, médecin. Le vaporisateur réduira l'inconfort en fournissant une humidité aux voies nasales et aux lèvres déjà asséchées. L'humidité peut également soulager les gorges endolories, et aider à dégager le mucus asséché.

Prenez une douche très chaude. « La vapeur agit comme le vaporisateur, car elle fournit un environnement très humide », déclare le Dr McElhaney.

Buvez en grande quantité. Le Dr McElhaney conseille de boire au moins un litre de liquide par jour. « Si vous avez de la fièvre pendant la grippe, votre corps peut se déshydrater, ce qui augmente la fièvre. Buvez de l'eau minérale, des jus de fruits, des boissons décaféinées ainsi que

QUAND CONSULTER SON MÉDECIN

Ne prenez pas votre grippe à la légère si vous avez plus de 65 ans, ou des antécédents de problèmes respiratoires ou d'autres maladies chroniques, notamment une maladie cardiaque, du diabète et une maladie du rein. Consultez votre médecin le plus tôt possible. En outre, faites-vous vacciner contre la grippe chaque automne. Cependant, d'après les médecins, les femmes en bonne santé n'auront pas à se faire vacciner contre la grippe à moins qu'elles ne souffrent de l'un des symptômes suivants :

- des essoufflements ;
- des douleurs à la poitrine ;
- une forte fièvre qui persiste ;
- une respiration douloureuse ;
- du flegme teinté de sang ;
- une douleur autour des yeux ou de la partie supérieure de la joue ;
- des maux d'oreilles ;
- un rythme cardiaque irrégulier ou accéléré ;
- une crise d'asthme ou des sifflements ;

Consultez immédiatement votre médecin si l'un des symptômes désigné ci-dessus se manifeste. Il pourra vous prescrire un médicament antiviral. Ces médicaments antiviraux sont d'autant plus efficaces qu'ils sont prescrits tôt.

du thé ou du café décaféiné. La caféine est un diurétique, ce qui peut favoriser la déshydratation », explique-t-elle.

Gargarisez-vous avec de l'eau salée. Pour soulager un mal de gorge, le Dr Heilman recommande de se gargariser la gorge avec une solution contenant une cuillerée à café de sel dilué dans un grand verre d'eau tiède.

Couchez-vous tôt. « Si vous devez absolument vous rendre au travail, allez au lit plus tôt qu'à l'habitude, déclare le Dr Heilman. Le repos réduira le stress qui affecte l'organisme et l'aidera à combattre l'infection. »

Écoutez votre corps. « Votre corps vous dictera ses besoins, dit le Dr Heilman. Si vous vous sentez fatiguée, restez au lit pendant une journée ou deux. La plupart des femmes ont tendance à ignorer leurs symptômes et se soignent mal. Elles doivent apprendre à mieux s'écouter. Si elles prennent soin d'elles-mêmes, elles guériront plus rapidement. »

Grosseurs au talon
Quand vos talons en ont assez

Le port de chaussures habillées qui compriment vos pieds, vos orteils et vos talons peut être une source d'inconfort. L'arrière de la chaussure étant fabriqué pour s'ajuster au contour du talon, il peut s'enfoncer dans le tendon d'Achille, faisceau épais qui relie les muscles du mollet au talon. Si vous portez ces chaussures suffisamment longtemps, une grosseur peut apparaître au-dessus de votre talon et vous faire très mal. « La cause de la douleur est la combinaison d'une inflammation, d'un dépôt de calcium et d'une accumulation de peau épaissie et irritée », déclare Kathleen Stone, podologue.

TECHNIQUES EFFICACES CONTRE LA DOULEUR.

Une grosseur relativement massive et laide peut être enlevée par d'une intervention chirurgicale. Mais les femmes médecins ont une méthode plus facile pour soulager la douleur et réduire l'enflure. Voici ce que les spécialistes du pied vous recommandent..

Enlevez vos chaussures et appliquez de la glace. « Si votre talon est rouge et enflé, il s'agit certainement d'une inflammation de la bourse séreuse, sac rempli de liquide qui se trouve à l'endroit où se rejoignent le tendon d'Achille et l'os du talon », déclare le Dr Stone.

« Pour un soulagement immédiat, remplissez à moitié un sac plastique avec de l'eau et de la glace concassée, entourez-le d'un linge humide, puis appliquez cette compresse sur votre talon », recommande Marika Molnar, physiothérapeute. Appliquez ce sac de glace pendant 10 à 15 minutes, retirez-le pendant quelques minutes afin de ne pas geler votre pied, puis faites une nouvelle application. Répétez le traitement si nécessaire.

Ajoutez un support. « Si vous aimez ces belles chaussures, les spécialistes du pied ne vous demandent pas de les jeter afin de vous procurer des chaussures mieux adaptées à vos pieds, mais d'ajouter une garniture intérieure de chaussures en mousse. Cela permettra de surélever votre talon afin que l'arrière de la chaussure n'affecte plus la partie endolorie », suggère Theresa G. Conroy, podologue. C'est ce que la plupart des femmes ont à faire. Vous devez en insérer dans les deux chaussures, même si un seul pied vous fait mal.

Si vous souffrez d'une infection ou d'une lésion, oubliez ces belles chaussures et rendez-vous chez un podologue sans tarder.

Dégagez vos pieds. S'emprisonner les pieds, quelle que soit la forme des chaussures, même les chaussures à lacets, de marche ou à talons plats, pourrait vous causer des problèmes aux orteils et aux talons si les souliers sont trop petits. « Vous devez pouvoir passer votre pouce entre le bout de la chaussure et la pointe de votre orteil, selon Phylis Ragley, podologue. Si vous ne pouvez pas mettre vos chaussures sans un chausse-pied, c'est certainement qu'elles sont trop petites ».

QUAND CONSULTER SON MÉDECIN

« Si vous avez essayé de remédier au problème d'une grosseur au talon en changeant de chaussures ou en utilisant des orthèses spéciales et que votre talon est encore douloureux au bout d'une semaine ou plus, il pourrait s'agir d'une inflammation du tendon d'Achille », déclare Theresa G. Conroy, podologue. Le malaise doit être traité sans tarder, car l'inflammation temporaire d'un tendon d'Achille pourrait se transformer en un problème chronique. N'ignorez donc pas la douleur et consultez votre médecin.

Guérison lente
Comment pouvez-vous soigner vos coupures, vos égratignures et vos ecchymoses en un temps record ?

Vous semble-t-il que votre dernière coupure guérit très lentement ? N'avez-vous pas gardé le pansement sur la plaie trop longtemps ? « Sachez que les premiers soins jouent un rôle important dans la rapidité de la guérison », déclarent les spécialistes.

« Un nettoyage et un pansement adéquat sur la blessure devraient prévenir l'infection et favoriser la guérison de façon rapide et sûre », déclare Libby Edwards, médecin. En d'autres termes, il faut bien soigner sa plaie.

DITES ADIEU AUX BLESSURES

Si vous vous êtes coupée ou écorchée, suivez les conseils de ces femmes médecins.

Nettoyez doucement, ne frottez pas. « En premier lieu, il faut nettoyer la blessure en la lavant avec de l'eau et du savon », déclare Ann DiMaio, médecin.

Rincez, puis rincez de nouveau. « Le nettoyage d'une plaie doit être suivie d'un bon rinçage après le lavage, car il faut vous débarrasser des tissus morts ou lésés et des débris qui auraient pu s'infiltrer dans la blessure. Les bactéries prolifèrent très bien dans les tissus morts. Vous ne devez conserver que les tissus sains qui guériront rapidement », déclare le Dr DiMaio.

« En outre, le rinçage prévient les cicatrices, déclare le Dr DiMaio. Si vous laissez de la saleté dans une blessure, non seulement vous risquez de l'infecter, mais elle cicatrisera mal. Et cette cicatrice sera pigmentée des débris ou de la poussière qui a été laissée dans la plaie. »

« Réglez la température de l'eau à un degré confortable et l'intensité du jet à un débit suffisant pour bien nettoyer la plaie », déclare le Dr DiMaio.

QUAND CONSULTER SON MÉDECIN

«Une peau en santé guérit à un rythme relativement rapide, déclare Libby Edwards, médecin. Au bout de 4 ou 5 jours, la blessure devrait être nettement plus petite, moins douloureuse et moins rouge ; sinon, consultez votre médecin. »

Les femmes atteintes de diabète sont plus vulnérables à l'infection, car la maladie nuit à leur circulation sanguine, élément essentiel pour une guérison rapide. Donc, si vous souffrez de diabète ou de toute autre maladie chronique, assurez-vous de ne pas faire d'infection.

Consultez votre médecin si la blessure :
- est purulente ;
- est très douloureuse ;
- est très rouge et enflammée.

Soyez également prudent si vous prenez des stéroïdes qui suppriment le système immunitaire et qui peuvent laisser l'organisme impuissant à combattre les infections.

Appliquez une crème antibiotique. « Afin de prévenir l'infection, essayez d'utiliser une crème antibiotique que vous vous procurerez en pharnacie », déclare le Dr DiMaio.

Oubliez les antiseptiques. « De nombreuses femmes pensent que plus un médicament brûle, plus il est efficace pour détruire les microbes, explique le Dr Edwards. Mais c'est faux. Les antiseptiques qui contiennent de l'alcool sont en fait des irritants. Ces substances caustiques brûlent et détruisent les bonnes cellules en même temps que les microbes », ajoute-t-elle.

Couvrez la plaie. « Après avoir bien nettoyé la plaie, recouvrez-la d'un pansement et gardez-la humide à l'aide d'une crème antibiotique, suggère le Dr Edwards. De nombreuses femmes pensent qu'une blessure devrait respirer à l'air libre. Mais la plaie pourrait s'assécher et craquer sans pour autant guérir. Recouvrez-la donc et assurez-vous que le pansement est bien sec. Changez le pansement après avoir pris votre bain ou votre douche. »

Immobilisez la blessure. « Si vous souffrez d'une grosse blessure, par exemple une égratignure importante, sur une partie du corps que vous pliez constamment, comme le genou ou le poignet, essayez d'immobiliser le membre jusqu'à ce qu'il soit guéri, conseille le Dr DiMaio. Les fléchissements répétés ne feront que rouvrir la plaie et ralentir sa guérison », dit-elle.

LA GUÉRISON ET L'ALIMENTATION

« Les personnes qui ont un régime alimentaire bien équilibré guérissent plus facilement que les personnes qui s'alimentent mal, déclare le Dr DiMaio. Donc, pendant que vous récupérez d'une blessure ou d'une maladie, soyez doublement consciente de la qualité de votre alimentation. »

Mangez de la dinde. Afin de reconstruire et de réparer les tissus endommagés, votre organisme requiert environ 45 g de protéines par jour. Cette quantité vous est fournie dans environ 200 g de poisson maigre, de volaille ou de dinde.

Prenez un supplément comme de la vitamine A. « La vitamine A favorise la guérison des blessures », déclare Katherine Sherif, médecin. Prenez environ 10 000 UI par jour en consommant des aliments qui contiennent une certaine quantité de graisses afin de vous assurer que la vitamine A est bien absorbée dans l'organisme, jusqu'à la guérison de la blessure.

Ajoutez du zinc. « Le zinc est doté de propriétés thérapeutiques très puissantes, ce qui favorise la guérison d'une blessure, déclare Eleanore Young, nutritionniste. Les femmes devraient consommer en moyenne 12 mg de zinc par jour. »

Gueule de bois
Comment se remettre sur pied

ier soir, vous êtes sortie avec un collègue de travail prendre un pot. Vous vous sentiez merveilleusement bien de retour chez vous, mais le lendemain matin, vous êtes affligée de maux de tête et de légers tremblements. Vous avez des nausées, ou vous êtes certaine que vous en aurez bientôt, votre cœur bat très vite et votre bouche est complètement asséchée — effets de rebond qui agissent sur l'organisme après des excès. Qu'est-il arrivé ?

« L'excès d'alcool déprime en fait les cellules nerveuses du cerveau », explique Anne Geller, neurologue. Lorsque l'alcool s'élimine de l'organisme, les cellules nerveuses se réveillent et deviennent anxieuses et irritables. De plus, l'alcool irrite les muqueuses de l'estomac, ce qui explique les nausées, et dilate les vaisseaux sanguins de votre tête, ce qui justifie les maux de tête. »

Cependant, votre compagnon, lui, ne ressent aucun problème. Et pourquoi donc ?

Les femmes réagissent plus intensément à l'alcool que les hommes. Dans le même nombre de minutes nécessaires pour consommer la même quantité de bière, de vin ou de spiritueux, votre taux d'alcool sanguin deviendra plus élevé que celui de votre ami. Et les effets toxiques de la quantité d'alcool absorbé attaquent plus rapidement les organes plus sensibles de votre corps, comme le foie et le cerveau.

L'une des raisons d'un tel écart se situe au niveau des différences des taux de graisses corporelles et du pourcentage de liquide de l'organisme. Les femmes ont un pourcentage plus élevé de graisses corporelles et plus faible d'eau ; l'alcool est donc moins dilué lorsqu'il atteint les organes comme le cerveau, le foie, les reins ou d'autres organes.

COMMENT REVENIR À LA NORMALE

Si vous souffrez d'une gueule de bois, vous n'aurez pas besoin d'un médecin pour diagnostiquer le problème. Il existe quelques solutions. Le Dr Geller conseille de traiter sa gueule de bois tout au début plutôt que d'attendre plus tard dans la journée. « Sans contredit, plus tôt vous traiterez les symptômes d'une gueule de bois, plus rapidement vous vous rétablirez. » Voici ce qu'elle conseille.

Buvez beaucoup. « L'alcool stimule le rein à produire plus d'urine, déclare le Dr Geller. Par conséquent, vous devenez déshydratée et devez remplacer à tout prix ces liquides perdus. Donc, dès que vous vous levez le matin, buvez deux grands verre d'eau. Vous pouvez également boire de l'eau avant d'aller vous coucher. »

Levez-vous et sortez. « L'exercice est le meilleur antidote contre une gueule de bois, déclare le Dr Geller. En outre, le surcroît d'alcool épuise les réserves d'endorphine de l'organisme, hormone qui semble jouer un rôle important dans la bonne humeur de la personne. »

Cure provenant d'une faculté de médecine

Anne Geller, médecin

Anne Geller, neurologue, ne souffre plus aujourd'hui de gueule de bois. Mais, comme bon nombre de personnes, elle s'est basée sur ses expériences du passé pour savoir comment se soigner.

« Étudiante en médecine, j'avais souvent la gueule de bois, déclare le Dr Geller. Les femmes d'aujourd'hui ont beaucoup de chance ; dans le passé, en effet, nous ne savions pas vraiment comment soigner une gueule de bois. Mais j'avais suffisamment de connaissances pour savoir que je devais boire deux grands verres d'eau en me levant le lendemain. Je savais également qu'il était préférable de ne pas rester au lit pour me sentir mieux. Comme j'avais l'estomac très irrité, je n'avais pas vraiment envie de manger, je consommais donc des aliments légers. »

Aujourd'hui, le Dr Geller offre le même conseil aux femmes qui souffrent des effets indésirables d'une gueule de bois.

Vous pouvez donc augmenter les taux d'endorphines de votre corps à l'aide d'exercices légers ou modérés pendant 20 minutes. Le Dr Geller recommande également de faire une marche rapide, d'aller faire des exercices au club de santé ou même de faire un peu de jogging léger.

Comment soulager un estomac perturbé. « L'excès d'alcool peut causer une inflammation des muqueuses de l'estomac, déclare le Dr Geller. Si vous souffrez de maux d'estomac, prenez un antiacide en suivant les directives qui figurent sur la notice d'emploi. »

Mangez légèrement. « Habituellement, les femmes qui souffrent d'une gueule de bois n'ont pas très envie de gros repas, note le Dr Geller. Si vous avez faim, prenez surtout des aliments légers, fades et faciles à digérer, tels que du pain grillé, du riz blanc et des bretzels. Sirotez aussi des boissons légères ou du bouillon de volaille. »

Mangez une banane. « L'excès d'alcool peut réduire les taux de glucides dans l'organisme, déclare le Dr Geller. Les bananes sont une excellente source de glucides complexes et fournissent de l'énergie, laquelle s'avère presque inexistante le lendemain de vos excès. »

Maîtrisez vos maux de tête. « Si vous avez mal à la tête, prenez de l'aspirine entéro-soluble qui agit dans les intestins, plutôt que dans votre estomac déjà perturbé », explique le Dr Geller.

ET LA PROCHAINE FOIS...

Si vous souffrez d'une très mauvaise gueule de bois, vous vous promettez sûrement de boire moins lors de votre prochaine sortie, voire ne pas boire du tout. Voici quelques conseils qui vous feront comprendre que la gueule de bois dont vous souffrez actuellement sera bien la dernière.

Connaissez vos limites. « L'organisme se débarrasse de l'alcool à un rythme de trois quarts de verre à l'heure, déclare le Dr Geller. Et quand on parle d'un verre, il s'agit d'un verre de vin de 100 à 110 ml, d'une petite bouteille de bière ou d'une mesure de gin, de whisky ou de boisson très alcoolisée. Chez la femme, plus de trois verres de boisson à l'heure lui fera dépasser les limites établies par la loi. »

Prenez votre temps. « Alternez les boissons alcoolisées et non alcoolisées durant la soirée », suggère le Dr Geller. Ou ne buvez pas d'alcool et limitez-vous aux boissons gazeuses.

Hémorroïdes
Comment soulager les sensations de démangeaison et de brûlure

Vous ne devriez pas avoir de difficultés à aller à la selle, mais si vous passez de nombreuses heures dans votre salle de bain à forcer vos selles, vous pourriez vous retrouver avec des hémorroïdes enflées et douloureuses.

Les hémorroïdes sont en fait des vaisseaux sanguins enflés qui se trouvent à l'intérieur et autour de l'anus, et dans la partie inférieure du rectum, un peu comme sont des varices sur vos jambes. Outre les efforts, les hémorroïdes peuvent être causées à la suite d'un mouvement intestinal trop prononcé, souvent provoqué par des crises de constipation ou de diarrhée.

Les femmes enceintes sont souvent victimes d'hémorroïdes, survenant à la fois par la pression du fœtus dans l'abdomen et des changements hormonaux qui poussent les vaisseaux sanguins autour de l'anus à se gonfler.

UN SOULAGEMENT IMMÉDIAT

Environ la moitié des femmes souffriront d'hémorroïdes avant l'âge de 50 ans, mais le problème apparaîtra et disparaîtra de lui-même, en l'espace de quelques jours. Voici ce que vous pouvez faire pour atténuer l'inconfort.

Prenez un bain. « Les bains de siège sont une méthode bien éprouvée contre les douleurs et l'inconfort des hémorroïdes, déclare Robyn Karlstadt, gastroentérologiste. Remplissez votre bain de 1 à 3 cm d'eau tiède, et non d'eau chaude. N'ajoutez rien à l'eau, pas de sel Epsom ni de bain-mousse ou d'huile de bain, ingrédients qui peuvent tous irriter vos fesses », ajoute-t-elle. Allongez-vous dans le bain pendant 30 minutes si vous le pouvez, ou au moins 10 minutes plusieurs fois par jour tant que vous ressentirez la douleur.

Soulagez les démangeaisons. « Après un bain de siège, appliquez une crème ou un suppositoire contre les hémorroïdes que vous vous procurerez dans les supermarchés ou en pharmacie. Ces médicaments

293

peuvent contrôler les démangeaisons et vous permettre ainsi de vaquer à vos occupations quotidiennes plus confortablement», déclare Barbara Frank, gastroentérologiste.

Ou encore, optez pour les glaçons. «L'application d'un sac de glaçons sur le site irrité peut réduire l'enflure», déclare le Dr Frank.

Allez aux toilettes au bon moment. «L'une des sources principales de constipation qui provoque les hémorroïdes consiste à vous retenir lorsque vous en ressentez le besoin», déclare Joanne A.P. Wilson, gastro-entérologue. Si vous devez évacuer vos selles, prenez le temps nécessaire afin d'éviter des problèmes ultérieurs.

Allez-y doucement. «Le transit intestinal peut prendre du temps. Vous devriez réserver jusqu'à 15 minutes de votre temps par jour pour faire vos besoins, car essayer d'évacuer des selles sèches et dures pourrait mener à une crise d'hémorroïdes», ajoute le Dr Wilson.

(Pour des façons pratiques de mieux gérer sa constipation, cause courante d'hémorroïdes, voir la page 120. Pour des moyens supplémentaires de soulager les démangeaisons rectales, voir la page 156.)

QUAND CONSULTER SON MÉDECIN

«Chez la plupart des femmes, les hémorroïdes réagissent bien aux traitements maison, ou bien elles disparaissent d'elles-mêmes en quelques jours. Dans le cas contraire, ou si elles s'aggravent, consultez votre médecin sans tarder. Vous devrez peut-être subir une intervention chirurgicale en vue de réparer le problème ou subir une ablation des hémorroïdes», déclare Robyn Karlstadt, gastro-entérologue.

«Consultez également votre médecin si vous constatez des saignements au rectum», ajoute-t-elle. Il pourrait s'agir d'un autre problème de santé.

Herpès
Comment faire disparaître la douleur

ne personne sur cinq souffre d'herpès génital, mais la plupart d'entre elles ne le savent même pas. « Environ seulement 25 % des millions de personnes infectées en ressentent les symptômes. Pire encore, que vous éprouviez ou non des symptômes, l'herpès est une maladie transmise sexuellement », déclare Kimberly A. Workowski, médecin.

L'herpès est causé par le virus de l'Herpès simplex de type 2 (HSV-2). (Une autre forme du virus, le HSV-1, est de façon générale responsable des boutons de fièvre, mais il peut également provoquer des infections génitales.) Une fois contracté, le virus s'établit dans l'organisme à vie, au niveau des cellules nerveuses du bas de la colonne vertébrale. Les symptômes, lorsqu'ils se manifestent, se présentent sous la forme de sensations de picotement ou de brûlure dans les parties génitales, suivies de l'apparition de petites ampoules rougeâtres, qui grossissent tout comme un bouton, en plus de démanger et d'être douloureuses. Ensemble, elles contiennent une substance jaunâtre et aqueuse qui peut éclater et former une croûte.

COMMENT VOUS DÉBARRASSER DE LA DOULEUR

Les traitements médicaux visent à soulager les symptômes. Votre médecin traitera sûrement une première poussée d'herpès ou d'autres poussées ultérieures à l'aide d'un médicament antiviral appelé Acyclovir. Avec le temps, les poussées seront moins fréquentes, elles disparaîtront même complètement. Entre-temps, voici des moyens d'atténuer l'inconfort.

Gardez le site des ampoules propre et sec. « Vous ne voulez pas infecter davantage les ampoules à cause de bactéries vivantes sur la peau qui l'entoure, déclare Judith O'Donnell, médecin. Prenez un bain ou une douche tous les jours, et lavez-vous à l'aide d'un savon doux et d'eau, ou encore n'utilisez que de l'eau. »

Prenez un bain d'avoine. « Un bain tiède peut soulager l'irritation génitale », déclare le Dr Workowsky. Si vous avez des lésions à la peau,

Quand consulter son médecin

Si des symptômes de l'herpès se manifestaient, vous éprouveriez une sensation de brûlure et de picotements dans les parties génitales, suivie d'une éruption de petites ampoules rougeâtres et douloureuses qui éclatent et qui forment de petits ulcères. D'autres symptômes peuvent se manifester surtout lors de la première infection, notamment :

- de la fièvre ;
- des maux de tête ;
- une enflure des ganglions lymphatiques ;
- un écoulement vaginal anormal.

Consultez votre médecin de famille ou votre gynécologue ou un spécialiste d'une clinique de maladies transmises sexuellement, si l'un des symptômes susmentionnés surgit. Les groupes de planification familiale offrent parfois des services spécialisés dans de telles maladies.

ce bain peut également aider à soulager les démangeaisons. Le meilleur traitement consiste à prendre un bain d'avoine. Elle recommande les traitements de bain Aveeno, disponibles en pharmacie. Le produit contient de l'avoine en poudre fine appelé avoine colloïdal, dont les propriétés calmantes sont très efficaces.

Portez des vêtements amples. « Le port de bas collants, de sous-vêtements serrés ou de vêtements très ajustés irriteront davantage les lésions sensibles causées par l'herpès », déclare le Dr Workowsky. Votre peau deviendra beaucoup plus irritée, ce qui aggravera la douleur. Choisissez plutôt des vêtements plus amples jusqu'à la guérison complète des lésions.

Prenez un analgésique en vente libre. « Le paracétamol, l'ibuprofène ou l'aspirine peuvent aider à soulager la douleur de l'ampoule », déclare le Dr Workowsky. Suivez les directives qui se trouvent sur l'étiquette.

Oubliez les rapports sexuels. « Les rapports sexuels durant une crise d'herpès sont à éviter pour toutes sortes de raisons, déclare le Dr O'Donnell. La poussée d'herpès est toujours associée à un certain niveau de douleur et d'inconfort, qui s'aggravera durant le rapport sexuel. L'un des symptômes d'une poussée d'herpès inclut souvent l'enflure de l'un des nodes lymphatiques dans l'aine. Cette enflure peut causer de l'inconfort ou être tout à fait indolore, ajoute-t-elle. Les rapports sexuels durant une crise exposent également votre partenaire au risque de contracter une infection d'herpès, tout en vous rendant plus vulnérable de contracter d'autres maladies transmises sexuellement, notamment le Sida. »

Utilisez un condom. « Si vous n'avez pas d'herpès, mais que votre partenaire en est infecté, ou si vous avez un nouveau partenaire et que vous n'êtes pas certaine de sa condition de santé, utilisez un condom qui vous protégera de la contraction du virus, déclare le Dr Workowsky. Utilisez un condom même s'il n'y a pas d'ampoule, car le virus est toujours présent. »Les spécialistes recommandent des condoms fabriqués à l'aide de membranes animales plutôt qu'en latex.

« Meilleurs encore sont les condoms pour femmes, selon le Dr Workowski. Le dispositif est muni de deux anneaux de plastique reliés par une gaine en polyuréthanne. Le condom pour femmes couvre la vulve entière, protégeant ainsi les endroits sensibles qui pourraient être exposés au virus. »

Hoquet
De bons trucs pour interrompre les spasmes

Êtes-vous victime d'une attaque rebelle de hoquet ? Si c'est le cas, sachez que les médecins se servent des mêmes remèdes maison transmis par les femmes de génération en génération. « Tout d'abord, retenez votre souffle, déclare Mary-Jo Welker, médecin. Ou encore, avalez une cuillerée à café de sucre fin. »

Le hoquet se produit quand le diaphragme se contracte involontairement. Le diaphragme est un muscle mince qui sépare la poitrine de la cavité abdominale et qui joue un rôle des plus importants dans la respiration. Quand la crise de hoquet survient, le fonctionnement habituellement régulier de ce muscle est court-circuité par une sorte d'irritation, et le muscle se contracte en spasmes. Pendant que le diaphragme s'affaisse, la personne atteinte d'un hoquet inspire rapidement, et les cordes vocales se resserrent dans sa gorge. C'est ce qui cause le son que l'on entend... le son du hoquet.

Tout élément provoquant un épanchement de l'estomac qui fait alors pression contre le diaphragme, soit à cause de l'air ingurgité, des boissons gazeuses ou d'une indigestion, peut provoquer une crise de hoquet. « Certaines personnes pensent également que le fait de manger trop vite, ou encore de rire et de parler tout en mangeant, leur donne le hoquet, alors que d'autres ne semblent jamais pouvoir en déterminer la cause », déclare le Dr Welker.

DES REMÈDES MAISON QUI FONCTIONNENT

Presque tout le monde semble posséder un remède maison contre le hoquet. Certaines tactiques sont fort sensées : elles semblent se fonder autant sur la physiologie de la personne que sur les croyances populaires. Voici ce que recommandent certains vétérans du hoquet.

Prenez une respiration profonde et comptez jusqu'à 30. « Le fait de retenir sa respiration augmente les taux d'azote dans le sang qui, semble-t-il, diminuent la sensibilité du centre du nerf vague qui se trouve dans le cerveau, déclare le Dr Welker. Cela peut suffire à interrompre la transmission du signal qui déclenche le hoquet. »

Essayez une cuillerée à café de sucre sous votre langue. « C'est vraiment le premier remède maison que j'essaierais et c'est celui que j'ai conseillé à de nombreuses bonnes d'enfants ou à d'autres membres du personnel de soins pour enfants, déclare Beckey Lutcus, éducatrice. Le sucre peut cependant provoquer un danger d'étouffement chez les enfants de moins de deux ans. Nous vous conseillons donc de n'utiliser que le quart ou la moitié d'une cuillerée à café pour ces petits enfants. Ne placez que quelques granules sous leur langue et laissez le sucre se dissoudre lentement. »

« Nous ignorons pourquoi le sucre réussit à vaincre le hoquet, déclare Marla Tobben, médecin. Certains médecins prétendent que les granules stimulent le nerf vague, nerf très long dans le fond de la gorge qui se ramifie en plusieurs groupes de muscles, notamment ceux du diaphragme. »

Mangez de la papaye. « Le hoquet, de même que les rots, les ballonnements ou les arrière-goût, peuvent tous signaler des problèmes digestifs, déclare Betty Shaver, herboriste. J'ai souvent conseillé à mes clientes de mâcher des comprimés de papaye. Ce traitement s'est toujours avéré efficace. » La papaye ou les ananas frais sont également efficaces, car les deux fruits contiennent une enzyme digestive nécessaire au bon fonctionnement de l'estomac.

« Il est vrai que les problèmes digestifs, notamment les brûlures d'estomac, peuvent aggraver le hoquet », déclare le Dr Tobben, bien que certains médecins préfèrent prescrire un antiacide gastrique ou encore un agent réducteur d'acide, plutôt que des enzymes digestives.

Bouchez vos oreilles et buvez. Lorsqu'elles ont le hoquet, Marsha Anderson, infirmière, suggère à ses patientes de se boucher les deux oreilles à l'aide de leurs doigts, puis de boire un verre d'eau en utilisant une paille.

« J'ai moi-même eu recours à cette méthode et elle a toujours donné des résultats satisfaisants lorsque je l'ai recommandée à d'autres », ajoute Marsha Anderson.

Hypertension artérielle
Stratégies non médicamenteuses aux effets favorables

Les médecins ignorent pourquoi la tension artérielle se met à augmenter au-delà de 140/90 mmHg (millimètres de mercure), ce que l'on considère une limite saine. « Les maladies qui affectent les reins, les glandes surrénales ou d'autres glandes peuvent parfois faire augmenter la tension artérielle, état que les médecins appellent hypertension artérielle secondaire », déclare Lois Anne Katz, médecin.

« Cependant, 19 fois sur 20, l'hypertension artérielle se manifeste sans raison apparente », ajoute-t-elle.

« Le rein joue un rôle important dans la régularité de la tension artérielle, ajoute le Dr Katz. Nous pourrions dans l'avenir, découvrir un gène qui affecte le rein et qui cause l'hypertension artérielle. »

« Tout ce que nous savons, c'est que les femmes obèses ou diabétiques présentent de plus grands risques d'hypertension artérielle », explique-t-elle. Les femmes qui prennent la pilule contraceptive présentent également un risque plus élevé, sans que personne ne sache vraiment pourquoi.

« L'hypertension artérielle est une affection très courante chez les femmes », ajoute le Dr Katz. Selon l'Association américaine du coeur, si vous êtes âgée de 35 à 55 ans, vous avez une chance sur quatre d'en être atteinte, alors que presque une femme sur deux âgée de plus de 55 ans en souffre.

« Si elle n'est pas soignée, l'hypertension artérielle augmente les risques de maladie cardiaque, d'insuffisance rénale et d'accident vasculaire cérébral. Cependant, chez la plupart des femmes, la tension artérielle trop élevée peut être maîtrisée avant qu'elle n'ait pu causer des dommages », déclare le Dr Katz.

UN CHOIX NON MÉDICAMENTEUX

« Dans certains cas, les médecins préfèrent que les femmes atteintes d'hypertension artérielle adoptent des stratégies non médicamenteuses », déclare le Dr Katz. Voici ce qu'elles suggèrent.

Perdez du poids. « Les personnes qui perdent énormément de poids, c'est-à-dire entre 10 et 15 kilos, pourraient voir leur tension artérielle chuter », déclare le Dr Katz. La perte des kilos en trop peut vraiment déclencher un changement chimique dans l'organisme et perturber ainsi le métabolisme. Cette perte de poids réduit également la production d'insuline, facteur qui pourrait parfois stimuler l'hypertension artérielle.

« La meilleure façon de perdre du poids est d'écouter les signaux d'appétit de son propre corps », ajoute le Dr Katz. Ne mangez que lorsque vous avez faim, et non pas 24 heures sur 24. De plus, cessez de manger quand vous êtes rassasiée et évitez les aliments riches en graisses ou en sucre, ou les deux. Servez-vous également des portions modérées. Vous devriez de cette façon perdre votre poids graduellement.

Ajoutez des fruits, des haricots et des pommes de terre dans votre menu. « La consommation de fruits et de légumes riches en potassium en plus grande quantité est de la plus grande importance dans tout pro-

QUAND CONSULTER SON MÉDECIN

Même si vous n'avez jamais souffert d'hypertension artérielle, c'est une bonne idée de passer un test au moins une fois l'an. Une hypertension dépistée à son tout début est la clé de la prévention et de la maîtrise contre des effets indésirables, notamment les maladies du cœur ou du rein.

« En outre, vous devriez absolument faire tester votre tension artérielle si vous tombez enceinte. Parfois, la tension artérielle s'accroît durant la grossesse, déclare Lois Anne Katz, médecin. En fait, la tension artérielle devrait diminuer durant la grossesse ; si elle augmente, il faut en déterminer la cause », explique-t-elle.

« Durant la grossesse, une augmentation légère mais significative de la tension artérielle pourrait être le signe d'une éclampsie, complication grave nécessitant des soins médicaux immédiats, surtout si elle est accompagnée d'un gain de poids excessif et de la présence de protéines dans l'urine », déclare le Dr Katz.

gramme de diminution de la tension artérielle, déclare Linda Vanhorne, titulaire d'un doctorat. Essayez d'atteindre des taux de potassium de 2 000 à 4 000 mg par jour », ajoute-t-elle.

Personne ne sait vraiment de quelle façon le potassium réduit la tension artérielle. Cependant, une étude menée aux Facultés de médecine de Johns Hopkins à Baltimore a révélé que les personnes qui avaient absorbé 3 120 mg de potassium par jour présentaient une pression sanguine systolique (chiffre supérieur dans une lecture de la tension artérielle) en moyenne près de sept points plus basse que la normale et qu'ils avaient réduit leur pression diastolique (chiffre inférieur de la même lecture) en moyenne de deux points.

D'excellentes sources de potassium sont le jus d'orange, les pommes de terre, les bananes, les haricots, le cantaloup, le melon de miel et les fruits séchés tels que les pruneaux et les raisins.

Faites de l'exercice. « Les exercices aérobiques, c'est-à-dire les activités physiques qui font travailler des muscles importants et qui augmentent la fréquence cardiaque, comme la bicyclette, la course et la natation, semblent également réduire la tension artérielle, peut-être parce qu'ils permettent aux vaisseaux sanguins de rester souples plus longtemps », déclare Linda L. Colle Gerrond, médecin. Des exercices effectués sur une base régulière brûlent également des graisses et des calories, et rendent ainsi beaucoup plus facile la tâche de perdre et de maintenir son poids.

Afin de mieux maîtriser votre tension artérielle, le Dr Gerrond vous recommande de faire 30 minutes d'exercices aérobiques trois fois par semaine, mais seulement si votre médecin vous y autorise. « Pour un programme efficace de longue durée, pratiquez les exercices que vous préférez », suggère-t-elle.

Attention au sel. « Dans la plupart des cas, la consommation de sel n'augmente pas les risques d'hypertension artérielle », déclare le Dr Katz, mais pour une raison inconnue, elle peut affecter certaines personnes. Par exemple, si vous êtes atteint d'hypertension artérielle, il serait peut-être préférable que vous utilisiez le sel judicieusement : n'en ajoutez pas sur vos aliments une fois à table et limitez votre consommation d'aliments très salés comme les chips.

« Essayez de ne pas consommer plus d'une cuillerée à café de sel par jour, ou encore son équivalent (2 000 mg) de sodium provenant des aliments », dit-elle.

Prenez des suppléments de calcium. « Les médecins se contredisent au sujet des bienfaits que procure le calcium. Cependant, certaines études ont révélé que le calcium est un nutriment important dans le maintien de la tension artérielle à des niveaux sains, du moins chez certaines femmes », déclare le Dr Gerrond. Dans une étude menée au Centre des sciences de la santé de l'université de la Floride à Jacksonville, un groupe de chercheurs ont remarqué qu'un apport de 2 000 mg de calcium par jour réduisait d'environ 54 % l'apparition d'hypertension artérielle chez les femmes enceintes. Les médecins ne connaissent pas vraiment les mécanismes qui activent ce processus, mais les spécialistes en la matière croient que les femmes devraient s'assurer un apport quotidien maximal de calcium, c'est-à-dire :

- 1 000 mg par jour si vous avez moins de 50 ans ou si vous suivez une hormonothérapie substitutive ;
- 1 200 à 1 500 mg par jour si vous êtes enceinte ou si vous allaitez ;
- 1 500 mg par jour si vous êtes en post-ménopause et que vous ne prenez pas d'œstrogène ; ou encore si vous avez plus de 65 ans.

« La plupart des femmes ne consomment pas assez de lait, de yaourt ou d'autres aliments qui sont d'excellentes sources de calcium, en grande partie parce qu'elles ont peur d'absorber une trop grande quantité de calories », déclare le Dr Gerrond. Les produits laitiers non gras ou les suppléments de calcium, ou encore une combinaison des deux, pourrait vous assurer l'apport quotidien recommandé.

Oubliez le tabac. « Dans le cas des nouveaux fumeurs, les agents chimiques puissants que contient la fumée de cigarette inhalée favorisent le resserrement provisoire des vaisseaux sanguins, augmentant ainsi la pression sur le sang qui circule dans les artères », déclare le Dr Katz. De plus, la cigarette augmente de façon considérable les risques d'un accident vasculaire cérébral, souvent, croit-on, causé par une hypertension artérielle. Si vous fumez, cessez donc.

Réservez l'alcool aux grandes occasions, ou mieux encore, n'en buvez pas du tout. L'alcool consommé en grande quantité a tendance à augmenter la tension artérielle. Les médecins conseillent donc de faire preuve de modération, voire d'abstinence. Si vous aimez boire de l'alcool, le Dr Katz conseille de limiter votre consommation à deux verres de vin ou à deux bières par jour au maximum. Et si vous ne buvez pas, ne commencez surtout pas.

Hyperventilation
Comment se débarrasser d'une mauvaise respiration

*P*renez une respiration lente et profonde, essayez encore une fois. Voilà, vous l'avez réussie. Vous sentez-vous déjà mieux ? La plupart d'entre nous réagissent favorablement à une respiration profonde et lente qui nous permet de nous détendre et de nous débarrasser de la tension de notre corps.

« Habituellement, on n'attache pas une grande importance à sa respiration. On inspire, puis on expire à un rythme régulier sans penser ou sans s'inquiéter de la façon dont on le fait. Les personnes sujettes à l'hyperventilation, c'est-à-dire celles susceptibles d'éprouver des respirations rapides, profondes ou en surface, ressentent parfois de l'anxiété qui les empêche de respirer normalement», déclare Sally Wenzel, médecin.

«L'hyperventilation déclenche des changements physiques qui peuvent rendre les personnes qui en sont atteintes encore plus essoufflées, à un point tel qu'elles ont l'impression de suffoquer», explique le Dr Wenzel.

«Les personnes atteintes de problèmes pulmonaires tels que l'asthme ou l'emphysème peuvent également souffrir d'hyperventilation lorsqu'elles manquent d'air. Et les femmes semblent plus sujettes à l'hyperventilation que les hommes», ajoute le Dr Wenzel.

Voici comment se produit l'hyperventilation : afin d'obtenir la quantité exacte d'oxygène dans son système sanguin, un équilibre d'azote et d'oxygène doit exister dans le sang. Lorsqu'une personne souffre d'hyperventilation, elle libère une quantité plus importante d'azote chaque fois qu'elle respire, ce qui provoque un déséquilibre.

Une chute des taux d'azote dans le sang déclenche parfois d'autres symptômes alarmants, notamment un sentiment d'étourdissement ou d'engourdissement, des perturbations de la vue, des picotements dans les bras, les jambes et la bouche, des maux de tête et même des douleurs à la poitrine.

«Certaines femmes pourraient penser souffrir d'une crise cardiaque ou bien qu'elles vont s'évanouir, situations qui se matérialisent rarement», ajoute le Dr Wenzel. Dès que ces femmes réalisent que les symptômes physiques de l'hyperventilation ne sont pas graves, elles paniquent moins lorsqu'ils se manifestent.

COMMENT RESPIRER NORMALEMENT

Voici quelques conseils suggérés par des femmes médecins, des inhalothérapeutes, et même un professeur de yoga, aux femmes qui souffrent d'hyperventilation.

Gardez votre bouche fermée. «Il est très difficile d'hyperventiler en respirant par le nez, car vous ne pouvez pas inspirer beaucoup d'air», déclare le Dr Wenzel.

Apprenez à respirer depuis le diaphragme. «On a remarqué que l'hyperventilation touche habituellement les personnes qui respirent superficiellement et qui n'emplissent ainsi que la cavité supérieure de leur poitrine en inspirant», déclare le Dr Wenzel. Ces personnes doivent donc apprendre à respirer depuis le diaphragme. Cette technique leur permet d'utiliser toute leur capacité pulmonaire et de ralentir ainsi leur respiration.

Voici la façon dont Jane Hunter, instructeur de yoga, apprend à ces personnes à respirer.

Asseyez-vous sur une chaise droite et dure, les pieds bien plats au sol. (Si vos pieds ne touchent pas le sol, placez-les sur un livre ou un marchepied.) Ouvrez vos genoux à la largeur de vos hanches et asseyez-vous bien sur les os de vos fesses.

Gardez votre dos très droit, votre abdomen détendu et votre bouche fermée. Essayez de remarquer le débit d'air qui entre et qui sort de vos narines, et concentrez-vous sur le mouvement qui se passe au niveau de vos poumons. Cela vous permettra de ralentir votre respiration.

Chaque fois que vous inspirez, détendez consciemment vos voies respiratoires et respirez un peu plus profondément. Augmentez graduellement vos respirations. Sentez bien l'air qui entre et qui sort de vos poumons. Laissez votre abdomen se gonfler au moment de l'inspiration et se contracter au moment de l'expiration. « Et, lorsque vos poumons commencent à se détendre, maîtrisez mieux le rythme de votre respiration en gonflant les muscles de l'abdomen, ce qui permettra de laisser plus de place à la dilatation de vos poumons », déclare Jane Hunter.

« Après avoir réussi à respirer profondément depuis le fond de vos poumons, essayez d'équilibrer votre respiration afin de mettre le même temps à l'inspiration qu'à l'expiration, conseille-t-elle. Équilibrez votre respiration pour ne pas vous sentir essoufflée. »

QUAND CONSULTER SON MÉDECIN

« Si vous semblez incapable de maîtriser votre respiration, que vous vous sentez fréquemment fatiguée et essoufflée, ou si vous soupirez beaucoup, consultez un médecin. Il pourrait s'agir d'un problème de cœur ou de poumon et vous pourriez avoir besoin de soins médicaux », déclare Sally Wenzel, médecin. L'anémie peut également entraîner des sensations d'essoufflement accompagnées de fatigue. Des carences en fer, en vitamine B_{12} et en acide folique peuvent être à l'origine de l'anémie.

Si votre médecin ne diagnostique pas de problèmes respiratoires, vous voudrez peut-être consulter un psychologue. Consultez plutôt un spécialiste des troubles de l'anxiété.

Pratiquez cette technique de respiration depuis le diaphragme de 5 à 10 minutes, au moins une fois par jour.

Respirez dans un sac en papier. « Cette méthode bien éprouvée vous permet d'inspirer à nouveau l'azote que vous avez expiré, en plus d'augmenter et d'équilibrer les taux d'azote dans le sang », déclare le Dr Wenzel.

« Certaines personnes atteintes de problèmes respiratoires, surtout celles qui sont victimes de problèmes d'anxiété, se sentent mieux quand elles ont avec elles un sac en papier », déclare Betty Booker, inhalothérapeute. « Ces personnes devraient plutôt apprendre à respirer depuis leur diaphragme. Dès qu'elles ont maîtrisé cette technique, elles ont rarement recours au sac en papier. »

Ne vous serrez pas. « Nous parlons bien sûr des vêtements que vous portez. Les ceintures serrées, les gaines, les soutiens-gorge, les jeans très serrés, tous ces vêtements peuvent freiner la respiration à partir du diaphragme, ce qui mène à une respiration en surface », déclare Betty Booker.

« Afin d'inspirer profondément, votre diaphragme doit être détendu afin de pouvoir s'affaisser. Cela crée un effet de vide dans vos poumons et leur permet de se remplir d'air automatiquement », explique le Dr Wenzel.

Bougez un peu. « Les exercices aérobiques vous forceront à respirer correctement, déclare le Dr Wenzel. Vous ne pouvez pas courir pendant longtemps en respirant en surface. L'exercice peut également contrecarrer l'anxiété qui contribue à l'hyperventilation. Si vous n'avez pratiqué aucun exercice depuis un certain temps, commencez graduellement par la marche ou le vélo stationnaire. Augmentez à un rythme qui vous convient, tout en étant efficace », conseille le Dr Wenzel.

Hypotension artérielle
Comment augmenter
votre tension artérielle et votre bien-être

rente secondes plus tôt, Pamela ignorait qu'elle se retrouverait au sol, au milieu de la foule, alors qu'elle attendait l'autobus durant une chaude journée. Mais cela est arrivé. Elle suivait depuis un mois un régime minceur très strict et faisait des parties de tennis épuisantes. Sa tension artérielle s'était donc mise à baisser brusquement. Et à la suite de cette baisse, elle s'est évanouie.

Une personne en bonne santé a une tension artérielle qui se situe aux alentours de 120/80 mm de mercure (mmHg) environ. Quels sont les facteurs qui peuvent la perturber ?

« Chez les femmes de l'âge de Pamela, c'est-à-dire de moins de quarante ans, la tension artérielle pourrait descendre au-dessous de 90/60 mmHg durant la grossesse, les journées chaudes ou les régimes chocs », déclare Debra R. Judelson, médecin. « Si une personne prend des médicaments contre l'hypertension artérielle ou qu'elle a des problèmes cardiaques, sa tension artérielle pourrait chuter davantage », ajoute-t-elle.

COMMENT REMONTER SA TENSION ARTÉRIELLE.

L'hypotension artérielle peut provoquer chez vous des sensations d'étourdissements, de torpeur, ou des maux de tête. D'autre part, vous pouvez être atteinte d'hypotension artérielle mais ne l'apprendre qu'au moment où vous vous ferez faire un test sanguin. Si vous semblez ressentir les effets de chutes incommodantes de votre tension artérielle, il est facile d'y remédier », ajoute le Dr Judelson.

Buvez davantage de liquide. « Lorsque vous transpirez beaucoup durant une journée très chaude, votre tension artérielle peut chuter à la suite de la déshydratation de votre corps », déclare le Dr Judelson. Si vous vous sentez faible, buvez une boisson sportive ou un bouillon. En remplaçant les liquides que vous avez éliminés, vous retrouverez une tension artérielle normale, accompagnée d'un soulagement des symptômes, ajoute-t-elle. Le sucre que contiennent ces boissons favorisera l'apport liquidien dans vos cellules, le sel assurera leur rétention. Bien sûr, l'eau est toujours bénéfique.

Mangez. « Ressentez-vous des nausées ? À quelle heure avez-vous pris votre dernier repas ou votre dernier en-cas ? Si cela fait plus de quelques heures, essayez de manger un peu, ne serait-ce que la moitié d'un sandwich ou un fruit. Vous vous sentirez mieux en un rien de temps », déclare le Dr Judelson.

Levez-vous lentement. « Certaines personnes ont des étourdissements quand elles se lèvent brusquement après avoir été assises ou allongées pendant un certain temps, signe principal d'une hypotension artérielle temporaire. Ces étourdissements sont provoquées par le fait que le sang est acheminé trop rapidement dans les jambes. Mais votre corps peut s'adapter facilement si vous vous asseyez d'abord, bougez les jambes pendant quelques secondes et que vous vous levez lentement », déclare le Dr Judelson. Si les étourdissements récidivent, asseyez-vous ou allongez-vous jusqu'à ce qu'ils disparaissent. Levez-vous ensuite plus lentement.

QUAND CONSULTER SON MÉDECIN

« Consultez votre médecin si vous vous sentez souvent étourdie ou faible pendant la journée », déclare Debra R. Judlson, médecin. Consultez-le également si vous perdez connaissance en étant debout ou si vous vous sentez toujours étourdie, fatiguée ou faible, et que vous manifestez des signes de saignements internes dans vos selles, ajoute-t-elle. Chez les femmes plus jeunes, l'hypotension artérielle peut être un signe du symptôme de fatigue chronique, selon des chercheurs de la Faculté de médecine de l'université John-Hopkins. Chez les femmes plus âgées, surtout, les symptômes d'hypotension artérielle pourraient cacher des problèmes graves comme une maladie cardiaque.

Inappétence sexuelle
Des rapports sexuels plus fréquents et plus intéressants

Rachel était heureuse : elle avait rencontré l'homme de sa vie, ils étaient tombés amoureux l'un de l'autre et s'étaient mariés. Et puis, la nuit de noces arriva. « Au moment des rapports sexuels, Rachel avait perdu tous ses élans amoureux », déclare Kathleen Gill, psychologue.

Rachel, et ce n'est pas son vrai nom, a avoué qu'elle avait perdu simplement tout intérêt pour les rapports sexuels.

Le manque de désir sexuel et les problèmes qu'ils ont causés dans son mariage a poussé Rachel à consulter le Dr Gill en vue d'obtenir les conseils d'un professionnel. Grâce à la thérapie, la source du problème a fait surface. Rachel, qui avait été battue par son père durant son enfance, a grandi avec la crainte des hommes. L'intimité la rendait complètement vulnérable. Résultat, l'appétit sexuel de Rachel était pratiquement inexistant.

« Rachel vivait ce que les psychiatres appellent un cas type d'inappétence sexuelle, ou trouble d'hypoactivité sexuelle. Et, à un degré plus ou moins élevé, l'inappétence sexuelle peut s'avérer chose courante chez les femmes », déclare le Dr Gill.

« Si des conflits très profonds en sont la cause, la personne qui souffre d'inappétence sexuelle devrait consulter un sexothérapeute ou un psychologue sans tarder », déclare Barbara Barclay, psychiatre et sexothérapeute.

« Quelquefois, les femmes continuent de mener des vies sexuelles actives, mais elles ont perdu tout intérêt », déclare le Dr Gill. Lorsque leur appétit sexuel diminue, elles en rendent souvent responsables des facteurs extérieurs de la vie, comme le stress, la fatigue, des conflits au travail ou la maladresse des techniques amoureuses de leurs conjoints.

« Les changements hormonaux déclenchés par la pilule anticonceptionnelle, le syndrome prémenstruel, la grossesse, l'allaitement, la ménopause, l'hystérectomie ou l'hormonothérapie substitutive peuvent également atténuer l'appétit sexuel », déclare le Dr Barclay. Il en est de même pour des épisodes temporaires de dépression ou d'anxiété.

Heureusement, il existe de nombreuses façons de cultiver le désir.

ALIMENTEZ VOTRE VIE AMOUREUSE.

Voici ce que les femmes médecins vous suggèrent d'essayer si votre appétit sexuel est pratiquement inexistant.

Demandez-vous ce qui a changé. « Si vous avez perdu tout intérêt d'avoir des rapports sexuels, essayez d'en chercher la raison. Peut-être est-ce dû au fait que votre partenaire travaille trop ou qu'il ne porte pas assez attention à vous, ce qui vous met en colère. Si c'est le cas, dites-lui ce que vous ressentez », conseille le Dr Gill.

Comparez les choses que vous aimez à celles que vous n'aimez pas. Peut-être vos besoins sexuels et ceux de votre partenaire sont très différents.

« Disons, par exemple, qu'il veut avoir des rapports sexuels plus souvent que vous, déclare le Dr Gill. Peut-être faudrait-il accorder du temps à d'autres activités intimes comme vous embrasser, vous faire des massages ou simplement vous serrer l'un contre l'autre. Ce qui est important, c'est de trouver un terrain d'entente qui vous satisfasse mutuellement. Si vous manquez de détente dans vos rapports sexuels, le désir et l'appétit pourraient en être davantage affectés. »

Apprenez à connaître votre corps, et le sien. « Si les femmes ont si souvent un manque de désir, c'est qu'elles ne sont jamais stimulées », déclare Barbara Kinsling, sexothérapeute.

La stimulation sexuelle alimente le désir. Pour cette raison, les thérapeutes recommandent à leurs patientes une forme de massage sensuel qui éveillerait leurs sens.

Votre partenaire et vous pourriez vous rencontrer pour pratiquer l'art de la stimulation. Prenez trente à soixante minutes de votre temps durant lesquelles vous ne vous sentirez ni pressée par le temps ni déconcentrée. Tout d'abord, caressez-vous mutuellement le corps, sur toutes les parties du corps, en vous concentrant sur les sensations du plaisir de toucher et d'être touchée. Si votre esprit s'égare dans d'autres pensées, une réunion d'affaires, par exemple, concentrez-vous à nouveau sur ce qui vous procurait du bien. Le but de l'exercice est d'apprendre à reconnaître ce qui vous est favorable.

Quand vous vous sentirez confortable l'un envers l'autre avec vos corps, prenez le temps de vous caresser. Lorsque vous touchez votre conjoint, essayez d'imaginer ce qu'il ressent lorsque vous effleurez sa peau du bout des doigts. Ne vous inquiétez pas de son plaisir, sinon vous pourriez devenir anxieuse et vous déconcentrer de la stimulation.

QUAND CONSULTER SON MÉDECIN

« Quand il s'agit de l'appétit sexuel, il n'y a pas de normes ni de règles qui le qualifie de normal ou non », déclare Merle S. Kroop, psychiatre et psychothérapeute. La fréquence des rapports sexuels qu'elle soit de trois fois par semaine, par mois ou par année, importe peu. Alors, si vous êtes en santé et êtes satisfaite de votre vie sexuelle, ne vous inquiétez pas à ce sujet.

En revanche, si vous êtes insatisfaite et que tous vos efforts sont inefficaces, comsultez un médecin qui éliminera la possibilité d'une maladie quelconque. La dépression, les maladies du rein, l'épilipsie, la maladie de Lyme, le syndrome de fatigue chronique et un trouble de la thyroïde peuvent tous affecter l'appétit sexuel.

Dans le cas d'un changement hormonal causé par la ménopause ou une grossesse qui assèche votre vagin et atténue votre désir, votre médecin pourra vous prescrire un lubrifiant. Pour tout autre problème, il pourra vous référer à un psychothérapeute ou à un sexothérapeute.

Demandez à votre partenaire de vous faire savoir si le geste que vous posez le dérange. Lorsqu'il vous touche, concentrez-vous sur la sensation de la caresse. Si l'un de ses gestes vous déplaît, dites-le-lui. Laissez-lui savoir comment vous aimeriez qu'il vous caresse.

« Parlez-lui à la première personne en utilisant le " je ", déclare le Dr Gill. De cette façon, vous éviterez de prononcer des mots que votre partenaire pourrait interpréter comme étant une critique. »

Si les caresses mènent à un rapport sexuel plus intime, tant mieux. « Mais sachez bien que ce n'est pas le but immédiat de l'exercice. C'est plutôt d'apprendre à vous connaître », explique le Dr Gill.

Consacrez du temps à l'intimité. « Bon nombre de personnes croient que la spontanéité dans les rapports sexuels est primordiale. Peut-être. Mais si vous vous attendez à de la spontanéité et que rien ne se passe, il vaut mieux planifier ses rapports que de ne pas en avoir du tout », déclare le Dr Kinsling.

Donc, fixez-vous des rendez-vous.

« Si vous vous êtes fixé un rendez-vous à 22 h 00 le samedi, il n'est pas nécessaire d'avoir un rapport sexuel à cette heure précise », explique le Dr Kinsling. Mais vous pouvez faire en sorte que l'ambiance vous y incite. Assurez-vous que vous avez suffisamment d'intimité. Décrochez le téléphone, prenez un bain mousse et sentez-vous tout à fait détendue.

Créez de l'ambiance. « Si les chandelles, l'encens, un éclairage intime, de beaux draps et de la musique romantique vous stimulent bien, servez-vous-en », déclare le Dr Gill.

Choisissez la musique qui vous plaît. « Qu'elle soit rock ou classique, la musique peut être un aphrodisiaque puissant. L'habileté de la musique à stimuler dépend de deux facteurs : sa similarité avec votre rythme cardiaque, dans ce cas, de la musique classique, ou les souvenirs que vous attachez à une chanson », déclare le Dr Kisling.

Incontinence
Davantage de contrôle, moins de soucis

Une femme souffre d'incontinence urinaire lorsqu'elle perd fréquemment le contrôle de sa vessie et que cette situation lui crée un problème.

« Chez la femme, l'incontinence se présente habituellement sous l'une des deux formes suivantes : l'incontinence urinaire d'effort ou le besoin incontrôlé de miction. Si vous laissez échapper quelques gouttes d'urine durant vos séances d'exercices physiques ou lorsque vous toussez, que vous riez ou que vous éternuez, il s'agit d'une incontinence urinaire d'effort », déclare Margaret Baumann, médecin. Ce malaise assez courant survient souvent à la suite d'un affaiblissement des muscles pelviens durant la grossesse, d'une chirurgie abdominale telle qu'une hystérectomie ou une laparatomie, ou de changements liés à la ménopause. Près de la moitié des femmes enceintes souffriront temporairement d'une telle incontinence.

« Vous souffrez d'une incontinence de besoin, ou besoin incontrôlé de miction, si vous avez envie d'aller aux toilettes, mais que vous n'y arrivez pas à temps », explique le Dr Baumann. Dans la plupart des cas, la vessie envoie un message au cerveau l'informant de son besoin d'uriner, et le cerveau lui répond d'attendre. L'incontinence de besoin se produit lorsque le mécanisme de miction est endommagé par une infection des voies urinaires, que des changements associés à la ménopause se manifestent au niveau des muscles pelviens ou lorsque des troubles neurologiques tels un accident vasculaire cérébral ou, dans de rares cas, une sclérose en plaques, se manifestent.

DE VÉRITABLES TRAITEMENTS

Les médecins estiment que huit femmes sur dix atteintes d'incontinence urinaire peuvent être traitées. « Vous améliorez souvent votre cas si vous savez comment vous soigner », déclare le Dr Baumann. Voici quelques suggestions.

Essayez un tampon. Selon une étude menée par Ingrid Nygaard, médecin, les femmes qui souffrent d'une incontinence d'effort réduisent leur problème en insérant un tampon dans leur vagin. « Certaines femmes utilisent un tampon gros format, mais l'insère moins profondément qu'elles ne le feraient durant leurs règles. Dans le cas d'une incontinence d'effort légère, qui se traduit par la perte de moins d'une cuillerée à café d'urine (au moment du problème), le tampon n'est pas l'outil de prédilection. »

Le Dr Nygaard croit à la technique du tampon, car il exerce une pression contre les parois du vagin de même que dans l'urètre (canal d'évacuation de l'urine en dehors de la vessie). Elle conseille cependant aux femmes de n'utiliser des tampons que dans des situations d'urgence, comme durant un match de tennis ou pour une réunion d'affaires. « Le vagin étant plus sec sans le flux menstruel, mettez donc quelques gouttes d'eau sur le tampon avant de l'insérer. N'oubliez pas de le retirer à la fin de la journée afin de prévenir le syndrome de choc toxique, maladie grave associée au port prolongé d'un tampon. »

Adoptez les exercices Kegels pour renforcer vos muscles pelviens. Les exercices Kegels, ou exercices des muscles pelviens, augmentent la force et l'endurance des muscles de la vessie. Selon certaines femmes médecins, les exercices Kegels sont de nos jours le meilleur traitement qui soit dans la plupart des types d'incontinence.

« Pour effectuer ces exercices, vous devez contracter pendant une ou deux secondes les muscles du plancher pelvien, muscles utilisés pour maîtriser la miction, puis les détendre entre les contractions afin de prévenir une fatigue musculaire et une hypertonie spasmodique », déclare Tamara G. Bavendam, médecin. Répétez dix fois ces exercices trois à cinq fois par jour. En les effectuant, restez contractée cinq secondes et recommencez jusqu'à ce que vous puissiez parvenir à tenir quinze secondes à la fois, trois à cinq fois par jour.

« En fait, c'est tout comme si l'on retenait ses flatulences. Une femme m'a dit qu'elle avait même mangé une boîte entière de flageolets pour pouvoir mieux pratiquer sa contraction musculaire. Quelle approche créative ! », déclare le Dr Bavendam.

« Effectués correctement, les exercices Kegels sont tout aussi efficaces qu'une intervention chirurgicale ou un médicament administré dans le but de mieux maîtriser une incontinence d'effort ou de besoin légère à modérée, et cela sans causer d'effets indésirables », explique le Dr Baumann.

QUAND CONSULTER SON MÉDECIN

« Si vous laisser échapper de l'urine lorsque vous toussez, riez ou éternuez, ou même avant de vous rendre aux toilettes, consultez un médecin, surtout un urologue ou un gynécologue expérimenté dans le traitement de l'incontinence urinaire chez les femmes », conseille Margaret Baumann, médecin. Les femmes médecins croient que la pratique d'exercices musculaires pelviens, appelés exercices Kegels, est le meilleur remède maison contre ce malaise. Elles insistent toutefois sur l'importance d'apprendre à faire ces exercices correctement. « Si ces remèdes maison ne vous réussissent pas, consultez votre médecin et n'abandonnez pas la lutte », ajoute le Dr Baumann.

Les femmes médecins estiment que vous devriez également consulter votre médecin si l'un des symptômes suivants se manifestaient afin d'éliminer toute possibilité de maladie grave.

- de la douleur ou une sensation de brûlure à la miction ;
- une miction qui excède plus de deux litres par jour ;
- du sang dans les urines ;
- un changement du transit intestinal ;
- des douleurs durant les rapports sexuels ;
- de l'engourdissement ou de la faiblesse dans les jambes ou dans les bras ;
- des changements au niveau de la vue.

Cherchez un bon moniteur. Afin de bien effectuer les exercices Kegels, les femmes médecins conseillent à leurs patientes de se trouver un bon moniteur parmi les spécialistes des soins de la santé.

« De tous les exercices à effectuer, les exercices du plancher pelvien arrivent en tête, en raison de leur difficulté d'apprentissage », déclare Kathe Wallace, physiothérapeute.

Pratiquez les exercices Kegels sous la douche. « Il vous faudra environ huit semaines d'entraînement intensif avant de pouvoir constater une amélioration, déclare le Dr Nygaard. Soyez patiente, vous devez renforcer un muscle du bassin. Et comme pour tout exercice de raffermissement des muscles, il faut du temps. »

« Après avoir soigné votre incontinence, vous pouvez continuer à effectuer les exercices Kegels sous la douche, au volant de votre voiture, en regardant la télévision ou en faisant toute autre activité régulière afin de vous maintenir en forme », déclare le Dr Nygaard. Une étude a prouvé que les femmes qui pratiquaient les exercices Kegels trois fois par semaine constataient qu'elles contrôlaient mieux leur incontinence, même cinq ans plus tard.

« Bien effectués, ces exercices s'avèrent très efficaces. Bon nombre de femmes se présentent à mon bureau après une séance d'exercices Kegels et sont surprises de voir de si bons résultats. Elles se demandent pourquoi elles n'ont pas commencé plus tôt », déclare Kathe Wallace.

Urinez toutes les trois ou quatre heures. « Le fait d'uriner régulièrement empêche la vessie de trop se remplir. Bon nombre de femmes très occupées vont aux toilettes tôt le matin et n'y retournent que le soir en rentrant à la maison », déclare le Dr Nygaard.

Voyagez-vous ? Coupez les liquides. « Lorsque vous voyagez et que vous n'avez pas accès facilement à des toilettes, ne buvez pas plus de quelques verres d'eau par jour et prévoyez prendre votre dernière boisson deux heures avant votre départ », conseille le Dr Baumann. Une fois arrivée à destination, n'oubliez pas de consommer des liquides autres que de l'alcool ou des boissons à base de caféine, comme le café, qui stimulent la production d'urine.

Indécision
Faites-vous une idée

Dans la vie, nous devons toujours prendre des décisions. Allons-nous servir de la volaille ou du poisson au dîner ? Allons-nous acheter une nouvelle maison ou continuer de mettre de l'argent de côté ? Ou encore devons-nous suivre nos ambitions de carrière ou penser à notre famille ? La vie des femmes est remplie de décisions difficiles à prendre, elles doivent faire face à de nombreuses situations qui les rendent indécises.

Les choix difficiles à faire, que ce soit aller à l'encontre des règles sociales, vivre ses relations personnelles à sa façon ou savoir quelle carrière choisir, exigent de sérieuses réflexions. Il faut prendre de nombreux risques dans la vie. Faire un mauvais choix pourrait se traduire par une mauvaise relation, une carrière sans issue ou un mauvais investissement.

Souvent, les risques associés à la prise de décision font tellement peur que la femme retarde sa décision, alors que le problème pourrait être résolu en un rien de temps.

« Il est toujours plus difficile de prendre une décision lorsque l'on est consciente des risques », déclare Linda Welsh, directrice d'un centre de traitement. Mais à long terme, l'incertitude peut vraiment perturber votre vie.

« Dans certaines situations, si vous ne prenez pas une décision sur le champ, vous serez plus tard dans l'impossibilité d'agir », déclare Camille Lloyd, titulaire d'un doctorat. Pendant que vous nagez dans l'incertitude, le prix des actions en bourse que vous convoitez pourrait grimper ou vous pourriez oublier la date limite de votre inscription à l'université. En outre, ce beau jeune homme qui vous a demandé de l'épouser pourrait trouver une partenaire un peu plus enthousiaste qui l'accepte.

« En règle générale, plus vous aurez peur des erreurs que vous pourriez commettre, plus vous aurez du mal à fixer vos choix », ajoute le Dr Lloyd. Avec de la pratique, cependant, la prise de décisions devient plus facile. La prochaine fois que vous devrez faire face à un choix difficile, suivez les conseils suivants.

Analysez bien la situation. Afin de prendre la bonne décision, il faut dresser une liste des avantages et des inconvénients, puis évaluer l'importance de toutes les données.

« Si un jeune homme vous demande de l'épouser, par exemple, et que vous ne le connaissez que depuis six mois, vous pouvez décider de continuer à le fréquenter encore un an afin de mieux le connaître, suggère le Dr Lloyd. Ou, si l'on vous offre un nouveau poste et que vous n'avez pas vraiment perçu le caractère de votre futur patron, vous pouvez essayer d'obtenir le nom d'une personne qui a travaillé pour lui et prendre des renseignements auprès d'elle. Enfin, si vous n'avez pas fixé votre choix sur l'hormonothérapie substitutive, allez dans une bibliothèque afin de mieux vous documenter sur les découvertes les plus récentes, ou demandez l'opinion d'un autre médecin. Et ainsi de suite. »

Dressez une liste du pour et du contre. « Dès que vous aurez en main l'information nécessaire, analysez-la. Prenez une feuille de papier, divisez-la en deux colonnes. Inscrivez au-dessus de la première colonne " pour " et de la deuxième " contre ". Par exemple, si l'on vous a offert de travailler à Lyon, inscrivez dans la première colonne les avantages que vous aurez à prendre un tel travail ; plus d'argent, plus de responsabilités, etc. Dans la deuxième colonne, inscrivez tous les inconvénients, notamment le coût élevé du déplacement, l'éloignement des amis et de la famille, etc. Cette méthode est une façon classique de vous aider à voir plus clairement une situation », explique le Dr Lloyd.

Élaborez un plan de secours. Vous devez vous demander, en considérant chaque option, si le risque en vaut la peine. Le scénario est-il vraiment réaliste ? Quel pourrait être le pire dénouement ? Élaborez ensuite un plan de secours, Si vos premiers efforts échouaient, vous auriez accès à ce que le Dr Welsh appelle « l'option deux », c'est-à-dire une solution qui vous permettra de limiter les dommages. En connaissant vos craintes, de même que les solutions possibles, vous serez plus apte à faire de bons choix.

Discutez des options. « Si vous avez des difficultés à apprécier les risques, les avantages et les inconvénients, discutez des choix possibles avec une amie ou un membre de votre famille », déclare le Dr Welsh.

Acceptez votre choix. « Si vous avez pris une décision et que le résultat ne vous satisfait pas, ne vous blâmez pas », déclare le Dr Lloyd. Le choix parfait n'existe pas. Vous pouvez parfois avoir en main tous les renseignements dont vous avez besoin pour faire un choix judicieux, mais personne ne peut prédire l'avenir.

« Souvenez-vous simplement que vous avez pris une décision raisonnable à partir des renseignements que vous aviez en main à ce moment précis », ajoute-t-elle.

Infections des voies urinaires

Comment soulager sur le champ les sensations de brûlure

*E*ncore une fois, vous devez aller aux toilettes. Et lorsque vous y êtes, quelques gouttes d'urine seulement s'écoulent. Et durant la miction, vous éprouvez une sensation de brûlure. Environ une demi-heure plus tard, vous devez retourner aux toilettes pour revivre les mêmes sensations.

C'est le symptôme courant d'une infection des voies urinaires. Une bactérie s'infiltre dans l'urètre et se propage vers la vessie pour s'y loger. Si l'infection se limite à l'urètre, on la nomme urétrite. Mais la plupart du temps, l'infection se déplace plus profondément dans les voies urinaires, jusque dans la vessie. C'est ce qu'on appelle une cystite ou simplement infection de la vessie. Si elle n'est pas traitée sans tarder, l'infection de la vessie peut se propager vers les reins et provoquer une maladie beaucoup plus grave, appelée pyélonéphrite.

Il arrive parfois qu'une femme souffre d'une infection des voies urinaires sans le savoir ; mais, généralement, les signes et les symptômes les plus courants de cette infection incluent une douleur et une sensation de brûlure à la miction, des mictions fréquentes, un égouttement minimal au moment de la miction et, parfois, du sang dans l'urine.

« La plupart des femmes souffriront au moins une fois ou deux dans leur vie d'une infection des voies urinaires. En général, les médecins en ignorent la cause », souligne Linda Brubaker, médecin.

« Chez ces femmes, les cellules qui tapissent l'urètre sont plus épaisses, rendant l'adhésion des bactéries plus facile », explique Kimberly A. Workowski, médecin.

Et les femmes qui utilisent certaines méthodes contraceptives telles que les spermicides, contenant du Nonoxynol-9, présentent des risques plus élevés d'infection des voies urinaires. « Cet ingrédient altère l'équilibre bactérien dans le vagin, permettant ainsi la croissance de E. Coli, bactérie génératrice de la plupart des infections », ajoute le

Dr Brubaker. Le nonoxynol-9 se trouve dans la plupart des spermicides en gel, en mousse ou dans des condoms lubrifiés d'un spermicide.

STRATÉGIES ANTIBACTÉRIENNES

Si une analyse d'urines signale que vous êtes atteinte d'une infection des voies urinaires, votre médecin vous prescrira sûrement des antibiotiques. Voici quelques conseils qui, avec les médicaments, vous aideront à soulager vos symptômes et à prévenir les récidives.

QUAND CONSULTER SON MÉDECIN

« Consultez immédiatement votre médecin si vous souffrez de plus de deux infections des voies urinaires en moins de six mois, que vous pensez souffrir actuellement d'une telle infection ou que vous avez été victime de plus de trois crises en moins de douze mois », conseille Kristene E. Whitmore, médecin.

« Les femmes doivent absolument comprendre que si elles sont victimes de récidives, elles doivent consulter leur médecin et demander une analyse d'urines, déclare Linda Brubaker, médecin. Même si vous présentez des symptômes, il ne s'agit pas nécessairement d'une infection. Il existe une différence entre une inflammation de l'urètre, qui peut causer une sensibilité et une irritation, et une infection bactérienne. J'ai connu des femmes qui absorbaient des quantités monstres d'antibiotiques pendant des années sans jamais avoir eu d'infection. Bon nombre de femmes pensent qu'elles ont une infection de la vessie tous les mois, mais ce n'est pas vrai. »

Les femmes médecins vous suggèrent de consulter votre médecin si vous ressentez l'un des symptômes suivants :

- du sang dans vos urines ;
- des frissons ;
- des nausées ;
- des vomissements ;
- des douleurs au bas du dos.

Vous devriez également consulter votre médecin s'il a posé un diagnostic d'infection des voies urinaires, mais que les symptômes ne s'atténuent pas au bout de deux jours.

Préparez-vous un cocktail au bicarbonate de soude. « Au premier signe des symptômes, diluez une demi-cuillerée à café de bicarbonate de soude dans un grand verre d'eau et buvez-le », déclare Kristene E. Whitmore, médecin. Le bicarbonate de soude augmente les taux de pH (équilibre acido-basique) de l'urine acidifiante et irritante.

Buvez de l'eau toutes les heures. « Buvez au moins un verre d'eau toutes les heures pendant une période de huit heures », explique le Dr Whitmore.

« La consommation de liquides en quantité importante augmentera le débit d'urine, explique le Dr Workowski. Cela permet également d'éliminer la bactérie qui essaie d'adhérer aux muqueuses cellulaires de l'urètre, de diluer et d'éjecter d'autres substances qui causent l'irritation. Buvez suffisamment d'eau pour que votre urine devienne claire. Essayez de boire au moins huit ou dix verres d'eau par jour. »

« L'hydratation est le meilleur remède contre les infections des voies urinaires, ajoute le Dr Whitmore. Boire de l'eau est toujours recommandé. Non seulement l'apport liquidien est essentiel au bon fonctionnement de l'organisme, mais les femmes que je traite trouvent que c'est parfois plus efficace qu'un traitement médicamenteux. »

Transportez une bouteille avec vous. Jean Kalloff, infirmière certifiée, suggère aux femmes de transporter avec elles une bouteille de cycliste. « Elle est facile à transporter et elle rappelle ainsi aux femmes de boire de l'eau pendant toute la journée. »

Buvez du jus de canneberges. « Selon une étude publiée dans le *Journal of the American Medical Association*, le jus de canneberges peut empêcher l'adhésion de la bactérie aux cellules qui tapissent les voies urinaires », déclare le Dr Workowski.

« Il est prouvé par expérience que le jus de canneberges est efficace, ajoute le Dr Whitmore. Je sais en tout cas que cela fonctionne chez mes patientes. »

Diluez le jus. Les femmes médecins savent aussi que le jus de canneberges peut irriter davantage les voies urinaires de certaines femmes plus sensibles. « Certaines de mes patientes voient leur cas s'aggraver quand elles en boivent en grande quantité, peut-être en raison de son contenu élevé d'acide », met en garde le Dr Brubaker. Le Dr Whitmore, quant à lui, suggère de diluer le jus. « Si cela ne s'avère pas efficace, cessez d'en boire », dit-elle.

Évitez les irritants. Que vous souffriez d'une simple irritation ou d'une infection plus grave des voies urinaires, vous ne devez surtout pas irriter davantage les tissus de votre vessie. Les irritants les plus courants sont les agrumes, les tomates, les fromages fermentés, le chocolat, les aliments épicés, la caféine, l'alcool et la nicotine », déclare le Dr Whitmore.

« Chez certaines personnes, tout aliment gazeux, surtout la bière ou les sodas, irrite davantage leur vessie et les fait aller aux toilettes beaucoup plus fréquemment », déclare Jean Kalloff.

« Les suppléments de vitamine C peuvent également causer des problèmes », déclare le Dr Brubaker.

Évitez les édulcorants. « Les édulcorants artificiels sont l'un des plus grands irritants », indique le Dr Whitmore. Évitez-les donc si vous souffrez d'une infection des voies urinaires.

Appliquez de la chaleur. « Afin de soulager la douleur souvent associée à ce genre de problème, appliquez un coussinet chauffant sur les parties inférieures de votre abdomen », déclare le Dr Workowski.

Portez des jupes, des pantalons amples et des chaussettes jusqu'au genou. « Si vous soufrez d'une infection, le port de sous-vêtements ou de pantalons serrés poussera les bactéries qui tapissent normalement le vagin à s'infiltrer dans votre urètre, déclare le Dr Workowski. Les vêtements trop serrés peuvent aussi causer douleur et inconfort, parce qu'ils appuient fortement sur l'ouverture de l'urètre déjà enflammée. »

Oubliez les douches et les vaporisateurs. « Les vaporisateurs hygiéniques pour femme peuvent irriter davantage les voies urinaires », déclarent les médecins.

Infections mycosiques
Comment maîtriser
cette infection fongique vaginale ennuyeuse

*T*ôt ou tard, la plupart des femmes souffriront d'une infection mycosique d'après Janet McCombs. « Et c'est facile d'en trouver la cause », déclarent d'autres femmes médecins.

« Le milieu vaginal est un écosystème sensible qui est facilement perturbé quand on l'agresse », déclare May M. Wakamatsu, médecin. Une gamme complète d'organismes microscopiques se loge habituellement dans le vagin, y compris le parasite du genre fongique appelé *Candida albincans*. Mais les antibiotiques que l'on prend contre d'autres malaises peuvent détruire une certaine flore protectrice, ce qui peut stimuler les parasites. Il en résulte une vaginite, ou infection mycosique, la deuxième forme la plus courante de vaginite dont souffrent les femmes.

Et pour toute femme qui a été atteinte d'une infection mycosique — ou plusieurs — les symptômes sont ennuyeux : des démangeaisons, des sensations de brûlure à la miction et, parfois, un écoulement vaginal épais et blanchâtre.

DE BONS SOINS À DOMICILE

Vous devrez prendre des médicaments antifongiques si votre médecin a diagnostiqué une infection mycosique ou toute autre forme de vaginite. Mais le succès dépend entièrement de vous. (Pour des conseils généraux sur le soulagement d'une vaginite, voir la page 638.)

Prenez tous vos médicaments. « Assurez-vous de prendre tous les antibiotiques que votre médecin vous a prescrits », déclare Cathleen McIntyre-Seltman, médecin. Cesser le traitement parce que vous vous sentez mieux est une invitation à la récidive, puisque vous n'avez éliminé qu'une partie de l'infection fongique.

Prenez un remède en vente libre. « Dans le cas d'une infection mycosique générale, les suppositoires antifongiques en vente libre et les crèmes antifongiques sont très efficaces », déclare le Dr McIntyre-Setman.

Sentez-vous libre d'utiliser un tel produit si vous avez déjà souffert d'une infection et en reconnaissez les symptômes.

Allongez-vous pour l'application. « Afin de réduire l'écoulement vaginal, utilisez des suppositoires et des crèmes au moment d'aller vous coucher, suggère Janet Engle, pharmacienne. Dans une position accroupie, ou même allongée sur le dos, les genoux fléchis vers votre poitrine, insérez l'applicateur le plus profondément possible dans votre vagin. »

« Portez également une serviette hygiénique durant le traitement afin de protéger vos vêtements », suggère le Dr McCombs.

QUAND CONSULTER SON MÉDECIN

Les femmes médecins estiment qu'un auto-traitement à l'aide de médicaments en vente libre réussit bien aux infections mycosiques. Elles le conseillent à celles qui en ont souffert, surtout au cours des deux derniers mois, et qui en reconnaissent les symptômes. Sinon, elles recommandent que vous consultiez votre médecin afin d'obtenir un bon diagnostic et les traitements appropriés, surtout si :

- vous avez un écoulement vaginal blanchâtre accompagné d'une odeur de levure, semblable à un fromage blanc en texture et en apparence ;
- vous ressentez des démangeaisons et de l'irritation dans les plis de la vulve, à l'extérieur du vagin ou dans les deux endroits ;
- vous éprouvez de la douleur durant la miction ;
- vous éprouvez de la douleur durant vos rapports sexuels.

Vous devriez également consulter votre médecin si votre méthode d'auto-traitement est inefficace. Vous pourriez souffrir d'une crise plus grave ou d'une infection tout à fait différente. Un test de Papanacolaou, un examen visuel ou d'autres examens fort simples pourront préciser le diagnostic.

DES STRATÉGIES NON MÉDICAMENTEUSES

En plus d'un usage adéquat des remèdes que vous pouvez utiliser à la maison, les femmes médecins connaissent de nombreuses autres méthodes que vous pouvez adopter en vue d'un plus grand confort et moins de récidives.

Essayez une douche au vinaigre. « Se nettoyer à l'aide d'une solution diluée de vinaigre et d'eau de temps en temps, c'est-à-dire pas plus d'une fois par semaine, peut aider à prévenir les récidives des infections mycosiques. Cette méthode rend le vagin un peu plus acide, ce qui décourage les mycoses. Diluez deux cuillerées à soupe de vinaigre blanc dans un litre d'eau et servez-vous d'une poire conçue pour les douches vaginales que vous trouverez en pharmacie. »

Les femmes médecins déconseillent l'utilisation de douches commerciales ou de se faire des douches plus d'une fois par semaine. « Les douches peuvent également détruire les bonnes bactéries, notamment la Lactobacillus, dans le vagin, ce qui peut stimuler le Candida Albincans », déclare le Dr McIntyre-Seltman.

Appliquez du yaourt. « Certaines personnes croient que l'utilisation du yaourt, qui contient une bactérie, cousine de la bonne bactérie dans le vagin en favorise la reproduction », déclare le Dr McIntyre-Seltman. Si vous désirez essayer ce remède, assurez-vous d'utiliser du yaourt nature sans sucre qui contient des cultures vivantes et appliquez-le à l'ouverture du vagin avant d'aller vous coucher.

Mangez du yaourt. « Dans une étude, les femmes qui souffraient de récidives d'infections mycosiques, mais qui mangeaient du yaourt tous les jours, avaient moins d'infections que d'autres femmes », déclare Vesna Skul, médecin. De plus, les infections dont elles étaient victimes guérissaient plus rapidement. Le yaourt a un double effet bénéfique chez les femmes : d'abord, il est faible en graisse, riche en protéines et en calcium et la bactérie qu'il contient, la *Lactobaccilus acidophilus,* permet de créer un milieu bactérien plus normal. Le docteur Skul dit à ses patientes de manger au moins 225 g de yaourt contenant des cultures vivantes.

Mangez des carottes. Selon les médecins d'un Service d'obstétrique et de gynécologie, le fait de manger des carottes ou d'autres aliments riches en betâ-carotène, substance naturelle qui se convertit en vitamine A dans l'organisme, offre une protection additionnelle contre les infections mycosiques. Dans une étude, les cellules vaginales chez les femmes atteintes de telles infections présentaient des taux nettement plus faibles de betâ-carotène que les cellules vaginales des femmes en santé. Les médecins croient que les bienfaits proviennent de l'habileté de la betâ-carotène à renforcer le système immunitaire.

Outre les carottes, les épinards, le brocoli, les patates douces et les abricots contiennent tous des quantités importantes de betâ-carotène.

Portez du coton. « La bactérie *Candida albincans* aime le terrain humide et moite, ce qui lui permet de proliférer, déclare le Dr Skul. Assurez-vous de garder vos parties génitales au sec en portant des sous-vêtements de coton, des vêtements amples et des bas collants munis d'un gousset de coton. »

Servez-vous de fécule de maïs. « Saupoudrer un peu de fécule de maïs dans la région de l'aine permettra d'absorber l'humidité », déclare Kimberly A. Workowski, médecin.

Faites beaucoup d'exercice. « Les vêtements d'exercice très serrés sont un bon terrain pour les infections mycosiques pour deux raisons : d'abord ils vous font beaucoup transpirer en vous exerçant et, ensuite, ils ne permettent pas une circulation d'air rafraîchissante car ils sont trop serrés. Des shorts de course sont préférables aux collants, parce qu'ils laissent l'air circuler », déclare le Dr McKay. Et cherchez des vêtements de sport dont le tissage est aéré.

Ne restez pas dans un maillot mouillé. « Se promener dans un maillot mouillé est une invitation à la prolifération des bactéries », déclare Kristene A. Whitmore, médecin. Achetez-vous deux maillots de bain identiques, suggère-t-elle. Après vous être baignée, lavez le premier maillot dans de l'eau claire et enfilez le deuxième maillot. Personne ne s'apercevra que vous vous êtes changée. »

Oubliez les sucreries. « Les femmes atteintes de diabète qui mangent trop de produits sucrés, ce qu'elles ne devraient pas faire de prime abord, souffriront davantage d'infections mycosiques », déclare Mary Lang Carney, médecin. Leur taux de glucose sanguin augmente et tous leurs tissus contiennent plus de sucre. Lorsque le taux de sucre est plus manifeste dans l'organisme, les parasites prolifèrent et s'activent. »

Insomnie
La clé d'un bon sommeil

*F*aites-vous partie de ces femmes qui se tournent et se retournent dans leur lit, incapables de dormir, alors que tous les autres membres de leur famille passent une bonne nuit ?

Si vous figurez parmi les victimes d'insomnie, vous êtes certainement prête à essayer n'importe quoi pour vous endormir.

Environ 30 % des adultes souffriront d'insomnie à un moment de leur vie. Et les femmes, à mesure qu'elles vieillissent, deviennent plus sensibles à ce malaise. Dès l'âge de 40 ans, en effet, elles courent 40 %

plus de risques d'éprouver un certain degré d'insomnie à cause des changements hormonaux qui précèdent leur ménopause. Les bouffées de chaleur et les sueurs nocturnes qui se manifestent la nuit sont des symptômes courants d'insomnie pendant et après la ménopause. (Pour des façons pratiques de mieux maîtriser les bouffées de chaleur et les sueurs nocturnes, voir la page 46.)

VOUS NE POUVEZ PAS DORMIR ?
LISEZ CE QUI SUIT

Un cas d'insomnie occasionnelle n'est généralement pas problématique pour la plupart des femmes. Mais de nombreuses nuits blanches auront éventuellement un effet marqué sur leur vivacité d'esprit.

Voici ce que les femmes médecin conseillent à leurs patientes épuisées par un manque de sommeil.

Cachez votre réveille-matin. « Le fait de regarder fixement les aiguilles de votre réveille-matin peut créer une tension et vous empêcher de vous rendormir, déclare Rochelle Goldberg. Plutôt que de regarder l'heure, concentrez-vous sur des pensées qui vous détendent. »

Une chambre à bonne température. « Faites en sorte que votre chambre à coucher ne soit ni trop chaude ni trop froide », déclare Naomi Kramer, médecin. Bon nombre de personnes dorment mieux dans une chambre fraîche. Réduisez donc le chauffage de la chambre quand vous allez vous coucher.

Sortez du lit. « Si vous ne vous êtes pas endormie au bout de 20 minutes, levez-vous et faites quelque chose d'ennuyeux », déclare Margaret L. Moline, titulaire d'un doctorat. Si vous réussissez à vous changer les idées, vous trouverez peut-être le sommeil.

QUAND CONSULTER SON MÉDECIN

« Si vous ne pouvez toujours pas dormir après avoir tout essayé, il est temps de consulter votre médecin qui pourra sûrement vous adresser à une clinique spécialisée dans les troubles du sommeil », déclare Rochelle Goldberg, médecin.

ET LE LENDEMAIN...

Afin de prévenir les récidives d'insomnie, lisez les conseils suivants.

Faites de la marche le matin. « L'exposition à la lumière durant la journée permet de régulariser votre horloge biologique », déclare Marie A. Carskadon, titulaire d'un doctorat. Si vous faites de la marche très tôt le matin, dans la lumière du jour, vous dormirez certainement mieux le soir.

Réservez une heure à vos préoccupations. « Fixez-vous une heure précise durant laquelle vous réglerez tous vos soucis. Inscrivez chaque préoccupation sur un bout de papier et élaborez un plan d'action qui vous permettra de résoudre le problème. Lorsqu'un souci vous réveille, dites-vous que vous en aviez trouvé la solution plus tôt et essayez de vous rendormir », déclare le docteur Goldberg.

Résistez au besoin de faire la sieste. « Faire des siestes dans l'après-midi après avoir passé une nuit blanche perturbera davantage votre horloge biologique », déclare le docteur Goldberg.

« Vous devez consacrer les heures de la nuit à votre sommeil », ajoute le docteur Goldberg.

Planifiez l'heure d'aller au lit. « Tout comme les enfants, les adultes ont besoin d'aller au lit à une heure précise, déclare le docteur Carskadon. Nous sommes tous munis d'horloges biologiques qui synchronisent notre organisme. Établissez donc un rythme de sommeil et de réveil précis, et respectez scrupuleusement cet horaire. Votre corps vous fera savoir ainsi qu'il est temps de dormir la nuit et d'être actif le jour. »

Détendez-vous avant d'aller dormir. « Accordez-vous environ 45 minutes de détente avant d'aller vous coucher. Cela signalera à l'horloge biologique de votre corps que la journée est terminée et qu'il est temps d'aller dormir. Écoutez de la musique douce, écrivez une lettre ou lisez un roman, mais surtout n'entreprenez pas une activité qui exigerait un effort de concentration ou qui a un rapport avec votre travail. ».

Sortez le stress de votre chambre à coucher. « Vous n'avez sûrement pas l'habitude de dormir à votre bureau. Donc, vous ne devriez pas non plus travailler dans votre chambre à coucher. N'utilisez cette pièce que pour dormir et avoir des rapports sexuels. Sortez de votre chambre votre ordinateur, vos documents de travail, votre télécopieur et même votre téléphone, si vous le pouvez. Et remettez votre téléviseur dans la pièce qui lui était destinée, c'est-à-dire dans le salon », déclare le docteur Goldberg.

Oubliez l'alcool. « Si vous voulez avoir une bonne nuit de sommeil, ne prenez pas de digestif, déclare le docteur Kramer. L'alcool vous procurera une détente, certes, mais il perturbera votre sommeil plus tard dans la nuit. Évitez donc de boire toute boisson alcoolisée deux heures avant d'aller dormir. Et bien sûr, évitez également de consommer de la caféine. »

Ne fumez pas. « Il est prouvé que la cigarette perturbe le sommeil », déclare le docteur Carskadon. La nicotine est un stimulant. Elle augmente la tension artérielle, accélère la fréquence cardiaque et stimule davantage le cerveau.

Intolérance au lactose
Plus de calcium, moins de crampes

Quand vous étiez enfant, vous pouviez boire de grands verres de lait ou manger de grands cornets de glace sans problème. Aujourd'hui, malheureusement, quand vous mangez ces aliments, vous éprouvez des sensations de ballonnement. Ou vous souffrez de diarrhée, de crampes et d'une grande sensation d'inconfort.

Que se passe-t-il ?

En vieillissant, vos intestins produisent de moins en moins de lactase, enzyme digestive essentielle à la dégradation du lactose, sucre naturel qui se trouve dans le lait et les produits laitiers. Les symptômes tels que le ballonnement, les crampes et la diarrhée se manifestent de quinze minutes à plusieurs heures après avoir consommé des produits laitiers lorsque votre intestin réagit aux sucres non digérés.

UN SOULAGEMENT RAPIDE

Si vous vous sentez prête à éclater après avoir mangé une glace, vous souffrez d'intolérance au lactose. Les conseils suivants, très efficaces, des femmes médecins, vous soulageront de ce problème.

Prenez un comprimé antiacide. « Procurez-vous à votre pharmacie des pilules en vente libre qui permettent d'absorber les gaz emprisonnés dans votre côlon et de réduire le ballonnement », déclare Jaklyn Woolf, médecin.

Faites un peu de marche. «Si vous vous sentez ballonnée, une marche d'une demi-heure vous calmera sûrement », déclare Melissa Palmer, médecin.

Surélevez vos pieds. « Si vous avez des crampes d'estomac de temps en temps, la meilleure chose à faire est de ne rien faire du tout », déclare Wanda Filler, médecin. Détendez-vous, prenez un bain, surélevez vos pieds, allongez-vous — tout ce qui vous permettra de laisser passer les crampes provoquées par l'intolérance au lactose.

LIMITEZ VOTRE DOSE DE LACTOSE

Lorsque vous vous sentirez mieux, observez certaines consignes afin de savoir si vous pouvez ou non digérer les produits laitiers.

Tenez un journal alimentaire. « Afin de savoir si le lait ou la crème glacée sont responsables de votre problème, écrivez dans un journal tous les aliments que vous consommez, le jour où vous les consommez, et s'ils vous déclenchent certains symptômes », déclare Wahida Karmally, directrice de nutrition. En enregistrant tous les aliments que vous ingérez, vous devriez savoir en une semaine environ quels sont ceux qui vous causent des problèmes.

Évitez les produits laitiers. Vous n'avez pas le temps d'enregistrer vos symptômes ? « Évitez simplement le lait, le fromage, et la crème glacée pendant une semaine ou deux », déclare le Dr Woolf. Si vos sensations de ballonnement, de crampes et de diarrhée disparaissent durant ce laps de temps, c'est que vous devez probablement éliminer de votre alimentation les produits laitiers.

Lisez les étiquettes. «Certains aliments contiennent du lactose, déclare Wahida Karmally. Par exemple, le lactosérum (contenu dans le fromage blanc) est un ingrédient souvent utilisé dans les aliments en boîte. Les extraits secs dégraissés du lait, certaines crèmes et certains pains, les bonbons et les vinaigrettes peuvent également contenir des produits laitiers. »

Ne buvez qu'un verre à la fois. « Et ce conseil est valable pour toutes les sortes de lait, de l'allégé au lait complet. Ces laits contiennent tous la même quantité de lactose », déclare Wahida Karmally. Même si vous souffrez de symptômes graves, il est probable que vous pouvez conserver dans votre alimentation certains produits laitiers.

Une étude réalisée à l'université du Minnesota a révélé que dans un groupe de trente personnes jugées intolérantes au lactose, la plupart d'entre elles pouvaient boire sans problème un grand verre de lait demi-écrémé tous les jours.

Un groupe de médecins ont testé trente personnes qui faisaient état régulièrement de symptômes de flatulences après avoir bu moins d'un verre de lait. Ils ont remarqué que leurs symptômes se manifestaient à peine lorsqu'ils buvaient un verre de lait tous les jours au petit-déjeuner pendant une semaine.

LES BESOINS EN CALCIUM

Si l'on a déterminé que vous ne pouvez manger ni boire plus d'un verre de lait, ou l'équivalent, par jour, les femmes médecins pensent que vous devriez cependant respecter vos besoins en calcium, nutriment habituellement trouvé dans les produits laitiers.

« Le calcium est essentiel afin de protéger la femme contre l'ostéoporose et les maladies cardiaques », déclare Barbara Frank, médecin et gastroentérologiste. Si une intolérance au lactose vous oblige à réduire votre consommation de lait, vous devrez trouver dans d'autres aliments les 1000 mg de calcium par jour recommandés par les femmes médecins.

Essayez le yaourt. « Certains yaourts contenant des cultures actives sont plus faibles en lactose que la plupart des autres produits laitiers, et vous pourrez peut-être les tolérer », constate le Dr Crow. Mais n'essayez pas les yaourts surgelés, car toutes les cultures actives en sont éliminées lors du processus de congélation.

Découvrez le lactose. « Si votre organisme ne fabrique pas une quantité suffisante le lactose, vous pourrez vous procurer cet enzyme sous forme de comprimés ou de liquide. Les suppléments de lactase sont disponibles dans les supermarchés et les pharmacies, déclare Wahida Karmally. Deux comprimés avalés avec un verre de lait favoriseront votre tolérance à ce produit », ajoute-t-elle. La forme liquide convertit 70 à 90 % du lactose, selon le nombre de gouttes que vous ajoutez à votre lait. Vous devrez donc essayer le lactose sous ses deux formes et choisir celle qui vous convient le mieux. »

Vous pouvez aussi vous procurer du lait faible en lactose; on trouve ce produit au supermarché.

Buvez des jus d'agrumes. « Plusieurs jus de fruits sont de nos jours enrichis de calcium », explique Wahida Karmally. Comme d'autres produits contenant peu de lactose, les jus d'orange et d'autres jus enrichis de calcium peuvent satisfaire les exigences en calcium souvent insatisfaisantes à cause d'une intolérance au lactose.

Irritation causée par l'épilation au rasoir
Des soins préventifs

Vous vous rasez afin d'avoir une peau douce et sans poils, mais vous n'avez pas du tout envie de voir apparaître sur vos jambes, après le rasage, une irritation cutanée rougeâtre et peu attrayante. Malheureusement, c'est ce qui se produit chez bon nombre de femmes qui se rasent mal. « Elles s'enduisent les jambes de savon et se rasent très rapidement, ce qui rend la peau de leurs jambes rouge et irritée, malaise que l'on appelle irritation causée par l'épilation au rasoir », déclare Evelyn Placek, dermatologue.

« Et c'est vraiment une irritation cutanée. Lorsque vous vous rasez, vous pelez en principe une partie de l'épiderme, couche supérieure de la peau. La rougeur est une réaction normale à l'agression que vous faites subir à votre peau. La circulation sanguine irrigue davantage la région affectée afin de guérir la blessure, les vaisseaux sanguins se dilatent et la peau devient rouge », déclare le Dr Placek.

« Cette forme d'irritation ne disparaît pas facilement, déclare Patricia Farris-Walters, médecin. Chaque fois que vous vous rasez, vous irritez de nouveau votre peau. »

ALLEZ-Y DOUCEMENT

L'une des façons d'éviter une telle irritation est de cesser de se raser. Sinon, suivez les conseils que vous suggèrent les femmes médecins afin de réduire la rougeur et les démangeaisons.

Optez pour de l'hydrocortisone. Afin de réduire la rougeur embarrassante, appliquez immédiatement une crème contenant 1 % d'hydrocortisone sur la partie rasée. « Cette crème atténuera la rougeur, la sensation de picotement et l'irritation », ajoute le Dr Placek. L'hydrocortisone est un vasoconstricteur, ce qui veut dire que moins de sang irrigue le site lésé et que la rougeur s'atténue. Vous devrez peut-être appliquez la crème deux fois la première journée, puis les symptômes disparaîtront. »

« N'utilisez pas la crème à à base d'hydrocortisone tous les jours, car un usage abusif immuniserait votre peau qui deviendrait plus rouge et plus irritée lorsque vous cesserez le traitement », met en garde le Dr Placek. En outre, l'usage abusif de préparations à base de cortisone peut amincir la peau avec le temps. Les vaisseaux sanguins dans la région pourraient se distendre et vous pourriez vous retrouver avec des vergetures dans la région pubienne.

Lubrifiez votre peau après le rasage. « Une lotion hydratante pour le corps permettra de réduire la sécheresse et les démangeaisons après le rasage », déclare Dan Kleinsmith, dermatologue.

Rasez-vous après le bain. La prochaine fois que vous devrez vous raser, protégez mieux votre peau irritée en faisant en sorte qu'elle soit bien hydratée avant que vous ne la rasiez. « Le meilleur moment de se raser est après avoir pris un bain ou une douche », déclare le Dr Placek. La peau est plus humide et les poils plus mous, ce qui rend le rasage plus facile.

QUAND CONSULTER SON MÉDECIN

Consultez un médecin si l'irritation persiste après quelques jours ou si elle semble s'infecter. Le pus, l'enflure prononcée ou une sensation de chaleur et d'élancement sont signes d'une infection.

L'irritation qui récidive devrait également être traitée par un médecin ; se raser ne fera en effet qu'aggraver la situation.

Oubliez le savon. « Les gens à la peau très sensible devraient s'en tenir à une crème pour rasage qui contient de l'aloès ou tout autre ingrédient adoucissant », recommande le Dr Placek. « Ces crèmes sont efficaces, constate le Dr Kleinsmith. Appliquez-en après votre bain, alors que votre peau est humide et que les poils sont doux. Laissez la crème pendant quelques minutes afin de ramollir davantage les poils avant de les raser. »

Rasez-vous du bon côté. Rasez les poils dans le sens de la pousse, c'est-à-dire du genou vers la cheville. « Une telle pratique n'irritera pas les follicules pileux autant que si vous vous rasiez en sens inverse », déclare le Dr Walters.

Optez pour des crèmes épilatoires. Si vous savez que vous êtes sensible aux irritations causées par l'épilation au rasoir, essayez d'utiliser une crème épilatoire qui dissout le poil. « Ces lotions ont souvent une odeur forte et sont incommodantes, mais elles causent moins de traumatisme aux follicules pileux que le rasoir », déclare le Dr Placek. « La plupart des gens tolèrent bien les crèmes épilatoires, mais certaines personnes y sont allergiques », déclare le Dr Walters. Si vous éprouvez une sensation de brûlure, rincez immédiatement la crème épilatoire et ne la réutilisez pas.

Utilisez une préparation contre l'acné. Comme traitement de longue durée, les préparations topiques contre l'acné qui contiennent 2,5 ou 5 % de peroxyde de benzoyle peuvent réduire l'irritation et diminuer les risques de récidive. « Il existe même des crèmes pour rasage qui contiennent du peroxyde de benzoyle. Utilisez une telle crème si vous êtes sensible aux irritations », suggère le Dr Placek.

Remplacez votre rasoir. « Les rasoirs à lame double et les rasoirs jetables rasent de près, donc vous pouvez vraiment irriter votre peau et traumatiser les follicules pileux. De plus, l'irritation se manifestera davantage si vous vous rasez avec de vieilles lames, déclare le Dr Walters qui conseille à ses patientes de se débarrasser des rasoirs jetables ou de changer la lame des autres rasoirs après les avoir utilisés trois ou quatre fois.

Utilisez un rasoir électrique. « Je recommande parfois à mes patientes de se procurer un rasoir électrique, déclare le Dr Walters. Elles obtiennent ainsi un rasage plus doux et plus stable qu'avec un rasoir régulier. »

(Pour des conseils pratiques sur l'épilation des poils dans la région pubienne, voir la page 510.)

Irritation cutanée
Un type de friction à éviter

S i vous frottez deux bâtonnets l'un contre l'autre, vous produirez du feu. De la même façon, si vos cuisses frottent l'une contre l'autre, il se produira un échauffement : votre peau deviendra si rouge et si enflammée que vous aurez l'impression d'avoir attrapé un mauvais coup de soleil.

« L'irritation cutanée se produit lorsque la peau d'une partie du corps frotte contre la peau d'une autre partie », explique Mary Lupo, médecin. La chaleur, l'humidité et la transpiration semblent favoriser l'irritation, surtout celle des parties humides qui se trouvent entre les cuisses, sous les seins et sous les aisselles des personnes obèses.

« L'irritation cutanée est également plus fréquente lorsque la personne porte des tissus synthétiques, notamment des pantalons en polyester, des shorts de vélo en Lycra ou des collants en Nylon qui emprisonnent l'humidité et réduisent la circulation d'air dans ces parties du corps très sensibles », déclare Deborah S. Sarnoff, médecin. Et si vous avez récemment pris des antibiotiques, l'irritation augmente vos risques d'infection mycosique dans la région affectée.

COMMENT SOULAGER LA PEAU IRRITÉE

Par bonheur, les femmes médecins confirment que la peau irritée se soulage facilement. Voici ce qu'elles suggèrent.

Déshabillez-vous. « Idéalement, la meilleure façon de traiter l'irritation cutanée est d'enlever vos vêtements et de rester nue quand vous êtes à la maison », déclare Esta Kronberg, dermatologue. Si la pudeur ou d'autres circonstances vous empêchent d'adopter cette méthode, enfilez une robe très ample ou un caftan qui permet à l'air de circuler librement autour de votre corps. L'air qui circule sur la peau réduit le surcroît d'humidité qui nuit à la guérison.

Appliquez une crème médicamenteuse. « Si la région lésée vous semble vraiment irritée, appliquez une crème à base de cortisone, déclare le Dr Kronberg. Cette crème réduira l'inflammation et soulagera votre peau. »

Essayez une crème antifongique. « Vous souffrez probablement d'une infection mycosique si la crème à base de cortisone ne se révèle pas efficace ou si les rougeurs et la sensibilité semblent s'aggraver dans les 24 heures qui suivent l'application », déclare le Dr Kronberg. Appliquez des crèmes médicamenteuses conçues pour les infections mycosiques. Respectez scrupuleusement le dosage prescrit sur le mode d'emploi.

Rincez, puis rincez encore. « Après le bain ou la douche, rincez-vous complètement le corps afin de ne laisser aucun résidu savonneux sur votre peau », déclare le Dr Lupo. Les résidus de savon peuvent aggraver l'irritation cutanée et perturber les barrages d'humidité naturelle de l'organisme qui vous protègent habituellement contre la friction de la peau.

Branchez votre sèche-cheveux. « Dès que vous sortez de la douche, mettez en marche votre sèche-cheveux à l'intensité la plus faible et asséchez les parties de votre corps les plus sensibles à l'irritation et aux infections mycosiques », déclare le Dr Sarnoff.

« Veillez à bien vous sécher, ajoute le Dr Lupo. Soulevez les parties qui s'affaissent et assurez-vous de bien assécher la peau à ces endroits. Soulevez également vos seins. Et portez une attention particulière à l'intérieur de vos cuisses. »

Saupoudrez-vous. « Saupoudrez légèrement d'une poudre médicamenteuse les régions susceptibles d'irritation », déclare le Dr Lupo. Cette poudre, que l'on peut acheter en pharmacie, absorbera une partie de l'humidité que votre corps produit durant la journée et éliminera toute cellule mycosique qui voudrait s'implanter sur votre peau.

Utilisez des tampons au lieu des serviettes hygiéniques. « Les serviettes hygiéniques empêchent la bonne circulation d'air et produisent une accumulation d'humidité à la fourche des cuisses. Pour cette raison, utilisez plutôt des tampons », suggère le Dr Sarnoff. Si vous ne le pouvez pas, changez souvent de serviette hygiénique que vous couvrirez de poudre médicamenteuse.

Perdez du poids. « Si vous êtes presque obèse, la meilleure façon de prévenir l'irritation est de perdre les kilos en trop », déclare le Dr Sarnoff. Vous réduirez ainsi la surface de peau susceptible de subir les effets de la friction.

Irritation due à la chaleur

Un remède pour tous

*L*es athlètes ne sont pas très sensibles à la chaleur, mais ils sont susceptibles de développer un malaise très incommodant : l'irritation due à la chaleur.

Ce problème survient lorsque les cyclistes et les coureurs s'adonnent pleinement à leur activité sportive en portant leurs collants de spandex. Même s'ils nous apparaissent en excellente forme, l'intérieur de leurs cuisses fléchit habituellement sous l'abus des efforts physiques.

Le problème résulte de la transpiration emprisonnée sous le tissu. En temps normal, la transpiration régularise la température corporelle, rafraîchissant la peau tout en s'évaporant. Mais lorsqu'elle se trouve emprisonnée sous un tissu dense, elle ne peut s'éliminer. La peau s'échauffe alors et produit des petites grosseurs rosées ou rougeâtres qui démangent — c'est ce qu'on appelle, une irritation due à la chaleur.

« La chaleur, la transpiration et les vêtements trop serrés sont tous responsables d'une telle irritation », déclarent les femmes médecins. « La peau enfle et bouche les pores cutanés. Et cela provoque l'irritation », explique Karen S. Harkaway, médecin.

« On appelle miliaire rouge (ou bourbouille) une irritation cutanée grave. En outre, cette irritation ne touche pas seulement les athlètes. Si vous avez de gros seins ou si vous êtes légèrement obèse, vous avez probablement remarqué que votre peau vous démange lorsqu'il fait chaud », déclare Toby Shaw, médecin. Ce trouble se manifeste lorsque la peau d'une partie du corps frotte contre une autre peau, que ce soit la peau d'un sein contre l'abdomen ou des replis de peau les uns contre les autres. Une exposition abusive au soleil peut également provoquer une irritation due à la chaleur.

DES MESURES PRÉVENTIVES

Quel que soit le nom que vous lui donnez, l'irritation due à la chaleur est facilement soulagée. Voici quelques conseils.

Appliquez un linge frais. « Dans un simple cas d'irritation due à la chaleur, vous devez d'abord rafraîchir votre peau », déclare Diane L. Kallgren, dermatologue. Une simple compresse fraîche soulagera et rafraîchira la peau échauffée. Trempez un linge dans de l'eau fraîche, tordez-le et placez-le sur votre peau pendant 5 à 10 minutes.

Servez-vous de glaçons. « Lorsque la peau réagit, la meilleure façon de réduire l'enflure est d'utiliser des glaçons », déclare le Dr Harkaway. Placez plusieurs glaçons dans un sac de plastique fermé hermétiquement, enveloppez le tout dans une serviette et appliquez sur la plaie pendant 5 minutes.

Appliquez une crème au menthol. Le remède préféré contre l'irritation due à la chaleur du Dr Shaw est une crème au menthol qui soulage la peau échauffée. Suivez les instructions figurant sur l'emballage.

Appliquez du talc après le bain. « Le talc est rafraîchissant », déclare le Dr Harkaway. De plus, il absorbe l'humidité qui est la source du problème — bonne pratique à adopter tous les jours durant l'été.

Adoptez le coton. « Si vous êtes une femme active, mais sensible aux irritations dues à la chaleur, oubliez jusqu'à l'automne vos shorts de bicyclette et vos collants serrés. Bien sûr ils vous donnent une belle

QUAND CONSULTER SON MÉDECIN

« L'irritation due à la chaleur ne présente pas un danger, sauf si elle est associée au coup de chaleur, lequel peut détruire la plupart des glandes sudoripares », déclare Diane L. Kallgren, dermatologue.

Si l'irritation due à la chaleur est accompagnée de nausées, de sécheresse, de soif, de maux de tête et de pâleur, dirigez-vous vers un endroit climatisé, buvez du liquide et consultez un médecin le plus rapidement possible.

Une légère irritation due à la chaleur disparaîtra en l'espace d'une semaine. Dans le cas contraire, il pourrait s'agir d'un autre type de problème, par exemple d'eczéma.

Consultez votre médecin si :

- des grosseurs rouges se transforment en pustules blancs ;
- l'irritation persiste pendant plus d'une semaine ou deux.

apparence, mais les meilleurs vêtements d'exercice à porter quand il fait chaud sont les T-shirts en coton et les shorts de gymnastique », déclare le Dr Harkaway.

« Les vêtements d'exercice très serrés font pression sur la peau et favorisent les irritations dues à la chaleur », déclare Mary P. Sheehan, médecin. Les tissus synthétiques laissent la transpiration apparaître à la surface, mais le coton l'absorbe mieux.

Irritation oculaire
Comment éliminer rapidement l'inconfort.

À moins que vous ne portiez des verres protecteurs 24 heures par jour, tôt ou tard, un corps étranger s'introduira dans votre œil — de la poussière ou un peu de maquillage, par exemple —, et vous en ressentirez un grand inconfort.

Même si vous réussissez à éviter toute invasion d'objets étrangers dans vos yeux, ces derniers restent sensibles à l'assèchement et aux allergies, deux facteurs d'irritation extrêmement importants.

DÉBARRASSEZ-VOUS DES DÉCHETS

Heureusement, il existe de nombreuses solutions fort simples.

Clignez des yeux. « Le clignement des yeux permet à l'œil de générer des larmes et l'aide ainsi à expulser les corps étrangers comme les impuretés, la poussière et la saleté », déclare Silvia Orengo-Nania, médecin.

Servez-vous de vos paupières. « Si le clignement des yeux ne suffit pas à libérer l'intrus, utilisez votre paupière en poussant délicatement la saleté vers le bas puis vers l'extérieur, déclare Kathleen Lamping, médecin. Prenez entre vos doigts les cils de la paupière supérieure, puis déplacez cette dernière par-dessus la paupière inférieure. Cela permet aux cils de la paupière inférieure de déloger la saleté qui se trouve dans la paupière supérieure. Ensuite, clignez des yeux plusieurs fois. »

« Cette manœuvre déplace parfois la particule irritante vers le coin de l'œil, ajoute le Dr Lamping. Si cela se produit, utilisez le coin d'un mouchoir ou d'un tissu humide pour la retirer. » Si vous n'avez pas de mouchoir ou de tissu, utilisez le bout de votre doigt, mais très délicatement.

Purgez-le à l'eau. L'eau du robinet peut aider à purger la saleté de vos yeux. « Mettez-vous devant le robinet et aspergez le plus d'eau possible dans votre œil afin de déloger le corps étranger », déclare le Dr Lamping.

Essayez les larmes artificielles. « Les larmes artificielles, disponibles en vente libre, ne purgent pas seulement les corps étrangers, mais elles aident à soulager et à réhydrater l'œil », déclare le Dr Orengo-Nania. Si vous en avez à votre disposition, utilisez-les.

Portez-vous des lentilles cornéennes ? Retirez-les. « Si vos yeux sont irrités, les lentilles cornéennes aggraveront la situation. Le corps irritant pourrait s'être logé sur la lentille, et non pas dans votre œil, ajoute le Dr Lamping. Retirez donc vos lentilles cornéennes immédiatement. »

Remède standard, une compresse froide. « Toutes les allergies, que ce soit à l'herbe à poux, au maquillage, aux poils d'animaux ou à autre chose, peuvent causer une démangeaison de l'œil. Une compresse fraîche allégera la démangeaison et soulagera les yeux. Mouillez un linge ou une serviette et placez-la sur vos yeux fermés quand ils piquent pendant au moins 2 minutes, voire 20 minutes si nécessaire », déclare le Dr Orengo-Nania.

QUAND CONSULTER SON MÉDECIN

Si un corps étranger pénètre dans votre œil, que vous réussissez à le retirer mais que l'inconfort subsiste, vous pourriez avoir égratigné la cornée, couche protectrice de l'œil.

Essayez de garder l'œil fermé pendant une demi-heure. Puis consultez votre médecin si, en ouvrant les yeux, vous ressentez l'un des symptômes suivants :

- votre œil vous fait mal ;
- votre œil est rouge ;
- vous avez une perte de la vision.

Portez des verres protecteurs pour vos tâches ménagères. « Nettoyer son jardin est un très bon type d'exercice. Mais cela crée de la poussière ou des débris que vous pourriez recevoir dans vos yeux. Les verres protecteurs pourront éliminer le problème, déclare Dickie McMullan, médecin, ophtalmologiste en pratique privée à Atlanta. C'est aussi une bonne idée de les utiliser lorsque l'on nettoie ses pinceaux. »

Portez des lunettes de natation. « Le chlore contenu dans l'eau de piscine peut irriter, voire brûler les yeux. Afin de protéger vos yeux, portez des lunettes de natation étanches », déclare Anne-Marie Cavallero, optométriste.

Jalousie
Comment tirer parti
des sentiments de rancoeur

Votre mari rentre très tard à la maison un soir et vous annonce qu'il vient d'engager une nouvelle adjointe qui a gagné récemment un concours de beauté. Elle partage ses goûts du bon vin, son enthousiasme pour les sports, son sens de l'humour et presque toutes ses opinions dans le domaine des affaires.

Admettez-le, vous êtes jalouse, étouffée entre la rancœur et la détresse qui vous prend à la gorge. Vous avez soudain très peur de perdre quelqu'un que vous aimez beaucoup.

« La jalousie est un sentiment voisin de l'envie, un mélange d'une difficulté d'adaptation et de colère qui vous tourmente lorsque vous voulez vous approprier quelque chose qui appartient à quelqu'un d'autre », déclare Shirley Glass, psychologue.

« Vous serez susceptible de à souffrir profondément des effets de l'envie et de la jalousie si votre estime de vous-même est faible », déclare June Price Tangney, psychologue. Personne n'est épargné.

« La jalousie est un sentiment normal, tout comme la colère ou l'ennui », déclare Harriet Lernet, psychologue.

LE CÔTÉ FÉMININ DE LA JALOUSIE

Qu'est-ce qui rend une personne jalouse ? En règle générale, les femmes sont plus sujettes que les hommes à se sentir jalouses ou à envier les autres. Les hommes par contre sont plus souvent tourmentés par les différences qui existent dans leur statut de vie, leur revenu et leur pouvoir.

« Le problème principal de la jalousie ou de l'envie, c'est que ces sentiments vous éloignent de la réalité. Si vous êtes préoccupée par ce qui se passe dans la vie d'une autre personne, c'est que vous ne portez pas suffisamment d'attention à la vôtre », déclare le Dr Glass.

« En revanche, la jalousie et l'envie peuvent vous être bénéfiques si elles vous incitent à changer, notamment à améliorer votre apparence, à stimuler votre esprit ou à travailler sur votre estime de vous-même », déclare JoAnn Magdoff, psychothérapeute.

Voici quelques conseils de spécialistes qui vous permettront de mieux maîtriser votre jalousie.

Reconnaissez vos sentiments. « Refuser de voir la réalité en face est habituellement très stressant », déclare Leah J. Dickstein, médecin. Admettez que vous êtes jalouse et tirez une leçon de cette expérience. (Fait intéressant, les femmes semblent admettre plus facilement qu'elles sont jalouses que les hommes, selon une étude australienne.)

Demandez-vous pourquoi vous êtes jalouse. Si votre mari, par exemple, semble flirter avec une nouvelle employée, vous pourriez être vraiment jalouse de l'intérêt qu'il porte à son travail, surtout si celui-ci semble lui procurer plus de satisfaction que sa relation avec vous.

« Bien sûr, il est aussi possible qu'il ait eu une petite aventure », déclare le Dr Glass. Si vous le pensez, dites-lui ce que vous ressentez sans nécessairement porter des accusations contre lui.

Questionnez vos hypothèses. Si une amie reçoit une augmentation de salaire, ne réagissez pas comme s'il était impossible que vous en receviez une également. « Trop souvent, nous sommes persuadées que nous ne méritons pas le même traitement qu'une autre personne, mais cela est faux. Il existe actuellement peu de situations qui confirment cette hypothèse », déclare le Dr Tangney.

Transformez l'envie en admiration. « Si vous enviez une personne parce qu'elle a une qualité ou un trait de caractère que vous ne possédez pas, utilisez cette constatation comme un guide », déclare le Dr Glass. Faites le nécessaire pour cultiver la qualité que vous admirez en elle. Si votre rêve est de déclamer des poésies, inscrivez-vous à un cours. Si votre ambition est d'être plus mince, achetez un vélo d'exercice. Et si vous aimeriez être plus professionnelle en affaires, inscrivez-vous à des cours appropriés.

« Tirez profit de la personne qui possède ce que vous enviez. Vous pouvez toujours lui demander en lui parlant quel a été son cheminement personnel ou comment elle a développé ses talent », déclare le Dr Dickstein. Demandez-lui son avis : une personne que vous enviez peut devenir une bonne conseillère, voire un mentor.

QUAND CONSULTER SON MÉDECIN

« Incontrôlées, la jalousie et l'envie peuvent devenir des sentiments tellement profonds que vous devrez consulter quelqu'un
qui vous aidera à les maîtriser », déclare Leah J. Dickstein, médecin.
Communiquez avec un centre de psychothérapie, un service de
conseil aux employés ou un psychologue si :

- la jalousie ou l'envie agit à l'encontre d'une relation
  personnelle importante dans votre vie ;
- si les sentiments d'envie et de jalousie habitent tellement vos pensées que vous ne pouvez plus vous concentrer sur les choses que vous voulez accomplir ;
- si vous avez passé votre vie à être jalouse ou envieuse ;
- si vous blâmez ou menacez les gens qui vous rendent
  jalouse ou envieuse ;
- si vous évitez de relever des défis dans la vie parce que
  vous craignez de faire face à des événements qui vous
  rendent envieuse ou jalouse.

Kérato-conjonctivite infectieuse

Que faire si vos yeux ont un rhume

L a conjonctivite est le nom que l'on utilise en référence à une infection appelée kérato-conjonctivite infectieuse. Ce type d'infection rend le globe oculaire rosé ou rouge. Vous pourriez aussi éprouver une irritation et des démangeaisons des paupières, de même qu'un écoulement aqueux dans les yeux, tout comme lorsque vous souffrez d'un rhume.

« La conjonctivite peut être d'origine virale et être accompagnée d'un rhume de poitrine et d'un mal de gorge. Mais elle peut également provenir de bactéries ou d'irritations aussi courantes que l'assèchement des yeux, la pollution ou les allergies », déclare Dickie McMullan, ophtalmologiste.

« La conjonctivite d'un œil s'étendra vraisemblablement à l'autre œil, même si vous êtes très prudente », déclare Jody Piltz, médecin.

UN GRAND SOULAGEMENT

« Une bonne nouvelle : même sans traitement, la conjonctivite virale disparaît habituellement d'elle-même en quelques semaines », déclare le Dr McMullan. En outre, il existe de nombreuses façons de soulager l'inconfort et d'éviter la contagion

Ne touchez pas à vos yeux. « Si vous vous frottez les yeux, ils deviendront deux fois plus rouges et vous sembleront encore plus irrités », déclare Sylvia Orengo-Nania, médecin. De plus, en vous frottant les yeux, vous risquez de transmettre l'infection d'un œil à l'autre.

Appliquez une compresse fraîche. « Placez une compresse fraîche sur vos yeux afin de soulager l'irritation », déclare le Dr Orengo-Nania. Répétez le traitement pendant dix minutes, dès que vous en ressentez le besoin.

Portez vos lunettes et non pas des lentilles cornéennes. « Si vous souffrez d'une conjonctivite, le port de lentilles cornéennes ne fera qu'aggraver l'inconfort », déclare Charlotte Saxby, ophtalmologiste. En outre, les lentilles cornéennes retiennent le microbe contre le globe oculaire. Vous accélérerez sûrement la guérison si vous portez vos lunettes plutôt que vos lentilles.

Portez vos lunettes de soleil à l'extérieur. « La lumière du jour irrite davantage la conjonctivite », déclare le Dr Orengo-Nania. Portez des verres fumés munis d'une protection contre les ultraviolets ; cela permettra de réduire l'éclat de la lumière tout en camouflant vos yeux rouges.

Utilisez les larmes artificielles. « Disponibles en pharmacie, les larmes artificielles permettront de nettoyer et de soulager l'œil », ajoute le Dr Saxby. Utilisez-les aussi souvent que vous le désirez.

Ou essayez les gouttes lacrymales. « Certaines gouttes en vente libre contiennent à la fois un anti-histaminique et un décongestionnant, ce qui permet de maîtriser les démangeaisons », déclare Kathleen Lamping, médecin.

« Mais ne les utilisez pas plus de deux semaines de suite », préconise le Dr Orengo-Nania. Les yeux s'habituent facilement aux vaso-constricteurs, substances qui résorbent les vaisseaux sanguins. Si vous les utilisez trop longtemps, vous vous retrouverez avec des yeux rouges, même après la guérison de la conjonctivite.

Jetez votre maquillage. « Le maquillage que vous portez pendant votre conjonctivite pourrait être contaminé et pourrait transmettre l'infection à l'autre œil », déclare le Dr Orengo-Nania

Essuyez les écoulements deux fois par jour. « Placez sur vos paupières une serviette mouillée à l'eau tiède pendant une minute ou deux, puis essuyez délicatement toute substance en allant vers l'intérieur de l'œil », déclare le Dr Saxby. Afin de vous assurer que vous ne contaminez pas l'autre œil ou les autres membres de votre famille, lavez ces serviettes après chaque utilisation.

QUAND CONSULTER SON MÉDECIN

« Une conjonctivite qui persiste pendant plus d'une semaine pourrait signaler un problème plus grave », déclare Sylvia Orengo-Nania, médecin. Consultez immédiatement votre médecin si vous éprouvez les symptômes suivants :

- un écoulement purulent de l'un ou des deux yeux ;
- une perte de la vue ;
- une douleur vague mais intense concentrée à un seul endroit de l'oeil, ou une douleur lancinante dans l'un des deux yeux.

Laryngite
Le remède : du repos

Vous avez un problème si votre voix commence à être éraillée ou si les sons qu'elle émet semblent diminuer en intensité. Vous souffrez d'une laryngite, c'est à dire d'une irritation et d'une enflure de la boîte vocale.

Pour avoir toute son efficacité, le larynx doit être enduit d'une membrane muqueuse qui humidifie et filtre l'air avant qu'il passe dans les poumons. Si vous avez un rhume ou la grippe, ou même si vous forcez votre voix, les cordes vocales peuvent devenir enflées, desséchées et irritées. Et lorsque l'air circule dans votre gorge quand vous parlez, les sons sont déformés. Dans des cas plus graves, vous pouvez perdre tout à fait la voix, ne serait-ce que quelques jours.

COMMENT RETROUVER SA VOIX

Les femmes médecins vous suggèrent les simples stratégies qui suivent pour soulager l'inconfort d'une laryngite et retrouver votre voix.

Ne parlez pas. « Les gens commettent souvent l'erreur de chuchoter, pensant protéger leur voix , déclare Penelope Share, médecin. Il ne faut même pas chuchoter, car cela met encore plus de pression sur votre voix que lorsque vous parlez.

Buvez beaucoup. « En buvant une grande quantité d'eau, des thés décaféinés, des jus et des bouillons de volaille, c'est-à-dire un à deux litres de liquides par jour, vous ramènerez ainsi de l'humidité dans vos cordes vocales desséchées et vous soulagerez l'inconfort », déclare Sally Wensel, médecin. « De plus, il semble que la soupe au poulet possède des propriétés anti-inflammatoires », ajoute-t-elle.

Assaisonnez d'ail. « Une gousse d'ail, ou plusieurs, peuvent vous venir en aide lorsque vous perdez votre voix ; l'ail éclaircit en effet le mucus qui entoure les cordes vocales », déclare le Dr Share. Donc, mangez de l'ail ! De toute façon, vous n'avez pas à vous soucier de votre haleine quand vous souffrez d'une laryngite.

Sucez des bonbons sans sucre. « Le fait de sucer un bonbon dur augmentera la production de salive, et humidifiera donc votre voix déshydratée », déclare le Dr Share. Les bonbons durs sont tout aussi efficaces que les pastilles.

Optez pour du paracétamol. Pour soigner une laryngite, le Dr Share conseille de prendre du paracétamol, qui contient un analgésique. En effet, l'aspirine et l'ibuprophène ont des propriétés qui pourraient diminuer la capacité de coagulation de l'organisme, retardant ainsi la guérison des cordes vocales.

Oubliez vos vices. « Les fumeurs et les grands consommateurs d'alcool courent de plus grands risques de souffrir de laryngite. De plus, la laryngite peut à l'occasion être causée par des allergies, la fumée irritante ou le reflux œsophagien des acides gastriques dans la gorge dans le cas de brûlures d'estomac graves », déclare le Dr Share.

Pour la plupart des femmes médecins, la meilleure façon de guérir sa gorge est de ne pas fumer et de ne pas s'exposer à la fumée des autres ou à d'autres irritants qui polluent l'air, tels que la poussière ou les vapeurs polluantes. « Évitez également les consommations d'alcool, même dans un rince-bouche, et de caféine, car ces substances irritent et assèchent une gorge déjà irritée », déclare le Dr Wensel.

(Pour des façons pratiques de mieux maîtriser les rhumes, la congestion et l'écoulement nasal, qui peuvent mener parfois à la laryngite, voir les pages 540, 118 et 220).

QUAND CONSULTER SON MÉDECIN

Une voix enrouée et éraillée pourrait signaler une infection bactérienne ou, dans le cas des chanteurs professionnels ou des conférenciers, l'apparition de nodules ou d'autres grosseurs inoffensives sur les cordes vocales. Les femmes médecins constatent également qu'un nombre croissant de cas de raucité de la voix est associé à la chlamydia, maladie transmise sexuellement.

Consultez un médecin si votre cas de laryngite est douloureux, voire ennuyeux, et s'il persiste pendant plus de quelques jours. Si la douleur est intense, et que vous avez de la difficulté à avaler ou à respirer, consultez sans tarder un médecin.

Lèvres gercées
Comment éliminer le problème

S achez qu'il existe une solution aux lèvres qui ressemblent plus au lit d'un lac asséché qu'au sourire resplendissant des mannequins dans les publicités de cosmétiques.

« Vos lèvres sont les premières victimes des effets de l'environnement dans lequel nous vivons », déclare Lenore S. Kakita, médecin. Les lèvres ne contiennent pas le pigment de la peau, la mélanine, qui protège, dans une certaine mesure, des dommages du soleil. Les lèvres sont donc ultra-sensibles aux rayons nocifs du soleil. Elles se trouvent également dans une partie du corps qui s'assèche plus facilement à cause de l'évaporation d'eau. Les vents secs, les températures très froides et l'air asséchant des maisons surchauffées qui réduisent l'humidité figurent parmi les facteurs responsables de l'assèchement des lèvres.

COMMENT AIDER LA NATURE

« La plupart des lèvres gercées, rouges, rugueuses et craquées peuvent être soulagées après quelques jours de soins et d'attention. Consultez cependant votre médecin si la gerçure est grave », déclare le Dr Kakita. Il devra peut-être vous prescrire une préparation qui vous soulagera.

Cessez de vous lécher et de vous mordre les lèvres. Le Dr Kakita croit que l'action de se réhydrater les lèvres en les léchant constamment est une habitude naturelle et automatique. « Mais très vite, l'air évapore l'humidité, rendant les lèvres encore plus sèches qu'auparavant », explique-t-elle. Si vous avez l'habitude de vous mordre les lèvres, ce qui se produit généralement quand elles commencent à peler, vous ne faites qu'aggraver le problème. En arrachant la peau, vous enlevez la couche protectrice supérieure des lèvres, déjà délicates. Apprenez donc à ne pas toucher à vos lèvres.

Buvez davantage. « Que ce soit parce que le chauffage marche à fond durant une journée froide ou parce que vous faites une randonnée en montagne durant une journée très chaude, vos lèvres ont besoin d'être hydratées », déclare Diana Bihova, dermatologue.

Humidifiez vos lèvres. L'air sec aspire l'humidité de vos lèvres. Pour cette raison, le Dr Bihova conseille d'utiliser un humidificateur à la maison et au bureau.

Portez du rouge à lèvres. « Il y a bien des années, le rouge à lèvres semblait assécher les lèvres. Ce n'est plus le cas aujourd'hui. Les rouges à lèvres sont devenus un atout pour plus d'une raison : ils hydratent les lèvres et les protègent contre les effets desséchants du soleil », déclare le Dr Kakita. Leur application fréquente vous permettra d'obtenir les plus grands bienfaits. Les baumes pour lèvres sont tout aussi efficaces.

Établissez une barrière. Les lèvres très gercées ont besoin d'une grande protection qu'elles trouveront dans une pommade ou une crème. Le Dr Kakita recommande la vaseline que l'on peut appliquer plusieurs fois par jour.

Pensez-y bien. « Prévoyez-vous une excursion de ski ou de voile ou passer beaucoup de temps à l'extérieur dans des conditions difficiles ? Protégez davantage vos lèvres en portant un baume dont l'écran solaire a un indice de 30 », conseille le Dr Kakita. Vous pouvez vous procurez des baumes protecteurs très efficaces dans la plupart des magasins d'articles de sport.

Dites oui au yaourt. « Si vous avez les commissures de la bouche rouges, irritées et craquelées, ce pourrait être à la suite d'une prolifération des cellules mycosiques, organismes fongiques, prolifération souvent provoquée par les antibiotiques ou le stress, déclare le Dr Kakita. En fait, les cellules mycosiques peuvent attaquer la peau sensible de la commissure des lèvres si vous souffrez d'un rhume ou si de la salive s'échappe de votre bouche lorsque vous dormez. Consommez donc du yaourt liquide à l'acidophile et rincez-vous la bouche plusieurs fois par jour », conseille le Dr Kakita. Des maladies telles que le diabète peuvent aussi provoquer ce problème ; donc, si cet état persiste ou s'il est grave, consultez votre médecin. Il pourrait alors vous prescrire une préparation antifongique ou des médicaments par voie orale.

Lupus érythémateux
Les clefs du confort

S i vous êtes comme la plupart des femmes chez qui on a diagnostiqué un lupus, vous chercherez sûrement en sortant du cabinet médical dans un dictionnaire médical la définition de la maladie. Vous découvrirez que le lupus érythémateux, de son vrai nom, est une maladie auto-immune complexe. Le terme auto-immune signifie que les fonctions immunitaires de l'organisme se combattent l'une l'autre et, dans le cas du lupus, qu'il s'agit d'une inflammation du sang, des reins, de la peau et des articulations, de même que d'autres tissus conjonctifs et organes.

Ce dictionnaire médical pourrait ne pas mentionner que sur dix personnes atteintes du lupus, neuf sont des femmes, et que chacune d'elles vit sa maladie d'une façon qui lui est propre.

« Chez certaines femmes, le lupus se manifeste d'abord avec des poussées de fièvre et des douleurs musculaires ou articulaires. Ces symptômes pourraient persister pendant toute leur vie, déclare Janis Doert, infirmière, atteinte de lupus depuis vingt ans. Mais les symptômes de cette maladie peuvent être beaucoup plus graves et endommager les fonctions rénales, sanguines et cervicales. »

Il n'existe aucun traitement pour le lupus, mais on peut le maîtriser au moyen de médicaments et de soins personnels. « L'élément le plus important pour les femmes atteintes de lupus est un bon traitement médical », déclare Susan Wards, médecin.

GUÉRISON À L'AIDE DE REPOS, DE PANSEMENTS ET DE YOGA.

Quant le diagnostic de lupus érythémateux aura été posé, vous pourrez vous soulager de ce problème en ayant recours à un grand nombre de méthodes. Voici les meilleures. Immobilisez les articulations douloureuses. « En enveloppant les articulations douloureuses dans un pansement élastique, vous pouvez maîtriser l'enflure et soulager l'inconfort », conseille le Dr Ward.

Prenez des bains à remous ou des bains chauds. « Un certain nombre de femmes ont remarqué qu'elles dormaient mieux après avoir passé 20 à 30 minutes dans un bain à remous ou un bain chaud, déclare Janice Doert. La chaleur et les eaux tourbillonnantes soulagent les articulations et les muscles. » Si vous n'avez pas de bain à remous chez vous, prenez simplement un bain chaud.

Essayez les bains d'eau et de vinaigre. « J'ignore comment cela fonctionne, mais plusieurs de mes patientes me signalent que de se faire tremper les mains douloureuses dans un bassin d'eau tiède additionnée de quelques cuillerées à soupe de vinaigre blanc soulage leurs douleurs, déclare le Dr Ward. Il pourrait ne s'agir que de l'action bénéfique de l'eau tiède, mais cette technique vaut la peine d'être essayée. »

Alternez le chaud et le froid. « L'inconfort que procure le lupus est différent pour chaque femme, le traitement varie donc selon le malaise, déclare le Dr Ward. Certaines femmes préfèrent mettre des coussins chauffants sur leurs articulations ou leurs muscles endoloris alors que d'autres préfèrent utiliser de la glace. Certaines femmes trouvent un soulagement en alternant le chaud et le froid. »

Connaissez vos limites. « Chaque femme doit apprendre à connaître ses propres limites », déclare Janice Doert. « Essayez de savoir quels sont chez vous, les éléments déclencheurs de lupus et évitez-les. Apprenez ce qui pourrait déclencher les poussées et évitez ces activités. Par exemple, les femmes sensibles au soleil ont souvent des poussées de lupus après avoir été à l'extérieur trop longtemps, déclare Janice Doert. D'autres peuvent souffrir d'une crise quand elles souffrent de stress. »

LE RÉGIME ALIMENTAIRE À LA RESCOUSSE.

« Si vous souffrez de lupus, un régime alimentaire équilibré qui se base sur les principes du Guide alimentaire pyramidal renforcera les propriétés combatives de la maladie de votre système immunitaire », déclare Kristine Napier, nutritionniste.

Le Guide alimentaire pyramidal, est un plan nutritif qui suggère de six à onze portions de pain, de pâtes, de céréales et d'autres aliments à base de grains par jour, deux à quatre portions de fruits, trois à cinq portions de légumes, deux à trois portions de viande, de poisson, de volaille ou d'autres aliments riches en protéines, deux portions de produits laitiers et une quantité très faible de graisse et de sucreries.

Afin de vous aider à combattre votre lupus grâce à ce guide alimentaire, essayez les conseils qui suivent.

Quand consulter son médecin

Consultez un médecin si vous ressentez l'un ou tous les symptômes qui suivent pendant plus d'une semaine.

- de la fatigue chronique qui n'est pas soulagée par du repos ;
- une douleur musculaire ou articulaire dont vous ignorez la cause ;
- des yeux et une bouche desséchés ;
- de la fièvre ;
- une irritation ;
- des ulcères sur la peau ou dans la bouche ;
- de l'hypertrophie des glandes.

Consultez un médecin ou allez vite au service d'urgence d'un hôpital si vous souffrez des symptômes suivants :

- une douleur à la poitrine ;
- une convulsion ;
- des essoufflements.

Si vous consultez votre médecin pour des problèmes qui persistent et qui sont associés au lupus, et qu'il vous dit que vos symptômes n'ont rien d'inquiétant, consultez alors un rhumatologue, médecin spécialisé dans les maladies inflammatoires, si ce diagnostic ne vous sied pas.

« Le lupus affecte chaque femmes de façon différente, rendant la maladie difficile à diagnostiquer, surtout durant la période préliminaire », déclare Susan Ward, médecin.

La grossesse peut également causer des problèmes aux femmes qui sont atteintes de lupus. Par conséquent, si vous souffrez de cette maladie et que vous désirez avoir un enfant, consultez d'abord votre médecin.

Oubliez les graisses, cherchez les hydrates de carbone. « Assurez-vous que votre régime alimentaire est faible en graisses, c'est à dire qu'elles n'excèdent pas de 20 à 30 % de votre apport calorique, et riche en glucides complexes », déclare Kristine Napier. Cela veut dire que vous devez vous nourrir essentiellement de pains, pâtes, céréales et autres aliments de grain complet, et de pommes de terre et de légumes riches en amidon comme les carottes.

Comptez jusqu'à dix. « Si vous êtes atteinte de lupus, vous tomberez très facilement dans la routine d'une mauvaise alimentation, jour après jour. Mais vous sentirez une amélioration si vous mettez dans votre régime quotidien au moins 10 à 15 différents aliments ; et vous serez ainsi sûre d'avoir un grand nombre de nutriments », déclare Kristine Napier. « Assurez-vous d'inclure cinq, ou encore mieux, neuf portions de fruits et légumes par jour », dit-elle. Les fruits et légumes sont de riches sources de béta-carotène, une forme de vitamine A qui se trouve dans les végétaux et d'autres nutriments indispensables à une bonne immunité. Le lupus est un trouble du système immunitaire, l'organisme a donc besoin en quantité importante d'aliments qui l'aident à reprendre des forces.

« Je donne ce conseil à la plupart des patientes que je traite, et je crois qu'il est tout à fait judicieux », conclut Janice Napier.

Maigreur
Soyez mince, pas rachitique

L a plupart des femmes grossissent très facilement. Par contre, certaines femmes mangent sans arrêt et semblent ne pas prendre de poids.

Si vous êtes maigre, vous êtes probablement habituée à entendre les commentaires envieux de vos amies. Et même si des études démontrent qu'un poids légèrement au-dessous de la normale peut diminuer les risques de maladies cardiaques, de taux élevé de cholestérol et de diabète, une minceur excessive comporte d'autres problèmes. Alors, quel est le problème ?

« Dans les cas des femmes trop maigres, le signe le plus révélateur qu'elles ont un poids insuffisant (d'un point de vue médical) est lorsqu'elles se plaignent d'avoir des règles irrégulières », déclare Mary Ellen Sweeney, médecin. Cela se produit souvent chez les femmes qui font trop de sport, surtout chez celles qui courent le marathon. De plus, les taux d'œstrogène chutent lorsque les femmes ne mangent pas en quantité suffisante les aliments essentiels à l'organisme.

QUAND CONSULTER SON MÉDECIN

« Certaines femmes ont une prédisposition à la minceur et n'y pensent vraiment pas. Et cela ne devrait pas les inquiéter. Pourtant, d'autres ont une crainte immense de prendre du poids ou de devenir grosses, même si leur poids se trouve au-dessous de la normale. « Si vous faites partie de cette catégorie de femmes, vous pourriez souffrir d'un trouble alimentaire », déclare Bonnie Worthington-Roberts, titulaire d'un doctorat. Consultez donc immédiatement votre médecin ou contactez une association de soutien sur l'anorexie.

Aussi, toute perte de poids de plus de cinq kilos sans raison valable devrait être rapportée à son médecin.

Mangez des sucreries

**Bonnie Worthington-Roberts,
titulaire d'un doctorat en nutrition**

Vous pouvez blâmer ce qu'elle appelle un métabolisme trop actif, mais Bonnie Worthington-Roberts, titulaire d'un doctorat en nutrition, sait combien il est difficile de prendre du poids : elle essaie elle-même depuis longtemps de prendre quelques kilos. Sa méthode ? Manger quelques sucreries à la fin des vrais repas.

« Je mesure 1 m 65 et pèse environ 52 kilos », déclare le Dr Worthington-Roberts. Mes os paraissent à certains endroits et j'aimerais bien être un peu plus ronde. Donc, j'essaie constamment de prendre de deux à cinq kilos.

« Alors, dès que j'ai terminé mon repas bien équilibré, je mange de la glace. Durant les cinq derniers mois, j'ai mangé autant de gâteaux et de glace que je voulais. »

Le Dr Worthington-Roberts doit prendre encore quelques kilos et sait qu'elle devra s'y appliquer davantage. « Entre-temps, je ne m'en plains pas. »

« Les femmes qui ont un poids insuffisant et qui ont des règles irrégulières ont de la difficulté à devenir enceintes plus tard », déclare le Dr Sweeney. Et avec le temps, de faibles taux d'œstrogène peuvent éroder la densité osseuse et mener à l'ostéoporose, maladie des os friables.

FAITES PREUVE DE SAGESSE

Si vous pensez que vous devez prendre quelques kilos, voici ce que vous recommandent les femmes médecins.

Consommez un peu de graisse. « Notre société est orientée vers une alimentation réduite en graisses, mais moins de graisse vous donne également moins de calories, déclare Bonnie Worthington-Roberts, titulaire d'un doctorat en nutrition. Si votre taux de cholestérol sanguin se trouve dans les limites normales, vous n'avez pas à vous inquiéter de la quantité de graisse que vous consommez. »

« Donc, commencez avec un régime riche en grains, en haricots et en légumes, mais ajoutez-y du beurre et acceptez de manger un gros dessert », ajoute le Dr Worthington-Roberts. Arrangez-vous simplement pour que les graisses n'excèdent pas 40 % de votre régime alimentaire, c'est-à-dire 600 calories, si vous en consommez 1 500 par jour.

Essayez un supplément liquide. Les suppléments liquides que l'on trouve dans la plupart des supermarchés et des pharmacies contiennent environ 250 calories par boîte et sont habituellement enrichis de vitamines essentielles et de minéraux. « Une boîte équivaut à une bonne dose de nutriments essentiels », ajoute le Dr Worthington-Roberts. En fait, les suppléments liquides devraient être pris comme suppléments et non pas comme substituts aux repas normaux. Mais si vous ne pouvez pas prendre de petit déjeuner, le supplément liquide vaut mieux que de ne rien manger : il vous fournira les quantités nécessaires de calories essentielles au bon fonctionnement de l'organisme.

Utilisez des haltères. « Si vos muscles sont faibles, un programme d'haltérophilie peut les aider à se renforcer », déclare Kathleen Little, titulaire d'un doctorat. Elle vous conseille de travailler avec des haltères, ou si vous avez accès à un gymnase avec un équipement de résistance deux ou trois fois par semaine, pendant trente minutes.

Mains gercées
Du rugueux au velouté

Les mains gercées craquent, brûlent et démangent. Elles tirent les fils de vos collants et ont plutôt l'apparence d'un crustacé que de mains humaines. Elles sont sèches et crevassées, et de telles mains sont la hantise des femmes qui passent leur temps à se plonger les mains dans l'eau ou à travailler dans des bureaux où l'atmosphère est très sèche.

« Même dans les régions où l'air est humide toute l'année, l'assèchement de la peau peut être un problème réel pour les mains. En effet, dès que nous mettons le chauffage en route, la peau s'assèche », observe Phoebe Rich, médecin.

TREMPEZ, SCELLEZ ET PROTÉGEZ

Les femmes médecins affirment qu'il existe de nombreux moyens de soulager les mains gercées. « La façon dont nous traitons la peau de nos mains joue un grand rôle dans leur apparence », déclare Loretta Davis, médecin. Voici ce que vous pouvez faire.

Lavez-vous avec un savon gras. « En général, les savons dépouillent la peau de son huile naturelle. Utilisez donc des produits moins irritants », déclare le Dr Davis. Achetez des savons qui contiennent des substances émollientes.

Remplacez les huiles perdues. « Au début, tremper vos mains dans l'eau soulage les démangeaisons et l'inconfort. Mais ce geste répété ne fera qu'exacerber la peau sèche », déclarent certaines femmes médecins.

« L'eau est le plus grand responsable des mains gercées, surtout combinée avec les savons et les détergents », déclare le Dr Rich. Elle conseille à ses patientes de s'hydrater les mains immédiatement après les avoir lavées afin d'y fixer l'humidité absorbée par la peau, ce qui aidera à prévenir l'assèchement et les gerçures.

Spécialiste des soins de la peau, Lia Schorr suggère de trouver des lotions et des crèmes pour les mains qui contiennent des huiles minérales ou de la glycérine. D'autres personnes recommandent les lotions douces comme l'Aveeno.

Portez des gants protecteurs. «Les coiffeuses, qui sont en contact permanent avec des substances chimiques, ont souvent les mains plus sèches que toute autre personne », ajoute le Dr Rich.

« Et, dans le cas des autres femmes, les produits ménagers rendent les mains gercées. Les produits nettoyants pour salle de bains, l'ammoniaque et les agents blanchissants semblent particulièrement assécher les mains », déclare le Dr Davis. Pour les protéger, elle conseille de porter des gants de caoutchouc doublés de coton. « La doublure empêche les mains de transpirer. Autrement, la transpiration, tout comme l'eau, peut assécher la peau. »

(Pour des façons pratiques de maîtriser son eczéma, état pathologique de la peau comparable à la peau sèche, voir la page 223.)

Mal de dents
Comment atténuer la douleur lancinante

*L*e mal de dents se classe parmi les premiers dix malaises les plus douloureux que la plupart des femmes veulent éviter à tout prix.

Vous pourriez souffrir d'un mal de dents pour de nombreuses raisons. « La carie dentaire, produite par des acides qui proviennent d'une accumulation de plaque couverte de bactéries sur vos dents et sur les gencives, vient en premier », déclare Carole Palmer, dentiste.

Les femmes semblent avoir adopté des habitudes alimentaires qui favorisent l'accumulation de plaque. « Les femmes ont souvent des fringales et aiment beaucoup les en-cas », déclare le Dr Palmer. Chaque fois que du sucre ou des hydrates de carbone raffinés se déposent sur vos dents (cela comprend les sucreries, les jus, le lait, les colas sucrés, les menthes rafraîchissantes et les fruits), ils fournissent aux dents des nutriments où s'alimente la bactérie qui vit sur la plaque de votre bouche. Et en l'espace de 20 minutes survient une formation d'acide. Si vos dents et vos gencives sont sensibles, vous serez plus vulnérable à la carie dentaire, aux maladies des gencives ou à un abcès, causes générales d'un mal de dents.

COMMENT SOIGNER SON MAL DE DENTS

Les femmes médecins sont unanimes à ce sujet. Si vous souffrez d'un mal de dents, n'ignorez surtout pas la douleur en pensant qu'elle disparaîtra d'elle-même. Téléphonez plutôt à votre dentiste pour obtenir un rendez-vous le plus rapidement possible. Les conseils offerts ci-dessous vous procureront un certain soulagement jusqu'à ce que vous vous rendiez chez le dentiste. Ils ne remplacent en aucun cas les soins d'un médecin et ne sont nullement un substitut à des soins médicaux.

Utilisez la soie dentaire. « Parfois, un simple petit morceau d'aliment peut se loger sous la ligne gingivale et provoquer de la douleur, voire même un abcès », déclare Heidi K. Hausauer, dentiste.

QUAND CONSULTER SON MÉDECIN

Sans aucun doute, « dès que vous souffrez d'un mal de dents, vous devez vous rendre chez le dentiste », déclare Caren Barnes, dentiste.

Même si la douleur disparaît, n'annulez pas votre rendez-vous. La pulpe dentaire pourrait être morte, mais, les bactéries continueraient de proliférer, entraînant ainsi des complications graves.

Combattez la douleur avec du froid. « Un sac de glaçons appliqué sur la face extérieure de votre joue pourrait engourdir la région suffisamment pour atténuer la douleur, déclare Caren Barnes, dentiste. Cependant, ce traitement ne conviendra pas à certaines personnes qui souffrent de maux de dents sensibles à la température. »

« La chaleur peut également aggraver un mal de dents, surtout si la douleur lancinante est causée par une inflammation », déclare Carol Bibb, titulaire d'un doctorat.

La marche à votre rescousse. Le Dr Bibb a constaté que son mari, après avoir subi un traitement radiculaire, marchait dans la pièce, jusqu'à ce que les analgésiques fassent effet. En fait, dit-elle, mon mari combattait lui-même la douleur sans s'en rendre compte. « Faites de l'exercice ou n'importe quelle autre activité qui vous distrait », ajoute le Dr Bibb.

« Une marche active, de la bicyclette ou toute autre activité aérobique durant environ 25 minutes signalera au cerveau de libérer les substances naturelles appelées endorphines qui fournissent à l'organisme leur propre dose d'analgésique », déclare Marian R. Stuart, titulaire d'un doctorat en psychologie.

(Pour des façons pratiques d'éviter le mal de dents et la gingivite, voir la page 272.)

Mal de gorge
Comment avaler sans douleur

V ous vous souvenez sûrement du moment précis où votre mal de gorge a commencé. Vous vous êtes réveillée un matin d'hiver la gorge endolorie, éprouvant une grande difficulté à avaler.

Une chaleur sèche, la fumée, les allergies, les infections nasales, les reflux gastro-œsophagiens ou les cris de joie peuvent tous provoquer une inflammation et un assèchement des muqueuses habituellement humides et lisses des voies respiratoires, entraînant ainsi un mal de gorge et d'autres problèmes respiratoires.

Les infections sont aussi à l'origine des maux de gorge. Il arrive parfois même aux médecins d'avoir du mal à diagnostiquer la cause du malaise. Est-ce un rhume ou une grippe qui doit simplement suivre son cours ou est-ce une infection bactérienne ? Qui sait.

UN AUTO-TRAITEMENT EFFICACE.

Les études sur les effets bénéfiques des antibiotiques qui favorisent la guérison de maux de gorge courants, de même que les prélèvements et les cultures dans la gorge, ne sont ni précis ni concluants. Néanmoins, si votre médecin a éliminé les possibilités d'une infection bactérienne ou d'autres pathologies graves après avoir examiné vos symptômes, il vous suggérera sûrement de vous reposer, de rester bien au chaud et de soigner votre gorge. C'est le meilleur remède. Voici ce que les femmes médecins suggèrent.

Buvez du chaud. Les liquides chauds ne sont pas seulement bénéfiques à la gorge, ils aident également à réhydrater les muqueuses irritées. « Essayez de boire au moins 2 litres de liquide par jour, de préférence sans caféine, jusqu'à ce que vous vous sentiez mieux. C'est peut-être le moment pour vous d'essayer de nouvelles tisanes, une limonade chaude ou encore des cafés décaféinés parfumés », déclare le Dr Penelope Shar.

Une femme médecin essaie même de convaincre ses patientes de ne pas sucer de pastilles, car elle croit que la pastille engourdit la gorge.

« La pastille pourrait contenir des ingrédients qui ne feraient qu'irriter davantage votre gorge », déclare Karen Rhew, médecin.

Un petit bonbon seulement. « Si vous n'avez pas de pastille sur vous, et que vous ne voulez pas sortir pour vous en procurer, vous pouvez tout aussi bien sucer un bonbon sans sucre », déclare le Dr Shar.

Pensez au zinc. Certaines personnes trouvent que les comprimés et les pastilles de glucomate de zinc se dissolvent sur leur langue et soulagent l'inconfort de leur mal de gorge. Et selon une étude réalisée à la Fondation Clayton de l'université du Texas, le glucomate de zinc est très efficace contre les maux de gorge. Vous pourrez vous procurer ces comprimés dans un magasin d'alimentation naturelle. N'oubliez pas de suivre les directives qui se trouvent sur l'emballage.

Avalez de la glace concassée. « Il est vrai que la glace peut atténuer la sensation de brûlure que vous ressentez lorsque vous avalez », déclare le Dr Rhew.

RECOMMANDATIONS DES FEMMES MÉDECINS

Remèdes contre les maux de gorge

Penelope Shar, médecin.

La Nouvelle-Angleterre est une destination des plus populaires en hiver. Mais c'est aussi un endroit propice à attraper les virus et les bactéries qui causent les maux de gorge. Lorsque Penelope Shar éprouve un mal de gorge, elle cherche un remède dans sa cuisine plutôt que dans sa pharmacie.

Je me prépare une boisson chaude. Je dilue des parties égales de thé, de jus de citron et j'y ajoute un peu de miel pour rendre le goût plus agréable. « Je n'aime pas vraiment le goût de cette boisson sans le miel, dit-elle. Ensuite, je réchauffe le mélange dans le four à micro-ondes, environ 2 minutes par 250 ml, et le tour est joué. Cette boisson me soulage. »

« Les pastilles pour la gorge en vente libre semblent adoucir le problème, mais elles n'ont pas vraiment de propriétés thérapeutiques, déclare le Dr Shar. Bien sûr, elles stimulent la production de salive et réhydratent la gorge, mais tous les bonbons auront le même effet. »

QUAND CONSULTER SON MÉDECIN

« Un mal de gorge grave pourrait signaler davantage une mononucléose qu'une infection virale légère. Chez les jeunes femmes, je crains toujours la mononucléose, déclare Penelope Shar, médecin. Chez les femmes de mon âge, je guette surtout les infections bactériennes. Une infection à streptocoque grave peut se transformer, même si cela se produit rarement, en une fièvre rhumatismale, une maladie du rein ou une pneumonie.

Consultez immédiatement votre médecin si l'état de votre gorge ne s'est pas améliorée de façon significative trois à cinq jours plus tard et si vous éprouvez toujours l'un des symptômes suivants :

- une douleur dans la gorge intense qui persiste ;
- une hypertrophie des glandes dans le cou ;
- de la difficulté à avaler ou à ouvrir votre bouche ;
- une grosseur dans la gorge ou dans le cou qui ne disparaît pas ;
- de l'enrouement qui persiste pendant plus de deux semaines ;
- des maux d'oreilles ;
- du sang dans le flegme ou dans la salive ;
- une forte fièvre, au-dessus de 38,5 °C ;
- une douleur articulaire ;
- une irritation cutanée.

« Consultez aussi votre médecin sans tarder si vous avez de la peine à avaler ou de la difficulté à respirer parce que vos voies respiratoires sont enflées », précise le Dr Shar.

Ajoutez un peu de sel. Peut-être votre mère ou votre grand-mère vous a-t-elle préparé des potions salines afin que vous vous gargarisiez la gorge quand vous étiez enfant. C'était un excellent remède. Le Dr Shar estime que se gargariser à l'aide d'eau tiède salée soulage la douleur et réhydrate les tissus irrités de la gorge. Diluez une pincée de sel dans 70 ml d'eau tiède. Répétez le traitement 4 ou 5 fois par jour.

Réchauffez-vous le cou. « Une bouillotte d'eau chaude ou un coussinet chauffant tiède que vous appliqueriez sur votre cou pourrait soulager davantage la douleur d'un mal de gorge », selon le Dr Rhew.

La vapeur à la rescousse. « Tout comme vos plantes sont ravivées sous les effets de la vapeur, votre gorge sèche réagira favorablement à la vapeur fraîche d'un humidificateur qui hydrate l'air sec et chaud de votre domicile ou de votre bureau », déclare le Dr Shar.

« Les analgésiques à base de paracétamol sont les meilleurs médicaments contre les infections des voies respiratoires supérieures », déclare le Dr Shar.

(Pour des façons pratiques de soulager la toux et la laryngite, voir les pages 621 et 346.)

Mal des transports
Comment éviter les nausées et les sueurs froides

N'importe quelle femme qui a vogué en bateau sur une mer houleuse ou qui a traversé des zones de turbulence en avion connaît bien les symptômes du mal des transports : cette sensation qui vous rend toute moite, qui alourdit votre tête et qui perturbe votre estomac. Les étourdissements, la fatigue, la transpiration, les évanouissements et la difficulté à respirer figurent parmi d'autres symptômes du malaise. « Mais le symptôme le plus incommodant est celui qui frappe l'estomac, c'est-à-dire les nausées et les vomissements », déclare Susan Herdman, professeur d'oto-rhino-laryngologie.

DES SIGNAUX CONFUS.

« Le mal des transports survient lorsque le cerveau reçoit des signaux qui se contredisent. Vos yeux peuvent vous dire une chose, mais votre oreille interne et vos jambes vous en annoncent une autre. Par exemple, si vous étiez dans votre cabine, sur un bateau, et que vous

QUAND CONSULTER SON MÉDECIN

« Si vous êtes enceinte, vous êtes peut-être plus sensible au mal des transport », déclare Glenda Lynset, infirmière. Si durant un voyage, vous éprouvez de trois à cinq épisodes graves de vomissements, consultez votre médecin afin de vous assurer que vous n'êtes pas déshydratée, et que le fœtus et vous-même sont en bon état.

ne pouviez pas voir les vagues agitées de l'extérieur, tout vous semblerait bien équilibré. Cependant, vos jambes et votre oreille interne pourraient ressentir les perturbations. Il se crée alors une confusion au niveau du cerveau qui reçoit des signaux qui se contredisent et vous vous sentez malade », déclare le Dr Herdman.

Vous pouvez également éprouver le mal des transports en voiture ou en train. Si le poste que vous occupez exige de votre part de nombreux déplacements, votre style de vie pourrait en être vraiment affecté.

Certaines situations rendent quelques femmes sensibles au mal des transports. Si vous êtes enceinte et souffrez de nausées du matin, votre estomac est déjà irrité. Vous êtes donc plus apte à souffrir d'un mal des transports si vous vous trouvez en pleine mer, par exemple. « Il semble qu'une augmentation de certaines hormones durant la grossesse peut modifier la tolérance de l'organisme au mal des transports », déclare Glenda Lynset, infirmière.

« Aussi, les femmes qui prennent la pilule contraceptive ou qui suivent un traitement d'hormonothérapie substitutive durant la ménopause sont plus sujettes aux nausées durant un voyage. Les médicaments, en effet, augmentent les taux de certaines hormones et rendent leur estomac davantage sensible », souligne le Dr Lynset. En fait, en réalisant une étude sur le mal des transports chez les pilotes, le Dr Lynset a découvert que les femmes pilotes qui prenaient la pilule contraceptive présentaient des symptômes du mal des transports plus importants que leurs collègues.

UN LIEN CORPS-ESPRIT

Il n'y a qu'une seule façon de remédier au mal des transports : revenir au sol. Vous vous sentirez beaucoup mieux dès que vous aurez cessé de bouger. Mais cela pourrait être impossible. Voici ce que les femmes médecins vous conseillent afin de soulager votre estomac et de mieux profiter de votre voyage.

Choisissez un bon siège. « L'idéal est de choisir un siège où vous pourrez réduire les signaux sensoriels contradictoires », déclare le Dr Herdman. Si vous êtes en bateau, sortez de votre cabine et asseyez-vous sur la partie du pont qui vous permettra de voir le mouvement des vagues. En voiture, asseyez-vous en avant ; vous pourrez ainsi voir la route.

Regardez où vous allez. « Lorsque vous voyez où vous allez, les signaux visuels de l'œil s'associeront plus facilement à ceux du système de l'oreille interne et réduiront ainsi les risques d'inconfort », déclare le Dr Herdman. Concentrez-vous donc sur quelque chose à l'extérieur du véhicule. Et surtout, ne lisez pas, car cela désoriente vos sens.

Mangez intelligemment avant votre départ. Une étude du régime alimentaire des pilotes la journée de leur envol a révélé que ceux d'entre eux qui prenaient un léger repas deux ou trois heures avant leur départ risquaient moins d'être malades que ceux qui s'envolaient l'estomac vide. « Il vaut mieux opter pour des portions allégées de pâtes, de pain, de grains comme l'avoine ou de fruits et de légumes frais, conseille le Dr Linset, qui a mené l'étude. »

Le jour du voyage, mangez peu. L'étude du Dr Linset a également révélé que les pilotes qui consommaient des aliments riches en graisses et en calories deux heures avant leur départ souffraient davantage du mal des transports que ceux qui mangeaient légèrement. « Évitez les aliments riches en graisses et en protéines au moins deux à trois heures avant votre départ et durant le voyage », recommande le Dr Linset. Les produits laitiers et les viandes, notamment les glaces, les fromages, les viandes froides et le jambon sont les aliment qui pourraient vous incommoder le plus.

Attention au sodium. « Si vous devez voyager et que vous êtes sujette au mal des transports, optez pour les tartines grillées faibles en sodium et en graisse. Les en-cas riches en sel, comme les chips ou les tortillas, ont tendance à causer des nausées, déclare le Dr Linset. Un surcroît de sodium pousse l'organisme à retenir l'eau qui semble affecter l'équilibre liquidien dans et autour des cellules, ce qui pourrait contribuer au malaise », ajoute-t-elle.

Détendez-vous. « Si vous êtes sensible au mal des transports, sachez que l'anxiété ne fera que contribuer au malaise », déclare le Dr Linset. La crainte du mal des transports pourrait en fait provoquer l'apparition des symptômes. Donc, asseyez-vous et détendez-vous. Ne vous énervez pas davantage.

Inspirez, puis expirez. « L'une des meilleures façons de se calmer le corps et l'esprit est de maîtriser sa respiration, déclare Patricia Cowing, psychologue, qui a élaboré un programme de formation de rétroaction positive de six heures au cours duquel les astronautes, les femmes autant que les hommes, apprennent la façon de maîtriser le mal des transports dans l'espace. »

« Dans notre programme, nous enseignons aux personnes la façon de régulariser leur respiration à un taux de 2 secondes à l'inspiration et de 2 secondes à l'expiration, déclare le Dr Cowings. Et, dans la mesure du possible, nous leur montrons comment garder leur volume respiratoire constant, c'est-à-dire ne pas respirer trop en profondeur ni trop en surface. »

« Lorsque vous maîtrisez votre respiration, les autres réactions de l'organisme face au stress réagissent proportionnellement : le rythme cardiaque ralentit, les muscles se détendent et la tension artérielle diminue. En plus d'être plus détendue, vous atténuez les risques d'éprouver le malaise. »

Le gingembre à la rescousse. « Le gingembre stabilise l'estomac », déclare le Dr Herdman. Une étude menée auprès de marins voguant sur un paquebot en pleine mer a prouvé que ceux à qui l'on avait donné un gramme de racine de gingembre en poudre, ou l'équivalent d'une capsule achetée dans un magasin d'aliments naturels, avaient souffert de moins d'épisodes de vomissements et de sueurs froides que les marins qui avaient pris un placebo.

« En prenant, durant votre voyage, une ou deux capsules de gingembre en poudre trois fois par jour, vous soulagerez votre estomac », déclare Tory Hudson, médecin naturopathe.

Attention aux médicaments. En dernier ressort, si vous avez des antécédents de mal des transports, mais que vous devez absolument voyager, vous pourrez maîtriser les nausées en prenant un médicament en vente libre trente à soixante minutes avant votre départ. « N'attendez pas que le mal des transports apparaisse, car vous serez encore plus malade lorsque le médicament fera effet », déclare le Dr Linset.

« Cependant, ces médicaments en vente libre ont des effets indésirables. En effet, les ingrédients actifs qu'ils contiennent, de la dimenhidrinate et de la meclizine, créent de la somnolence, un assèchement de la bouche et une vision trouble », déclare le Dr Herdman. Lisez donc les étiquettes avant de prendre ces médicaments. Vous voudrez peut-être les essayer avant votre départ afin de savoir de quelle façon ils vous affecteront pendant le voyage.

Prenez une demi-dose. Si vous êtes menue, prenez le dosage le plus faible recommandé sur l'étiquette. « La quantité recommandée sur l'étiquette est habituellement destinée aux adultes de taille moyenne, mais une femme qui ne pèserait que 48 kilos environ, devra diminuer la dose de moitié, car son organisme ne métaboliserait pas le médicament en entier », suggère Jean L. Forcroy.

Maladie de Lyme
Que faire après une morsure.

Chose certaine, les tiques, *Ixodes dammini*, dont la morsure peut transmettre la maladie de Lyme, ont beaucoup plus de facilité à trouver leurs proies que vous ne le pensez.

Même lorsqu'elles regorgent de sang, les tiques sont tellement minuscules qu'elles atteignent à peine la taille d'une tête d'épingle. Et ces petits acariens sont si habiles à se camoufler dans des endroits pileux cachés du corps — laine, cuir chevelu ou aisselles — que même un examen minutieux ne révélerait pas leur présence.

Selon les statistiques, 2 ou 3 tiques sur 100 sont porteurs de la bactérie en forme de spirale qui cause la maladie de Lime, connue sous le nom de spirochèteou, en latin *Borrelia burgdorferi*.

Le symptôme classique de la maladie de Lyme consiste en une irritation qui ressemble à un anneau rouge et qui apparaît à l'endroit où la personne a été piquée, ou sur n'importe quelle autre partie de son corps. La bactérie peut en effet s'étendre très loin de l'endroit où elle a été inoculée; elle peut atteindre le cœur, les articulations, le cerveau ou le système nerveux de la personne. Par conséquent, vous pourriez souffrir d'une inflammation articulaire, de douleurs généralisées, de symptômes semblables à ceux de la grippe, de trous de mémoire, de problèmes cardiaques ou d'autre malaises dont les effets persistent.

UN INSECTE À ÉVITER

Les chercheurs rapportent que la maladie de Lyme est en général contractée au printemps et en été, lorsque les tiques sont à l'état de lymphes, c'est-à-dire minuscules, ou durant leur étape de croissance. Il est alors difficile de les identifier. À l'automne, lorsque les tiques ont atteint leur taille adulte, elles peuvent toujours transmettre la maladie, mais elles sont beaucoup plus facilement identifiables lorsqu'elles se posent sur le corps de leurs victimes.

Afin de réduire vos risques de morsure, voici quelques conseils importants.

Évitez d'être harcelée par les tiques. Les tiques sont surtout présentes dans la nature depuis le mois de mai jusqu'au mois de juillet. Téléphonez au centre touristique ou de santé publique de votre région afin d'être informée des endroits les plus envahis par les tiques.

Portez des vêtements pâles. Faites-vous de la randonnée ou de la bicyclette dans les bois ? Travaillez-vous dans votre jardin ? Si oui, portez des vêtements pâles. En effet, les tiques sont beaucoup plus faciles à reconnaître sur les vêtements blancs ou kaki.

Rentrez votre chemise. Afin d'éviter que les tiques ne se faufilent dans vos vêtements, rentrez votre chemise dans votre pantalon et celui-ci dans vos chaussettes. Entourez ensuite le tout d'un ruban adhésif en toile, surtout autour des chevilles.

Utilisez un pesticide. Afin de vous protéger davantage des tiques, les spécialistes vous recommandent de vaporiser un insecticide contenant de la diethyltoluamide sur vos vêtements ou toute partie de votre peau exposée aux tiques. N'en vaporisez cependant pas sur votre visage.

Un bon examen. Dès que vous rentrez à la maison, enlevez vos vêtements, prenez une douche et vérifiez si aucune tique n'est restée sur votre corps. Si vous en trouvez une sur votre peau, il se pourrait qu'elle n'ait pas encore commencé à vous piquer.

DÉTECTEZ, PUIS TRAITEZ

Si, en dépit de toute vos précautions, vous éprouvez l'un des symptômes et que votre médecin a diagnostiqué la maladie de Lyme, elle vous prescrira sûrement des antibiotiques, peut-être une combinaison d'anti-inflammatoires et d'autres médicaments. Voici ce que les femmes médecins recommandent à leurs patientes.

Soyez patientes. « Votre réaction aux médicaments dépendra du stade de la maladie au moment où elle a été diagnostiquée », déclare Susan Ward, médecin.

« Plus la maladie de Lyme aura été diagnostiquée tôt, plus il sera facile d'éviter les complications, ajoute-t-elle. Grâce aux médicaments qui existent de nos jours, la progression de la maladie chez de nombreuses femmes peut être maîtrisée parfois quelques mois après l'infection initiale. »

« Les symptômes de la maladie de Lyme, cependant, qui comprennent une douleur de type arthritique et de la fatigue, peuvent persister pendant des semaines, voire des mois, même après la guérison de la maladie, déclare Kathy Roye, infirmière. Les femmes qui en souffrent doivent comprendre qu'elles ne sont plus infectées, mais qu'elles doivent faire preuve de patience, car les symptômes disparaissent graduellement.

Prenez vos médicaments même si vous vous sentez mieux. « Si vous souffrez de la maladie de Lyme, vous devrez prendre des antibio-

QUAND CONSULTER SON MÉDECIN

« Consultez votre médecin si vous avez retiré une tique de votre peau », déclare Susan Ward, médecin.

Consultez également votre médecin si vous voyez apparaître sur votre peau une irritation en forme d'anneau, c'est-à-dire des plaques circulaires et rouges qui se manifestent de trois jours à un mois après la morsure initiale d'une tique infectée.

D'autres symptômes précurseurs de la maladie de Lyme incluent la fatigue, les frissons et la fièvre, les maux de tête, les douleurs musculaires et articulaires, et l'inflammation des ganglions lymphatiques.

Parmi les symptômes de la maladie pouvant se manifester quelques mois après la morsure initiale figurent l'engourdissement, les picotements, la paralysie faciale (paralysie de Bell) ou d'autres problèmes du système nerveux, des palpitations cardiaques ou d'autres irrégularités, et une inflammation articulaire, surtout dans les genoux.

Consultez votre médecin sans tarder si vous ressentez l'un des symptômes mentionnés ci-dessus.

tiques pendant près d'un mois. Même si vous vous sentez complètement guérie au bout d'une semaine ou deux, il est vital de continuer le traitement tant et aussi longtemps que votre médecin vous le prescrira », déclare Kathy Roye.

UN AUTO-TRAITEMENT FAVORABLE

Même si la maladie de Lyme a progressé au point de provoquer chez vous des symptômes comme de la fatigue et des douleurs arthritiques, les médecins croient que vous en pourriez soulager l'inconfort grâce à quelques techniques d'auto-traitement.

Réchauffez vos articulations endolories. « La douleur musculaire dont vous souffrez pourrait réagir favorablement à une chaleur humide », déclare Eileen Hilton, médecin. Appliquez sur votre articulation une serviette que vous aurez auparavant trempée dans de l'eau chaude, essorez-la, puis placez-la sur le site douloureux jusqu'à ce que vous ressentiez un soulagement.

Cherchez les bains saunas. « Les bains de vapeur humide sont efficaces contre les douleurs généralisées », ajoute le Dr. Hilton.

Attention à ce que vous mangez. « Lorsque vous êtes atteinte de la maladie de Lyme, une bonne nutrition est essentielle, en particulier pour favoriser le processus de guérison de l'organisme, déclare le Dr Hilton. Bien que nous ignorions les bienfaits de certaines vitamines sur la maladie de Lyme, nous savons cependant qu'il est préférable de manger des aliments variés faibles en graisses, de même que des fruits, des haricots, des grains et des légumes en quantité importante. »

Joignez-vous à un groupe de soutien. « Il est primordial de se joindre à un groupe de soutien. Vous apprendrez ainsi à mieux maîtriser les divers problèmes qui pourraient vous incomber. Le but d'un groupe de soutien est d'aider les personnes à retrouver un certain contrôle de leur vie », déclare le Dr Ward.

Maladie de Raynaud
Des stratégies de réchauffement contre la sensibilité au froid

L es femmes qui vivent dans des pays froids connaissent bien la sensation des doigts qui picotent ou des orteils engourdis. Dans le cas des personnes atteintes de la maladie de Raynaud, l'exposition au froid leur est cependant tellement douloureuse que le simple fait de mettre leur main dans le congélateur est un véritable supplice. Un trouble au niveau du système circulatoire provoque une réaction très douloureuse et spasmique au froid, au cours de laquelle les vaisseaux sanguins se resserrent, surtout ceux des doigts et des orteils.

« Nous savons que la maladie de Raynaud est causée par un spasme au niveau des vaisseaux sanguin, déclare Kendra Kay, médecin. Mais nous en ignorons la cause. »

En général, la maladie de Raynaud produit un changement de la coloration des parties affectées, surtout des doigts. « Une femme pourrait voir le bout de ses doigts devenir blanc, puis bleu lorsqu'elle les expose au froid. Plus tard, en se réchauffants, ses doigts deviennent rouges. C'est le déroulement classique des symptômes de la maladie », déclare le Dr Kay.

« Si l'on pouvait vous montrer à quoi ressemblent les vaisseaux sanguins affectés, vous constateriez que la couche cellulaire de leurs parois est plus épaisse », déclare Joan Merryl, médecin. Cet épaississement ralentit alors le flux sanguin, ce qui peut causer, dans des cas extrêmes, un spasme qui bloque la circulation.

STRATÉGIES PRATIQUES

« La plupart des stratégies qui permettent d'éviter une crise sont axées sur la prévention des spasmes dans les vaisseaux sanguins des doigts et des orteils », déclare le Dr Merryl. Voici ce que suggère ce médecin.

Mettez des mitaines. « Mettez vos gants de cuisine quand vous ouvrez votre congélateur », déclare le Dr Merryl. Ces gants sont peut-être un peu encombrants, mais ils protégeront vos doigts du froid responsable des spasmes.

Portez des gants de caoutchouc. « Utilisez des gants de caoutchouc quand vous trempez vos mains dans de l'eau froide pour faire la lessive ou d'autres tâches ménagères », déclare le Dr Merryl. Il est important de porter des gants d'une taille ou deux au-dessus de votre taille. Sinon, ils pourraient empêcher le sang de circuler et déclencher un spasme.

Serrez-vous les mains. « Le simple fait de se déplacer d'une pièce à une autre peut suffire à déclencher une crise de la maladie », déclare le Dr Merryl. Afin d'éviter les spasmes, serrez bien vos doigts contre la paume de vos mains quand vous changez de pièce ; cette technique permettra à vos doigts de se réchauffer. Avant de relâcher vos poings, laissez à votre corps quelques minutes afin qu'il s'acclimate à la température de la nouvelle pièce.

Servez-vous d'une tasse isolante. « Ce n'est pas parce que vous souffrez de la maladie de Raynaud que vous devez vous abstenir de prendre des boissons glacées », déclare le Dr Merryl. Assurez-vous simplement de les verser dans une tasse isolante munie d'une poignée.

Évitez la climatisation. « De nombreuses femmes avouent que la climatisation déclenche chez elles une crise », déclare le Dr Merryl. La plupart des femmes atteinte de la maladie de Raynaud doivent éviter de se trouver dans une pièce climatisée ; sinon, elles devront demander de réduire l'intensité du climatiseur et s'asseoir le plus loin possible des conduits d'aération.

QUAND CONSULTER SON MÉDECIN

Si vous êtes atteinte de la maladie de Raynaud, vous devriez consulter votre médecin dans les cas suivants :
- vos mains enflent ;
- vous perdez vos cheveux ;
- vos yeux sont asséchés.

Votre médecin pourra vous prescrire des médicaments à prendre par voie orale qui dilateront vos vaisseaux sanguins et favoriseront la réduction de spasmes qui causent de la douleur et l'altération de la coloration de votre peau.

Procurez-vous des sacs chauffants. Les personnes atteintes de la maladie de Raynaud ont énormément de mal à garder leurs doigts et leurs orteils bien au chaud lorsqu'elles sortent à l'extérieur. En plus de vous munir de mitaines, de gants, de bas, de chapeaux ou de masques, achetez de petits sachets qui conservent la chaleur dans des magasins d'articles de sport et placez-les dans vos mitaines, vos poches et vos bottes.

Mobilisez vos doigts. « L'un des pires effets indésirables de la maladie est que le doigt peut se raidir à un point tel que vous ne pourrez plus le bouger », déclare le Dr Merryl. Mais ne laissez pas la raideur vous déprimer. Deux fois par jour, plongez vos mains dans un bain d'eau tiède et faites des exercices avec vos doigts jusqu'à ce qu'ils puissent bouger librement.

Optez pour des produits sans caféine. « Qu'il s'agisse de café, de thé, de cola ou de médicaments en vente libre, la caféine peut resserrer les vaisseaux sanguins et exacerber une nouvelle crise, déclare le Dr Kay. Lisez donc les étiquettes sur les produits et essayez d'éviter la caféine si vous le pouvez. »

Manque de résistance
Comment retrouver sur le champ sa puissance immunitaire

Êtes-vous souvent fatiguée ? Votre organisme est-il vulnérable à tous les microbes de rhume ou aux boutons de fièvre ? Attrapez-vous chaque année les premiers virus de la grippe ?

Si oui, ne vous découragez pas. Il s'agit peut-être simplement de prendre soin de vous. Si vous vous alimentez mal, si vous ne vous reposez pas et ne faites pas une quantité suffisante d'exercices et si votre corps n'est pas préparé à maîtriser le stress auquel vous faites face tous les jours, il vous semblera que la quantité de microbes et de virus à combattre est beaucoup trop considérable. Et tout cela sera amplifié si vous avez de mauvaises habitudes de vie comme fumer, boire trop d'alcool ou manger mal, habitudes qui causent davantage de stress à votre organisme.

COMMENT VOUS ARMER CONTRE LES MICROBES

Les exigences d'une pratique médicale, voir ses patients à l'hôpital et s'occuper d'une famille à la maison, font prendre conscience à bien des femmes médecins de leur vulnérabilité face aux microbes. Pour de bons conseils, lisez ce qui suit.

Ne partagez pas. « Dans la mesure du possible, ne partagez avec personne votre téléphone, votre vaisselle et vos ustensiles », déclare Margaret Lytton, médecin. Le problème n'est pas un manque de résistance aux microbes, mais bien le contact avec d'autres personnes et leurs microbes. C'est un phénomène qui cause la maladie.

Riez un peu plus. Rire est vraiment le meilleur des remèdes, déclare Kathleen Dylan, titulaire d'un doctorat en psychologie. « Dans certains travaux de recherche, j'ai dû évaluer les personnes qui regardaient des comédies. Après avoir vu le film, les participantes, présentaient des taux beaucoup plus élevés d'immunoglobuline A, facteur qui favorise le combat de l'organisme contre l'infection. »

« J'ai également observé des mères qui allaitent, et leurs bébés. J'ai remarqué que les mères qui avaient un bon sens de l'humour, de même que leur bébé, souffraient moins d'infections des voies respiratoires supérieures », ajoute-t-elle.

Éliminez le stress. Puisqu'il est pratiquement impossible d'éliminer tout son stress, apprenez à le maîtriser avant de tomber malade.

Il est prouvé scientifiquement que le stress est un facteur de risque élevé pour attraper des rhumes. En outre, des liens étroits entre le stress et les diverses fonctions du système immunitaire ont été constatés. Des chercheurs hollandais ont découvert que les gens stressés fabriquaient moins d'anticorps au vaccin contre l'hépatite B que les gens détendus.

(Pour des façons pratiques de mieux gérer son stress, voir la page 583.)

Faites de l'exercice. Certaines études indiquent que des exercices en quantité modérée semblent rehausser les taux d'anticorps qui combattent les maladies naturelles de l'organisme des personnes qui ne pratiquent pas vraiment de sport. (D'autres études ont révélé que des exercices intenses, comme ceux des athlètes en compétition, peuvent

QUAND CONSULTER SON MÉDECIN

Si en dépit de vos efforts pour stimuler votre système immunitaire, vous êtes toujours malade, consultez votre médecin, surtout dans le cas d'infections bactériennes fréquentes, comme les infections des sinus ou la pneumonie, suggère Margaret Lytton, médecin.

augmenter la production des hormones de stress, qui, à leur tour, ont un effet dépresseur sur le système immunitaire. Les spécialistes suggèrent donc de courir des marathons pour réduire son stress.)

« Je conseille à mes patientes d'essayer de perfectionner leur forme physique au moyen d'exercices modérés, déclare Peggy Norwood-Keating, directrice de mise en forme. Une marche rapide d'au moins vingt minutes par jour est excellente pour la santé. »

Sachez quand vous arrêter. « Afin d'améliorer votre système immunitaire, il faut vous reposer », déclare Carol Heilman, titulaire d'un doctorat.

Dans une étude, on a remarqué que les personnes que l'on avait privées de quatre heures de sommeil pendant quatre nuits consécutives présentaient une chute de 30 % leur système immunitaire, appelée mesure naturelle d'activité cellulaire destructrice.

« Afin d'être sûre de dormir suffisamment, prenez l'habitude de planifier les heures où vous vous couchez et où vous vous levez », conseille Anstella, Robinson, médecin. La plupart des femmes ont besoin d'environ huit heures de sommeil. Celles aux horaires chargés prennent des heures sur leur sommeil pour terminer leurs activités quotidiennes. Elles ne semblent pas reconnaître qu'une bonne hygiène du sommeil les rendra plus productives durant la journée », ajoute-t-elle.

LES VITAMINES QUI FAVORISENT L'IMMUNITÉ

Tout régime de vie favorable à la résistance serait incomplet sans une bonne alimentation.

Mangez des fruits. « Mangez au moins trois portions de fruits par jour », déclare Katherine Sherif, médecin. Certaines personnes qui mangent de trois à six fruits par jour vivent plus longtemps et en meilleure santé que celles qui n'en mangent jamais. « Les médecins en ignorent la raison, mais il semble que la vitamine A et la vitamine C, les flavonoïdes et d'autres substances contenues dans les fruits agissent comme antioxydants naturels, combattant ainsi la maladie au niveau cellulaire en prévenant les dommages causés par les polluants ou d'autres facteurs. Certaines vitamines peuvent contenir des antioxydants », ajoute le Dr Sherif.

Prenez de la vitamine C. « Des études menées auprès de 800 personnes ont révélé qu'une dose quotidienne de vitamine C de 60 mg n'est pas suffisante », déclare Judith Hallfrisch, titulaire d'un doctorat. « Afin de s'assurer des bienfaits de cette vitamine, essayez d'en prendre de 200 à 300 mg par jour. »

N'oubliez pas le zinc. «Votre système immunitaire a besoin d'une quantité suffisante de zinc afin d'assurer une bonne guérison », déclare Eleanore Young, titulaire d'un doctorat et nutritionniste. « Les femmes devraient prendre environ 12 mg de zinc par jour. »

Prenez une multivitamine. Une étude réalisée auprès d'un groupe de personnes de plus de 60 ans, a révélé que les personnes qui avaient pris une multivitamine pendant 18 mois présentaient de meilleurs tests de leur taux immunitaire que celles à qui l'on avait donné un comprimé semblable inactif pendant la même période de temps.

PROTÉGEZ VOTRE RATE

Toutes ces mesures sont inutiles pour rehausser votre immunité si vous allez à l'encontre du programme en mettant tous vos systèmes à l'épreuve. Considérez donc ce qui suit.

Pensez-y avant de boire. Les personnes qui consomment plus de 4 verres d'alcool par jour souffrent plus souvent de rhumes que les personnes qui ne boivent pas, selon une étude menée par Marlene Aldo-Benson, médecin. « Des travaux de recherche indiquent que vous pouvez empêcher votre système immunitaire de fonctionner en buvant trop », ajoute-t-elle.

« L'alcool réduit l'immunité en affectant les globules blancs dans la rate, la moelle osseuse et le foie. Les femmes souffrent davantage de ces effets que les hommes », ajoute le Dr Sherif.

Pourquoi ? Eh bien, les femmes ont en plus petite quantité les enzymes nécessaires à la digestion de l'alcool ; par conséquent , l'alcool reste plus longtemps dans leur organisme que dans celui des hommes. « Je conseille à mes patientes de boire très légèrement, ou de ne pas boire du tout », explique le Dr Sherif.

Cessez de fumer dès maintenant. « Les femmes qui fument sont plus sensibles à des infections respiratoires plus longues et plus intenses », déclare le Dr Liton. Les fumeuses chroniques sont plus sujettes à souffrir d'infections respiratoires bactériennes que d'infections virales. C'est pourquoi, elles doivent consulter leur médecin plus fréquemment et prendre des antibiotiques pour guérir. Donc, si vous avez l'intention d'arrêter de fumer, pourquoi ne pas le faire dès aujourd'hui ?

Manque de sommeil
Reposez-vous
afin de vous sentir bien

Somnoler continuellement pendant la journée est souvent le signe d'un manque de sommeil chronique. Mais, comme la plupart des personnes survivent en dormant très peu, elles n'en reconnaissent même pas les symptômes.

« La plupart des gens ne réalisent même pas qu'ils manquent de sommeil jusqu'à ce qu'ils prennent des vacances et qu'ils se permettent de rattraper un peu le sommeil dont ils avaient besoin », déclare Margaret L. Moleen, spécialiste des troubles du sommeil. « Les personnes reviennent habituellement de vacances en pleine forme, très détendues. Nous leur demandons combien d'heures elles ont dormi par nuit et elles avouent qu'elles ont dormi au moins huit heures, alors qu'elles ne dorment habituellement que six heures à la maison. »

COMMENT COMBLER UN DÉFICIT DE SOMMEIL

Le sommeil est un peu comme l'argent. Plus longtemps vous vivrez démunie de ressources, plus vous aggraverez votre situation.

« À mesure que les heures de la journée défilent, le manque de sommeil s'accumule tout comme les intérêts sur votre carte de crédit », déclare Mary A. Carcadone, titulaire d'un doctorat. « Par exemple, disons que vous vous êtes couchée trop tard le dimanche soir, vous n'en ressentirez peut-être pas les effets le lundi, mais si vous continuez toute la semaine à manquer de sommeil, vous vous sentirez complètement épuisée le vendredi. »

« Une nuit blanche ne vous rendra pas malade », déclare le Dr Moleen. Mais accumuler un déficit de sommeil aura sûrement des effets indésirables. Vous ne pourrez plus vous concentrer, votre mémoire sera affectée, vous serez irritable et votre coordination en souffrira. Vous risquez même de vous endormir au travail ou au volant de votre voiture en causant ainsi un accident. Aussi, vous serez moins apte à combattre la maladie.

« Si vous écourtez votre sommeil d'une heure chaque nuit pendant une semaine, vous n'avez pas à dormir sept heures pour rattraper le sommeil perdu, déclare le Dr Moleen. Mais vous devrez dormir quelques heures de plus chaque jour, pendant quelques jours afin de récupérer », explique-t-elle.

Essayez les remèdes contre l'insomnie qui se trouvent à la page 325. Si votre sommeil n'est pas plus récupérateur, voici ce que vous devez faire.

Écoutez votre horloge biologique. « Vous pourriez ne pas dormir suffisamment si vous vous couchez trop tôt ou trop tard », déclare Sonya Ancoli Israël, directrice d'une clinique des troubles du sommeil. Allez vous coucher lorsque vous vous sentez fatiguée, jamais avant ni après.

Au moment de l'adolescence, votre horloge biologique est réglée afin que vous soyez fatiguée vers minuit et que vous vous réveilliez entre huit heures et neuf heures le lendemain matin. De la trentaine à la cinquantaine, vous vous sentez prête à aller vous coucher vers 22 ou 23 heures et à vous lever entre 6 et 7 heures le lendemain. Dans la soixantaine et plus tard, aller au lit vers les 20 heures pourrait vous sembler alléchant, mais vous vous réveilleriez vers 4 ou 5 heures du matin. « Contrairement aux croyances populaires, les personnes n'ont pas besoin de moins de sommeil à mesure qu'elles vieillissent, déclare le Dr Ancoli. Vous avez tout simplement tendance à vous endormir et à vous réveiller plus tôt. »

QUAND CONSULTER SON MÉDECIN

Si vous souffrez d'un manque de sommeil, vous aurez peut-être besoin de soins médicaux pour résoudre le problème, quelle qu'en soit la cause. Consultez donc un médecin dans les cas suivants :

- les sueurs nocturnes de la ménopause vous réveillent la nuit et vous vous levez complètement épuisée le lendemain matin. « Un traitement d'hormonothérapie substitutive pourrait s'avérer efficace », déclare Margaret L. Moleen, titulaire d'un doctorat ;
- les symptômes d'allergies ou d'asthme vous réveillent la nuit et vous épuisent. Arrivez à maîtriser ces allergies et vous dormirez mieux.
- vous travaillez de nuit ou effectuez des quarts, et avez à combattre la somnolence de jour. La photothérapie, c'est-à-dire une exposition à la lumière, peut aider votre organisme à s'ajuster ;
- vous ronflez et vous vous sentez fatiguée même après avoir dormi huit heures ou plus. Vous pourriez souffrir d'un trouble du sommeil qui s'appelle apnée du sommeil. Si c'est le cas, votre médecin pourra vous référer à une clinique spécialisée dans ce genre de troubles ;
- vous éprouvez des secousses musculaires brèves dans vos bras et dans vos jambes pendant la nuit. « Ce malaise, appelé mouvement involontaire des membres, ne réveille pas nécessairement la personne la nuit, mais il peut suffisamment perturber son sommeil pour affecter sa journée du lendemain », déclare le Dr Moleen. Les cliniques spécialisées dans les troubles du sommeil peuvent vraiment aider ;
- vous souffrez de somnolence durant la journée sans raison apparente.

Adaptez-vous aux changements. Si vous travaillez la nuit ou sur des quarts, vous devrez dormir durant la journée, alors que votre horloge biologique est réglée sur son mode « alerte », ce qui affecte la qualité du sommeil. Les chercheurs croient qu'il faut presque trois ans à une personne pour s'adapter à un sommeil de jour. Certaines personnes ne s'y adaptent jamais. Donc, les personnes qui travaillent sur des quarts ont de plus graves problèmes.

« Si vous travaillez la nuit, demandez, dans la mesure du possible, à avoir un horaire permanent et non pas une fluctuation de quarts », déclare le Dr Moleen. Ou encore, demandez des quarts qui passent des journées aux soirées, et ensuite aux nuits, plutôt que l'inverse. La transition est beaucoup plus facile ainsi.

Êtes-vous enceinte ? Dormez sur le côté. « Neuf mois sans une seule bonne nuit de sommeil n'est pas sain. Cependant, bon nombre de femmes vivent de grands moments d'inconfort durant leur grossesse, surtout au cours des derniers mois. Les obstétriciennes conseillent à leurs patientes de dormir sur le côté, en plaçant une jambe sur un oreiller.

Mauvaise haleine
Comment se débarrasser d'une haleine fétide

ême les femmes qui ne souffrent d'aucun problème d'haleine ont peur de manger de l'ail, un plat à l'oignon ou au curry.

« Contrairement à ce que vous pourriez penser, sucer une pastille à la menthe ou se rincer la bouche à l'aide d'un rince-bouche n'est pas toujours la meilleure solution. Utilisés à l'excès, c'est-à-dire plusieurs fois par jour, le bain de bouche ou la menthe masquent le problème de la mauvaise haleine sans pour autant le résoudre », déclare Mahvash Navazesh, dentiste.

« De la même manière que vous chercheriez à découvrir la source d'une mauvaise odeur dans votre cuisine, il vous faut vraiment chercher la raison de votre mauvaise haleine », conseille le Dr Navazesh. La cigarette et l'alcool en sont des causes à la fois courantes et évidentes.

QUAND CONSULTER SON MÉDECIN

La mauvaise haleine peut être causée par de nombreux facteurs, certains légers, d'autres graves. Prenez un rendez-vous chez votre dentiste si le symptôme persiste après avoir essayé des remèdes maison pendant plusieurs semaines.

Les chercheurs ont toujours cru que le vrai coupable d'une mauvaise haleine pouvait vivre sur votre langue. Cette hypothèse a été appuyée par une étude effectuée par Erika H. DeBoever, dentiste. Le Dr DeBoever a étudié le cas de 16 hommes et femmes souffrant de mauvaise haleine ; la plupart d'entre eux avaient déjà essayé des bains de bouche réguliers, des bonbons à la menthe ou du chewing-gum. Elle a découvert que le problème apparaît davantage chez les personnes dont la langue est enduite d'un film de bactéries ou chez celles qui présentent des crevasses profondes où peuvent se cacher des organismes.

LA SCIENCE ET LES REMÈDES MAISON

Si vous souffrez de mauvaise haleine de façon régulière et que vous ne fumez pas, ou si votre médecin n'a pu diagnostiquer un problème médical tel qu'un malaise gastro-intestinal, l'usage de médicaments, une maladie des gencives, une infection ou une carie dentaire, ou encore une infection des voies respiratoires, essayez l'une des techniques suivantes suggérées par des femmes médecins.

À vos marques. « L'usage occasionnel d'un bain de bouche qui masque l'odeur peut aider, mais il est aussi très important pour les femmes d'adopter une bonne hygiène dentaire, déclare Geraldine Morrow, dentiste. D'abord, brossez-vous les dents, puis utilisez un fil dentaire et, enfin, brossez votre langue. »

Brossez avec du rince-bouche. Une étude menée par le Dr DeBoever a démontré que les gens qui se brossaient la langue à l'aide de rince-bouche après le petit déjeuner et avant d'aller se coucher diminuaient leur mauvaise haleine. Plus précisément, les personnes qui ont participé à l'étude ont suivi les étapes suivantes : elles se brossaient d'abord les dents à l'aide d'un dentifrice de leur choix. Ensuite, elles trempaient leur brosse à dents dans un rince-bouche contenant 0,12 % de gluconate de chlorhexidine, puis elles se brossaient la langue à l'aide de cette solution. Elles se rinçaient ensuite la bouche pendant 60 secondes avec le même rince-bouche. Elles s'abstenaient par la suite de manger, de boire ou de se rincer la bouche avec de l'eau pendant au moins une demi-heure.

Chez les hommes et les femmes, sujets de l'étude du Dr DeBoever, qui avaient suivi ce rituel pendant sept jours, les organismes qui auraient pu se loger dans leur bouche avaient diminué de façon significative, ainsi que leur mauvaise haleine.

Choisissez une brosse avec une pointe en caoutchouc. « Utilisez une brosse à dents munie d'une pointe en caoutchouc à l'une des extrémités afin d'obtenir un meilleur nettoyage, déclare Penelope Shar, médecin. Les aliments peuvent non seulement s'accumuler sur vos dents ou sur vos gencives, mais également dans des plis cachés près des amygdales, ajoute-t-elle. Si ces particules alimentaires ne sont pas délogées, elles peuvent être la cause d'une mauvaise haleine. Un irrigateur buccal est aussi efficace. »

Mâchez de l'herbe. « Dans le cas d'odeurs liées aux aliments, mâcher du persil (bon vieux remède maison) allège vraiment les odeurs », déclare le Dr Shar.

Buvez de l'eau après le dîner. Se rincer simplement la bouche à l'aide d'eau claire vous rafraîchira la bouche après un repas ou une pause café. « En outre, l'eau peut aider à éliminer la plaque, accumulation parfois coriace de bactéries et de tartre qui mène à la carie dentaire, aux maladies des gencives et à la mauvaise haleine », déclare le Dr Navazech.

Maux d'estomac
Comment calmer un estomac perturbé

V ous ne trouverez pas le mot « maux d'estomac »dans une encyclopédie médicale. En fait, ce terme est utilisé pour parler de nombreuses formes d'inconfort, notamment des nœuds, d'une douleur vague, d'une sensation d'acide. Les maux d'estomac peuvent également provoquer des crampes et un peu de diarrhée, ou de la constipation. Et il ne faut pas oublier la nausée.

Les maux d'estomac peuvent comprendre tous ces malaises, et leurs causes peuvent être mystérieuses, en plus de varier d'une personne à l'autre. On retrouve parmi eux les calculs biliaires, l'intolérance au lactose, les ulcères, les brûlures d'estomac, le syndrome du côlon irritable, le stress et la suralimentation, ou la sous-alimentation. La personne qui souffre du malaise aurait pu consommer des aliments avariés dans un restaurant. (Pour plus de détails sur le syndrome du côlon irritable, voir la page 594.)

COMMENT SOIGNER LES SIMPLES MAUX D'ESTOMAC

Si vous souffrez de maux d'estomac, il serait préférable que vous trouviez ce qui a causé le problème, voire consulter un médecin au besoin. Mais en général, il existe peu de façons de soulager son inconfort.

Sirotez une boisson réconfortante. « Lorsque vous aurez apaisé quelque peu votre estomac, essayez de siroter des liquides décaféinés, tels que de l'eau, des tisanes de menthe poivrée ou de camomille, une boisson au gingembre non gazeuse ou un bouillon de volaille », déclare Wanda Filer, médecin. Buvez quelques gorgées toutes les cinq minutes. (Toutes les boissons qui contiennent de la caféine, notamment le café, les thés et les colas, irriteront davantage votre estomac et votre tube digestif.)

Mangez peu. Lorsque votre estomac est irrité, il se rebelle contre toute forme de nourriture. Qu'il souffre de stress ou d'indigestion, votre organisme saturé doit s'apaiser. « Si vous vous sentez mieux, c'est-à-dire suffisamment pour manger un peu, ne prenez que des aliments

Quand consulter son médecin

« En règle générale, les maux d'estomac disparaissent sans traitement spécifique. Cependant, vous devriez consulter votre médecin s'ils persistent et qu'ils réagissent mal aux traitements en vente libre, déclare Sheila Crowe, gastro-entérologue. Aussi, certains médicaments en vente libre ne procurent qu'un soulagement temporaire. Vous devrez peut-être vous faire prescrire des médicaments plus puissants dans le cas d'autres affections comme les reflux gastro-œsophagiens ou les ulcères duodénaux. Si vous avez des antécédents d'ulcères duodénaux, vous devriez demander à votre médecin de vous faire un examen qui décèlerait éventuellement l'Helicobacter pylori, bactérie qui est associée aux ulcères. Consultez votre médecin sans tarder si votre mal d'estomac est très intense ou s'il est accompagné de fièvre ou de selles sanguinolentes. Ce malaise pourrait signaler un état de santé beaucoup plus grave, notamment un ulcère, une inflammation causée par des calculs biliaires ou une pancréatite. »

« Consultez également votre médecin afin d'éliminer la possibilité d'une autre forme de malaise, que ce soit une grossesse ou un virus, si les nausées et les vomissements dont vous souffrez persistent après quelques jours », déclare Wanda Filer, médecin.

---

faciles à digérer comme le riz ou les tartines grillées », déclare le Dr Filer. La digestion de repas lourds comprimera votre estomac davantage, ce qui est une mauvaise idée alors qu'il vient de réagir à des aliments qui ont provoqué le malaise.

Évitez le lactose. « Éliminez les aliments à base de lactose, autre cause possible du malaise, surtout si vous êtes sensible aux produits laitiers », déclare Mary L. Borum, médecin.

Adoptez ce régime. « Un régime spécial qui consiste de bananes, de riz, de sauce aux pommes et de tartines grillées est idéal dès que votre estomac se sent mieux et que vous avez recouvré votre appétit, déclare le Dr Filer. Même en suivant ce régime alimentaire, vous devez manger en très petites quantités et ajouter chaque nouvel aliment graduellement afin de ne pas perturber votre estomac ni le pousser à trop travailler durant la digestion ».

Prenez un antiacide. « Si la douleur est causée par un excès d'acide gastrique, ce qui est possible si vous avez l'estomac vide, les antiacides en vente libre vous soulageront, car ils ils ont un effet neutralisant », déclare Sheila Crowe, gastro-entérologue.

Essayez un suppresseur d'acide. De nouveaux médicaments appelés inhibiteurs H_2 qui suppriment l'acide à la source et qui l'empêchent d'irriter les muqueuses de l'estomac sont maintenant disponibles en vente libre. « Plus puissants que les antiacides réguliers, ces inhibiteurs sont surtout efficaces contre les brûlures d'estomac », ajoute le Dr Crowe.

Desserrez votre ceinture. « Si votre ventre est gonflé, vous pouvez toujours desserrer votre ceinture. Vous pouvez également porter des vêtements plus amples qui soulageront la pression et l'inconfort », déclare le Dr Borrum.

Ralentissez un peu. « La détente totale est le remède par excellence contre les maux d'estomac », déclare le Dr Crowe. En vous détendant, vous aidez votre estomac à se calmer.

Faites de l'exercice. « Avez-vous des nœuds dans l'estomac à la suite d'une dispute avec votre conjoint ? Chez certaines femmes, l'exercice est le meilleur remède contre un mal d'estomac relié au stress, déclare le Dr Filer. Levez-vous et sortez dehors. Les exercices effectués sur une base régulière, c'est-à-dire au moins trente minutes d'exercices aérobiques comme la marche ou la bicyclette trois fois par semaine, sont très efficaces contre le stress. Vous pourriez même vous débarrasser de vos tensions gastriques à tout jamais. »

Éliminez le café et l'alcool. « Le café et l'alcool sont des irritants gastriques très connus, déclare le Dr Filer. Je dis à mes patientes de ne boire que du café décaféiné ou des boissons non alcoolisées », déclare-t-elle.

Oubliez la cigarette. « Nous savons toutes que la cigarette affecte les poumons, mais saviez-vous qu'elle a aussi des effets nocifs sur l'estomac ? La cigarette et d'autres produits à base de tabac empêchent les muqueuses de l'estomac de se défendre contre les acides puissants qui provoquent le malaise », déclare le Dr Filer. Donc, si vous fumez, cessez. Et afin de vous protéger contre les maux d'estomac chroniques, ne recommencez pas à fumer dès que vous vous sentez mieux.

Maux et infections d'oreilles

Comment atténuer la douleur

*L*es femmes médecins sont unanimes : maux d'oreilles est un terme sans fondement scientifique que l'on utilise souvent pour couvrir une gamme complète de problèmes d'oreilles, allant d'un léger inconfort à des infections graves.

« On parle de simple mal d'oreille quand il s'agit d'une vague sensation de douleur », déclare Jo Shapiro, médecin.

« Les rhumes sont souvent responsables des simples maux d'oreilles. La trompe d'Eustache — étroit conduit de la taille d'un petit crayon qui va des voies nasales jusqu'à l'oreille — devient congestionnée. Et comme il y a moins d'air dans l'oreille moyenne, il se crée une pression négative que l'on associe à une accumulation de liquide », déclare le Dr Shapiro. Dans un tel cas, la personne affectée ne souffre pas d'une douleur intense, mais plutôt d'un inconfort, dû à une pression ou à un assourdissement auditif. »

La douleur d'oreille peut également se manifester lorsque les trompes d'Eustache sont congestionnées ou enflammées à la suite d'un rhume, d'une allergie ou d'un mal de gorge.

REMÈDE POUR UN SIMPLE MAL D'OREILLES

Si vous souffrez d'un mal d'oreilles, vous avez envie de trouver un remède très efficace dans les plus brefs délais. Voici quelques conseils à ce sujet.

Réchauffez vos oreilles. « La chaleur est excellente dans le cas des maux d'oreilles, déclare Jennifer Derebery, médecin, car elle stimule la circulation sanguine en canalisant dans l'oreille les globules blancs, destructeurs d'infection ». Le Dr Derebery suggère d'utiliser une bouillotte d'eau chaude, une serviette chaude ou un coussinet chauffant que vous ferez chauffer à une température confortable et que vous envelopperez dans une serviette. Gardez cette chaleur contre l'oreille pendant environ 20 minutes ou jusqu'à ce que la douleur disparaisse.

Mangez des sauces épicées. « Les aliments très épicés qui provoquent l'écoulement nasal peuvent également favoriser la guérison d'un mal d'oreille associé à la congestion », déclare Evelyn Kluka, médecin. Mangez donc une soupe très relevée ou tout autre mets bien assaisonné de piments forts.

Hydratez votre nez. « Aux premiers signes d'une congestion nasale, procurez-vous en pharmacie un simple vaporisateur nasal salin que vous utiliserez de façon régulière au cours de la journée. Cette solution nasale permettra de réduire la congestion causée par un rhume ou des allergies et, par conséquent, atténuera l'inconfort des maux d'oreilles », souligne le Dr Kluka.

Utilisez les techniques de respiration profonde. Selon Effie Chow, infirmière, les techniques de respiration profonde du Qigong sont efficaces pour guérir les maux d'oreilles et autres formes de douleurs, car elles permettent une meilleure oxygénation de l'organisme, renforcent le système immunitaire et débouchent tous les conduits bloqués.

Dites adieu aux maux d'oreilles

Donna Jean Millay, médecin

Dans les montagnes du Vermont, aux États-Unis, des températures au-dessous de la normale peuvent provoquer des maux d'oreilles très douloureux. Mais cela n'empêche pas les habitants de la région de s'aventurer à l'extérieur. Voici ce que fait Donna Jean Millay, médecin, lorsqu'elle sort par des températures très basses, afin de garder ses oreilles bien au chaud et d'éviter la douleur.

« Je fais de la course, déclare le Dr Millay, mais j'évite de porter des chapeaux quand je pratique cette activité, car ils me donnent trop chaud. Donc, quand il fait très froid, je noue un bandeau de coton autour de ma tête en m'assurant de bien couvrir mes oreilles, et je choisis un bandeau de laine lorsque la température est vraiment très basse. »

De retour à la maison, le Dr Millay avoue qu'elle se frotte les mains l'une contre l'autre et qu'elle les place ensuite sur ses oreilles pour les réchauffer.

« Respirez profondément à partir de votre diaphragme, et non pas de votre poitrine, en inspirant par le nez, déclare le Dr Chow. Imaginez que la partie de votre corps qui s'étend du nombril à la cavité supérieure du thorax est en fait un accordéon. Remplissez-le d'air en inspirant par le nez. Gardez vos lèvres fermées et étirez l'accordéon. Lorsque vous expirez, fermez l'accordéon et laissez l'air s'échapper, mais par les lèvres. Continuez cet exercice jusqu'à ce que vous vous sentiez détendue et que la douleur ait disparu », explique le Dr Chow, qui suggère de pratiquer cette technique de respiration de façon régulière pendant 24 heures.

CONSEILS CONTRE LES DOULEURS PROVOQUÉES PAR L'ALTITUDE

Lorsque les trompes d'Eustache sont congestionnées, des changements dans la pression d'air, notamment durant un atterrissage, de la plongée en apnée ou même un déplacement rapide dans un ascenseur de grand immeuble, peuvent causer une douleur dans les oreilles. Une quantité trop importante de mucus peut empêcher l'oreille moyenne de stabiliser cette pression. Il se forme alors un vide qui aspire le tympan vers l'intérieur de l'oreille en l'étirant. Les sons sont assourdis ou étouffés, et vous ressentez un grand inconfort. Essayez l'une des techniques suivantes si vous souffrez d'un rhume et que vous devez prendre l'avion.

Essayez la manœuvre de Frenzel. « Pincez votre nez et placez la pointe de votre langue contre le palais de votre bouche », déclare Laura Orvidas, médecin. Vous déplacerez ainsi un peu d'air dans les trompes d'Eustache sans les endommager.

Bâillez ou mâchez, ou faites les deux. « Afin d'éliminer la sensation d'oreilles bouchées au décollage ou à l'atterrissage, forcez-vous à bâiller », suggère le Dr Orvidas. Ou encore, mâchez lentement du chewing-gum.

Prévenez le mal à l'aide d'un décongestionnant. « Une heure avant de prendre votre vol, prenez un décongestionnant », déclare le Dr Orvidas. Suivez à la lettre les directives qui se trouvent sur le mode d'emploi.

Ou encore, utilisez un décongestionnant sous forme de vaporisateur. « Une vaporisation ou deux dans chaque narine atteindra l'endroit exact que vous voudrez décongestionner », ajoute le Dr Orvidas.

Quand consulter son médecin

Consultez votre médecin sans tarder si vos maux d'oreilles :
- sont intenses ;
- sont accompagnés d'un drainage ou d'un écoulement ;
- sont accompagnés d'une forte fièvre ;
- se manifestent sans que vous souffriez d'un rhume ;.
- surviennent sans que de l'eau se soit introduite dans l'oreille.

Voici d'autres symptômes qui pourraient nécessiter des traitements d'urgence :
- un changement subit de votre ouïe ;
- une crise soudaine d'étourdissements ;
- une incapacité à vous concentrer ;
- une faiblesse musculaire du côté du visage affecté du mal d'oreilles.

« L'un des quatre symptômes mentionnés ci-dessus signale que l'infection s'est propagée et qu'elle est plus agressive qu'à l'habitude », nous dit Donna Jean Millay, médecin. Consultez donc votre médecin ou allez dans un service d'urgence sans tarder.

Les personnes atteintes de diabète devront exiger immédiatement des soins médicaux si un mal d'oreille se déclare.

Pour sa part, le Dr Kluka conseille de prendre un décongestionnant sous forme de vaporisateur nasal à l'aéroport 20 minutes avant l'embarquement, puis de l'utiliser à nouveau une fois assise dans l'avion.

MAL D'OREILLES OU INFECTION D'OREILLES ?

« La plupart des infections d'oreilles commencent par un mal d'oreilles », déclare le Dr Shapiro. Cependant, les maux d'oreilles ne sont pas tous des infections d'oreilles. Le cas échéant, consultez votre médecin qui vous prescrira des antibiotiques. « Bon nombre de gens se demandent si les antibiotiques sont nécessaires. Je leur réponds que l'oreille se trouve à proximité de plusieurs organes délicats, notamment le cerveau. Une infection non traitée pourrait se répandre et causer des problèmes graves comme une mastoïdite, infection des tissus osseux qui entourent les oreilles. Les antibiotiques éliminent les infections, voire d'autres problèmes potentiellement dangereux, et ce en toute sécurité et rapidement », souligne le Dr Shapiro.

Voici ce que vous pouvez faire pour soulager l'inconfort jusqu'à ce que vous vous rendiez chez votre médecin.

Essayez les analgésiques en vente libre. « Afin de soulager une douleur d'oreilles grave et de faire baisser la fièvre, prenez de l'ibuprofène ou du paracétamol et suivez à la lettre les directives de la notice », déclare Donna Jean Millay, médecin.

Décongestionnez-vous. « Un décongestionnant pris selon les directives d'emploi, soulage la congestion et l'inconfort », ajoute le Dr Millay.

Ménopause
Forme de puberté à l'approche de la cinquantaine

De nos jours, une grande partie des femmes dans la quarantaine et la cinquantaine voient la vie d'un nouvel œil. La ménopause semble ne plus provoquer les effets alarmants qu'elles ressentaient dans le passé. Cependant, la ménopause constitue toujours une période de transformation profonde dans la vie d'une femme, cycle au cours duquel les ovaires ralentissent leur production d'œstrogène, marquant ainsi la fin de la fécondité.

« La ménopause est un processus tout à fait normal qui s'échelonne sur plusieurs années », souligne M. Eileen Beiler, psychologue. Le Dr Beiler compare la ménopause à la puberté. Toute personne qui se souvient de l'adaptation qu'elle a subie au début de son adolescence comprend mieux la transition à laquelle elle doit faire face. »

Les changements physiques et émotionnels associés à la ménopause varient d'une femme à l'autre. Mais certains symptômes sont plus courants, notamment les bouffées de chaleur, l'insomnie, les sautes d'humeur et les troubles de la mémoire, pour n'en nommer que quelques-uns. Et un certain pourcentage de femmes, jusqu'à 38 % selon des études, ne souffrent d'aucun symptôme.

LE COMPORTEMENT D'ABORD.

« Si votre médecin confirme que vous êtes en pleine ménopause, vous pourriez décider avec elle d'un traitement d'hormonothérapie substitutive qui aiderait à soulager certains symptômes. C'est à votre choix. (Pour des façons non médicamenteuses de maîtriser les changements incommodants de la ménopause, lisez les pages 46, 325 et 561, sur les bouffées de chaleur, l'insomnie et les sautes d'humeur.

Voici ce que préconisent les femmes médecins sur les façons d'affronter et de vivre avec d'autres aspects plus généraux de la ménopause.

Faites votre deuil. « Certaines personnes ressentent une grande tristesse au moment de leur ménopause. Il faut admettre sa peine », déclare le Dr Beiler. Souvenez-vous cependant que la maternité n'est pas la seule façon de s'affirmer en tant que femme. Chaque personne vivra sa ménopause très différemment. Certaines femmes sont très heureuse

QUAND CONSULTER SON MÉDECIN

« La ménopause n'est pas une maladie ; vous n'avez donc pas à consulter votre médecin à moins qu'elle ne vous incommode, que vous éprouviez des signes précoces de ménopause avant l'âge de 40 ans ou que vous aimeriez en connaître davantage sur cette période de votre vie », déclare Liliana Gaynor, médecin. Votre médecin pourra effectuer un test sanguin en vue de mesurer l'hormone folliculo-stimulante, hormone féminine qui révélera si vous approchez de la ménopause, même si vous avez toujours des règles. Plus les doses de cette hormone seront élevées dans votre sang, plus vous vous approchez de la ménopause.

« Une femme qui se croit affectée d'une ménopause précoce, c'est-à-dire avant l'âge de 40 ans, et qui veut avoir un enfant, devrait consulter son médecin ou un spécialiste de la fertilité sans tarder », déclare Margory Sgass, médecin. Grâce à des traitements, elle pourra peut-être féconder.

en effet de ne pas avoir à se soucier de méthodes contraceptives et de leurs règles. »

Parlez à votre partenaire. Parler ouvertement avec votre conjoint de la ménopause est très important. Vous pouvez discuter ensemble de points importants tels que les changements physiques qui rendent vos rapports sexuels inconfortables, par exemple. « Partagez vos pensées et vos soucis, ce qui vous permettra de vous rapprocher l'un de l'autre plutôt que de vous éloigner. »

Les lubrifiants. « Les tissus souples du vagin qui favorisaient jadis la lubrification deviennent minces et asséchés en l'absence d'œstrogène, qui transmettait des messages aux parties génitales en préparation aux rapports sexuels », déclare Mary Jane Minkin, médecin. Utilisez un lubrifiant si vos rapports sexuels sont inconfortables.

Cherchez du soutien émotionnel. « Vous vous sentirez mieux en communiquant avec d'autres femmes et non pas en vous isolant », déclare le Dr Beiler. Demandez à votre médecin s'il connaît des groupes de soutien sur la ménopause dans votre région, ou encore commencez votre propre groupe. Rassemblez-vous avec d'autres femmes, des amies, afin de parler de votre vie et de planifier les changements que chacune veut apporter dans le futur.

Reposez-vous. « Les bouffées de chaleur peuvent vous réveiller la nuit », déclare le Dr Minkin. De plus, l'hypophyse habituellement plus active à ce moment de la journée, pourrait vous réveiller si elle est surexcitée à cause des faibles taux d'œstrogène. Pour vous rendormir, essayez de boire un verre de lait tiède, prenez une douche chaude ou, à l'occasion, un somnifère. « Suivez les directives sur l'emballage à la lettre. »

Faites de l'exercice régulièrement. « La dépression qui peut survenir avec la ménopause pourrait être associée à de faibles taux de sérotonine et d'endorphine, substances chimiques du cerveau qui influencent l'humeur, déclare Liliana Gaynor, médecin. L'exercice est une forme d'auto-traitement contre la dépression, car il augmente les taux d'endorphine dans le cerveau. »

Des exercices aérobiques doux, comme la course ou la marche, sont des plus favorables, deux ou trois fois par semaine pendant 30 à 60 minutes chaque fois.

Évitez la cigarette. « La cigarette affecte instantanément la production d'œstrogène et peut déclencher la ménopause de deux à quatre ans plus tôt », déclare le Dr Gaynor. En outre, fumer tout en suivant un traitement d'hormonothérapie substitutive augmente les risques de coagulation et d'accident vasculaire cérébral.

Microtraumatismes répétés
Comment éviter le surmenage

*P*eut-être pensez-vous que vous allez vous améliorer à force de répéter le même exercice sans arrêt. Eh bien, ce n'est pas toujours le cas. Les femmes qui souffrent de microtraumatismes répétés savent très bien que les tâches répétitives qu'elles exécutent depuis des années, comme saisir des données à l'ordinateur toute la journée, additionner les transactions sur une calculatrice ou tricoter pendant des heures tous les soirs, peuvent causer une douleur constante. Pire encore, ce type de blessure peut nuire à leur rendement au travail.

Par ailleurs, plus de 50 % des maladies au travail rapportées de nos jours concernent les microtraumatismes répétés. La plus courante est le syndrome du canal carpien. La personne qui en souffre éprouve de la douleur au poignet, dans le bras, au coude et dans les muscles de la main : malaises qui se manifestent à la suite d'un excès de travail.

Le canal carpien est en fait un tunnel, petit espace rigide où sont logés nerfs et tendons. Le syndrome du canal carpien peut survenir lorsqu'un surmenage du poignet est suivi d'une inflammation des tendons et d'une compression des nerfs qui mènent à la main. C'est à ce moment-là que la personne ressent de la douleur.

« La douleur est habituellement plus intense la nuit, accompagnée d'engourdissements et de picotements, surtout dans le pouce et l'index. La personne peut également avoir de la difficulté à saisir des objets », déclare Diana Carr, médecin.

LES HORMONES ET LA SANTÉ DE VOTRE POIGNET.

Plus de la moitié des cas de microtraumatismes répétés se manifestent chez les femmes. Les chercheurs estiment que les femmes entre 30 et 45 ans sont deux fois plus à risque pour des raisons variées. Un pourcentage plus élevé de femmes travaillent à des postes administratifs ou dans des usines qui exigent des mouvements répétitifs. Les personnes qui tapent à la machine, les commis au supermarché et même les femmes qui tricotent sont particulièrement vulnérables à ce genre de blessure.

« Le canal carpien chez la femme est également très étroit, ce qui veut dire qu'une personne souffrant de microtraumatismes répétés ressent très rapidement de la douleur et est plus sensible à la pression qui la provoque », déclare le Dr Carr.

« La rétention des liquides durant la grossesse peut aussi provoquer une inflammation du canal », déclare Mary Ann Keenan, médecin. Lorsque le corps entier gonfle à cause des liquides qu'il retient, le canal carpien en est également affecté.

Qui aurait pensé que les hormones auraient joué un rôle dans la douleur du poignet ? Selon les femmes médecins, la rétention des liquides provoquée par des changements dans les taux d'œstrogène avant les règles et durant la ménopause, peut aussi augmenter chez la femme les risques de souffrir du syndrome.

COMMENT SE LIBÉRER DE LA DOULEUR CONSTANTE

Par bonheur, il existe des mesures préventives qui procurent un certain soulagement à la plupart des femmes.

Prenez des pauses-café. « Si vous pouvez vous éloigner de l'activité qui vous cause de la douleur, faites-le », déclare le Dr Carr. Si vous tricotez le soir pour vous détendre et que vous travaillez devant un clavier d'ordinateur toute la journée, prenez congé de vos passe-temps jusqu'à ce que votre poignet aille mieux. Du moins, prenez de petites pauses pendant une minute ou plus toutes les demi-heures de la journée et si vous le pouvez, passez à une autre activité de façon périodique », ajoute-t-elle.

Procurez-vous des appuie-poignets. « Si vous travaillez toute la journée devant l'ordinateur, ayez toujours un appuie-poignets afin d'alléger le stress sur votre poignet », déclare le Dr Keenan. Ce dispositif aide à absorber l'impact du mouvement répétitif.

Asseyez-vous droite. « Vos poignets devraient se trouver dans une position neutre sur le clavier. C'est-à-dire ils ne doivent pas être ni trop fléchis ni trop bas, les coudes formant un angle de 90 °», déclare Margot Miller, physiothérapeute.

QUAND CONSULTER SON MÉDECIN

Si, en dépit d'un auto-traitement, vous ressentez une douleur constante qui nuit à vos activités pendant plus d'une semaine, consultez votre médecin. Dans le cas d'un microtraumatisme répété, un traitement précoce vous permettra d'éviter peut-être d'avoir à subir une intervention chirurgicale.

Étirez-vous. « La flexion et l'extension périodiques des muscles de votre poignet et de votre bras aideront à alléger le stress sur les nerfs coincés », déclare Margot Miller. L'exercice est facile : il vous suffit d'ouvrir et de fermer vos doigts plusieurs fois ou fléchissez lentement votre poignet.

Portez une attelle la nuit. « Une façon de maîtriser la douleur est de porter une attelle au poignet la nuit ou dès que vous ne vous servez plus de votre poignet », déclare le Dr Keenan. Elle permettra de garder votre poignet droit et restreindra les mouvements qui causent la douleur. Ces attelles sont disponibles en pharmacie.

Pansez votre coude. L'épicondylite, maladie qui affecte souvent les joueurs de tennis, est une forme de microtraumatisme répété. « Si vous souffrez de ce malaise, vous pouvez vous procurer un pansement spécial en pharmacie ou dans un magasin de fournitures médicales. Portez le pansement afin d'alléger la pression et la douleur », déclare le Dr Keenan.

(Pour plus de renseignements sur les façon pratiques de gérer les douleurs musculaires, voir la page 206.)

Migraines et autres types de maux de tête

Un soulagement naturel contre une douleur réelle

Ce que les femmes ont pensé pendant de nombreuses années a maintenant été confirmé : les maux de tête sont davantage ressentis chez les femmes que chez les hommes. Mais pourquoi ces maux de tête et migraines sont-ils si intenses chez elles, voire parfois même débilitants ?

La cause pourrait en être l'œstrogène. Des changements dans les taux d'œstrogène qui gouvernent les cycles menstruels des femmes peuvent causer des maux de tête. Et les femmes qui y sont plus sensibles les éprouvent davantage durant leurs règles ou durant l'ovulation. En effet, les maux de tête durent plus longtemps et sont beaucoup plus intenses pendant cette période. Pire encore, ils sont plus difficiles à traiter, à prévenir ou même à irradier dès qu'ils se sont manifestés.

En plus des changements hormonaux, les maux de tête peuvent être déclenchés par autant de facteurs qu'il y a de femmes. Joan Miller, psychologue, en nomme quelques-uns : on retrouve parmi eux la tension, certains aliments tels que les viandes fumées ou le fromage vieilli, le sevrage de la caféine, les repas sautés, certains facteurs environnementaux comme le pollen ou la pollution, et certaines causes physiques comme les problèmes associés aux sinus, à la vision, aux dents, aux fièvres ou aux traumatismes à la tête.

LES MAUX DE TÊTE NORMAUX ET LES MAUX DE TÊTE GRAVES

Deux syndromes importants de maux de tête qui affectent les femmes sont les maux de tête de tension et la migraine. Qu'est-ce qui les différe ? Selon Patricia Solbach, titulaire d'un doctorat, la douleur des maux de tête de tension se manifeste sous la forme d'une pression régulière, mais très inconfortable derrière la tête qui ne met pas la

Indice de relaxation

Patricia Solback, titulaire d'un doctorat.

Patricia Solbach, spécialiste des maux de tête, souffrait d'un mal de tête occasionnel quand elle était aux études. Elle se souvient cependant d'un incident plus grave :

« On venait de m'embaucher pour coordonner un programme de recherche important sur les traitements de maux de tête sans médicament. J'éprouvais tous les jours des maux de tête, qui étaient accompagnés d'une grande pression dans les yeux et sur les tempes. C'était insupportable. Je ne pouvais me concentrer, donc je travaillais mal. Et moi, en tant que spécialiste des maux de tête, j'ai appris que trop de stress pouvait causer des douleurs lancinantes. J'ai dû apprendre à me détendre et j'ai découvert certaines techniques efficaces qui m'ont aidé à soulager la douleur. »

« N'attendez pas que le mal de tête soit à son plus intense. Dès les premiers signes, dites à votre corps de se détendre en prenant une pause et en buvant une tisane. Cela permet de briser la tension souvent responsable des maux de tête. »

Au cours des années, les responsabilités du Dr Solbach n'ont fait que s'accroître. Heureusement, elle rapporte que ses maux de tête sont sous contrôle. Elle souffre maintenant très peu du malaise.

femme hors d'état de fonctionner. Les migraines, en revanche, sont nettement plus douloureuses ; elles se présentent sous la forme d'une douleur intense et lancinante, souvent accompagnée de nausées, de vomissements et d'une sensibilité à la lumière et au son. Les migraines peuvent durer de quelques heures à quelques jours.

Environ 5 à 10 % des femmes qui éprouvent des migraines verront apparaître devant leurs yeux avant la venue d'une migraine des auras, c'est-à-dire une émanation éclatante et pleine de couleurs.

DES OPTIONS MULTIFONCTIONNELLES.

Il existe sur le marché une panoplie de médicaments contre les maux de tête. Et les analgésiques sont assez efficaces. « Prenez du paracétamole, de l'aspirine ou de l'ibuprofène mais en suivant les directives sur l'emballage dès les premiers signes d'un mal de tête, déclare Michel Cyr, médecin. Souvent, vous pourrez en prévenir l'intensité. »

Cependant, si le soulagement d'un mal de tête était si simple, vous ne liriez pas ce chapitre. Peut-être recherchez-vous une approche non médicamenteuse. Si vous souffrez à l'heure actuelle d'un mal de tête, les conseils qui suivent vous aideront à vous sentir soulagée rapidement. Certains d'entre eux sont efficaces contre les maux de tête de tension, d'autres pourraient aider vos migraines, voire la récidive du malaise, quel qu'en soit le cas. Les femmes médecins estiment que c'est une bonne idée d'essayer les diverses techniques. Les remèdes contre les maux de tête agissent différemment selon le mal de tête et la femme qui le ressent à des moments différents.

Massez-vous. « Placez vos pouces au centre de chaque tempe, déclare le Dr Solbach, qui éprouve elle-même à l'occasion des maux de tête. Massez fermement en effectuant des cercles pendant une minute ou deux ou jusqu'à ce que vous ressentiez un soulagement. Effectué au début du malaise, ce mouvement peut contenir le mal de tête avant qu'il ne devienne trop intense. »

Prenez un bain chaud ou une douche. « Cette technique pourrait aider vos muscles à se détendre davantage », déclare le Dr Miller.

Faites des exercices de visualisation. « Imaginez que votre mal de tête est causé par une corde qui resserre votre tête. Concentrez-vous et visualisez que la corde se défait centimètre par centimètre. Voyez-la se dégager lentement jusqu'à ce que vous puissiez l'enlever. »

Essayez un coussin chauffant. « Vous pourriez éprouver un mal de tête si vous souffrez d'une raideur du cou, car les muscles tendus causent de la douleur qui peut être ressentie jusque dans votre tête », déclare Mary Scholz, infirmière. Son remède : appliquez un coussin chauffant derrière votre cou afin d'en soulager la raideur.

Utilisez de la glace. « La glace soulage habituellement mieux que la chaleur dans le cas des migraines », déclare le Dr Solbach. C'est peut-être à cause de son action de vasoconstricteur, c'est-à-dire qu'elle resserre les vaisseaux sanguins qui mettent de la pression sur les terminaisons nerveuses. « Mettez la glace dans un sac que vous entourerez d'une serviette ».

Essayez la grande camomille. Dans le cas des maux de tête occasionnels, Sandra McLanahan, médecin, recommande de prendre une tisane de camomille. « Des études sur cette plante laissent entendre qu'elle peut être très efficace contre les maux de tête. Je l'ai souvent utilisée avec succès chez certaines de mes patientes. Je leur suggère de prendre deux capsules de grande camomille, que l'on trouve en maga-

Quand consulter son médecin

« Il existe plus de trois cents états pathologiques différents qui peuvent causer les maux de tête, déclare Patricia Solbach, titulaire d'un doctorat. La plupart d'entre eux sont des maux de tête de tension, les autres sont des migraines qui, toutefois, ne constituent pas d'urgence médicale. »

Cependant, elle conseille à ses patientes de consulter immédiatement leur médecin si elles souffrent du pire mal de tête qu'elles n'ont jamais eu.

Les symptômes suivants pourraient signaler une maladie grave qui nécessiterait des soins médicaux immédiats :

- de la confusion ;
- des engourdissements ;
- des problèmes de vision ;
- des maux de tête plus intenses qu'à l'habitude, surtout si vous avez plus de 50 ans ;
- des maux de tête chroniques qui s'aggravent.

Consultez également votre médecin si vous prenez la pilule anticonceptionnelle et que vous souffrez de migraines. L'œstrogène dans ces contraceptifs oraux pourrait exacerber le malaise.

---

sin d'alimentation naturelle, trois fois par jour jusqu'à ce que leur mal de tête ait disparu. Des études révèlent que cette plante est dotée de propriétés anti-inflammatoires possiblement efficaces contre les migraines.

Allongez-vous dans une pièce sombre. « Si vous souffrez de migraine, dormir dans une pièce sombre pendant une heure ou deux pourrait faire disparaître votre malaise », déclare le Dr Cyr.

Mangez un peu. « Certaines personnes ont mal à la tête parce qu'elles ont faim », déclare le Dr Miller. Ce phénomène se produit à cause d'une chute du taux de glucose sanguin.

« Souvenez-vous toujours de l'heure de votre dernier repas », ajoute Julie Buring, professeur. « Essayez de prendre de petits repas fréquents que vous échelonnerez tout au cours de la journée. »

Prenez une pause. « Si vous sentez que vous allez souffrir d'une migraine, allez vous asseoir dans un endroit tranquille et buvez une grande tasse de café. Prenez de l'aspirine ou de l'ibuprofène en suivant les directives sur l'emballage », déclare le Dr Solbach. Tout comme la glace, la caféine agit comme un vasoconstricteur qui semble agir favorablement dans le cas des migraines.

Au sujet de la caféine. Chose surprenante, la caféine consommée en quantité trop abondante ou trop insuffisante peut provoquer de la douleur. Selon le Dr Miller, un surcroît de caféine peut provoquer des maux de têtes en raison d'une augmentation de la tension ou d'un manque de sommeil, ou les deux à la fois. En consommant moins de caféine qu'à l'habitude, la personne peut également éprouver des symptômes de sevrage qui se manifestent sous forme de maux de tête douloureux. « Fréquemment, les personnes qui boivent du café ou des colas durant la semaine, et qui en réduisent la quantité le week-end, sont souvent victimes de maux de tête intenses. » Le Dr Miller vous recommande, si c'est votre cas, de réduire votre consommation de boissons à base de caféine lentement et graduellement. Vous pouvez même diluer le café régulier avec du décaféiné jusqu'à ce que vous ne buviez plus de caféine. Elle vous suggère également de substituer les huit tasses de café que vous buvez par jour par des liquides sans caféine tels que l'eau, les jus, le lait écrémé ou les tisanes.

Tenez un journal. « Les maux de tête de tension et les migraines peuvent être déclenchés par votre cycle menstruel. » Le Dr Cyr vous suggère d'enregistrer dans un journal le jour et le mois, les aliments, les activités ou tout autre facteur qui pourrait déclencher un tel mal. Au bout de quelques semaines, lisez votre journal. Découvrez le ou les coupables de vos maux de tête et évitez-les dans l'avenir.

« Les maux de tête sont un phénomène très individuel, déclare le Dr Buring. Chez bon nombre de personnes, le chocolat peut faire déclencher une migraine alors que chez d'autres, ce sera le vin rouge. »

Évitez les éléments déclencheurs. Le Dr Cyr recommande d'éviter les déclencheurs les plus courant, c'est-à-dire les aliments vieillis, fermentés ou marinés. D'autres aliments reconnus pour causer les migraines contiennent souvent du glutamate monosodique, des nitrates ou des nitrites.

DU SOUTIEN CONTRE LES PLUS MAUVAISES MIGRAINES

Quand une migraine s'est manifestée, il est difficile de s'en débarrasser. Voici donc quelques conseils destinés aux personnes qui souffrent surtout de migraines.

Le magnésium. Une étude réalisée en Italie indique que les gens atteints de migraines ont souvent des taux sanguins de magnésium plus faibles que les personnes qui n'y sont pas sensibles. On étudie cependant toujours la validité de suppléments de magnésium dans ces cas. De bonnes sources alimentaires de magnésium incluent les légumes feuillus verts, les légumineuses, les fruits de mer, les noix et les grains entiers.

Régularisez vos rythmes de sommeil. « Les personnes qui travaillent sur des quarts souffrent énormément de migraines », déclare Mary Scholz. « Les rythmes circadiens semblent jouer un rôle important dans leur cas. Essayez de vous coucher et de vous lever toujours à la même heure chaque jour et ne faites pas la grasse matinée pendant les fins de semaine. Évitez également de faire des siestes durant la journée, afin de ne pas affecter votre rythme circadien. »

Vive l'aspirine. « En prenant un comprimé d'aspirine par jour, vous pourriez maîtriser efficacementvos migraines », suggère le Dr Buring. Elle a mené une étude au cours de laquelle on utilisait de faibles doses d'aspirine régulièrement afin de prévenir la migraine. « Certains médicaments sur ordonnance que l'on prescrit pour prévenir les migraines, comme les bêtabloquants et les inhibiteurs calciques, les antidépresseurs et les drogues régulatrices de l'humeur sont souvent trop puissants, explique-t-il. Dans notre étude, nous avons découvert qu'un comprimé d'aspirine de 325 mg pris tous les deux jours sur une base régulière diminuait les crises de migraines d'environ 20 %. Ce traitement ne réussit pas nécessairement à tout le monde, mais il vaut la peine d'être essayé. En revanche, s'il s'avère efficace, il devient une solution facile, peu coûteuse et relativement sûre. »

Mononucléose
Une maladie beaucoup mieux comprise

I l y a quelques décennies, c'est-à-dire durant les années 1960 et 1970, la mononucléose que l'on appelait aussi la maladie du baiser, générait un grand intérêt. Le diagnostic d'une mononucléose n'était pas vraiment inquiétant — de nombreux étudiants chez qui cette maladie avait été diagnostiquée passaient leur semestre à la maison à récupérer leurs forces. Leur heures d'études se transformaient alors en de longues journées passées à regarder la télévision.

Déclenchée par le virus Epstein-Barr, la mononucléose se diagnostique facilement grâce à un test sanguin qui présente un taux anormalement élevé de leucocytes, globules blancs qui ne possédent qu'un seul noyau. Les symptômes typiques sont la fièvre, le mal de gorge, une hypertrophie des glandes, une enflure de la rate et, bien sûr, une fatigue extrême.

La mononucléose a la réputation d'être transmise par le baiser ; sachez cependant que la toux, les éternuements, le partage des ustensiles ou de nourriture peuvent également provoquer la maladie, qui est beaucoup moins contagieuse qu'un rhume ou qu'une grippe. Vous pourriez être exposée au virus sans l'attraper ou n'éprouver que quelques symptômes, sans avoir à souffrir de la maladie complète. Autour de la quarantaine, les risques de contracter la mononucléose sont très faibles. En effet, les adolescents sont beaucoup plus sensibles à la maladie que les adultes.

COMMENT ÉCOURTER SA CONVALESCENCE.

Il n'existe aucun médicament contre le virus responsable de la mononucléose. Soyez cependant sans crainte. De nos jours, les adolescents n'ont plus à rester à la maison et à perdre leur semestre. Mais si jamais vous êtes atteinte d'une mononucléose, voici ce que vous conseillent des femmes médecins sur les traitements possibles.

Ne cessez pas vos activités. Jeanne F. Arnold, médecin, conseille à ses patientes d'âge mûr d'essayer de maintenir un horaire régulier. « Dans le passé, nous disions à toutes les adolescentes de rentrer chez elles et de rester au lit ; mais aujourd'hui, nous leur suggérons de continuer à suivre leurs cours dans la mesure du possible. »

Reposez-vous quand vous êtes fatiguée. « Cela ne veut pas dire que vous ne devez pas réduire l'intensité de vos activités, déclare le Dr Arnold. Bien sûr, il faut limiter ses activités parascolaires et se reposer quand on est fatigué. Mais si vous êtes épuisée au point de vous endormir en classe, prenez un congé de quelques jours et demandez à votre professeur de vous préparer du travail. »

Les médecins estiment que la plupart des victimes de mononucléose d'aujourd'hui auront une convalescence de deux semaines ou moins. « Environ 75 % des personnes qui contractent la maladie se sentent mieux au bout de quelques semaines, déclare le Dr Arnold. Un

QUAND CONSULTER SON MÉDECIN

« De nos jours, la mononucléose est autolimitative, c'est-à-dire que le virus se résorbe en quelques semaines, déclare Margaret Lytton, médecin. Vous pourriez être atteinte d'une mononucléose et ne même pas le savoir, dit-elle. Les symptômes peuvent être tout aussi inoffensifs qu'un faible mal de gorge et de la fatigue. »

Vous devriez consulter votre médecin si vous éprouvez un mal de gorge intense, de la fièvre ou une fatigue débilitante », ajoute le Dr Lytton. Pourquoi ? Eh bien, parce que la mononucléose peut parfois entraîner des complications graves telles que l'agrandissement du foie, une hépatite ou une pneumonie. Il pourrait également s'agir d'une infection à streptocoque ou bactérienne qui requiert des soins médicaux immédiats.

faible pourcentage seulement ressent toujours de la fatigue six mois plus tard. Je pense que la guérison dépend de la façon dont la personne entrevoit sa maladie et de son état de santé général. »

Prenez du paracétamol. « Afin de réduire votre fièvre, et de soulager les douleurs et le mal de gorge, prenez du paracétamol », déclare Katherine Sherif, médecin. L'aspirine est efficace chez les adultes qui ont plus de 20 ans, mais à cause des risques du syndrome de Reye, maladie neurologique grave chez les enfants et les adolescents, il est préférable de l'éviter.

Oubliez les sports violents. « Lorsque vous souffrez d'une mononucléose, votre rate peut avoir temporairement un plus gros volume et être délogée de sa position habituelle sous la cage thoracique, déclare le Dr Sherif. Je conseille donc à mes patientes d'éviter les sports de contact comme le ski ou toute autre activité qui pourrait provoquer une rupture de la rate. »

Morsures d'insectes
Comment soulager les démangeaisons

L'apparition de petites grosseurs rougeâtres et enflées, voilà l'un des symptômes incommodants mais inoffensifs de la plupart des piqûres ou de morsures d'insectes les plus courants, notamment les mouches et les moustiques. Beaucoup sont inconfortables, mais ne présentent aucun danger pour la santé.

Les moustiques piquent parce qu'ils ont faim. Ces petits vampires veulent sucer votre sang. Habituellement, vous ne sentez même pas quand ils vous piquent. Ils se rassasient et s'envolent avant que vous ne l'ayez réalisé. « La plupart des gens découvrent qu'ils ont été piqués au moment où la piqûre leur fait mal ou les démange », déclare Leslie Boyer, médecin.

Cependant, d'autres insectes plus coriaces comme les mouches noires et les taons ne sont pas aussi discrets dans leur attaque, infligeant à leur victime une piqûre profonde et suçant son sang jusqu'à ce qu'ils soient repus, déclare May R. Berenbaum, titulaire d'un doctorat. D'une façon ou d'une autre, l'enflure, les démangeaisons et la vésicule rougeâtre qui se manifestent alors sont des réactions aux protéines étrangères que l'insecte vous a injectées dans la peau.

CHOISISSEZ VOS ARMES

« Toutes les piqûres d'insectes sont traitées de la même façon », déclare le Docteur Boyer. Voici ce que conseillent les femmes médecins.

Lavez le site de la démangeaison. Même si la piqûre est légère, prenez le temps de la laver à l'aide de savon et d'eau. « Le nettoyage éliminera les microbes et les substances déclencheurs d'allergies qui se trouvent à la surface de votre peau, empêchant ainsi que la plaie ne s'aggrave », déclare le Docteur Boyer. « Dans le cas de morsures légères, il suffit de les laver pour qu'elles guérissent », ajoute-t-elle.

Rincez avec de l'eau fraîche. « Cette morsure vous incommode-t-elle encore ? Si vous la rincez à l'eau fraîche, vous éliminerez plus rapidement les démangeaisons et l'enflure », déclare le Docteur Boyer.

QUAND CONSULTER SON MÉDECIN

La plupart des piqûres d'insectes sont des préjudices mineurs et peuvent être facilement traitées à la maison. Vous aurez cependant besoin de soins médicaux dans les situations suivantes :

- de la rougeur ou des stries apparaissent autour du site de la piqûre, ainsi qu'un pus jaunâtre et une poussée de fièvre. Tous ces symptômes signalent la présence d'une infection ;
- vous avez soudainement de la difficulté à respirer, vous constatez l'apparition d'urticaire sur tout votre corps et vous vous sentez faible après avoir été piquée. Vous pourriez souffrir d'une réaction allergique générale aux piqûres d'insectes, lesquelles provoquent un resserrement des voies respiratoires. Appelez des soins d'urgence sans tarder ou rendez-vous à l'hôpital ;
- la piqûre enfle démesurément, signe d'une réaction allergique locale, et l'antihistaminique que vous avez pris n'est pas inefficace ;
- vous souffrez de récidive, de réaction allergique locale aux piqûres d'insectes. Votre médecin pourrait alors vous prescrire des injections ou des médicaments.

N'êtes vous pas convaincue ?

« En règle générale, vous devriez consulter un médecin ou un centre de contrôle des poisons dès que vous vous faites piquer et que vous constatez une réaction inquiétante dans les 12 à 24 heures suivant la piqûre », déclare Leslie Boyer, médecin.

Essayez la glace. « Si la morsure est toujours inconfortable en raison de l'enflure et des démangeaisons, vous pouvez aussi appliquer des glaçons pour rafraîchir votre peau, diminuer l'inflammation et calmer votre envie incontrôlée de vous gratter », conseille Constance Nichols, médecin.

« Appliquez un glaçon pendant quelques minutes seulement afin de ne pas vous geler la peau », déclare le Docteur Boyer. Vous pouvez répéter le traitement toute la journée, dès que vous en ressentez le besoin. Vous pouvez aussi envelopper les glaçons dans une serviette afin de fabriquer des compresses froides.

Ne vous grattez pas. « Plus vous vous gratterez plus vous ressentirez les démangeaisons. Essayez-donc de résister à cette tentation, déclare le Docteur Nichols. De plus, vous pouvez, en grattant une piqûre, causer une infection secondaire, car les bactéries et les germes sous les ongles de vos doigts pourraient s'infiltrer dans l'ouverture de la peau. »

« Afin de réduire votre envie de vous gratter, coupez-vous les ongles », déclare le Docteur Boyer.

Appliquez une crème à base d'hydrocortisone. Enduisez les piqûres d'une crème à base d'hydrocortisone afin de réduire la rougeur et l'enflure. « Mettez-en un peu sur le bout de votre doigt et frottez la crème jusqu'à ce que la peau ait bien absorbé le médicament, déclare le docteur Boyer. Ce léger massage vous évitera de vous gratter et vous soulagera. »

Appliquez de la calamine. « Couvrez les piqûres d'insectes avec des préparations que vous trouverez en pharmacie, notamment une lotion calamine qui soulage les démangeaisons », suggère Saralyn R. Williams, médecin.

Prenez un bain à l'avoine. Afin de soulager les démangeaisons, le docteur Nichols recommande le traitement de bain Aveeno, préparation à base de poudre d'avoine que vous versez dans un bain tiède. Ce produit se trouve également en pharmacie.

Morsures, piqûres et coupures en milieu marin
Comment maîtriser les petites nuisances marines.

S i vous adorez-vous nager ou faire de la plongée en apnée dans l'océan, vous devez connaître un peu la faune et la flore marine de l'endroit où vous pratiquez ce sport et savoir quoi faire en cas d'urgence s'il vous arrivait d'être piquée, mordue ou de vous couper », déclare Constance Nichols, médecin.

« Les animaux à dard en milieu marin, tels que les méduses ou les anémones de mer, se défendent en lançant un venin à partir de petites cellules toxiques appelées nématocystes, qui se trouvent à proximité des tentacules ou des épines de ces animaux marins », explique Saralyn R. Williams, médecin.

« Vous pouvez être piquée même en ne frôlant que légèrement une petite partie des tentacules qui se sont brisées et qui flottent dans l'eau », déclare le Dr Williams. Vous ressentirez une brûlure intense et de la douleur, et vous verrez apparaître des traces rougeâtres, des taches ou des vésicules à l'endroit où les tentacules ont touché votre peau.

AGISSEZ, NE PANIQUEZ PAS.

Une blessure en milieu marin est une source réelle d'inquiétude. Cependant, les femmes médecins estiment que si vous la soignez rapidement et correctement, vous soulagerez la douleur et éviterez d'aggraver la blessure.

Lavez la blessure dans de l'eau salée. « Si vous avez été piquée par une méduse ou toute autre forme de créature marine, lavez les morceaux des tentacules qui restent en plongeant dans l'océan », suggère le Dr Williams. Assurez-vous qu'il n'y ait pas d'autres méduses avant d'entrer dans l'eau.

Plus rapidement vous vous débarrasserez des tentacules sur votre peau, moins vous aurez de dommages.

Évitez la piscine. Ne vous rincez pas avec de l'eau fraîche et ne sautez pas dans une piscine, car l'eau fraîche choque les cellules venimeuses et les encourage à dégager encore plus de venin.

Éliminez la douleur à l'aide de vinaigre. « Le vinaigre contient de l'acide acétique qui désactive les nématocystes brûlants sur les tentacules, qui cessent ainsi de faire mal », explique le Dr Williams.

Le vinaigre est également un remède efficace contre les coupures provoquées par les oursins. Si vous posez le pied sur un oursin ou si vous le frôlez, et qu'une de ses épines se casse dans votre peau, le vinai-

Conseil d'un maître-nageur

May R. Berenbaum, titulaire d'un doctorat.

Alors qu'elle était en vacances à Honolulu, dans les îles Hawaii, May R. Berenbaum, titulaire d'un doctorat, se baignait dans les eaux tropicales bleues des plages de Waikiki. Cinq minutes plus tard, elle fut piquée par une méduse qui flottait dans l'eau. Elle était sortie de l'eau en ressentant une grande douleur et sa peau était couverte de petites vésicules rouges. Le maître-nageur lui conseilla de recouvrir immédiatement la plaie d'une pâte fabriquée d'alcool à friction et de sel attendrisseur.

« Vous savez, je croyais qu'il plaisantait, mais il m'a convaincu qu'il était sérieux », déclare le Dr Berenbaum. Elle s'est donc procurée les ingrédients nécessaires dans un supermarché et a appliqué la pâte sur sa peau. « J'étais des plus surprise : en moins de 15 minutes la douleur s'était résorbée.

De retour à l'université, le Dr Berenbaum a fait une étude sur ce remède et à découvert que les attendrisseurs de viande sont en fait des remèdes efficaces contre les piqûres de méduses. « De plus, l'un des ingrédients du sel est une enzyme appelée papaïne, qui dégrade rapidement les protéines présentes dans le poison de la méduse et soulage les douleurs dues à la blessure, explique-t-elle. Par ailleurs, l'alcool à friction qui atténue les risques d'infection permet de diluer en pâte le sel et de former une pâte. « Dans mon cas, ce remède s'est avéré très efficace. »

Quand consulter son médecin

Tout comme dans le cas de piqûres d'abeilles, certaines personnes peuvent avoir des réactions allergiques fatales au venin des animaux en milieu marin. Si c'est le cas, et que vous éprouvez une poussée d'urticaire, des troubles respiratoires, des nausées ou de la rougeur, de même qu'une enflure qui s'étend sur votre corps, rendez-vous immédiatement à l'hôpital.

Ayez également recours à des soins médicaux si vous avez des difficultés à retirer les tentacules de la méduse de votre peau ou si vous ne pouvez pas supporter la douleur d'une piqûre.

« Les blessures provoquées par une raie sont habituellement profondes et contaminées de débris et sont extrêmement douloureuses. Voyez un médecin si vous avez été piquée par l'une de ces créatures », déclare Constance Nichols, médecin.

C'est une bonne idée également de consulter son médecin si une coupure, une blessure ou une piqûre vous a percé la peau. « Vous courez des risques d'infection dues à des bactéries qui se trouvent dans l'eau salée, et vous risquez également d'attraper le tétanos », explique Saralyn R. Williams, médecin. Vous devez vous assurer que la blessure est bien nettoyée et irriguée et que tous les débris en sont retirés. Et pendant que vous y êtes, demandez que l'on vous vaccine contre le tétanos.

gre aidera à dissoudre l'épine et facilitera son extraction », déclare May R. Berenbaum.

Enlevez les tentacules de méduses. « Portez, si cela vous est possible, des gants chirurgicaux en caoutchouc avant d'enlever à l'aide d'une pinces à épiler les grosses tentacules de méduses de votre peau », conseille le Dr Nichols. « Si de petites tentacules se sont logées dans votre peau, rasez-les en appliquant une crème de rasage et en grattant doucement à l'aide d'un couteau propre ou de la pointe d'une carte de crédit dans la direction de la tentacule et non à l'inverse », suggère le Dr Williams. Assurez-vous de ne pas pincer, frotter ni écraser les morceaux de tentacules en les retirant. Toute manipulation trop rude ne fera que dégager plus de venin dans votre peau. Si vous ne pouvez pas retirer la tentacule, rendez-vous chez un médecin.

Restez immobile. Allongez-vous pour reposez la partie lésée pendant environ 1 heure afin que le venin ne s'étende pas sur d'autres parties du corps », déclare le Dr Nichols.

Traitez les coupures de corail avec soin. Si vous éprouvez une sensation de brûlure après avoir frôlé des coraux, appliquez du vinaigre ou de l'attendrisseur de viande, même si vous avez l'impression que ce dernier aggravera l'état de votre peau. « Enlevez doucement en frottant toute particule de corail », suggère le Dr Williams. Si vous vous êtes coupée, nettoyez doucement tous les débris et les morceaux de corail à l'aide de savon et d'eau, puis appliquez une pommade anti-bactérienne sur la coupure. « Ces coupures ont tendance à s'infecter à cause des organismes qui vivent dans l'eau. Elles doivent donc être très bien nettoyés », déclare-t-il.

Mycose des ongles
L'un des effets indésirables
des ongles artificiels

Toute forme d'infection fongique est incommodante, surtout si elle est localisée sous vos ongles et qu'elle est visible de tous. « Malheureusement, cela se produit couramment », déclarent les femmes médecins.

La mycose de l'ongle est parfois coriace et « pourrait produire des altérations importantes au niveau de l'ongle », déclare Elizabeth Whitmore, médecin. En général, les ongles s'épaississent et deviennent blancs ou jaunâtres. Ils peuvent aussi devenir squameux ou friables ou commencer à se dédoubler. Souvent, les ongles peuvent même tomber.

Ironie du sort, mais l'une des causes principales de la mycose des ongles pourrait être la pratique qu'ont adoptée certaines femmes pour avoir de plus belles mains : le port d'ongles artificiels.

410

QUAND CONSULTER SON MÉDECIN

Parmi les signes typiques d'une infection bactérienne ou fongique de l'ongle on note :
- une l'enflure douloureuse autour du repli de l'ongle et des débris sous l'ongle qui causent un décollement ;
- une coloration jaunâtre, blanchâtre, verdâtre ou brunâtre.

Si vous pensez souffrir d'une infection de l'ongle, consultez un dermatologue afin d'obtenir un diagnostic précis et un traitement médical adéquat.

Les ongles artificiels sont collés sur l'ongle naturel. Et s'ils se décollent un peu, de l'humidité pourrait se loger sous la pointe, créant ainsi un environnement propice à la croissance d'une mycose.

Lorsqu'une telle infection se produit, elle ne présente pas nécessairement de symptômes. Cependant, si elle est associée à une infection bactérienne secondaire, elle sera accompagnée de douleur, d'enflure et d'élancements. Dans ce cas, les médecins prescrivent habituellement des antibiotiques afin de guérir la deuxième infection bactérienne.

« Mes mains sont mon gagne-pain, mais j'ai comme principe de ne jamais porter de faux ongles, rapporte Trisha Webster, mannequin. Certaines femmes ont tellement l'habitude de se faire coller de faux ongles qu'elles oublient de donner à leurs propres ongles le repos dont ils ont besoin. »

« Bon nombre de femmes sont allergiques à l'alcool ou à l'acrylique que l'on utilise pour cimenter les ongles en place », déclare Elizabeth Abel, médecin. Certaines femmes sont également allergiques à la formaline contenue dans les vernis à ongles. Les symptômes en sont rougeur, squames, enflure et douleur dans le repli de l'ongle ou dans les tissus adjacents. En outre, vous pourriez souffrir de complications, comme des infections bactériennes, ou de réactions très incommodantes, comme des suintements ou des écoulements purulents autour de l'ongle.

Si vous ne portez pas d'ongles artificiels mais que vous développez une mycose des ongles, par exemple sur vos orteils, le problème pourrait être causé par de la levure, de la moisissure ou tout autre produit de la famille des mycoses. Les mycoses sont également transmissibles entre les mains et les pieds.

« Les personnes qui ont un travail les obligeant à avoir constamment les mains dans l'eau souffrent souvent de mycoses de l'ongle, déclare Loretta Davis, médecin. Habituellement, elles ont une lésion au niveau des cuticules et c'est là que se loge l'infection. »

D'ABORD, LES MESURES PRÉVENTIVES

Les femmes médecins estiment qu'il est plus facile d'avoir une mycose de l'ongle que de la traiter. Voici ce qu'elles conseillent.

Évitez les ongles artificiels. Comme le port d'ongles artificiels est la cause la plus courante de la mycose des ongles chez la femme, de nombreux problèmes leur seront épargnés si elles n'en portent pas.

Gardez vos mains et vos ongles au sec. Après avoir lavé vos mains, séchez-les bien. « Si vous devez garder longtemps vos mains dans l'eau, portez des gants de caoutchouc doublés de coton », conseille le Dr Davis.

Hydratez. La peau, les ongles et les cuticules asséchés et craquelés peuvent être des sites propices à l'infection, selon le Dr Davis. Elle recommande donc de garder ses mains bien hydratées en tout temps.

Nausées

Comment interrompre les haut-le-cœur

Savez-vous ce qu'ont en commun la fumée d'un autobus, la grossesse ou une vieille casserole oubliée dans le réfrigérateur ? Eh bien, tous les trois peuvent vous donner des nausées. Et voici d'autres causes fréquentes de nausées : une route en lacet, une mer houleuse, trop de cognac et souvent, les médicaments très puissants.

L'une des façons de traiter le malaise est de tout interrompre : il vous faut vomir. Mais il n'est pas certain que vous vous sentirez mieux par la suite.

COMMENT APAISER SON ESTOMAC

Les nausées sont quelque peu personnelles. En effet, il n'existe aucun traitement qui convienne de façon universelle à toutes les personnes qui en sont victimes. Voici donc quelques remèdes efficaces que nous conseillent les femmes médecins.

Reposez-vous. « Parfois, il faut simplement attendre que le mal passe », déclare Wanda Filer, médecin. Asseyez-vous dans un endroit tranquille, placez vos pieds sur un tabouret et ne bougez pas trop. Cela permettra à votre estomac de se calmer un peu.

Ne mangez pas. « Si vous vomissez ou que vous avez envie de vomir, abstenez-vous de consommer des aliments ou de boire des liquides pendant quelques heures, afin de donner à votre estomac le temps de s'apaiser », conseille le Dr Filer.

Sirotez un peu. Lorsque les nausées auront diminué, buvez une boisson dégazéifiée, de l'eau, une boisson sportive ou même un bouillon de volaille, une à deux fois toutes les cinq minutes. « Cependant, sirotez et évitez de boire de grosses gorgées afin que le liquide puisse circuler dans votre tube digestif sans problème », ajoute-t-elle.

Mangez un peu. Si vous avez des nausées, vous n'aurez peut-être pas envie de manger. Mais dès que votre estomac se sentira un peu mieux, il vaudrait mieux que vous mangiez quelque chose.

« Votre estomac se sentira moins perturbé si vous mangez en petites quantités des aliments fades comme du pain grillé », déclare

413

Sheila Crowe, gastro-entérologue. Faites attention cependant de ne pas trop en manger.

« Pendant les nausées, continuez de consommer de petites quantités d'aliments faibles en gras. »

Oubliez les aliments riches et bien assaisonnés. « Les aliments épicés ou riches en graisse comme le chili ou les fromages sont difficiles à digérer lorsque vous éprouvez des nausées », déclare le Dr Crowe.

Oubliez également le lait. « Le lait et les produits laitiers contiennent des protéines et des graisses difficiles à digérer, parce qu'elles créent un surcroît de travail au tube digestif », déclare le Dr Crowe. Donc, jusqu'à ce que les nausées aient disparu, buvez des liquides clairs, tels que de l'eau ou du bouillon, et évitez les produits laitiers sous toutes leurs formes.

Essayez les antiacides. « Les antiacides en vente libre soulagent souvent les estomacs fragiles », ajoute le Dr Crowe.

Essayez le gingembre. « Le gingembre combat la nausée liée à une grossesse, au mal de mer, au mal des transports et à presque toute autre cause, sauf les malaises provoqués par la chimiothérapie », déclare Torry Hudson, médecin naturopathe.

« Le gingembre sous forme de capsules, que l'on trouve dans les magasins d'alimentation naturelle, est le plus puissant, donc le plus efficace », déclare le Dr Hudson. « Prenez-en une ou deux capsules trois fois par jour tant que vous éprouverez les nausées », ajoute-t-elle.

« Si vous préférez consommer votre gingembre sous forme de boisson, achetez des racines de gingembre au supermarché, déclare le

QUAND CONSULTER SON MÉDECIN

Si vous ressentez des nausées pendant une journée ou deux, et si vous pouvez associer l'inconfort à un aliment que vous avez consommé, à une grossesse ou à une autre cause probable, le problème n'est pas assez grave pour que vous consultiez un médecin. Cependant, si vous êtes malade pendant plus de trois jours ou que vous ressentez constamment des nausées sans raison apparente, consultez un médecin sans tarder, surtout si vous vomissez, éprouvez des douleurs abdominales ou que vous perdez du poids sans suivre de régime amaigrissant. Votre médecin devra découvrir la nature du problème avant de pouvoir le maîtriser.

Dr Hudson. De retour à la maison, coupez une tranche de gingembre d'environ 5 ou 6 cm et faites-la mijoter dans environ 500 ml d'eau chaude pendant 15 minutes. Ce mélange vous donnera environ 2 tasses de tisane au gingembre. »

Ou encore, essayez les tartines grillées et le gingembre. Afin de vous aider à avaler les tisanes au gingembre, le Dr Hudson vous suggère de manger des aliments fades comme les tartines grillées.

Préparez-vous un cocktail au jus de gingembre. « Si la tisane de gingembre ne soulage pas votre malaise, essayez une teinture de gingembre que vous pourrez vous procurer dans les magasins d'alimentation naturelle », déclare le Dr Hudson. Ajoutez 30 gouttes de teinture de gingembre à quelques ml d'eau ou de jus, et buvez ce mélange trois ou quatre fois par jour jusqu'à ce que vous ne ressentiez plus rien.

Buvez un soda au gingembre. Le Dr Hudson vous conseille d'essayer un soda au gingembre. La boisson contient peu de gingembre, mais suffisamment pour apaiser les maux d'estomac légers.

(Pour plus de détails sur les nausées reliées à la grossesse, lisez les conseils sur les nausées du matin à la page 415. Pour plus d'informations sur les nausées causées par les voyages ou le transport, lisez les conseils sur le mal des transports à la page 363.)

Nausées du matin
Comment combattre les maux de cœur

Certaines femmes adorent être enceintes, mais elles font sûrement partie de celles qui ne souffrent jamais de nausées du matin. Les femmes médecins estiment que bon nombre de femmes enceintes éprouvent des nausées et des vomissements, surtout entre la septième et la quatorzième semaine de leur grossesse. De plus, les nausées du matin peuvent survenir à n'importe quelle heure de la journée. Peu de femmes souffrent de nausées tout au long de leur grossesse.

Mangez et dormez

Mindy Smith, médecin.

Les femmes médecins ne sont pas elles non plus immunisées contre les nausées du matin, même Mindy Smith.

« J'ai déjà un estomac délicat, et comme ma mère avait été victime de nausées et de vomissements pendant ses deux premières grossesses, j'étais certaine qu'une fois enceinte, j'allais être aussi malade qu'elle. »

Dès la début de sa grossesse, le Dr Smith s'est absentée de son travail, ce qui lui a permis de prévenir ses nausées du matin.

« En fait, je n'ai jamais eu d'épisodes de vomissements. Mais je ne faisais que manger et dormir. La plupart des femmes qui travaillent ou qui prennent soin d'autres enfants sont trop fatiguées pour satisfaire les besoins de leur corps. »

« Toutes les femmes n'éprouvent pas des nausées durant leur grossesse, mais celles qui en souffrent vivent des moments très difficiles, surtout durant le premier trimestre », déclare Helen Greco, obstétricienne et gynécologue.

UN MAL DES TRANSPORTS SANS MOUVEMENTS

« Sentir que son estomac est trop fragile pour consommer ou garder des aliments peut provoquer chez la personne qui ressent ce malaise une sensation de faim et de fatigue », déclare Mindy Smith, médecin. Voici ce que les spécialistes suggèrent contre la nausée en vue d'un soulagement des plus efficaces.

Ayez toujours des grillés près de vous. « La meilleure façon de maîtriser la nausée du matin est d'avoir toujours des grillés à côté de votre lit et d'en manger quelques-uns avant de vous lever le matin », déclare Jennifer Niebyl, médecin.

Buvez du jus de fruits. « Et à côté des grillés, gardez toujours une petite réserve de jus de fruits frais ou d'eau », déclare le Dr Niebyl. Les liquides préviendront la déshydratation, ce qui aggraverait votre état.

Essayez la pastèque. « Si votre estomac ne garde ni jus de fruits ni eau, mangez quelques morceaux de pastèque très fraîche », suggère Miriam Erick, nutritionniste, qui compare ce type de nourriture à un liquide solide.

Mangez de petits repas, mais fréquemment. « Votre estomac digérera plus facilement quelques bouchées à la fois que de grosses portions, et vous vous sentirez beaucoup moins éprouvée », ajoute le Dr Greco. Ne mangez cependant pas trop. Consommez la quantité de nourriture nécessaire pour satisfaire votre appétit, car des quantités plus importantes pourraient aggraver vos nausées.

« Gardez une partie de votre déjeuner pour l'après-midi et une partie de votre dîner pour un en-cas le soir », déclare le Dr Niebyl.

« Et emportez avec vous des en-cas lorsque vous sortez de la maison », ajoute le Dr Smith.

Que faire des fringales ? « Demandez-vous ce que vous aimeriez manger si vous aviez le choix », suggère Miriam Erick. Qu'est-ce qui vous plairait le plus ? Des aliments salés ? Des sucreries ? Des aliments moelleux ou très croustillants ? Mangez donc tout ce qui vous plaît, que ce soit des chips, des pâtes ou du chocolat. Si vous le désirez, satisfaites vos envies, car les goûts durant une grossesse sont souvent temporaires.

Mâchez de l'anis. « Les herboristes ont découvert que les huiles volatiles contenues dans les graines d'anis soulagent l'estomac et les nausées », déclare Mary Bove, médecin naturopathe.

Demandez d'abord à votre obstétricienne si elle vous permet d'en manger.

« Informez-vous au sujet de la vitamine B_6. « Certaines femmes réagissent favorablement à 25 mg de vitamine B_6 », déclare le Dr Smith.

En fait, le Dr Niebyl a observé au cours d'une étude portant sur des femmes enceintes, que celles qui prenaient 25 mg de vitamine B6 trois fois par jour, soit 75 mg par jour, pendant trois jours, bénéficiaient d'une nette réduction de leurs nausées et de leurs vomissements.

« La vitamine B_6 est disponible dans les supermarchés et dans les pharmacies en doses de 50 mg. Vous n'avez qu'à couper le comprimé en deux », déclare le Dr Niebyl. Soyez prudente cependant : l'apport quotidien recommandé de vitamine B_6 est de 2 mg par jour et des doses très élevées, c'est à dire plus de 100 mg par jour, peuvent s'avérer toxiques.

Donc, comme c'est le cas avec d'autres vitamines, si vous êtes enceinte, ne prenez pas de vitamine B_6 sans l'accord de votre médecin.

Les bienfaits de l'accupression. Un des points d'accupression dans votre poignet peut vraiment aider à soulager les sensations de

Quand consulter son médecin

Si vous éprouvez souvent des nausées du matin durant votre grossesse, vous devriez le mentionner à votre médecin durant vos visites prénatales régulières. Consultez votre médecin immédiatement si vous tolérez que de petites quantités de nourriture, ou aucun aliment ni liquide, si vous ne prenez pas de poids ou que vous en perdez,», déclare Mindy Smith, médecin. Certaines nausées du matin graves pourraient exiger une hospitalisation.

nausées, selon le Dr Smith et Elaine Stillerman, massothérapeute certifiée. Ce point se trouve sous votre avant-bras, à environ 3 cm au-dessus de votre poignet, en plein centre des ligaments. Déprimez-le avec votre pouce et comptez jusqu'à 10. Respirez normalement et recommencez trois à cinq fois ou jusqu'à ce que les nausées aient disparu.

Un outil important. « Fabriquées pour maîtriser le mal des transports et disponibles en pharmacie, les bandelettes contre le mal de mer exercent une pression constante sur les points d'accupression contre les nausées », déclarent à la fois le Dr Smith et Elaine Stillerman. Vous pouvez toujours essayer ce remède maison : fixez à l'aide d'un sparadrap un haricot sec sur le point d'accupression et gardez-le toute la nuit.

Nervosité liée à la caféine

Comment soulager la nervosité causée par la caféine

*L*e thé, le café ou même un Coca-Cola, on le sait, peuvent relancer l'énergie, mais une consommation excessive de boissons à base de caféine peut accélérer, voire irrégulariser, la fréquence cardiaque, et provoquer de l'énervement, de l'anxiété, des troubles de concentration, des problèmes gastro-intestinaux et des maux de tête, symptômes d'un malaise communément connu sous le nom d'intoxication à la caféine.

« La caféine est un stimulant. Lorsque vous en consommez en trop grande quantité, que ce soit sous forme de thé, de café ou de Coca-Cola, vous stimulez davantage votre organisme » explique Kathleen Zelman.

Et à combien fixe-t-on le taux de caféine en trop ? « Cela dépend des habitudes de consommation d'une personne. Puisque l'organisme développe une tolérance à la quantité de caféine consommée, la personne ne ressentira aucun symptôme à moins d'en augmenter sa dose habituelle », explique Suzette Evans, titulaire d'un doctorat, qui a également étudié les effets de la caféine sur l'organisme.

« Une personne qui ne boit jamais de café pourrait souffrir d'une telle intoxication après n'en n'avoir bu qu'une seule tasse, ajoute Elizabeth Ward, nutritionniste. Mais les grands consommateurs, c'est-à-dire ceux qui boivent au moins trois tasses de café par jour, devront consommer une quantité beaucoup plus importante avant d'en ressentir certains effets indésirables. » Selon les spécialistes, ces personnes devraient diminuer leur consommation de caféine, qu'elles en soient affectées ou non. Pour savoir pourquoi et comment résoudre le problème, voir la page 576.)

« Les contraceptifs oraux, par exemple, incitent l'organisme à métaboliser la caféine plus lentement, note le Dr Evans. Réduisez donc votre consommation de caféine d'environ 35 % si vous prenez la pilule », ajoute-t-elle.

« Procédez de la même façon si vous venez de cesser de fumer. Des études ont démontré que les hommes et les femmes non fumeurs métabolisent la caféine plus lentement que les fumeurs », explique le Dr Evans.

Jo-Ellyn Ryall, psychiatre, explique que la nicotine pousse les enzymes du foie à métaboliser plus rapidement la caféine et autres substances contenues dans le café. L'élimination de la nicotine se traduit par un ralentissement du métabolisme et, par conséquent, un taux de caféine plus élevé dans le sang.

ANTIDOTES À L'INTOXICATION À LA CAFÉINE

« Heureusement, l'intoxication à' la caféine disparaît avec le temps, habituellement en quelques heures », déclare Erica Frank, médecin. Voici ce que vous pouvez faire pour soulager l'inconfort durant une crise.

RECOMMANDATIONS DES FEMMES MÉDECINS

Connaissez vos limites, dès maintenant

Erica Frank médecin

Après avoir terminé sa garde de nuit à la Faculté de médecine, Erica Frank, médecin, qui n'avait rien mangé, avala trois boissons diététiques l'une après l'autre et connut instantanément les effets indésirables d'une surdose de caféine.

« Mon cœur battait à plus de 160 battements par minute, et j'ai dû être traitée pour cette fréquence cardiaque irrégulière », déclare le Dr Frank, maintenant diplômée de la Faculté de médecine, qui a survécu à la crise.

Le Dr Frank a bien réagi au malaise. Les médecins conseillent à toute personne dont la fréquence cardiaque excède 90 battements par minute (sauf dans les cas d'exercice ou d'autres activités) d'éviter de boire des boissons à base de caféine et de subir un examen médical. Il pourrait s'agir d'un problème plus grave qu'une simple intoxication à la caféine, notamment une anomalie thyroïdienne ou cardiaque, ou encore de l'anxiété.

Dans le cas du Dr Frank, il ne s'agissait que d'une simple crise d'intoxication à la caféine. Aujourd'hui, elle évite de boire autant de caféine en une si courte période de temps.

Faites une pause. « Si vous vous sentez nerveuse ou anxieuse, ou si vous avez des difficultés à vous concentrer, faites une pause, déclare le Dr Evans. Allez marcher, écoutez de la musique douce, trouvez un endroit calme, et asseyez-vous ou allongez-vous pour vous détendre. Faites quelque chose qui vous permettra de vous détendre et qui vous fera penser à autre chose qu'à vos symptômes. »

Traitez votre système digestif. « Si votre problème de caféine est accompagné de diarrhée, procurez-vous un remède en vente libre », suggère le Dr Ryall.

Limitez votre consommation de caféine. « La meilleure façon d'éviter une nouvelle crise est de garder un carnet sur lequel vous notez la quantité de caféine que vous consommez par jour », ajoute Elizabeth Ward.

Si vous buvez habituellement deux tasses de café le matin et un Coca-Cola au dîner, et que vous sortez prendre un café au lait avec des amis à l'heure du déjeuner, choisissez plutôt une boisson décaféinée en fin de journée. De cette façon, vous ne dépasserez pas les limites de consommation que vous vous êtes accordées.

Un simple calcul. Les mesures suivantes vous permettront d'évaluer la quantité de caféine que vous consommez : une petite tasse de café contient de 70 à 115 mg de caféine, et un bol de café deux fois plus. Une petite tasse de thé noir en compte environ 50 mg. Un Coca-Cola normal donne entre 40 et 50 mg et 15 g de chocolat en contiennent 24 mg. À titre d'information, certains stimulants en vente libre peuvent contenir environ 100 à 200 mg de caféine.

Obésité
Un passeport vers la minceur

*L*a plupart des femmes se soucient de leur poids. Et les femmes médecins ne font pas exception à la règle.

« J'ai perdu du poids pour avoir une belle apparence, mais aussi parce que j'avais des problèmes de santé », déclare Jan McBarron, médecin.

« Si vous dépassez de 20 % votre poids normal, vous augmentez vos risques d'hypertension artérielle, de taux élevé de cholestérol, de diabète ainsi que d'autres maladies », déclare le Dr McBarron.

Selon une étude menée sur une longue période à l'université Harvard, auprès de 115 000 femmes, si vous pesez de 5 à 10 kilos de plus qu'à l'âge de 18 ans, vous augmentez vos risques de souffrir de maladies cardiaques ou d'autres maladies graves.

PERDEZ CE POIDS EXCÉDENTAIRE

« Nous n'avons pas que de mauvaises nouvelles. Par bonheur, le fait de perdre 3 ou 4 kilos peut réduire votre taux de cholestérol et votre tension artérielle de manière significative », déclare le Dr McBarron. Voici certains conseils qui vous aideront à rester mince à tout jamais.

Regardez moins la télé, faites plus d'exercice. « La seule façon de perdre du poids, et de ne pas le reprendre, consiste à faire de l'exercice. Vous pourriez tout simplement éteindre le téléviseur et sortir marcher », déclare Susan Zelitch Yanovsky, médecin.

« L'activité physique est essentielle pour rester en bonne santé et favoriser la perte de poids », déclare le Dr Yanovsky. Vous accumulez des kilos lorsque vous consommez plus de calories que vous n'en brûlez ; et rien ne brûle autant ces calories et ces graisses que l'exercice.

« Afin d'en tirer les meilleurs bienfaits, vous devriez pratiquer des exercices aérobiques, exercices qui augmentent vos rythmes cardiaque et respiratoire, tels que la marche, la course ou la bicyclette, pendant 30 minutes pratiquement tous les jours de la semaine », déclare le Dr Yanovsky.

Je m'habille maintenant en 38

Jan McBarron, médecin.

En tant que spécialiste du contrôle du poids, Jan McBarron a vécu les problèmes qu'elle traite.

« Naguère, je pesais près de 90 kilos, déclare le Dr McBarron qui porte maintenant la taille 38. Quand je maigrissais, je reprenais vite mon poids, même quelques kilos de plus. »

« Lorsque j'ai atteint 90 kilos, j'ai réalisé que je devais cesser ces régimes choc. J'ai alors décidé d'étudier le comportement de mes amies minces et de copier un peu leur façon de vivre. »

« Ces amies mangeaient au petit déjeuner, au déjeuner et au dîner et, à l'occasion, elles prenaient même un dessert. Mais elles empruntaient les escaliers, plutôt que l'ascenseur, garaient leur voiture assez loin de chez elles et étaient beaucoup plus actives que je ne pouvais l'être. »

J'ai commencé à faire de même.

« J'ai perdu plus de 4 kilos en moins d'un mois et, depuis les 9 dernières années, j'ai réussi à stabiliser mon poids. » Elle avoue qu'elle n'a jamais regretté son expérience.

Adoptez la marche de façon graduelle. « Si vous êtes dépassée par le simple fait de faire de l'exercice, commencez lentement et augmentez les activités au fur et à mesure que vous vous sentirez mieux, déclare le Dr Yanovsky. Marchez d'abord 15 minutes après le déjeuner, puis 15 autres minutes en sortant du travail. Ou encore, planifiez de marcher pendant 10 minutes en vous fixant comme objectif d'augmenter graduellement la distance chaque semaine. »

IL FAUT MANGER

L'exercice vous procurera davantage de résultats si vous réduisez le nombre de calories consommées. Nous ne vous conseillons pas d'adopter un régime choc. Voici ce que les femmes médecins suggèrent à leurs patientes qui veulent perdre quelques kilos.

Éliminez de votre régime alimentaire actuel 600 calories par jour. « La façon la plus simple de predre les kilos en trop consiste à moins manger », déclare le Dr McBarron. Vous y parviendrez facilement en passant du lait entier au lait écrémé, en achetant du poisson plutôt que du bœuf et en achetant de la mayonnaise allégée plutôt que des vinaigrettes très riches en calories.

Mangez moins. Remplissez-vous d'habitude votre assiette ou, si vous êtes au restaurant, mangez-vous tout ce que l'on vous sert ? « Essayez de réduire la quantité de nourriture que vous absorbez de moitié », déclare Maria Simonson, titulaire d'un doctorat. De cette façon vous satisferez certainement les besoins nutritifs de votre organisme sans vous sentir privée.

Mangez moins de graisse. Il ne s'agit pas d'éliminer toutes les graisses, mais qu'elles n'excèdent pas plus de 20 % de votre alimentation, c'est-à-dire 200 calories si vous consommez 1 200 calories par

RECOMMANDATIONS DES FEMMES MÉDECINS

La sauce aux piments forts à la rescousse

Maria Simonson, titulaire d'un doctorat

Maria Simonson, titulaire d'un doctorat a connu elle aussi des problèmes d'obésité. Elle mangeait de tout, des frites, des steaks et de la glace, jusqu'à ce que des problèmes de santé la forcent à repenser sa vie.

Mesurant 1 m 70, le Dr Simonson a maintenu son poids à environ 75 kilos depuis les 15 dernières années. Voici son secret.

« Lorsque je commande mon repas dans un restaurant familial, je demande tout d'abord une petite boîte pour les restes. Lorsqu'on m'apporte mon plat, j'en mets immédiatement la moitié dans la boîte », explique-t-elle.

« J'essaie de ne pas manger d'aliments gras ou cuits dans de la graisse, mais je ne compte pas toutes mes calories. D'abord, je mange très lentement et je bois de l'eau avant les repas, dit-elle. En outre, je mange de petites portions. Aujourd'hui, si on me donnait un repas complet dans un restaurant, j'en perdrais l'appétit. »

« J'adore les plats épicés. Il est impossible de manger ces plats en grande quantité, car ils rassasient très vite. Donc, quand je voyage, surtout à l'extérieur, j'emporte avec moi une bouteille de sauce aux piments forts et j'en mets quelques gouttes sur tous mes aliments, sauf bien sûr sur la glace. »

jour. « Cela comprend le beurre, la graisse dans les viandes ou les noix, et, bien sûr, une sucrerie occasionnelle », déclare le Dr MacBarron.

Ne jeûnez pas. « Le petit déjeuner est le repas le plus important de la journée, car il signale à l'organisme qu'il est temps d'engager une bataille contre les graisses », déclare le Dr McBarron. Pendant que vous dormez, votre corps emmagasine les aliments en tant que graisses afin que vous ne mouriez pas de faim. Au petit déjeuner, vous informez les enzymes qui brûlent les graisses qu'il est temps de se mettre à l'œuvre. Si vous ne mangez pas, votre organisme continuera de métaboliser la nourriture en tant que graisses.

« Aussi étrange que cela puisse paraître, vous commencerez à perdre du poids si vous prenez votre petit déjeuner, même si vous ne réduisezpas vos calories le restant de la journée », déclare le Dr McBarron.

Inversez le déjeuner et le dîner. « L'exercice permet à l'organisme de brûler des calories, ce qui veut dire que votre corps brûlera davantage les aliments si vous êtes active. Prenez donc votre repas principal au déjeuner, et quelque chose de plus léger, comme une salade nappée de vinaigrette allégée, au dîner », déclare le Dr McBarron.

Mastiquez bien vos aliments. « Mastiquez lentement chaque morceau de 10 à 15 fois », déclare le Dr Simonson. Vous apprécierez davantage la nourriture et la digérerez mieux. En outre, en mastiquant chaque bouchée, vous ralentirez vos envies pour manger.

Buvez. « L'eau diminue l'appétit et permet aux aliments de s'acheminer rapidement à travers le tube digestif, déclare le Dr Simonson. Buvez un grand verre d'eau 10 minutes avant le repas et vous serez ainsi rassasiée plus rapidement. »

Mangez avec une fourchette. Les hors-d'œuvre sont à proscrire, on en mange souvent en trop grande quantité. Ne mangez jamais à partir d'un sac ou d'une boîte. Votre mère avait raison : vous devriez

QUAND CONSULTER SON MÉDECIN

Si vous avez des problèmes chroniques de santé, tels que le diabète ou de l'hypertension artérielle, consultez un médecin avant de commencer votre programme de perte de poids.

Si vous avez plus de 10 kilos à perdre, vos risques de développer certaines affections graves sont plus élevés que la moyenne. Consultez donc votre médecin périodiquement.

prendre votre repas assise, votre nourriture dans une assiette ou dans un bol, en utilisant les bons ustensiles.

Oubliez les en-cas allégés. « Les desserts faibles en gras sont trompeurs. Ils sont remplis de sucre et contiennent souvent tout autant de calories que les desserts riches en graisses. Pire encore, le sucre en trop se convertit en graisse lorsque l'organisme l'assimile. Mangez plutôt un fruit au dessert », suggère le Dr McBarron.

Évitez l'alcool. « Les boissons alcoolisées sont très riches en calories », déclare le Dr Simonson. Par exemple, un daquiri comprend 262 calories, plus qu'une part de pizza au salami. De plus, « les gens qui boivent mangent plus et plus mal », déclare Marion Nestle, titulaire d'un doctorat.

Odeurs corporelles
Comment sentir meilleur

Quelle femme ne sent pas le vêtement qu'elle vient de porter juste avant de décider de le ranger dans sa garde-robe ou de l'envoyer à la lessive. Elle le fait, bien sûr, pour détecter toute odeur corporelle qui laisserait sa trace dans le vêtement et afin d'éviter d'offenser les autres quand elle le porte.

« La plupart des gens développent une odeur corporelle autour de la puberté », déclare Dee Anna Glaser, médecin. Les odeurs commencent lorsqu'une poussée des hormones sexuelles mâles et femelles poussent les glandes apocrines — type particulier de glandes sudoripares qui se trouvent dans les endroits pileux, sous les bras et autour des parties génitales — à sécréter un liquide laiteux sans odeur qui, s'il est combiné à des bactéries sur la peau, peut devenir une odeur forte.

« Les odeurs aprocrines peuvent être particulièrement intenses durant l'ovulation, déclare le Dr Glaser. Elles se manifestent également lorsque la personne est en colère, craintive ou surexcitée. »+

Cependant, les glandes apocrines ne sont pas les seules glandes qui jouent un rôle dans la génération de la transpiration. Le reste de l'organisme contient approximativement 2 millions ou plus de glandes eccrines, glandes responsables du liquide salé qui émane du corps lorsque la personne a chaud. Ce liquide est habituellement sans odeur, mais il crée un environnement moite où croît la bactérie. Dès que la bactérie se mélange avec les sécrétions des glandes apocrines, il en résulte un liquide et des odeurs corporelles.

IL FAUT PLUS QU'UNE SIMPLE DOUCHE

Pour la plupart des femmes, une douche quotidienne et l'application d'un désodorisant suffit à maîtriser les odeurs corporelles. Voici ce que les femmes médecins suggèrent aux femmes à qui la douche quotidienne ne suffit pas.

Servez-vous de serviettes pour bébés. « Si vous avez une réunion importante et craignez que vos glandes apocrines commencent à agir, passez à la salle de bain et nettoyez les endroits les plus propices à l'odeur à l'aide de petites serviettes humides en papier que l'on vend scellées sous vide dans un sachet », déclare le Dr Glaser. Vous venez ainsi de vous débarrasser de votre problème.

Utilisez deux types de savon. « Puisque les odeurs corporelles ne surviennent que lorsque les sécrétions des glandes apocrines se mêlent aux bactéries sous les bras et autour des parties génitales et de l'anus, lavez ces parties à l'aide d'un savon antibactérien une fois par jour, suggère Mary Lupo, médecin. Afin d'éviter les effets desséchants du savon antibactérien, utilisez un savon plus doux sur les autres parties de votre corps qui ne sont pas affectées. »

Utilisez un antisudorifique. « Après avoir réduit le nombre de bactéries sur votre peau, appliquez sous vos bras un antisudorifique-désodorisant contenant du chlorhydrate d'aluminium », déclare Karen S. Harkaway, médecin. L'antisudorifique réduira l'humidité dont se nourrit la bactérie.

Utilisez un peu de fécule de maïs. « Vous pouvez également réduire la quantité d'humidité qui se développe tout au long de la journée en saupoudrant de la fécule de maïs sur les parties affectées de votre peau », déclare le Dr Glaser.

Oignons
Comment traiter
ces petites protubérances osseuses

*V*otre pied ressemble-t-il à un triangle, le bout du gros orteil s'inclinant vers l'intérieur et l'articulation faisant saillie vers l'extérieur ? S'il en est ainsi, vous avez un oignon. Et il vous fait certainement souffrir.

La douleur des oignons survient lorsque la protubérance noueuse qui se forme à l'articulation du gros orteil devient douloureuse et enflée, irritant les terminaisons nerveuses environnantes. C'est ce qui se produit la plupart du temps quand vos pieds ont été emprisonnés dans des chaussures qui appuient contre l'oignon.

Certains d'entre nous héritent des oignons de leurs parents. Et porter des chaussures pointues qui pressent les orteils l'un contre l'autre, comme de nombreuses femmes le font, n'aide pas.

ENFIN DU SOULAGEMENT

Voici quelques conseils qui vous procureront un soulagement immédiat et vous empêcheront d'aggraver l'état de vos oignons.

Essayez la glace. « Si votre oignon semble brûlant et gonflé, il est peut-être enflammé. Rafraîchissez-le en appliquant dessus un sac de glaçons enveloppé dans un linge, suggère Marika Molnar, physio-thérapeute. J'aime remplir d'eau et de glace concassée la moitié d'un sac de plastique à fermeture étanche et l'envelopper dans un linge humide, déclare-t-elle. Je l'applique ensuite sur l'oignon 10 à 15 minutes, puis le retire pendant quelques minutes afin de laisser mon pied se reposer avant de procéder à une nouvelle application. »

Il vaudrait mieux éviter d'utiliser de la glace pour soulager tout problème de pieds si vous souffrez de troubles circulatoires aux pieds ou de diabète.

Faites travailler vos orteils. « Faites travailler les muscles qui contrôlent le mouvement latéral de votre gros orteil à l'aide de l'exercice suivant », déclare Marika Molnar.

QUAND CONSULTER SON MÉDECIN

Consultez un médecin si vos oignons sont douloureux tous les jours, même en portant des chaussures qui vous vont bien, ou si la douleur limite vos activités. Des orthèses spécialement conçues (semelles orthopédiques portées à l'intérieur de vos chaussures) peuvent procurer un soulagement à la douleur des oignons. Votre podologue pourra aussi conseiller la chirurgie au cours de laquelle il extraira le dépôt osseux, ce qui permettra de réaligner les os dans l'articulation du gros orteil.

« Asseyez-vous les pieds bien à plat devant vous. Essayez de bouger vos gros orteils latéralement l'un vers l'autre, puis revenez à la position de départ. Si vous ne pouvez réussir cet exercice au début, servez-vous de vos mains pour permettre à vos orteils de bouger. Le muscle que vous utilisez se trouve sous la partie inférieure de l'astragale (environ 2 cm). Vous pouvez ressentir une petite bosse à cet endroit quand vous contractez les muscles. »

« Cet exercice permet d'aligner correctement l'articulation en rééquilibrant les muscles et en étirant les tendons contractés dans votre pied, déclare Marika Molnar. À moins que votre articulation ne soit très détériorée, cela vous évitera d'aggraver davantage l'état de votre oignon. »

Elle conseille également à ses patientes de répéter l'exercice cinq à six fois toutes les quelques heures lorsqu'elles sont assises. « Cet exercice est difficile à maîtriser, et le muscle exercé se fatigue rapidement, admet-elle. Cependant, ne vous découragez pas, cela deviendra plus facile avec le temps. »

Mesurez votre pied. Les spécialistes conseillent de choisir des chaussures dégagées qui donnent suffisamment d'espace aux oignons. « Vous devez enlever la pression sur vos oignons en vous chaussant adéquatement », déclare Cheryl Weiner, podologue.

« Pour y parvenir, faites toujours prendre la mesure de vos pieds quand vous achetez des chaussures », déclare Nancy Elftman, orthopédiste. Faites bien mesurer votre pied à l'endroit où il est le plus large, depuis le gros orteil jusqu'au petit orteil, en vous plaçant debout, les pieds nus ou en chaussettes.

Évitez les chaussures pointues. Le bout de toutes les chaussures que vous portez devrait être rond ou carré, mais jamais pointu. Certains fabricants de chaussures de sport vendent des modèles munis d'un espace confortable pour les orteils. « Et quand il s'agit de chaussures classiques, cherchez des modèles bien dégagés », conseille Nancy Elftman.

Portez des talons plats. « Les talons transfèrent votre poids vers l'avant, sur la pointe de vos pieds, ce qui est à déconseiller si vous souffrez d'oignons, déclare Kathleen Stone, podologue. Vous ne devez pas porter des talons de plus de 3 cm afin de bien distribuer le poids de votre corps sur vos pieds. »

Essayez les chaussures pour hommes. « Si vous avez de la difficulté à trouver des chaussures suffisamment larges dans le rayon des chaussures pour femmes, essayez les chaussures d'hommes ; elles sont généralement taillées plus larges », déclare le Dr Weiner.

Soutenez votre voûte plantaire. « Cela permet également de bien répartir le poids de votre corps sur vos pieds », déclare le Dr Stone. Généralement, les chaussures de course conviennent parfaitement.

Ongles cassants
Mettez une fin aux ongles secs et fragiles

*E*n vieillissant, de nombreuses femmes se souviennent avoir vu leur mère boire chaque jour une décoction de gélatine et d'eau, ou de jus, en espérant que la gélatine rendrait leurs ongles plus forts. Mais cet outil de beauté, populaire dans les années cinquante, ne produisit probablement aucun effet favorable sur les ongles friables de nos mères.

« Les scientifiques n'ont pas réussi à prouver que boire de la gélatine rend vos ongles plus forts, déclare Elizabeth Abel, médecin. Il n'a pas non plus été prouvé qu'une application de biotine (vitamine du groupe B) sur les ongles, autre croyance populaire traditionnelle, rend les ongles moins friables. »

« Tôt ou tard, chaque femme aura des ongles qui se fendilleront, déclare le Dr Abel. Et cela n'est pas causé par un manque de protéines ou une application insuffisante de biotine ; le coupable est le manque d'humidité. »

« Les ongles s'affaiblissent et se cassent, puis ils se fendillent parce qu'ils sont déshydratés, explique le Dr Abel. L'exposition constante des ongles à des produits chimiques ménagers et à des détergents les rend secs. Et la sécheresse des ongles est due à l'âge. Nos ongles deviennent plus cassants et plus fins, et ils se fendillent plus facilement à mesure que nous vieillissons. »

ADIEU AUX FENTES ET AUX CASSURES

Voici quelques conseils qui vous permettront de fortifier des ongles friables.

Humidifiez au maximum. « La gelée à base de pétrole (comme la vaseline) ou une crème épaisse et hydrosoluble agit comme un émollient ; elle garde l'humidité autour et sous vos ongles », déclare le Dr Abel.

Portez des gants de coton au lit. Lia Schorr, spécialiste des soins de la peau, est également une grande partisane de la gelée de pétrole. Elle conseille à ses clientes d'enduire leurs mains d'une couche épaisse de gelée de pétrole quand elles vont se mettre au lit, puis de porter des gants de coton toute la nuit. Cela aide particulièrement en hiver, quand les mains et les ongles deviennent secs très vite.

« C'est un traitement fantastique, déclare le Dr Schorr. Les femmes aiment l'effet que produit ce traitement sur leurs ongles. »

Trempez vos ongles dans de l'huile d'olive. Le Dr Schorr recommande un traitement à l'huile pour les ongles secs. Des années d'expérience lui ont appris que le meilleur traitement consiste à utiliser une demi-tasse d'huile d'olive et d'y tremper les mains pendant 15 à 30 minutes. « L'huile d'olive est la meilleure des huiles à utiliser parce qu'elle est naturelle », explique-t-elle.

Hydratez avec des capsules d'huile de bain. Le Dr Abel conseille également aux femmes qui ont des ongles friables de tremper leurs mains dans de l'huile de bain diluée, pendant cinq minutes une fois par jour. « J'adore ces petites capsules d'huile de bain. Je les casse dans de l'eau tiède et puis j'applique un humidifiant ou une crème contenant de l'acide alpha-hydroxyle. Cet acide est avant tout un humidifiant qui aide à hydrater vos mains et vos ongles. »

De la gelée de pétrole

Marianne O'Donoghue, médecin

Les femmes qui entrent dans le bureau de la dermatologue Marianne O'Donoghue remarquent immédiatement le pot de gelée de pétrole bien en vue sur son bureau. Ce pot est sa façon de faire connaître le produit qui garde ses ongles en bonne santé.

« Je pense que la gelée de pétrole est le meilleur produit au monde pour traiter les mains sèches et les ongles », déclare-t-elle. J'en frotte légèrement mes ongles au moins quatre à cinq fois par jour, souvent devant mes patientes, et je leur demande de faire de même. Je leur suggère d'avoir toujours chez elles plusieurs pots sous la main, un près de la télévision, un près du téléphone et un sur la table de nuit, et je leur conseille d'en frotter leurs ongles tout au long de la journée ».

Le Dr O'Donoghue est convaincue que ce produit tout simple conserve ses ongles en bonne santé.

Ou encore, utilisez de bons hydratants. Phoebe Rich, médecin, conseille aux femmes d'utiliser un bon hydratant.

Attention au dissolvant à ongles. Les femmes médecins mettent également en garde leur patientes contre les manucures fréquents qui peuvent assécher les ongles, parce que les dissolvants à base d'acétone rendent les ongles très secs.

« Évitez également les produits pour ongles qui contiennent du formaldéhyde, suggère Marianne O'Donoghue, médecin. Ce produit peut non seulement dessécher les ongles, mais de plus provoquer une dermatite », ajoute-t-elle.

Servez-vous de dissolvant, puis humidifiez. « Si vous utilisez du dissolvant suffisamment souvent pour dessécher vos ongles — la fréquence varie d'une femme à une autre —, vous devrez contrer l'effet déshydratant en humidifiant vos ongles », déclare Loretta Davis, médecin. Pour cette raison, assurez-vous de toujours réhydrater vos mains et vos ongles après une séance de manucure. »

Laissez vos ongles respirer. Pour conserver leur force, vos ongles ont à l'occasion besoin de respirer. À cette fin, les femmes médecins

QUAND CONSULTER SON MÉDECIN

« Consultez votre dermatologue si vos ongles sont friables de façon chronique et que vous en ignorez la cause. N'oubliez pas de lui mentionner les médicaments que vous prenez. Parlez-lui également des autres symptômes dont vous souffrez », déclare Phoebe Rich, médecin. Elle pourra également vous faire passer des tests pour savoir si souffrez d'anémie, autre cause possible de friabilité des ongles chez les femmes.

conseillent d'enlever votre vernis à ongles la veille d'une séance de manucure, puis d'humidifier vos ongles à l'aide d'une crème ou d'une pommade hydratante. Mieux encore, laissez vos ongles sans vernis plusieurs jours de suite pour permettre à l'air d'y pénétrer.

Gardez vos ongles courts. « Bien soigner vos ongles, voilà une autre manière de réduire le problèmes des ongles friables », déclare le Dr Davis. Soignez-les après le bain, quand ils sont humides et doux. Vous les couperez plus facilement et vous réduirez les risques de les abîmer ou de les casser.

Ongles d'orteils incarnés

Comment soigner ces orteils douloureux

Les ongles des orteils sont durs ! Pour cette raison, ils les protègent bien. Par conséquent, lorsqu'un ongle s'enfonce dans la peau délicate de l'un de vos orteils, la douleur n'en est que plus vive.

Un ongle incarné se produit lorsque l'ongle, le plus souvent le côté extérieur du gros orteil, pousse dans la peau délicate qui se trouve sous l'ongle. Les personnes aux ongles d'orteils convexes souffrent davantage d'ongles incarnés que toute autre personne aux ongles plutôt plats. La façon dont on se coupe les ongles et le style de chaussures que l'on porte peuvent contribuer au problème. « Les femmes qui coupent leurs ongles en vitesse et ensuite enfoncent leurs pieds dans des chaussures trop serrées sont les plus sujettes à se plaindre de la douleur d'un ongle incarné », déclare Theresa G. Conroy, podologue.

COMMENT SOULAGER LA DOULEUR

Les femmes podologues recommandent les conseils suivants en vue de soulager la douleur d'un ongle d'orteil incarné.

Plongez vos pieds dans l'eau. « Afin d'aider à ramollir l'ongle, immergez vos pieds dans de l'eau tiède pendant cinq à dix minutes », suggère Sherryl Winner, podologue.

Fabriquez un tampon d'ouate. « Essayez de placer un peu de coton sous l'endroit de l'ongle qui pénètre dans la peau. Cela permet de soulever la pointe de l'ongle afin qu'il pousse au-delà du tissu et éviter ainsi qu'il ne pénètre dans la peau, explique le Dr Winner. C'est à vous d'évaluer la grosseur du tampon d'ouate nécessaire. Il vaut mieux qu'il soit plus petit que trop gros. Ce tampon d'ouate ne devrait pas causer de la douleur. Vérifiez-le et remplacez-le chaque jour. »

Ne coupez pas l'ongle trop court. Le Dr Winner conseille à ses patientes de se couper les ongles d'orteils en ligne droite et parallèle au bout de l'orteil. « Si vos ongles sont très durs, faites-les d'abord tremper avant de les couper. »

Ne portez pas de chaussures serrées. « Les femmes podologues estiment, en général, que le port de chaussures pointues serrées est à l'origine des ongles d'orteils incarnés », déclare Kathleen Stone,

QUAND CONSULTER SON MÉDECIN

Si vous souffrez d'un ongle incarné et que votre orteil vous brûle, qu'il est rouge ou qu'il commence à suinter, c'est qu'il est infecté. Consultez un podologue sans tarder. Vous devriez également voir votre podologue si le lit de l'ongle de l'orteil a subi une blessure, ce qui risque de faire pousser votre ongle de travers.

podologue. Portez plutôt des chaussures rondes ou carrées qui dégagent bien vos orteils. De plus, ces chaussures vous procureront un plus grand confort.

Ongles rongés
Comment se débarrasser d'une mauvaise habitude

*L*es femmes médecins estiment que se ronger les ongles est une façon normale, même si elle peut paraître malsaine, de réagir au stress.

« Nous ressentons toutes du stress et devons apprendre à bien le maîtriser, déclare Loretta Davis, médecin. Certaines femmes se mettent à faire de la course pour mieux gérer leur stress, d'autres rongent leurs ongles. »

« Parmi elles, nombreuses sont celles qui voudraient cesser pour de bon afin d'avoir de belles mains », déclare Lea Shore, spécialiste des soins de la peau. Les formes de motivation qui permettraient d'éliminer le problème diffèrent d'une personne à une autre. Une chose est cependant certaine, les femmes qui se rongent les ongles transportent beaucoup de microbes dans leur bouche.

UNE BONNE THÉRAPIE.

Cesser de se ronger les ongles n'est pas comme essayer d'arrêter de fumer ou de trop manger. La réussite relève en partie des modifications du comportement et de l'analyse des causes de cette mauvaise habitude.

« Dans un cas léger, les femmes devraient commencer avec le remède le plus facile », déclare Frances Willson, psychologue.

Un goût nauséabond. Le Dr Willson suggère de mettre un vernis à ongles disponible en pharmacie qui donne un très mauvais goût aux ongles. En règle générale, vous devriez pouvoir maîtriser votre problème en 7 à 10 jours. Prenez le temps qu'il faut.

Portez des gants de coton à la maison. « De cette façon, vous ne pourrez pas vous ronger les ongles », déclare le Dr Willson.

Ou encore, procurez-vous des diachylons. « En portant un diachylon au bout de chacun de vos doigts, vous serez moins portée à vous ronger les ongles », ajoute le Dr Willson.

Encouragez-vous. « Afin de perdre cette mauvaise habitude, je crois que les encouragement sont plus favorable que les reproches », déclare le Dr Willson. Une manucure pourrait être très encourageante pour les femmes qui se rongent les ongles.

Gardez vos ongles courts. « Vous aurez moins envie de ronger des ongles bien manucurés et courts. Si nécessaire, limez-les entre chaque visite chez la manucure afin de ne pas être tentée de les ronger », déclare le Dr Willson.

Orgelets et compères-loriots
Remèdes contre les boutons sur les paupières

Outre un gros bouton sur le bout du nez, les orgelets et les compères-loriots, c'est-à-dire des boutons sur vos paupières, figurent parmi les imperfections cutanées les plus troublantes. Tout comme les boutons sur le visage, ils apparaissent aux moments les plus inopportuns. Et pire encore, ils sont souvent douloureux.

QUAND CONSULTER SON MÉDECIN

Un orgelet ou un compère-loriot coriace devrait être examiné par un médecin. Il pourrait s'agir d'un kyste ou d'un autre problème qui devrait être traité. Il en va de même pour les orgelets qui récidivent et qui signalent parfois un cas de diabète.

Très souvent, l'orgelet n'est qu'un orgelet et on peut le vider. Le compère-loriot pour sa part doit être enlevé. Consultez un médecin pour un orgelet ou un compère-loriot si :

- il ne s'améliore pas ou si le cas s'aggrave 2 jours plus tard ;
- il croît très rapidement, en dépit des compresses tièdes ;
- vous constatez qu'il saigne.

Les orgelets se manifestent lorsqu'un follicule du cil s'infecte, peut-être parce que la brosse de votre mascara a été contaminée, ou encore parce que des squames ressemblant à des pellicules ont bouché le follicule. Vous constatez une enflure douloureuse et rouge couronnée d'un point blanc rempli de pus sur le bord de la paupière à la base des cils.

Les compères-loriots se forment à l'intérieur de la paupière lorsque l'une ou plusieurs des glandes sébacées se bouchent, peut-être à cause de résidus de produits de maquillage. Les compères-loriots sont souvent indolores, mais ils peuvent provoquer une enflure de la paupière, des démangeaisons et l'inconfort.

Chaque paupière contient environ 20 à 30 glandes sébacées. Vous pourriez donc voir apparaître plus d'un compère-loriot ou d'un orgelet à la fois.

COMMENT SE DÉBARRASSER DES GROSSEURS

Les traitements maison efficaces contre les orgelets et les compères-loriots sont les mêmes.

Drainez le pus à l'aide d'une compresse tiède. « Dès les premiers signes d'un orgelet ou d'un compère-loriot, appliquez un linge mouillé et tiède sur vos yeux fermés pendant au moins 5 minutes d'affilée, 4 fois par jour pendant 2 semaines », déclare Monica L. Monica, médecin. Cela permettra à l'orgelet de percer ou au compère-loriot de se résorber.

« Afin de garder le linge tiède, mettez à l'intérieur de ce dernier une pomme de terre chaude ou un œuf bouilli. De cette façon, le linge restera chaud plus longtemps », déclare Monica Dweck, médecin, qui se spécialise dans les problèmes de la paupière.

Ne touchez pas. « Tout comme un bouton sur le visage, un orgelet pourrait se rompre sous la surface de la peau, si vous essayez de le crever, ce qui en aggraverait le cas », déclare le Dr Dweck.

Oubliez le maquillage. « Laissez votre œil guérir, de même que la glande sébacée, avant d'appliquer dessus un maquillage comme du mascara, du crayon ou de la poudre. Sinon, vous pourriez vous retrouver affectée de plusieurs orgelets et compères-loriots », déclare le Dr Dweck.

Ostéoporose
Comment prévenir le malaise de « vieille dame »

V ous n'avez même pas 45 ans et vous croyez qu'il est vraiment trop tôt, ou trop tard, pour commencer à vous inquiéter de l'ostéoporose. « Eh bien, pensez-y. Plus tôt vous envisagez la possibilité de la maladie, moins vous aurez de risques qu'elle se déclare », explique Susan Allen, médecin. Selon des femmes médecins qui se spécialisent dans l'ostéoporose, cette maladie pourrait n'être plus qu'un souvenir si les femmes commençaient dès maintenant à consommer des aliments riches en calcium et à effectuer des exercices avec des haltères de façon régulière.

« L'ostéoporose pourrait être prévenue à 100 % », déclare Susan Ward, médecin. Selon elle, le corps de la femme a d'abord été conçu pour ne pas survivre longtemps après la ménopause, lorsque la production d'œstrogène ralentit puis s'interrompt. Le manque d'œstrogène déclenche l'accélération de la résorption osseuse, ou, en d'autres mots, une perte de la masse des os.

QUAND CONSULTER SON MÉDECIN

Dans ses stades préliminaires, l'ostéoporose ne semble pas causer de douleurs. Vous devez donc être bien renseignée sur les facteurs de risque de la maladie afin de pouvoir la prévenir. Un simple test de 15 minutes, appelé absorptiométrie, mesure en fait la densité osseuse des patientes et leur confirme si elles courent des risques de souffrir d'ostéoporose.

Demandez à votre médecin de passer l'examen dans les cas suivants :

- vous êtes mince et avez de petits os ;
- vos règles sont très irrégulières ou vous avez moins de 10 cycles menstruels par an ;
- vous avez des antécédents de troubles alimentaires ;
- il y a des antécédents d'ostéoporose dans votre famille ;
- vous prenez des corticostéroïdes, des anticonvulsivants, des médicaments pour la thyroïde ou des anticoagulants ;
- vous ressentez une douleur généralisée et de la sensibilité dans vos os ;
- vous vous faites des fractures fréquemment.

SAUVEZ VOS OS AUJOURD'HUI

Bonne nouvelle ! Vous pouvez dès maintenant réduire vos risques d'ostéoporose. Voici ce que les femmes médecins suggèrent pour prévenir ou ralentir la progression de cette maladie.

Augmentez votre consommation de calcium. « Les femmes en préménopause ont besoin d'environ 1 000 mg de calcium par jour, déclare Doris Gorka Bartuska, médecin. Une fois en postménopause, elles devraient augmenter cette dose jusqu'à 1 200 à 1 500 mg par jour », dit-elle.

Quelles sont les meilleures sources de calcium ? Les produits laitiers allégés en gras : le yaourt allégé (une tasse en contient 452 mg), du lait écrémé (250 ml en contient 302 mg) de la mozzarella partiellement écrémée (28 g en contiennent 181 mg). Bien sûr, la façon la plus facile d'être sûre d'absorber l'apport recommandé tous les jours de la semaine est de prendre des suppléments de carbonate de calcium, de glucomate de calcium ou d'autres formes de calcium.

Soyez active, ou devenez-le. «Intégrez des activités à votre vie quotidienne dès maintenant, déclare Susan A. Bloomfield, médecin. L'essentiel est d'être active tous les jours.» Elle conseille aux femmes d'abandonner leur vie sédentaire. «Par exemple, dit-elle, ne vous asseyez pas quand vous pouvez rester debout et ne prenez pas la voiture quand vous pouvez aller à pied. Tout exercice vaut mieux que de rester inerte.»

Marchez. «Toutes les femmes devraient avoir un programme incluant des exercices faisant travailler les articulations portantes», déclare le Dr Allen. Et l'un de ces meilleurs exercices est la marche.

«Inscrire dans son horaire une marche de 20 minutes tous les jours sera des plus bénéfiques», souligne le Dr Ward.

Cessez de fumer. «La cigarette peut réduire les taux d'œstrogène et avoir un impact négatif sur la densité osseuse», déclare le Dr Bartuska.

Une étude menée auprès de jumelles a révélé que les femmes qui fumaient un paquet de cigarettes par jour étaient ménacées d'une réduction de leur densité osseuse de 5 à 10 % au moment de la ménopause, ce qui pourrait davantage augmenter les risques de fractures.

Oubliez le café et l'alcool. «Ces deux substances doivent être évitées. Ce sont des diurétiques qui réduisent les taux de calcium dans les os.»

«De plus, l'alcool peut être toxique pour les cellules osseuses et peut nuire à l'absorption intestinale du calcium», déclare les spécialistes. La boisson peut également affecter votre équilibre et, à mesure que vous vieillissez, augmenter vos chances de tomber et de vous casser un membre.

Otite de piscine
Un problème qui affecte plus que les nageurs

*S*i vous souffrez d'un mal d'oreille, que vous avez l'impression que l'on vous tire dessus, ou que l'on pousse sur cette petite grosseur appelée tragus, qui se trouve dans la partie antérieure du canal auditif, et que cela vous fait très mal, vous n'êtes pas atteinte d'un simple mal d'oreille. Il s'agit d'une otite de piscine, inflammation du canal auditif externe, appelée otite externe en médecine.

L'otite de piscine se produit habituellement lorsque de l'eau pénètre dans l'oreille après que l'on a nagé, pris une douche ou même après s'être lavé les cheveux. Un environnement moite et sombre est un site privilégié de croissance pour les bactéries et les infections.

Au début, votre oreille pourrait vous sembler bouchée ou vous pourriez ressentir des démangeaisons. À ce stade, les remèdes maison peuvent s'avérer favorables. Cependant, si on ne traite pas le malaise, le conduit auditif pourrait enfler et même se boucher complètement. À ce moment-là, un liquide laiteux et jaunâtre pourrait s'écouler et vous ne pourriez même pas vous toucher l'oreille tellement elle vous ferait mal. Vous devez alors consulter un médecin.

COMMENT ÉVITER LES PROBLÈMES D'OREILLE

Dans des cas mineurs d'otites de piscine, les femmes médecins conseillent les remèdes maison suivants.

Faites vos propres gouttes. « Mélangez des quantités égales d'alcool et de vinaigre blanc dans une bouteille propre », déclare Jennifer Derbery, médecin. Les compte-gouttes oculaires sont idéaux pour ce genre de traitement. Vous les trouverez en pharmacie.

« Si vous ne vous êtes jamais crevé le tympan, lors d'un accident ou d'une infection de l'oreille par exemple, appliquez quelques gouttes dans chaque oreille », déclare le Dr Derbery. S'il s'agit d'une infection mineure, ce traitement pourra suffire.

« Ce remède maison est très efficace », déclare le Dr Derbery. En effet, l'alcool tue la bactérie et évapore l'eau qui s'y trouve, tandis que le vinaigre change le taux de pH dans l'oreille externe, rendant le site moins propice à la croissance de la bactérie et de l'infection fongique, microbe responsable de l'otite de piscine.

Afin de prévenir des récidives ou dans le cas d'une otite de piscine chronique, le Dr Derbery recommande d'utiliser ces gouttes chaque fois que vous nagez ou que vous prenez votre douche.

Essayez le peroxyde. « Mettez dans votre oreille quelques gouttes d'une variété de peroxyde que vous trouverez en pharmacie, déclare Laura Orvidas, médecin. Son action antibactérienne peut résoudre les cas mineurs d'otites de piscine. »

QUAND CONSULTER SON MÉDECIN

« Les symptômes suivants nécessitent une attention médicale immédiate », déclare Laura Orvidas, médecin.

- un écoulement qui sent mauvais, qui est jaunâtre ou laiteux ;
- une perte de l'ouïe ;
- une douleur intense et soudaine dans l'oreille.

« Même en l'absence de fièvre, ces symptômes signalent une infection grave qui exige des traitements médicaux immédiats, ajoute le Dr Orvidas. Votre médecin vous prescrira sûrement un antibiotique ou des gouttes à base de cortisone. »

Palpitations cardiaques

Stratégies pour calmer les battements du cœur

Il est minuit passé, vous êtes allongée dans votre lit, bien éveillée, mais soucieuse. Vous ne pouvez pas vous rendormir, votre cœur en effet bat de façon irrégulière, il a sauté un battement. Allongée dans votre lit, vous attendez de voir si cette situation se reproduira.

Vous avez en effet une nouvelle palpitation cardiaque.

Alors, vous vous inquiétez : peut-être faites-vous une crise cardiaque, peut-être allez-vous mourir, ou peut-être allez vous mourir de confusion si vous vous rendez aux urgences d'un hôpital et que l'on vous apprend que tout est normal.

Il y a de fortes chances pour qu'aucune de ces inquiétudes ne se matérialise.

« Les pauses post-extrasystoliques, terme scientifique qui signifie palpitations, se produisent couramment et ne devraient pas vous faire paniquer », explique Vera Bittner, médecin.

UN MALAISE SANS DANGER

« Toute fréquence cardiaque irrégulière qui survient une ou deux fois et qui attire votre attention est qualifiée de palpitation », déclare le Dr Bittner. Votre cœur ne saute pas un battement ; mais vous ressentez un battement moins fort suivi d'un battement plus puissant. Même si votre cœur semble sauter des battements, vous ne courez aucun risque.

« Les gens prendront plus conscience de leurs palpitations après un cauchemar par exemple, surtout s'ils s'étaient couchés sur le côté gauche », déclare Deborah L. Keefe, médecin. Le cœur se trouve près de la cavité thoracique, du côté gauche du corps, et si vous êtes couchée de ce côté, vous ressentirez plus facilement la pause cardiaque.

443

Quand consulter son médecin

« Si votre cœur semble avoir sauté un battement, et cela plus d'une fois, ou plus souvent qu'à la normale, vous devriez consulter un médecin », déclare Vera Bittner, médecin. Des soins médicaux sont importants si votre cœur saute quelques battements et dans les cas suivants :

- vous sentez que vous allez vous évanouir ;
- vos chevilles sont enflées et vous êtes essoufflée ;
- vous souffrez d'une forme quelconque de maladie cardiaque ;
- vous ressentez de la douleur ou une pression à la poitrine.

COMMENT CALMER UN CŒUR IRRÉGULIER

Que faire afin de prévenir une récidive des palpitations ? Voici ce que préconisent les femmes médecins.

Respirez profondément. « Certaines palpitations sont causées par l'anxiété », déclare le Dr Bittner. Parfois, respirer profondément en expirant très lentement soulagera la tension, tout en écartant le problème de palpitations.

Améliorez votre fonction cardiaque à l'aide d'exercices. « Le manque d'exercices, comme la marche, ou la pratique d'autres activités physiques, comme le jardinage, peut provoquer des palpitations simplement parce que le cœur, qui est après tout un muscle, n'est pas en bonne forme », déclare le Dr Bittner.

Afin de remettre votre cœur en bonne forme, l'Association américaine du cœur suggère que vous fassiez de l'exercice physique trois à quatre fois par semaine pendant 30 minutes. Vous devriez pousser votre corps de 50 à 75 % de sa capacité aérobique. Cela signifie que si vous marchez, vous devriez marcher suffisamment rapidement pour pouvoir toujours parler, mais sans pouvoir chanter.

« Les abus d'alcool peuvent provoquer des palpitations », déclare le Dr Bittner. Ces abus mènent à un état que les médecins appellent un « cœur en vacances », c'est-à-dire un cas de fréquences cardiaques irrégulières chez les personnes qui prennent trop d'alcool durant les fêtes et que l'on retrouve, inquiètes, dans les salles d'urgences. Cette situation pourrait cependant se présenter à n'importe quel moment de l'année.

« Il est presque impossible de savoir quelle quantité d'alcool nuit à la fréquence cardiaque », observe le Dr Bittner. Les médecins ne peuvent pas non plus prédire quel type de patient souffrira de palpitations causées par l'alcool. Donc, afin d'aider au bon fonctionnement de votre cœur, les spécialistes conseillent de ne pas boire plus d'un verre ou deux par jour. Un verre équivaut en fait à une mesure d'alcool ou à son équivalent dans des cocktails, une bouteille de bière ou 125 ml de vin.

Consommez moins de caféine. « La caféine est ce qui donne au café, au thé, au chocolat et à quelques médicaments en vente libre, par exemple les remèdes contre les maux de tête, leur effet stimulateur, déclare le Dr Bittner. Donc, si vous souffrez de palpitations, il est préférable d'éviter tout aliment ou boisson à base de caféine. »

Et oubliez la cigarette. « La nicotine et les autres substances chimiques contenues dans la cigarette peuvent resserrer les artères et favoriser les palpitations cardiaques », prévient le Dr Bittner. Si vous fumez, cessez.

Et si rien ne fonctionne, ignorez ces pauses cardiaques. « Si vous pratiquez un sport régulièrement, si vous ne faites pas d'abus et que votre médecin vous assure que vous ne souffrez pas d'une maladie cardiaque, cessez de vous inquiéter, vos palpitations ne sont certainement pas très graves », déclarent les Dr Bittner et Kiff. Et si vous cessez d'y penser, vous serez moins susceptible de subir de nouveaux épisodes.

Pattes d'oie
Comment éviter l'apparition des petites rides

*P*renons l'exemple de deux jumelles, l'une devient surveillante de baignade, l'autre employée de bureau. Il y a de fortes chances que, le jour de leur 30ᵉ anniversaire, la surveillante de baignade ait plus de pattes d'oie — c'est-à-dire de petites lignes qui partent du coin de l'œil — que sa sœur jumelle qui travaille à l'intérieur. Et si la surveillante de baignade fume, la différence sera encore plus marquée.

« Les pattes d'oie sont habituellement les premières rides à apparaître sur le visage d'une femme, déclare Debra Price, dermatologue. Elles ne sont cependant pas un signe de vieillissement. Les pattes d'oie sont principalement causées par une exposition au soleil, c'est ce qu'on appelle le photo vieillissement. »

« Plisser les yeux à cause du soleil contribue également au processus, ce qui explique pourquoi les partisanes du soleil sont souvent plus marquées par les pattes d'oie que les femmes qui s'y exposent moins », déclare Margaret A. Weiss, médecin. Lorsqu'on s'expose au soleil pendant des années, la peau perd de son élasticité. À force de plisser les yeux pendant tout ce temps, les petites rides temporaires qui se forment au coin des yeux peuvent devenir permanentes.

Les femmes qui fument peuvent avoir des pattes d'oie plus marquées que celles qui ne fument pas. Selon le Dr Weiss, la cigarette vous fait plisser inconsciemment les yeux afin d'éviter les substances irritantes de la fumée et les effets d'assèchement.

COMMENT ÉVITER LES PATTES D'OIE

Les femmes dermatologues sont unanimes : si vous ne fumez jamais, que vous ne plissez pas les yeux ou que vous n'essayez pas d'avoir le visage bronzé, vous aurez moins de pattes d'oie. Donc, plus tôt vous prendrez les mesures nécessaires pour éviter tous ces gestes, plus jeune restera votre peau autour des yeux. Si les dommages sont déjà entamés, il y a cependant des façons de réduire leur apparence.

Voici ce que les femmes médecins conseillent pour la prévention des pattes d'oie, ou de ces lignes naissantes, afin qu'elles n'empirent pas.

Optez pour l'acide glycolique. « Vous pouvez réduire l'apparence des pattes d'oie existantes en les hydratant avec une crème pour les yeux qui contient de l'acide glycolique, l'un des groupes d'acides alpha-hydroxyles qui proviennent de la canne à sucre », déclare le Dr Weiss.

L'acide glycolique favorise l'élimination des cellules ridées et l'apparition de nouvelles. Les agents hydratants de la crème préviendront également toute ride causée par la sécheresse.

« Peu de crèmes en vente libre contiennent de l'acide glycolique, explique le Dr Weiss. Il vous faudra demander à votre pharmacien de vous en suggérer une. »

N'utilisez jamais la lotion très forte pour la peau à base d'acide glycolique autour des yeux (une formule pour le visage et le cou est à 10 %) sans l'accord d'un dermatologue. Vous pourriez vous brûler. Autour des yeux, une lotion à 5 % suffit.

Tournez le dos au soleil. « Puisque les pattes d'oie apparaissent lorsque le soleil commence la destruction de l'élastine de la peau et des fibres de collagène, la meilleure manière de prévenir les pattes d'oie est d'utiliser un écran solaire autour des yeux », déclare le Dr Price.

Utilisez un écran solaire fabriqué spécifiquement pour le contour des yeux. Appliquez-le doucement autour des yeux, en incluant les paupières supérieures et inférieures. Réappliquez-le toutes les deux ou trois heures. Le Dr Price suggère d'utiliser des écrans solaires sans parfum, car certaines personnes pourraient être irritées par les parfums à cet endroit très sensible.

Portez des verres solaires et des chapeaux. « Outre l'application de l'écran solaire, portez des verres solaires foncés et de grands chapeaux qui protégeront le plus possible vos yeux », déclare le Dr Price.

Évitez la fumée. « Voici une autre bonne raison d'arrêter de fumer : la fumée, ou le temps passé en compagnie de personnes qui fument ou dans un environnement plein de fumée, peut vous faire plisser les yeux : évitez donc la fumée du tabac et vous éviterez ainsi les pattes d'oie », ajoute le Dr Weiss.

Pauvre estime de soi
Apprenez à mieux vous aimer

*L*a pauvre estime de soi laisse ses victimes avec une sensation d'inconfort : elles ne se croient ni qualifiées ni dignes d'intérêt, même si tout prouve le contraire. Ces personnes deviennent les mères, directrices, professionnelles, techniciennes, amies, épouses ou même fondatrices d'un magazine très populaire, et se sentent toujours aussi incompétentes.

« Ce qui est important à savoir, c'est que ces sentiments de pauvre estime de soi n'ont aucun fondement », Susan Schenkel, psychologue.

UN MEILLEUR SENS DE L'ESTIME DE SOI.

« L'estime de soi commence avec les réactions que vous obtenez de vos parents, vos frères et vos sœurs, vos professeurs et vos collègues pendant que vous grandissez », déclare Eleta Greene, psychothérapeute.

« Et, le sexe de la personne est également important », ajoute le Dr Greene. Quand nous étions toute petites, c'étaient les garçons que l'on récompensait pour leurs accomplissements et ces derniers grandissaient avec un sens inné de rendement. Les filles étaient plutôt applaudies pour leurs aptitudes plaisantes, parce qu'elles étaient jolies ou gentilles. La gente féminine a donc développé son estime de soi en relation avec la façon dont elle établit et conserve ses relations.

« On a appris très jeunes aux femmes à garder des relations harmonieuses, même si elles devaient sacrifier leurs désirs et leurs besoins pour y parvenir », déclare Harriet Lerner, psychologue. Une telle attitude n'est pas favorable à l'estime de soi.

« Le coût d'une pauvre estime de soi est très élevé. Si vous ne vous valorisez pas, il vous sera difficile de prendre soin de vous. Vous serez plus vulnérable à développer des habitudes autodestructrices, par exemple des accoutumances à l'alcool, aux drogues, ou encore des mauvaises relations au travail ou dans votre vie privée avec des gens qui vous traitent mal », expliquent les spécialistes. Des études révèlent que vous aurez moins de chances d'être satisfaite de votre vie si vous vous estimez peu. Vous pouvez, cependant, accroître votre estime de soi et changer votre vie. Voici par où commencer.

Gâtez-vous, dès maintenant. « Ne vous sentez pas coupable de vous gâter, ce geste ne fait que renforcer la notion que vous le méritez », déclare le Dr Greene. Faites ce qui vous plaît, et vous vous sentirez mieux. Commencez par de petites choses tout de suite. Prenez un rendez-vous chez le coiffeur, par exemple. Inscrivez-vous à un groupe de lecture dans une bibliothèque.

Si vous ne faites pas d'exercice, commencez un programme. « Choisir de faire de l'exercice est une excellente idée, car l'exercice procure de nombreux bienfaits psychologiques et physiologiques », déclare le Dr Schenkel. Il pousse le cerveau à libérer des substances naturelles de bien-être, appelées sérotonines. En outre, certaines études révèlent que les femmes qui font régulièrement de l'exercice se sentent plus enthousiastes et pleines d'énergie.

Parlez-vous gentiment. « Je ne suis pas jolie... je ne pourrai pas réussir... j'ai échoué. »

« Voici la série de commentaires négatifs qui perpétuent votre pauvre estime de soi », déclare le Dr Greene. Vous ne feriez jamais de tels commentaires à votre meilleure amie, donc cessez de vous les répéter. Répétez-vous donc plutôt des paroles encourageantes, comme vous le feriez à une amie « Bon coup... bravo... c'est réussi. »

Essayez de vous améliorer. « Si un aspect de votre personnalité vous déplaît, prenez les mesures pour le changer », déclare le Dr Greene.

La ligne de départ. Si vous voulez parfaire votre éducation, inscrivez-vous d'abord à un seul cours afin de voir si vous allez vous y plaire. Laissez passer un peu de temps lorsque vous le terminerez. Le semestre suivant, vous pourrez suivre deux cours.

Le même principe s'applique aux personnes qui veulent perdre des kilos en trop. « Les gens se répètent constamment qu'ils sont gros ou qu'ils doivent perdre 25 kilos, déclare le Dr Greene. Je leur réponds que ce n'est pas la bonne solution, qu'ils doivent d'abord perdre 2 kilos. »

« En échelonnant vos objectifs et en vous félicitant de les atteindre, vous augmentez votre confiance en vous et votre estime de soi », déclare le Dr Greene. Les objectifs peu raisonnables, d'autre part, sont voués à l'échec et altéreront votre estime de soi.

Devenez autonome. « En sachant que vous pouvez être autonome, et que vous n'avez pas à dépendre d'une autre personne pour vivre, vous découvrirez une grande source d'estime de soi », déclare le Dr Lerner. Si vous avez des amis, demandez-leur un soutien émotif. Améliorez votre formation pour obtenir le poste que vous désirez. Essayez d'être plus indépendante et votre estime de soi augmentera.

Peau grasse
Un contrôle immédiat

*A*voir un peau grasse n'est pas une calamité. Bien sûr, on remarque plus facilement sur une peau grasse, un nez qui brille ou des reflets sur le front. Mais la peau grasse rend également la peau souple et douce.

La clé d'un bon équilibre est d'apprendre à régulariser l'onctuosité afin d'en tirer les meilleurs bienfaits, tout en minimisant les inconvénients.

PLAN D'ACTION CONTRE L'ONCTUOSITÉ

« La peau grasse est habituellement héréditaire. Il s'agit d'une surproduction du sébum (huile) qui provient des glandes sébacées », déclare Karen F. Harkaway, médecin.

Si vos glandes sébacées sont suractivées, essayez les conseils suivants.

Essuyez votre peau. Les compagnies de produits de beauté vendent des petits tampons saturés d'alcool, enveloppés dans de l'aluminium, qui conviennent aux peaux grasses. Ils ressemblent un peu aux essuie-tout que les femmes utilisent pour leurs enfants. Les petits tampons faciaux se transportent facilement dans un sac ou dans un porte-documents. Donc, lorsque vous constatez que votre nez brille, vous pouvez toujours vous rendre à la salle de bain, ouvrir un sachet et vous essuyer le visage. L'alcool nettoie l'huile et assèche la peau. « De plus, les sachets ont une bonne odeur, sont rafraîchissants et très pratiques », déclare le Dr Arkaway. Demandez à votre pharmacien de vous conseiller le bon produit.

Lavez avec soin. Si vous avez une peau grasse, vous avez peut-être tendance à vous frottez le visage trop fort ou de le laver trop souvent. Mais trop se laver le visage, c'est à dire plus de trois fois par jour, pourrait stimuler les glandes sébacées à produire plus d'huile. « Les pores de la peau sont comme une petite fabrique d'huile, déclare Mary Lupo, et votre peau sait exactement combien d'huile elle produit. Donc, si vous nettoyez l'huile constamment, la peau réagit en en produisant davantage. »

Se frotter la peau très fort peut également stimuler les glandes sébacées, allez-y donc doucement. Si vous avez la peau grasse, évitez les savons gras fabriqués afin d'hydrater la peau. Votre visage n'a pas besoin d'huile supplémentaire. « Les savons antibactériens sont souvent très efficaces parce que la peau grasse a tendance à boucher les pores, encourageant ainsi les croissances bactériennes », déclare Susan C. Taylor, médecin..

Servez-vous d'hamamélis. « L'hamamélis est un astringent très populaire chez les dermatologues. Cette plante douce agit favorablement sur la peau », déclare Mary Ruth Buchness, médecin. Il vaut toujours mieux utiliser les produits de soins de la peau les plus simples possibles, et les plus purs. Méfiez-vous des produits naturels qui contiennent des huiles essentielles, des extraits d'herbes utilisés en aromathérapie et durant les massages. Certaines personnes y sont allergiques.

Utilisez de la poudre. Le talc, pour le corps ou pour le visage ne contient pas habituellement pas d'huile et absorbe cette dernière sur la peau. « Les personnes à la peau grasse devraient utiliser un peu de talc après avoir pris leur bain et avant de mettre leur maquillage », déclare le Dr Lupo.

« Appliquez une poudre sur votre visage après avoir mis votre fond de teint », déclare le Dr Buchness. Les poudres compressées ne sont pas recommandées, car elles contiennent de l'huile et pourraient aggraver les cas d'acné chez les femmes qui y sont sensibles.

Peau sèche
Comment interrompre les cycles de démangeaisons

Vous n'avez pas besoin de consulter un spécialiste pour savoir que votre peau est sèche. Il vous suffit de regarder les plaques rugueuses et squameuses sur vos jambes, dans votre dos, sur vos bras ou autour de votre taille, parties de votre corps que vous avez tendance à oublier alors que vous hydratez votre visage et vos mains. De plus, ces plaques vous démangent et vous essayez d'y remédier en vous grattant. « Je remarque souvent des marques de grattage sur les gens », déclare Dee Anna Glaser, dermatologue. Certaines personnes se grattent au point de saigner. À trop vous gratter, vous pourriez infecter la plaie ou laisser une cicatrice indélébile sur votre peau.

ENFIN... DU SOULAGEMENT !

Les problèmes de peau sèche sont beaucoup plus faciles à maîtriser que ceux de la peau grasse. Il existe en effet de nos jours un grand nombre de produits hydratants qui permettent de soulager l'assèchement de la peau. « La peau sèche ne devrait donc plus être un problème incontournable », déclare Mary Lupo, médecin.

Certains remèdes maison sont également très efficaces. Voici ce que conseillent les femmes médecins.

Utilisez du lait. « Si votre peau vous démange l'hiver, sortez du lait de votre réfrigérateur. Versez-en dans une cuvette, trempez un linge ou de la gaze dans le lait froid et appliquez la compresse sur votre peau pendant 5 minutes, déclare Susan C. Taylor, médecin. Le lait contient des propriétés anti-inflammatoires qui soulagent souvent les démangeaisons. Il interrompt en fait le cercle vicieux démangeaisons-grattage. »

« Le lait soulage vraiment la peau, déclare Karen S. Harkaway, médecin. Certains laits contiennent de l'acide lactique, substance très bénéfique à la peau. »

Graissez-vous. Si vous avez une peau sèche, la meilleure crème hydratante est celle qui est épaisse et grasse. « Les lotions parfumées plutôt aqueuses n'ont pratiquement aucun effet sur une peau gercée », constate Diane L. Kallgren, dermatologue. « Je recommande des crèmes très fortes et épaisses, ou encore des émollients. La moins coûteuse de toutes reste la gelée de pétrole ou vaseline. »

La gelée de pétrole peut sembler trop épaisse et trop grasse pour certaines femmes. « Si c'est le cas, chauffez-la d'abord dans vos mains, elle s'appliquera beaucoup mieux », ajoute le Dr Taylor. Si vous trouvez qu'elle est gênante, appliquez-la avant d'aller dormir.

Hydratez pendant que c'est humide. « Le meilleur moment pour appliquer une huile ou une crème sur votre visage ou votre corps est après un bain ou une douche, alors que votre peau est encore bien humide », déclare le Dr Glaser. Les lotions hydratantes contiennent une formule qui emprisonne l'humidité afin qu'elle ne s'évapore pas.

Prendre de bonnes habitudes

Susan C. Taylor, médecin

À Philadelphie, nous ne subissons pas les froids du Grand Nord, mais les hivers sont tout aussi durs pour la peau. Susan C. Taylor, médecin, prend les mesures suivantes afin de mieux protéger sa peau.

« D'abord, j'applique une crème hydratante deux fois par jour, une fois le matin après la douche, et le soir quand je me déshabille. C'est le soir que ma peau démange le plus, donc c'est le moment idéal pour appliquer de nouveau ma crème hydratante. »

« J'applique tous les jours sur ma peau une crème hydratante après la douche, car c'est le meilleur moment pour qu'elle garde son humidité. »

« Faites des séances d'hydratation une bonne habitude, tout comme l'application de votre désodorisant, déclare-t-elle. Votre peau, plus douce, vous motivera sûrement pour continuer le traitement chaque fois que vous prenez votre douche. J'utilise également une crème hydratante épaisse durant les mois d'hiver, quand l'air est le plus sec. »

Optez pour une cure nocturne. Ce traitement de nuit du Dr Glaser soulagera votre peau asséchée de telle sorte que vous en constaterez une différence dès le lendemain matin.

« D'abord, prenez un bain d'eau tiède jusqu'à ce que la peau de vos doigts plisse un peu. Cela signifie que votre peau est très bien hydratée. Sortez de la baignoire et séchez-vous en tapotant légèrement, puis appliquez une couche d'huile. Il n'est pas nécessaire d'acheter une huile de grande marque et coûteuse ; l'huile végétale conviendra. Ensuite, mettez votre pyjama et allez dormir. »

Ce n'est pas un traitement très propre, il vaut donc mieux utiliser un vieux pyjama et de vieux draps. « Faites-le lorsque votre peau est très sèche, dit-elle, vous en ressentirez rapidement toute la différence. »

Graissez et scellez les endroits ultra secs. « La peau la plus sèche se trouve souvent sur les talons, les mains et les coudes. Vous pouvez également traiter ces parties à l'aide d'une substance graisseuse », déclare le Dr Glaser. Enduisez donc vos mains endolories et sèches et mettez des gants pour dormir. La nuit, portez aussi des chaussettes par-dessus vos talons craquelés enduits de crème hydratante et portez un pyjama ou un t-shirt à manches longues pour recouvrir vos coudes gercés.

STRATÉGIES À L'ESSAI

Après avoir réglé votre problème de peau qui démange, vous pourrez la garder douce et souple grâce à ces techniques.

Optez pour les acides alpha-hydroxyles. Dans la prévention d'une peau sèche, les femmes médecins recommandent fortement des crèmes hydratantes à base d'acides alpha-hydroxyles, lesquels provien-nent du lait, des fruits ou de la canne à sucre. « Ces crèmes ont un effet double : les acides permettent d'éliminer les petites peaux sèches et squameuses tout en fixant l'humidité dans votre peau », déclare le Dr Taylor.

« Certains produits à base d'acides alpha-hydroxyles en vente libre sont plus efficaces que d'autres, déclare le Dr Harkaway. En général, plus la crème hydratante est épaisse, plus elle est efficace. »

Prenez un bain ou une douche tiède et servez-vous d'un savon doux. « L'eau de votre bain doit être tiède, déclare le Dr Harkaway. N'utilisez que du savon très doux. En outre, si votre peau est sèche, évitez d'utiliser des savons antibactériens très forts. »

Pellicules
Comment combattre les flocons indésirables

S i on les compare aux tremblements de terre, aux inondations ou à tout autre désastre naturel, les pellicules ne sont qu'un pro-blème mineur. Il est très ennuyeux de se promener avec ces petites écailles blanches qui se détachent du cuir chevelu et qui tombent sur les épaules, surtout si elles apparaissent avant une entrevue importante pour un nouveau travail ou au début d'une nouvelle relation amoureuse.

Quelques notions sur la biologie des pellicules pourraient vous aider à choisir le bon remède.

« Les pellicules peuvent être associées aux cheveux gras », déclare Diana Bihova, dermatologue.

« Une autre cause de pellicules est l'infection par les levures du cuir chevelu, ajoute Yohini Appa, titulaire d'un doctorat. Et s'ils ne sont pas responsables du problème, les changements saisonniers ou hormonaux peuvent aussi exacerber le problème. »

Les pellicules sont caractérisées par une régénération accélérée des cellules : en d'autres termes, les cellules à la surface de la peau prolifèrent de façon incontrôlée.

« Habituellement, les nouvelles cellules mettent 21 jours à atteindre la surface du cuir chevelu d'où elles tombent, déclare le Dr Appa. Idéalement, le processus est invisible. Mais dans le cas des pellicules, les cellules atteignent la surface en moitié moins de temps. » Résultat : une accumulation de cellules sur le cuir chevelu qui forment des écailles avant de tomber. Et lorsqu'elles tombent, elles ressemblent à de petits flocons tout blancs.

STRATÉGIE CONTRE LES PELLICULES

Heureusement, le problème de pellicules peut se maîtriser facilement en observant les quelques conseils qui suivent.

Utilisez un shampooing antipelliculaire. « Utilisez un shampooing antipelliculaire qui contient du goudron minéral ou de l'acide salicylique, du zinc pyrithione, du soufre ou des sulfures de sélénium », déclare Patricia Farris Walters, médecin.

« Chacun des ingrédients susmentionnés réduit les pellicules à sa façon », explique le Dr Appa. Les shampooings à base de goudron ralentissent la production cellulaire, et les shampooings à base d'acide salicylique chassent pour leur part les cellules mortes avant qu'elles ne s'agglomèrent. De plus, ces deux shampooings sont dotés de propriétés antifongiques et permettent de combattre les microbes de levure, l'une des causes principales de l'apparition de pellicules. Le pyrithione de zinc et le sulfure de sélénium réduisent le renouvellement des cellules ; le soufre, lui, semble causer une légère irritation cutanée suffisamment importante pour engendrer l'élimination des pellicules.

« Certains shampooings sur le marché contiennent plus d'un ingrédient », ajoute le Dr Walters. Il s'agit de trouver celui qui vous convient le mieux.

Frottez vigoureusement. « Quel que soit le type de shampooing antipelliculaire que vous utilisez, bien se frotter le cuir chevelu en favorisera l'efficacité. Lorsque vous vous lavez les cheveux, faites d'abord mousser le shampooing, puis rincez, faites mousser une seconde fois et frottez très fort votre cuir chevelu pendant que vous vous lavez les cheveux », déclare le Dr Appa. Vos doigts permettront de déloger les cellules accumulées.

Laissez reposer. « Après avoir fait mousser une seconde fois le shampooing, laissez-le reposer sur votre tête pendant au moins 5 minutes », suggère le Dr Bihova. De cette façon, vous donnerez aux ingrédients antipelliculaires le temps d'agir.

Rincez bien. « Après avoir délogé ces petites cellules, rincez une première fois, puis rincez à nouveau », déclare le Dr Appa. Si vous ne rincez pas bien, les cellules mortes se retrouveront sous forme de pellicules sur vos vêtements.

Faites un shampooing tous les jours. « Plus fréquemment vous appliquerez votre shampooing antipelliculaire, plus rapidement vous réglerez votre problème », déclare le Dr Walters. Le shampooing prévient l'accumulation de cellules mortes sur le cuir chevelu, situation qui annonce une forte poussée de pellicules.

Changez de shampooing. « Si vous avez utilisé le même shampooing pendant plusieurs mois, avec des résultats satisfaisants, mais que vos pellicules reviennent soudainement, changez simplement de produit », déclare le Dr Walters. Personne ne sait pourquoi un très bon shampooing antipelliculaire cesse d'être efficace, mais c'est tout à fait possible.

Alternez les shampooings antipelliculaires avec des shampooings normaux. « Lavez vos cheveux tous les deux jours avec un shampooing normal bien adapté à leur type, soit sec, normal ou gras », déclare le Dr Walters. Cela les protégera des agents chimiques durs contenus dans les shampooings antipelliculaires qui, avec le temps, ont tendance à dessécher les cheveux.

Revitalisez au goudron. « Si vos cheveux vous semblent très secs après avoir utilisé un shampooing antipelliculaire pendant un certain temps, ne prenez pas un revitalisant lourd. Choisissez plutôt un shampooing à base de goudron », conseille le Dr Walters.

« Le goudron assouplit et conditionne, déclare le Dr Walters. Vous pouvez utiliser ce shampooing et avoir des cheveux souples sans avoir recours à des revitalisants plus lourds qui peuvent exacerber les pellicules. »

Vaporisez un protecteur solaire. « Comme les coups de soleil peuvent provoquer l'apparition de pellicules en asséchant la peau de votre cuir chevelu, il serait judicieux de vaporiser un écran solaire — produit fabriqué précisément pour les cheveux — sur vos cheveux et votre cuir chevelu avant d'aller à la plage ou de sauter dans la piscine », déclare le Dr Bihova. Une légère vaporisation protégera vos cheveux et votre cuir chevelu des coups de soleil et des effets asséchants et nocifs du chlore. Vaporisez cet écran solaire sur vos cheveux, puis peignez-les. Appliquez-le de nouveau selon les directives qui se trouvent sur le mode d'emploi.

QUAND CONSULTER SON MÉDECIN

« Si de petits flocons blancs apparaissent sur vos épaules, servez-vous d'un petit miroir à main qui vous permettra de refléter votre cuir chevelu dans un grand miroir », déclare Patricia Farris Walters, médecin. Les squames persistants accompagnés de rougeurs et de démangeaisons peuvent entraîner une dermatite séborrhéique, inflammation des glandes sébacées.

« Vous devriez également consulter votre médecin si vous avez des pellicules en grande quantité ou si elles sont accompagnées de rougeurs ou de démangeaisons », ajoute le Dr Walters. Le médecin vous prescrira probablement un shampooing médicamenteux contenant l'agent antifongique kétoconazole, ou une préparation à base de cortisone.

Perte de cheveux
Pas seulement un problème masculin

*P*eu avant la quarantaine, Isabelle a constaté qu'elle trouvait de plus en plus de cheveux sur sa brosse. Elle a aussi remarqué qu'elle perdait beaucoup de cheveux quand elle les lavait. Et ce qui l'inquiétait davantage, ce sont les cheveux qu'elle trouvait ici et là sur ses oreillers, ses chandails, ses manteaux, et même sur le siège de sa voiture.

QUE SE PASSAIT-IL ?

« Un changement dans le cycle de croissance est la cause la plus courante de perte de cheveux chez la femme », déclare Rebecca Caserio, médecin. En d'autres termes, à n'importe quel moment de votre vie, des cheveux poussent et d'autres arrêtent de pousser. La plupart des cheveux ont une vie moyenne de trois à six ans, peu importe le nombre de fois que vous vous faites couper les cheveux durant cette période. Les cheveux traversent une période de repos de trois mois, puis ils tombent, et de nouveaux cheveux repoussent dans les mêmes racines.

CE N'EST PAS DE LA CALVITIE

En d'autres mots, perdre une certaine quantité de cheveux est tout à fait normal ; sachez-le bien.

« Habituellement, nous perdons de 50 à 100 cheveux tous les jours, déclare le Dr Caserio. Mais de nombreux facteurs, notamment les dérèglements hormonaux causés par la pilule anticontraceptive, la grossesse et la ménopause, peuvent perturber la pousse des cheveux. Une personne peut donc perdre parfois plus de 100 cheveux par jour. Une perte de poids accélérée, un cas de pellicules grave, une carence en fer et une consommation faible en protéines peuvent également accentuer une perte de cheveux normale en attaquant la racine. Une maladie grave ou un stress physique, tel qu'une naissance, peut aussi déclencher une perte substantielle, quoique temporaire, de près de 50 % des cheveux. Mais cela se produit dans des circonstances extrêmes. »

« La perte des cheveux, surtout quand elle survient sur le dessus de la tête, pourrait être héréditaire, ajoute le Dr Caserio. La calvitie héréditaire n'est pas seulement un problème masculin, souligne-t-elle. Les femmes peuvent également hériter d'une prédisposition à la calvitie de l'un de ses deux parents. »

« La perte de cheveux affecte beaucoup les gens, surtout les femmes, déclare Diana Bihova, dermatologue. Nous investissons beaucoup dans notre apparence et même si nous ne mourons pas d'une perte de cheveux, notre estime personnelle en est réellement affectée. »

COMMENT RALENTIR, VOIRE INVERSER, LE PROCESSUS DE LA PERTE DE CHEVEUX

Si votre médecin n'a pu déceler aucun problème médical qui causerait une perte accélérée de vos cheveux, les femmes médecins pensent qu'il existe de nombreux remèdes pour favoriser la repousse de cheveux sains. Leurs conseils seront également bénéfiques aux femmes victimes d'une perte de cheveux après un accouchement.

Allez-y avec douceur. « Traitez vos cheveux comme vous traiteriez ceux d'un bébé », déclare le Dr Bihova. Utilisez des shampooings pour bébé et ne vous lavez pas les cheveux plus d'une fois par jour.

QUAND CONSULTER SON MÉDECIN

La perte d'une certaine quantité de cheveux est normale, mais elle peut souvent signaler la présence d'une anomalie ailleurs dans l'organisme, surtout si elle est accompagnée d'une augmentation des poils du visage, de règles anormales ou d'une intensification de la voix.

Consultez votre médecin si votre perte de cheveux semble s'accentuer ou si elle est accompagnée de l'un des symptômes mentionnés ci-dessus.

« Et si votre problème n'est pas une perte de cheveux éparse, mais un amincissement du dessus du crâne (calvitie de type féminine), on devra peut-être vous prescrire un médicament ou vous devrez peut-être prendre une version atténuée du minoxidil (Regaine) », conseille Rebecca Caserio, médecin. Demandez à votre médecin si vous pouvez prendre ces médicaments.

Faites mousser seulement une fois et frottez votre cuir chevelu très doucement. Ensuite, vaporisez vos cheveux d'un revitalisant démêlant.

Laissez sécher vos cheveux à l'air. « Évitez de sécher vigoureusement vos cheveux à l'aide d'une serviette », conseille le Dr Bihova. Et si vous devez vous servir d'un sèche-cheveux, réglez-le sur la plus faible intensité.

Coiffez après avoir séché. « Vous coiffer les cheveux quand ils sont encore mouillés ne fait que les étirer et les casser », déclare le Dr Bihova. Peignez et brossez vos cheveux quand ils sont complètement secs.

Changez de shampooing avec les saisons. « Changez de marque de shampooing au début de chaque nouvelle saison, c'est-à-dire en été, en automne, en hiver et au printemps », suggère le Dr Bihova. Elle sait par expérience que cela semble atténuer la perte de cheveux.

Ne crêpez pas vos cheveux. « Même les femmes qui ne perdent pas leurs cheveux devraient éviter de se crêper ou de s'attacher les cheveux, déclare Yohini Appa, titulaire d'un doctorat. C'est l'une des pires choses que vous pouvez faire à vos cheveux. Crêper les cheveux ne fait que les casser et accentue la perte des cheveux. »

Attention aux permanentes et aux colorants. « Lorsque vous vous faites faire une permanente ou que vous colorez vos cheveux, suivez les instructions à la lettre », déclare Elizabeth Whitmore, médecin. Ni la permanente ni la couleur ne causent la perte de cheveux, mais ces deux procédés, lorsqu'ils sont effectués incorrectement, cassent les cheveux. Et lorsque les cheveux cassent près du cuir chevelu, c'est comme si vous les perdiez.

LA NUTRITION À LA RESCOUSSE

Nous avons assez parler du traitement de l'apparence des cheveux. Afin de régler les problèmes réels du cheveu, essayez ces stratégies.

Augmentez vos protéines. « Mangez quelques portions de 125 g de poisson, de poulet ou d'autres sources maigres de protéines tous les jours, même si vous suivez un régime minceur », déclare le Dr Whitmore. La protéine est essentielle à toutes les cellules de l'organisme, y compris les cellules productrices des cheveux. Sans une quantité adéquate de protéines, les cellules ne fonctionnent pas efficacement et ne peuvent remplacer les cheveux perdus par un nouveau cheveu.

Maintenez vos taux de fer. « Puisque l'anémie ferriprive peut aussi causer la perte des cheveux, adoptez un régime très équilibré qui inclut une portion ou deux d'aliments riches en fer », ajoute le Dr Whitmore.

De bonnes sources de fer se trouvent dans les viandes rouges, la semoule de blé, les fruits séchés, les fèves de soja, le tofu et le brocoli.

Prenez de la vitamine B$_6$. « J'ignore pourquoi, mais il est prouvé que 100 mg de vitamine B$_6$ par jour semble réduire la perte de cheveux chez certaines personnes, déclare le Dr Caserio. N'excédez pas cette dose sans consulter votre médecin, car prise en quantité importante, cette vitamine peut être toxique, surtout si vous en faites un usage prolongé. »

Pessimisme
Retrouvez votre humour

arfois, vous pouvez traverser des dures épreuves, comme perdre votre emploi ou vous occuper d'un parent très malade.

Mais certains d'entre nous réagissent mal au moindre petit obstacle de la vie. Si vous êtes une personne pessimiste, vous voyez des difficultés partout ; par contre, si vous êtes optimiste, vous êtes heureuse chaque fois que vous devez relever un défi. Les optimistes en effet s'attendent à ce que tout fonctionne bien ; ils savent qu'ils sont capables de faire face à toutes les situations et attribuent l'échec à des circonstances qu'ils ne pouvaient pas changer de toute façon.

Naïf, dites-vous ?

« Étant donné que l'optimisme peut alimenter de fausses attentes, la perspective des optimistes est en général plus sensée, déclare Susan Jeffers, psychothérapeute. De toute façon, 95 % de nos inquiétudes ne se matérialisent jamais. »

Le pessimisme pourrait être comparé à une prophétie qui se réalisera même à petite doses. Le pessimisme pur peut détruire toutes les joies que vous ressentiriez, faisant de vous une personne déplaisante, vous décourageant d'entreprendre de nouvelles choses et, si vous les entreprenez, vous empêchant de persévérer dans vos nouvelles activités.

461

« Les gens qui aspirent à une meilleure vie feront tout pour y parvenir », déclare Lisa Aspinwall, titulaire d'un doctorat. En revanche, un pessimisme alimenté de dépression bien ancré pourrait attaquer votre système immunitaire, de même que votre santé.

CESSEZ DONC DE VOUS DÉVALORISER... TROUVEZ PLUTÔT DES SOLUTIONS.

Si vos idées noires assombrissent votre vie, vous pouvez cultiver l'optimisme en essayant de suivre les conseils du Dr Jeffers.

Anticipez le pire. « Tous les pessimistes ne vivent pas dans la mélancolie et l'obscurité », déclare Julie K. Norem, titulaire d'un doctorat. Lorsqu'ils ressentent une certaine anxiété à cause d'une situation inconfortable, comme prononcer un discours en public, ils anticipent la catastrophe. Bon nombre d'entre eux imaginent le pire scénario qui serait d'oublier ils ce qu'ils ont à dire. Ensuite. ils essaient de trouver un plan qui leur permettra de maîtriser leur sentiment négatif. Ils choisissent alors de répéter leur discours jusqu'à ce que ce dernier devienne automatique.

Cette stratégie fonctionne parce qu'elle permet à la personne de dissiper son anxiété. Et comme un haut taux d'anxiété nuit au rendement, elle réussit beaucoup mieux. Le Dr Norem estime que cette stratégie est surtout bénéfique lorsqu'il faut transposer des situations de pessimisme en quelque chose de constructif.

Renforcez-vous à l'aide d'affirmation. Le pessimisme laisse ses victimes dans un état d'impuissance totale. « Certaines choses ou certaines situations ne peuvent pas être changées. Et vous ne vous attendrez pas à recevoir un autre coup si vous vous sentez plus efficace », déclare le Dr Jeffers. Elle suggère donc à ses patientes de s'affirmer par l'autosuggestion. Dites-vous : « ce qui arrivera, je pourrai y faire face », et vous vous sentirez plus capable de contrôler la situation. Vous serez également plus confiante envers votre avenir.

Apprenez des techniques d'adaptation. « Lorsque vous vous retrouvez dans des situations très difficiles, certaines techniques d'adaptation pourraient vous aider », déclare Margaret Chesney, titulaire d'un doctorat. Commencez d'abord par différencier ce que vous pouvez changer et ce que vous ne pouvez pas changer. En analysant simplement la situation, vous vous sentirez plus apte à y faire face. Dès que vous aurez imaginé ce que vous pouvez changer, vous pourrez trouver une solution et amorcer le changement.

« Par exemple, admettons que tous les employés de votre service ont été congédiés », déclare le Dr Chesney. Vous ne pouvez rien y faire. Mais vous pouvez cependant chercher activement un nouvel emploi : mettez votre curriculum vitæ à jour, parlez à des gens ou assistez à des séminaires de carrière. Considérez cette occasion comme une chance d'entreprendre de nouvelles activités.

Recherchez l'optimisme. « Le pessimisme, tout comme l'optimisme, est contagieux », déclare le Dr Jeffers. Donc, fréquentez les gens qui voient la vie du bon côté.

Faites de l'exercice. « Des études indiquent que les optimistes sont plus aptes à faire de l'exercice sur une base régulière que les pessimistes. Les chercheurs ignorent si l'exercice même rend les gens plus optimistes ou s'ils le sont déjà en raison de leur attitude positive. Il existe cependant de nombreuses preuves que l'exercice favorise la bonne humeur », déclare le Dr Aspinwall.

Phlébite

Un soulagement 24 heures sur 24 contre l'inflammation des veines.

u'est-ce qu'une phlébite ? En mots de tous les jours, c'est une inflammation des veines se trouvant à la surface de vos jambes. « Une autre forme, la phlébite profonde, est beaucoup plus grave », déclare Lenis Banse, dermatologue. La phlébite profonde affecte les veines enfouies dans la jambe et est habituellement provoquée par la formation d'un caillot qui s'est logé dans l'une de ces veines. Dans le cas d'une thrombophlébite, inflammation accompagnée de coagulation, il faut agir avec prudence.

« Si un caillot de sang se détachait, il pourrait remonter dans les poumons ou dans le cœur et avoir des conséquences fatales », déclare le Dr Banse.

Quand consulter son médecin

« Toute personne atteinte de phlébite court le risque qu'un caillot se forme dans une veine profonde », déclare Toby Shaw, médecin. Soyez attentive aux signes précurseurs, notamment une douleur intense et une enflure », ajoute-t-elle. N'hésitez pas à consulter votre médecin dans un tel cas.

Avec l'aide d'une amie, vous pouvez aussi vérifier si vous souffrez d'un symptôme appelé signe de Homans. Asseyez-vous et demandez-lui de mettre sa main derrière votre jambe, plus précisément le mollet, et d'utiliser son autre main pour fléchir vos orteils vers votre genou. « Si la torsion de votre pied déclenche une douleur considérable, vous pourriez avoir un caillot », déclare le Dr Shaw. Si c'est le cas, rendez-vous à l'hôpital, les médecins pourront le dissoudre à l'aide d'héparine, médicament aux propriétés anticoagulantes.

Quels sont les facteurs de risque, que la phlébite soit légère ou grave ?

« L'hérédité, la cigarette et les varices », déclare Toby Shaw, médecin. Ainsi, s'il y a des antécédents de phlébite dans votre famille, la pilule s'ajoute aux risques puisqu'elle favorise la coagulation sanguine et que le caillot est en fait du sang coagulé. »

« Dans le cas d'un épisode léger, la thrombophlébite est habituellement traitée à l'hôpital à l'aide d'un anticoagulant », déclare le Dr Banse. Si vous souffrez d'une phlébite superficielle, des auto-traitements vous permettront d'alléger la rougeur, les démangeaisons, la douleur et l'enflure qui résultent de l'inflammation.

Les compresses froides. En vue d'un soulagement immédiat, le Dr Shaw recommande l'utilisation de compresses froides à partir d'une solution astringente que vous trouverez en pharmacie. « Videz un sachet de poudre dans une cuvette remplie d'eau fraîche, mélangez, trempez dedans un linge propre, puis appliquez-le sur la région enflammée », déclare-t-elle.

Hydratez bien. « Afin de soulager les démangeaisons, hydratez votre peau à l'aide d'une lotion en vente libre que vous trouverez en pharmacie », déclare le Dr Shaw.

Essayez une crème médicamenteuse. Si l'hydratation n'est pas efficace à 100 %, le Dr Shaw recommande que vous appliquiez aussi une crème à base de cortisone qui contiendrait de l'aloès. Les pommades antibiotiques topiques peuvent également favoriser la guérison.

Soulevez votre jambe. Afin de soulager la douleur et l'enflure, asseyez-vous sur une chaise en soulevant votre pied de deux à cinq centimètres au-dessus de vos hanches, jusqu'à ce que l'inflammation se résorbe.

Dorlotez vos pieds. « La nuit, dormez avec un oreiller sous votre tête, et deux sous vos pieds, afin qu'ils se trouvent au-dessus du niveau du cœur », déclare le Dr Shaw.

Portez des collants de soutien. « Pendant la journée, portez une bonne paire de collants de soutien prescrits par votre médecin », conseille le Dr Banse. Les mi-bas en Nylon pourraient nuire à la circulation et aggraver les problèmes que vous essayez de régler.

Bougez un peu. « Dès que la douleur initiale et la rougeur auront disparu, commencez à bouger », déclare le Dr Banse. De petites marches fréquentes, quelques minutes toutes les heures par exemple, favoriseront la circulation du sang et préviendront les récidives. (Ne portez pas les collants de soutien prescrits par votre médecin pendant l'exercice. Ils pourraient empêcher le sang de circuler normalement dans vos jambes.)

Pied d'athlète

Comment arrêter
les démangeaisons infernales

*N*e pensez surtout pas que le pied d'athlète est un problème qui affecte surtout les hommes. Les mycoses responsables du problème, on en compte six, sont des organismes qui semblent préférer se loger dans la peau humide entre les orteils, de même qu'autour et sous les pieds aussi bien des hommes que des femmes. « Pire encore, ces mycoses sont mutantes et vous pourriez même vous retrouver avec une infection vaginale, déclare Teresa G. Conroy, podologue. En prenant un bain au lieu d'une douche, vous pouvez augmenter les risques de transmission du problème. »

D'ABORD, LES PIEDS

Les femmes attrapent le pied d'athlète de la même façon que les hommes, c'est-à-dire en nageant dans les piscines ou en marchant pieds nus dans les vestiaires ou dans les douches — même dans leur propre salle de bains si l'un des membres de leur famille en est déjà atteint. Les squames blancs, peu attrayants, la peau craquelée et les démangeaisons persistantes sont suffisants pour rendre fou. Vous voudrez donc trouver un soulagement le plus rapidement possible. Il vous faudra vraiment concentrer tous vos efforts pour enrayer la mycose qui persiste sur vos pieds et la bannir à tout jamais de vos chaussures et de votre domicile. Voici comment.

Appliquez de la poudre et asséchez vos pieds. « Les mycoses du pied d'athlète ne peuvent survivre sans humidité ; il est donc préférable de se garder les pieds au sec, déclare Cheryl Weiner, podologue. Je recommande habituellement une poudre médicamenteuse en vente libre que l'on applique sur les pieds deux fois par jour. Ces poudres absorbent bien l'humidité et sont le meilleur traitement en vente libre que l'on puisse se procurer. »

Choisissez des crèmes antigermes. «Utilisées de façon appropriée, les crèmes antifongiques en vente libre qui contiennent de la tolnaftate ont un effet favorable », déclare le Dr Weiner.

« La plupart des personnes cessent l'application de la crème dès que les squames blancs disparaissent, dit-elle. Mais pour enrayer totalement la mycose, continuez-en l'usage plus de la moitié du temps qu'il a fallu pour faire disparaître le problème. Par exemple, si cela vous a pris un mois pour vous débarrasser d'une mycose persistante, utilisez la crème régulièrement pendant deux autres semaines afin d'être sûre qu'elle a complètement disparu. »

Séchez bien vos pieds. « Les pieds atteints de mycose peuvent craquer, peler et avoir une apparence sèche. Évitez cependant l'utilisation de crèmes hydratantes ou à base de gelée de pétrole sur vos pied : ces produits retiennent l'humidité et peuvent vraiment accélérer la croissance des mycoses », déclare le Dr Weiner. Tenez-vous en donc aux crèmes antifongiques.

Portez du coton aussi souvent que vous le pouvez. « Pour éviter la prolifération du pied d'athlète, les collants en Nylon sont habituellement un bien mauvais choix, ajoute le Dr Weiner. Portez plutôt des bas de coton. »

Le Nylon entretient l'humidité alors que le coton l'absorbe. Si votre travail vous oblige à porter des bas et de belles chaussures, le Dr Weiner vous suggère de porter des bas de coton au travail ou à la maison.

Quand consulter son médecin

Si vous avez suivi tous les conseils mais que vos pieds continuent à vous démanger et à vous brûler 10 à 14 jours après un traitement maison, consultez un podologue (médecin spécialisé dans le soin des pieds) ou votre médecin de famille.

Une culture de peau peut déterminer le type de mycose dont vous êtes atteinte et le médicament antifongique approprié. Il se pourrait que vous ne soyez pas atteinte de mycose, mais plutôt d'une infection bactérienne que vous ne maîtriserez qu'à l'aide d'une crème antibiotique. Selon les médecins, des réactions cutanées allergiques sont parfois confondues avec le pied d'athlète.

Ou encore, optez pour le polypropylène. « Les fibres mèches, c'est-à-dire le polypropylène, ou autres fibres semblables, qui rejettent l'humidité de la peau pour l'évaporer dans l'air, gardent les pieds au sec encore mieux que le coton, déclare Phyllis Ragley, podologue. Contrairement au coton, ces tissus sèchent rapidement à l'air. » Achetez donc dans les magasins d'articles de sport des bas fabriqués à partir de polypropylène ou autres fibres permettant de garder vos pieds au sec.

Changez souvent de chaussettes. « Il est important de changer de chaussettes au moins une fois par jour, déclare le Dr Conroy. Sinon, vous exposez de nouveau vos pieds à l'humidité qui s'y trouve, puis à la mycose. »

Lavez vos chaussettes à l'aide d'un désinfectant. « Lorsque vous lavez vos chaussettes, ajoutez à l'eau du dernier rinçage un bouchon d'un produit désinfectant, afin d'aider à détruire les particules fongiques, suggère le Dr Conroy. Ou encore trempez-les dans une solution désinfectante pendant quelques minutes avant de les faire sécher. »

Faites sécher vos chaussettes au chaud. « Faire sécher vos chaussettes dans un endroit chaud permettra également de détruire les organismes », déclare le Dr Conroy.

D'abord les chaussettes, puis les sous-vêtements. « Les stratégies antifongiques ne s'arrêtent pas à vos bas. Si vos pieds sont très infectés, le simple fait de passer vos sous-vêtements sur vos pieds pourrait transférer l'infection aux parties génitales », déclare le Dr Conroy. Évitez ce problème tout à fait irritant en mettant d'abord des chaussettes. Si vous portez des collants, mettez d'abord à vos pieds des chaussettes, puis enfilez vos sous-vêtements, ensuite retirez vos chaussettes et enfilez vos collants.

Désinfectez vos chaussures. « Les mêmes organismes qui s'amusent à infecter vos pieds peuvent aussi trouver refuge dans vos chaussures. La meilleure façon de les détruire complètement est de vaporiser vos chaussures à l'aide d'un désinfectant », explique le Dr Conroy. Laissez vos chaussures sécher toute la nuit avant de les porter à nouveau. Si vous avez une infection active, vaporisez tous les jours les chaussures que vous portez. N'oubliez pas non plus de traiter vos pantoufles.

Aérez vos chaussures. « Durant une belle journée ensoleillée, je suggère à mes patientes d'enlever leurs chaussures et de les laisser sécher à l'air libre », ajoute le Dr Conroy.

« Si le temps est plutôt nuageux, placez du papier journal dans vos chaussures, il absorbera l'humidité, et laissez vos chaussures sécher à l'intérieur », ajoute le Dr Weiner. Elle recommande également de changer de chaussures tous les jours afin d'éviter qu'elles ne deviennent humides.

Pieds douloureux

Des méthodes faciles pour reposer ses pieds fatigués et douloureux.

*A*yez pitié des pauvres podologues, des serveuses, des agents de bord et des infirmières, elles sont toujours debout sur leurs jambes.

« Certains jours, je vois de nombreuses patientes dans un foyer pour personnes âgées, ce qui veut dire que je marche ou que je suis debout toute la journée », déclare Theresa G. Conroy, podologue. Elle maîtrise l'inconfort en portant au travail toujours des collants de soutien et des chaussures de course. « Les collants de soutien empêchent mes pieds et mes jambes d'enfler et les chaussures de course me procurent un grand confort », déclare le Dr Conroy. « Je recommande à bon nombre des femmes que je traite de faire comme moi. »

Les soins préventifs sont vraiment la meilleure façon d'éviter le malaise. Nous ne devrions pas croire qu'un mal de pied est tout-à-fait normal, même nous restons debout ou marchons toute la journée.

UN SOULAGEMENT IMMÉDIAT

La plupart des personnes enlèvent instinctivement leurs chaussures quand elles ont mal aux pieds. Voici de bons traitements qui soulageront la douleur.

Trempez vos pieds. « Rien ne vaut de se tremper les pieds dans de l'eau pour soulager les pieds endoloris, déclare Cheryl Weiner, podologue. Cette technique semble être très efficace contre la douleur. »

Certaines personne préfèrent de l'eau tiède, d'autres de l'eau fraîche. Peu importe la température de l'eau, vous devriez éviter les bains de pieds très chauds ou très froids, surtout si vous souffrez de diabète, car vous pourriez endommager les nerfs de vos pieds ou éprouver des problèmes circulatoires.

Pour un bain de pied des plus vivifiants, préparez-vous deux bassins d'eau, l'un tiède et l'autre frais, et passez de l'un à l'autre.

Soulevez vos pieds. « Si vos pieds sont endoloris et enflés après une longue journée debout, allongez-vous et soulevez vos pieds au

469

QUAND CONSULTER SON MÉDECIN

Une fatigue des pieds qui persiste provient souvent d'une mauvaise biomécanique. Peut-être votre pied ne se pose-t-il pas correctement sur le sol quand vous marchez. Si les remèdes maison ne sont pas efficaces, consultez un podologue, c'est-à-dire un médecin spécialisé dans les soins des pieds. Elle pourrait vous prescrire des orthèses, semelles fabriquées sur mesure qui peuvent corriger votre démarche. Elle pourrait également s'assurer que ne souffrez pas d'une fracture, notamment une fracture de stress. Elle pourra alors diagnostiquer votre problème et traiter les nerfs coincés, les tendons enflammés et d'autres problèmes relatifs des os.

moins 25 cm au-dessus de votre tête, déclare Marika Molnar, physiothérapeute. Cette position permet au sang et aux autres liquides accumulés dans vos pieds et le bas de vos jambes de circuler à nouveau vers votre cœur. »

Massez-vous avec une balle de tennis. Ce massage est très efficaces. « En position debout, placez votre pied sur la balle. En partant du talon, roulez votre pied sur la balle, d'un côté à l'autre, puis du devant vers l'arrière », suggère Helen Drusine, massothérapeute. « Ce genre de massage permet de détendre les muscles et les tissus conjonctifs de la voûte plantaire, de dégager le métatarse, os du pied, et de revigorer les nerfs », ajoute-t-elle.

TRAITEZ BIEN VOS PIEDS.

Dans certains cas, les chaussures mal ajustées sont responsables des douleurs du pied. Afin d'acheter les bonnes chaussures, lisez ce qui suit.

Achetez-vous des chaussures durant l'après-midi. « Les pieds sont les plus enflés en fin d'après-midi », déclare Nancy Elftman, orthopédiste.

« Si vos pieds sont très enflés quelques jours avant vos règles, vous voudrez sûrement vous procurer une paire de souliers à lacets confortables », ajoute le Dr Weiner.

La bonne pointure. « Tracez les contours de votre pied sur une feuille de papier. Ensuite, assurez-vous que la paire de chaussures que vous achetez couvre entièrement le tracé. Si le tracé dépasse la chaussure, cela signifie que la chaussure est trop étroite ou trop petite », déclare le Dr Weiner.

Portez de bons souliers de soutien. « En comprimant la voûte plantaire de vos pieds, vous ressentirez de la douleur, de même que des crampes et de la fatigue dans vos jambes », déclare le Dr Weiner. « Pour un bon soutien des pieds, portez des souliers de course ou de marche. Et si vous vous achetez de nouvelles chaussures pour travailler ou pour sortir, essayez d'acheter des chaussures qui soutiennent bien la voûte plantaire de vos pieds. Les chaussures de course procurent également un bon amortissement ; ils sont donc le choix idéal pour toutes les personnes qui souffrent d'arthrite ou de diabète », ajoute le Dr Weiner.

Ajoutez du soutien si vous le devez. « Afin d'améliorer le soutien de la voûte plantaire dans des souliers non-orthopédiques, introduisez des semelles que vous pouvez acheter dans les magasins d'articles de

RECOMMANDATIONS DES FEMMES MÉDECINS

Le confort avant tout

Marika Molnar, physiothérapeute.

Toute la journée, Marika Molnar, physiothérapeute, soigne des danseurs et des ballerines, au moyen d'exercices et de traitements qui favorisent la guérison de leurs pieds meurtris. Devinez ce qu'elle fait à la fin de la journée ?

« Je m'allonge en fléchissant les genoux et en soulevant mes pieds au dessus de ma tête, sur une chaise ou sur mon, déclare Marika Molnar. Ensuite, en respirant à un rythme bien cadencé, j'effectue des rotations des pieds et des chevilles afin d'encourager la circulation des liquides vers le cœur. J'effectue ces exercices pendant environ 10 minutes et ressens très rapidement un grand soulagement », ajoute-t-elle.

Afin de renforcer les muscles de vos pieds, Marika Molnar vous suggère de vous tenir dans l'embrasure d'une porte et en vous tenant à son encadrement, de lever un pied et de le balancer pendant environ 30 secondes. Répétez ensuite le même exercice avec l'autre pied. « Les muscles de votre pied fonctionnent de façon à équilibrer votre poids », ajoute-t-elle.

sport ou chez le cordonnier », ajoute le Dr Weiner. Si vos jambes vous causent de l'inconfort, voyez votre podologue. Elle pourrait vous prescrire des orthèses fabriquées sur mesure.

Optez pour de petits coussins. Alors que la plupart des autres parties du corps accumulent de la graisse avec l'âge, les pieds, au contraire, perdent de leur graisse, et, par conséquent, amortissent moins bien les chocs. La pression supplémentaire des os sur la pointe du pied ou le talon se traduit souvent par de la douleur.

Pour un grand confort, ajoutez des semelles fermes en caoutchouc dans vos chaussures. « Mais soyez prudente, ces semelles peuvent rendent votre chaussure trop petite », ajoute le Dr Weiner. Afin de vous assurer que la chaussure vous va bien, achetez d'abord les semelles et placez-les dans toute chaussure que vous essaierez dans un magasin.

Oubliez les talons. « Ne portez jamais de talons de plus de 3 ou 4 centimètres », déclare Kathleen Stone, podologue. Les talons plus hauts propulsent le poids vers l'avant du corps, c'est-à-dire la pointe du pied, ce qui met énormément de pression sur les petits os qui le composent. Chez de nombreuses femmes, cela se traduit par de la douleur et souvent des dommages permanents au pied.

Pilosité superflue
Des solutions à domicile

*U*ne belle chevelure abondante fait envie à bien des gens, mais l'apparition de poils sur la lèvre supérieure n'est pas très attirante. Et bon nombre de femmes refusent même une quantité normale de poils sous leurs bras ou sur leurs jambes. Les poils superflus sont tout à fait inacceptables.

« Les poils semblent toujours pousser là où on ne les veut pas et ils tombent où on aimerait qu'ils poussent », déclare Allison Vidimos.

SE RASER OU S'ÉPILER À LA CIRE ?

Si les poils superflus ne vous dérangent pas, tant mieux. Voici cependant ce que vous conseillent les spécialistes pour vous débarrasser le plus efficacement possible de vos poils superflus.

Rasez-vous. « Se raser est la façon la plus facile d'enlever les poils », déclare le Dr Vidimos. Utiliser un rasoir électrique est très facile. Les rasoirs à deux lames donnent de meilleurs résultats. Avant d'utiliser un rasoir, lavez l'endroit que vous voulez raser, appliquez une mousse ou un gel de rasage afin de lubrifier la peau et de préparer les poils que vous voulez enlever. Après le rasage, séchez délicatement la peau et appliquez un bon hydratant. (Pour des informations précises sur la façon se raser à l'aine, voir la page 510.)

Recommencez au besoin. « Les poils rasés se mettront à repousser un jour ou deux après le rasage. Donc, si vous adoptez cette technique, vous devrez vous raser une ou deux fois ou plus par semaine, déclare le Dr Vidimos. Pour éviter les rougeurs et l'irritation causées par le rasage, changez la lame au bout de trois ou quatre rasages. »

Procurez-vous une trousse épilatoire. « L'épilation à la cire nécessite plus de temps et de préparation que le rasage et est un peu plus douloureuse, mais les poils pousseront plus lentement. Grâce à cette technique, le poil entier est enlevé depuis le follicule. N'essayez pas l'épilation à la cire chaude », conseille le Dr Vidimos. Ce type d'épilation est délicat et, pratiqué sans expérience, peut même endommager la peau. Pour une épilation chez soi, ce médecin recommande les bandes de cire épilatoire déjà préparées que l'on trouve dans des trousses d'épilation en pharmacie.

Prenez une douche sans savon. « Avant de vous épiler, prenez une douche tiède », déclare Sam McKee, vice-présidente du développement de produits esthétiques. Elle conseille de ne pas utiliser de savon et de n'appliquer aucun hydratant après la douche, car ces produits nuisent à l'application de la cire. Asséchez complètement votre peau à l'aide d'une serviette.

Utilisez de la poudre. « Si vous pensez vous épiler les jambes ou les aisselles, saupoudrez un peu de talc aux endroit que vous épilerez », déclare Natasha Salman, esthéticienne. Cela permettra à la cire de bien enrober le poil qui s'enlèvera plus efficacement.

Lisez les directives. « Pour obtenir les meilleurs résultats possibles, et afin d'éviter des problèmes éventuels causés par l'épilation, lisez et suivez les directives du mode d'emploi », déclare Sam McKee.

QUAND CONSULTER SON MÉDECIN

« Si vous n'avez jamais été victime de poils superflus à des endroits visibles et que soudainement des poils raides poussent sur votre lèvre supérieure, votre menton, vos joues, au milieu de votre poitrine ou au-dessus de la ligne normale du pubis, il est grand temps de consulter un médecin », déclare Allison Vidimos,.

« Une poussée anormale de poils accompagnée de règles irrégulières, un cuir chevelu qui s'amincit, de l'acné, une voix plus grave, une plus grande force musculaire, une augmentation de l'appétit sexuel ou de la taille du clitoris, tous ces signes peuvent signaler bon nombre de maladies, incluant un déséquilibre hormonal temporaire ou une suractivation de la glande surrénale, problème héréditaire », ajoute le Dr Vidimos. Le plus souvent, il suffit de rééquilibrer les hormones pour traiter ce problème.

Travaillez dans le sens du poil. « Exercez une pression sur les bandes de cire posées sur votre peau dans la direction du poil, déclare Sam McKee. Si vous épilez vos jambes jusqu'au genou, par exemple, travaillez du genou vers la cheville. »

Frottez. « Pour réchauffer la cire et qu'elle colle mieux, frottez la bande de cire à l'aide de votre main pendant quelques minutes après l'avoir appliquée », suggère Sam McKee.

Épilez en sens inverse. « Une fois que la cire a durci, ce qui prend environ dix minutes, tirez la bande dans la direction inverse du poil », déclare Sam McKee. Sinon, vous n'arracherez pas tous les poils.

Appliquez une lotion qui soulage (ou de la glace). « La plupart des trousses d'épilation contiennent une lotion préparée avec un anesthésique local et des adoucisseurs de peau, vitamine E et collagène, afin de soulager l'inconfort causé par l'épilation. Vous pouvez également diminuer la douleur en appliquant une compresse froide pendant dix à quinze minutes », ajoute le Dr Vidimos.

« Si l'endroit épilé reste irrité, appliquez une combinaison de lotion de calamine et d'oxyde de zinc que vous trouverez dans la plupart des grands magasins », ajoute Natasha Salman.

« Les crèmes à base d'hydrocortisone peuvent également soulager les rougeurs et l'irritation de la peau », déclare le Dr Vidimos. « Avant de procéder à une nouvelle épilation, attendez que le poil atteigne quelques millimètres », déclare Natasha Salman, c'est-à-dire environ quatre semaines. Si vous vous épilez trop rapidement, le poil ne sera pas assez long pour que la cire puisse les arracher.

UNE SOLUTION CHIMIQUE

Les crèmes épilatoires sont des lotions ou des crèmes permettant d'enlever les poils. Elles sont composées d'agents chimiques très puissants qui dissolvent le poil. Comme avec l'épilation à la cire, les poils mettent plusieurs semaines à repousser après l'application de telles crèmes.

Pour de bons résultats, voici ce que conseillent les spécialistes.

Choisissez le bon produit. « Assurez-vous de choisir le bon produit conçu pour l'endroit où vous voulez vous débarrasser des poils », déclare Sam McKee. Utilisez par exemple une crème épilatoire faciale si vous voulez éliminer les poils de votre visage, ou une crème pour aisselles si c'est l'endroit que vous voulez épiler. Les fabricants varient la puissance des agents chimiques contenus dans ces crèmes épilatoires selon les parties du corps où elles seront appliquées ou selon le type de poils (fins, normaux ou gros). En utilisant le bon produit, vous réduisez ainsi vos risques d'irritation cutanée.

Testez la crème. « Les crèmes épilatoires peuvent causer une réaction d'irritation », met en garde le Dr Vidimos. Donc, avant de les utiliser pour la première fois, faites un test en appliquant une petite quantité de la préparation sur votre avant-bras ; laissez agir selon le temps spécifié sur le mode d'emploi (environ 3 minutes), puis rincez à l'eau. Attendez 24 heures. N'utilisez pas ce produit s'il survenait sur votre bras des démangeaisons, des rougeurs ou des irritations.

Appliquez et attendez. « Appliquez la crème épilatoire et laissez-la agir le temps prescrit sur la notice. Pour enlever la crème, frottez à l'aide d'un linge ou d'une éponge pour le corps pendant environ trois minutes », déclare Sam McKee. En frottant un peu, vous enlèverez à la fois les poils et la crème.

Rincez et hydratez. « Afin d'ôter toute trace de produits chimiques, rincez très bien la région épilée, puis hydratez votre peau à l'aide de votre lotion préférée », déclare Sam McKee.

Piqûre d'abeille
Comment atténuer la douleur d'une piqûre d'abeille

Que vous ayez été piquée par une abeille, une guêpe, un frelon ou une fourmi, insectes tous venimeux, vous ressentez dans la plupart des cas les mêmes symptômes : douleur, rougeur, enflure et démangeaisons à l'endroit de la piqûre.

« Les piqûres d'abeilles produisent cet effet désagréable car l'insecte a injecté du venin dans votre peau. Seules les abeilles femelles piquent », déclare le spécialiste d'insectes May R. Berenbaum, titulaire d'un doctorat.

UNE MISSION MORTELLE

« Seule l'abeille domestique meurt après avoir piqué sa victime. Son dard est denticulé et elle ne peut l'extraire de la peau après avoir piqué. Donc, lorsqu'elle s'envole, elle laisse derrière elle son dard ainsi que le sac du dard qui contient du venin. La bonne nouvelle, c'est qu'elle meurt. La mauvaise, c'est que, s'il n'est pas retiré, le sac du dard continuera à laisser échapper le venin dans votre peau, ce qui aggravera la piqûre », déclare Saralyn R. Williams, médecin.

« Tous les autres insectes de cette famille, notamment les guêpes et les frelons, retirent leur dard lorsqu'ils s'envolent. Pire encore, ces insectes ne meurent pas et peuvent vous piquer de nouveau si vous ne vous éloignez pas d'eux », déclare le Dr Williams.

COMMENT TRAITER LA DOULEUR D'UNE PIQÛRE

« Il n'existe aucun antidote au venin d'abeille ni de façon d'en retirer le venin de votre peau lorsque vous avez été piquée, déclare le Dr Williams. Il vous faudra donc trouver d'autres façons de soulager les symptômes. » Voici ce que les femmes médecins suggèrent pour atténuer la douleur d'une piqûre.

QUAND CONSULTER SON MÉDECIN

Les personnes allergiques au venin d'abeille peuvent développer des réactions qui constituent un danger de mort, même avec une seule piqûre. « En fait, les voies respiratoires de ces personnes se resserrent et se bouchent, ce qui peut leur être fatal », déclare Saralyn R. Williams, toxicologue et médecin d'urgence au Centre antipoison régional de San Diego.

Si, après une piqûre d'abeille (ou de tout autre insecte venimeux tel que le frelon, la guêpe ou la fourmi), vous constatez une poussée d'urticaire sur vos bras, vos jambes ou sur tout votre corps, ou si vous avez des difficultés à respirer, prenez contact immédiatement avec un centre d'urgence local ou rendez-vous à l'hôpital.

« Si vous savez que vous êtes allergique aux piqûres, déclare Constance Nichols, médecin, vous devez toujours avoir sur vous, en cas de piqûre, une trousse spéciale prescrite par votre médecin pour vous faire facilement et rapidement une injection d'une dose d'épinéphrine. Votre médecin vous montrera comment vous en servir. »

« Gardez une petite trousse d'épinéphrine dans votre sac, votre porte-documents ou votre sac à dos, une dans votre voiture et une autre à la maison », déclare le Dr Nichols. « Mais rendez-vous à un service d'urgence, même si vous venez de vous injecter une dose d'épinéphrine », déclare le Dr Williams.

« Votre seringue ne contient peut-être pas assez d'épinéphrine pour vous sauver la vie, mais suffisamment pour que vous puissiez vous rendre à l'hôpital. »

Vous devez aussi aller à l'hôpital si vous avez été piquée par plus de 100 abeilles, même si vous n'êtes pas allergique.

Consultez également un médecin si une piqûre s'infecte, si la rougeur augmente, si vous constatez des stries rouges autour de l'endroit de la piqûre ou s'il se produit un écoulement ou des croûtes.

D'abord, retirez le dard. « Il faut retirer correctement de la peau le dard de l'abeille et son sac de venin, et ce, le plus rapidement possible. Si vous réussissez à les retirer dans les minutes qui suivent la piqûre, très peu de venin se sera introduit dans votre corps. Mais si

vous attendez, vous souffrirez d'une réaction beaucoup plus grave »,
déclare Leslie Boyer, médecin.

Y a-t-il une bonne façon de retirer le dard et le sac de venin ?
« Utilisez le dessus de l'ongle de votre pouce, ou une carte de crédit, ou
encore la lame d'un couteau peu tranchant que vous gratterez le long
de votre peau et sous le dard pour l'extirper, sans comprimer le sac de
venin », explique le Dr Williams.

« N'utilisez ni vos doigts ni votre pince à épiler pour essayer de
sortir la partie velue qui saillit de votre peau, explique le Dr Williams.
Cette partie est en fait le sac de venin. Si vous le pincez, vous injecterez
encore·plus de venin dans votre peau. »

La glace à la rescousse. « Placez un glaçon à l'endroit de la piqûre
afin de maîtriser l'enflure et la douleur. Utilisez de la glace sporadique-
ment pendant les dix premières minutes, c'est-à-dire qu'il faut la poser
quelques minutes sur la piqûre, la retirer, puis la replacer sur la plaie »,
suggère le Dr Boyer. Ne laissez pas la glace sur votre peau une heure
d'affilée, vous pourriez geler votre peau, voire souffrir d'une engelure.

Appliquez une pâte à base de bicarbonate de soude. « Certaines
personnes trouvent un soulagement en fabriquant une pâte à base de
bicarbonate de soude et d'eau et en l'appliquant à l'endroit de la
piqûre », déclare le Dr Boyer.

Soulagez la piqûre à l'aide d'une compresse. « Afin de soulager
la douleur et les démangeaisons, appliquez une compresse trempée dans
de l'eau froide, ou trempez un linge dans une solution spéciale que vous
trouverez en pharmacie et placez-le à l'endroit de la démangeaison »,
conseille le Dr Williams.

Soulagez les démangeaisons. « Vous soulagerez davantage les
démangeaisons en appliquant une lotion de calamine sur la piqûre ou
en prenant un bain préparé avec des flocons d'avoine en poudre comme
les produits », déclare le Dr Williams.

Arrêtez les démangeaisons à l'aide d'un antihistaminique.
Certaines personnes ont une réaction allergique grave et très inconfortable à l'endroit même de la piqûre ; mais cela ne constitue pas un
danger pour la santé, tant et aussi longtemps qu'elle se limite à l'endroit
de la piqûre. « Au lieu de voir apparaître 2 ou 3 cm d'enflure autour de
la piqûre, comme il serait normal, certaines personnes constatent que la
moitié de leur bras est enflé », déclare le Dr Boyer. « Si vous éprouvez
des démangeaisons très fortes et que l'endroit de la piqûre enfle rapidement, essayez de prendre une dose d'antihistaminique en vente libre
à base de diphénhydramine, ingrédient actif du médicament », suggère-
t-elle.

Soulever le membre atteint. « Si la piqûre devient très enflée et cause de la douleur, soulevez le bras, la jambe ou toute autre partie du corps affectée afin que l'effet de gravité permette aux liquides de se résorber. Cela réduira l'enflure et la douleur », déclare Constance Nichols, médecin.

Poches sous les yeux
Comment éliminer les poches sous les yeux

Les femmes et les femmes médecins confondent souvent les boursouflures avec les poches sous les yeux. Ce sont deux choses bien différentes. Les boursouflures proviennent principalement d'une rétention de liquide, et elles sont temporaires. Les poches, pour leur part, se développent sous les yeux au cours des années et sont en fait une accumulation de graisse dans la région des yeux.

Les poches sous les yeux n'affectent pas toutes les femmes. Malheureusement, quand elles apparaissent, aucun régime alimentaire ni aucun programme d'exercices ne permettent de les réduire.

TACTIQUE DE CAMOUFLAGE

« En dehors de la chirurgie esthétique, il n'y a pas vraiment grand-chose d'autre à faire, dans le cas des poches sous les yeux, que de suivre les conseils suivants », déclare Marianne O'Donoghue, médecin.

Utilisez un cache-cernes. « Le cache-cernes est plus opaque que le fond de teint et il faut l'utiliser avec modération, déclare Fatima Olive, responsable du développement de produits de cosmétiques. Pour de meilleurs résultats, choisissez un cache-cernes d'un ton plus pâle que votre fond de teint ou, si vous choisissez de l'utiliser seul, prenez une teinte assortie à celle de votre peau. Comme la peau affaissée est habituellement plus foncée, vous devrez l'étendre de façon égale », déclare Fatima Olive.

Appliquez le cache-cernes à l'aide d'un pinceau de maquillage sur les endroits foncés de votre peau, puis étalez-le doucement à l'aide de votre auriculaire. Mettez ensuite une couche de fond de teint puis une poudre légère, ou bien seulement une poudre, pour bien masquer le cache-cernes.

Poil incarné
Comment éviter le problème

*L*es nouveaux rasoirs à lame fine facilitent le rasage. Un peu de mousse à raser et voilà que vos jambes sont plus douces que jamais. Fini les poils ! Mais vous remarquez quelques petites bosses dures sur votre mollet gauche.

QUE SE PASSE-T-IL ?

« Vous vous êtes sûrement rasée de trop près », suppose Esta Kronberg, dermatologue. Et c'est de cette façon que naissent les poils incarnés.

« Il existe deux façons de causer des poils incarnés », consentent les médecins. Lorsque vous vous rasez de trop près, vous pouvez couper la pointe du follicule pileux ce qui mène à une obstruction partielle du poil. Cela force également le poil qui se trouve dans l'épiderme à pousser en angle. Éventuellement, plutôt que de pousser droit à travers le follicule pileux, le poil perce le côté du follicule et pénètre dans la peau, qui réagit par une inflammation en prenant la forme d'une petite bosse rouge.

« Un poil incarné peut également se produire lorsque le poil d'une personne pousse droit depuis le follicule, puis se courbe et s'infiltre de nouveau dans celui-ci », déclare le Dr Kronberg.

« Les femmes aux cheveux frisés et épais sont davantage susceptibles d'avoir ce type de poils incarnés », déclare le Dr Kronberg. Mais toute personne qui utilise un rasoir mécanique pour se raser ou une cire épilatoire pour enlever les poils superflus, ou qui se sert d'une pince à épiler, plutôt que de ciseaux pour arracher les poils sur son menton, peut éprouver le problème.

« Les poils incarnés apparaissent couramment dans la partie supérieure de la cuisse, dans l'aine, ajoute Mary Stone, médecin. Parfois, à la suite d'un frottement à cet endroit, les follicules se bouchent légèrement et obligent ainsi le poil à se replier et à croître le long du follicule, plutôt que droit et à l'extérieur de celui-ci comme il le devrait. »

COMMENT MAÎTRISER CES POILS REBELLES

Heureusement, le problème de poils incarnés peut être maîtrisé en une semaine ou deux. Voici ce que les médecins suggèrent.

Utilisez un savon antibactérien. « Afin de réduire l'inflammation, lavez le site du poil incarné deux fois par jour à l'aide d'un savon antibactérien qui contient 10 % de peroxyde de benzoyle. Ce savon se trouve en pharmacie », déclare le Dr Kronberg.

Appliquez une crème à base de cortisone. « Appliquez une préparation à l'hydrocortisone autour du poil incarné en suivant les instructions sur l'emballage », déclare Allison Vidimos, dermatologue. Cette crème soulagera toute inflammation et favorisera la guérison.

Changez de lame. « Si une inflammation et de l'infection se manifestent autour du poil incarné, changez de lame de rasoir chaque fois que vous vous rasez jusqu'à la disparition du problème », déclare le Dr Stone. Sinon, vous pourriez avoir une nouvelle infection.

QUAND CONSULTER SON MÉDECIN

La plupart des poils incarnés se redressent en une semaine ou deux. Si le problème persiste ou que le poil s'infecte, consultez votre médecin. Il devra peut-être vous prescrire un médicament contre l'infection afin de prévenir les cicatrices.

DES MESURES PRÉVENTIVES

Tout comme pour plusieurs autres problèmes de la peau, la prévention des poils incarnés est assez facile. Voici ce que les femmes médecins suggèrent.

Rasez-vous, oubliez les cires épilatoires. « Si vous êtes sujette aux poils incarnés, enlevez vos poils superflus à l'aide d'un rasoir plutôt qu'à la cire », déclare le Dr Stone.

« Les cires épilatoires sont traumatiques. Elles arrachent le poil à partir d'un angle. Lorsque le poil repousse, il le fait à partir du même angle plutôt que de pousser tout droit, en perçant le côté du follicule pileux au lieu d'atteindre la surface de la peau », explique-t-elle.

Humidifiez les poils. « Essayez de protéger vos follicules pileux en fournissant un barrage d'humidité entre votre peau et la lame de rasoir », suggère le Dr Kronberg. Vous pouvez utiliser des mousses ou des gels si vous le désirez, mais ils sont très coûteux. Un savon très doux peut s'avérer tout aussi efficace.

Point de côté
Comment éliminer les douleurs intenses.

*L*e point de côté n'est pas une question de vie ou de mort, ce n'est qu'une douleur soudaine qui se fait sentir sous la cage thoracique. Le problème, c'est qu'il se manifeste généralement quand nous ne pouvons pas arrêter de bouger, par exemple quand nous courons pour attraper l'autobus ou quand nous essayons d'effectuer tous les mouvements dans un cours d'aérobie.

QUELLE EN EST LA CAUSE ?

« Les flatulences, qui sont engorgées dans l'intestin, ou un spasme au niveau du diaphragme, muscle large qui sépare l'abdomen de la poitrine, sont des causes courantes du malaise », déclare Mona Shangold, médecin.

« Lorsque vous courez, même si vous êtes bien entraînée, votre sang irrigue davantage les muscles que vous utilisez durant l'activité, c'est-à-dire vos bras et vos jambes, et moins de sang se rend au diaphragme », explique le Dr Shangold. Une douleur dans le diaphragme est la façon de votre corps de vous signaler qu'il y a un problème.

AVANT ET APRÈS

« Il est impossible de savoir si le point de côté est causé par une flatulence ou un spasme du diaphragme », déclare le Dr Shangold. Voici donc ce que les femmes médecins vous conseillent de faire.

Respirez. « Prenez une respiration profonde, pincez-vous les lèvres, resserrez votre abdomen et essayez d'expirer tout l'air que contiennent vos poumons », déclare le Dr Shangold. Inspirez, puis expirez neuf fois de plus de cette façon. S'il s'agit d'une flatulence, la respiration profonde lui permettra de se dégager.

Ralentissez. « Si une respiration forcée n'allège pas la douleur, c'est que l'apport sanguin au niveau du diaphragme est insuffisant », déclare le Dr Shangold. Ralentissez quelques minutes votre course et votre corps enverra automatiquement plus de sang vers le diaphragme. Le point de côté devrait disparaître en quelques minutes.

Marchez. « Si le point de côté ne disparaît pas après un ralentissement, essayez de marcher lentement pendant une minute », déclare le Dr Shangold. Cela devrait fonctionner.

Mangez légèrement avant de faire de l'exercice. « Afin d'éviter les points de côté, mangez légèrement avant de faire de l'exercice », suggère Angie Ahlemeyer, physiologiste de mise en forme. La consommation d'un gros repas retirera le sang du diaphragme vers l'estomac. Prévoyez donc de prendre votre repas deux heures avant de faire de l'exercice. Un fruit ou un bretzel sont des en-cas légers qui vous donneront l'énergie suffisante avant votre séance.

Pores élargis
Tactiques de camouflage

*V*ous avez une très belle peau, de beaux cheveux et un corps en forme. En fait, la seule chose qui vous distingue vraiment d'un mannequin professionnel, c'est peut-être les pores dilatés autour de votre nez.

« Presque toutes les personnes ont des pores dilatés, car ce sont de petites ouvertures qui permettent aux huiles sébacées de lubrifier et de protéger la surface de votre peau », déclare Deborah S. Sarnoff, médecin.

Les pores apparaissent au cours de la puberté, lorsque les glandes sébacées de la peau commencent à produire une plus grande quantité d'huile. Ils s'agrandissent afin de mieux recevoir le surplus d'huile et restent élargis jusqu'à environ la période de la ménopause où ils reprennent alors la taille parfaite, à peine perceptible, que vous avez toujours désirée.

RÉTRÉCISSEZ, REMPLISSEZ, PUIS COUVREZ

« Vous constaterez l'élargissement des pores surtout autour de votre nez. C'est en effet l'endroit du corps qui contient le plus de glandes sébacées par centimètre carré, déclare le Dr Sarnoff. On peut cependant resserrer ces pores et en atténuer l'apparence. Les mannequins aussi ont des pores dilatés, mais elles connaissent simplement les meilleures méthodes de camouflage. »

Voici ce que suggèrent les spécialistes.

Procurez-vous la meilleure crème pour la peau. « Après vous être lavé le visage, appliquez une lotion à base d'acide alpha-hydroxyle sur votre peau afin de vous débarrasser des cellules mortes qui s'accumulent autour de vos pores », déclare Mary Stone, médecin. Ces acides proviennent des fruits et du lait, et encouragent les cellules les plus vieilles à tomber pour laisser la place à une peau plus jeune et plus douce. Vous pouvez vous procurer une telle lotion dans la plupart des pharmacies.

Utilisez un acide alpha-hydroxyle contenant 10 % d'acide glycolique et suivez les instructions indiquées sur la notice. « Vous pouvez améliorer l'apparence de vos pores en enlevant les cellules mortes qui s'y trouvent », déclare le Dr Stone.

Appliquez une lotion qui resserre les pores. « Utilisez de préférence un fond de teint qui retient la poudre dans le liquide et appliquez-le en couche épaisse », déclare Carole Walderman, directrice d'un institut de beauté

« La base ne doit être ni comédogène ni huileuse », ajoute le Dr Stone.

« Certaines marques, Clinique par exemple, commercialisent un produit qui resserre les pores », souligne le Dr Walderman. Après l'avoir appliqué sur les pores dilatés, le liquide s'évapore, laissant les pores remplis d'une poudre, comme si l'on utilisait du plâtre pour boucher le trou d'un mur.

Appliquez un fond de teint à base d'eau. « Laissez d'abord sécher le produit qui resserre les pores pendant 3 à 5 minutes, puis appliquez par-dessus un fond de teint à base d'eau, déclare Carole Walderman. Votre visage, y compris la partie porteuse de pores dilatés, deviendra très satiné. »

Posture

Tenez-vous bien droite

*D*e nombreuses femmes ont des problèmes de posture dès la puberté. Peut-être aviez-vous pris la mauvaise habitude de rentrer vos épaules parce que vous vouliez cacher vos seins en pleine croissance ? Ou encore peut-être étiez vous tellement plus grande que la moyenne de vos amies que vous vous êtes voûtée afin de camoufler votre taille ? Ou peut-être étiez-vous tellement petite de taille que le port de chaussures à talons hauts devant les années où ils étaient à la mode ont laissé leur traces sur vos hanches en les inclinant vers l'avant.

Quelle qu'en soit la raison, une mauvaise posture peut mener à des douleurs du dos, l'une des raisons les plus courantes qui obligent les femmes à recourir à des soins médicaux. En vieillissant, un mauvais maintien pourrait mener à de l'ostéoporose, maladie dégénérative spinale qui peut provoquer des altérations de la colonne vertébrale, menant ainsi à un affaissement des épaules, aussi connu sous le nom de cyphose ou bosse de sorcière, chez les personnes plus âgées.

« Cette bosse se forme lorsque la partie supérieure de la colonne vertébrale s'affaisse », déclare Irene Von Estorff, médecin. Le résultat : vos épaules se courbent et s'effondrent.

Une mauvaise posture va au-delà de l'apparence

« Ne pas se tenir droite est très grave, déclare Shirley Sahrmann, titulaire d'un doctorat. Les femmes pourraint souffrir d'ostéoporose et développer d'une posture cyphotique. Et si elles sont déjà atteintes d'une cyphose, leur état s'aggrave davantage. »

TENEZ-VOUS DROITE : POUR VOTRE SANTÉ ET VOTRE BEAUTÉ

Les femmes médecins estiment qu'il n'est jamais trop tard pour apprendre à se tenir droite et à améliorer sa posture. En fait, plus tôt vous vous tiendrez droite, meilleures seront vos chances d'éviter les problèmes de l'ostéoporose. Essayez les suggestions qui suivent.

Essayez le test de la corde. « Si vous voulez avoir une bonne posture, commencez par regarder comment vous vous tenez », déclare le Dr Von Estorff. Donc, mettez-vous devant un miroir et étudiez votre maintien. Ensuite, faites face au miroir et constatez si vos épaules sont à la même hauteur. Vous pouvez ensuite étudier votre posture de côté.

« Si vos épaules sont inclinées vers l'avant, de même que votre tête, imaginez qu'une corde pende du plafond et qu'elle vous tire vers le haut en redressant le dessus de votre tête », déclare Rebecca Gorrell, directrice d'un programme d'un bien-être.

« Le poids doit être bien réparti sur les deux pieds et votre poitrine devrait être dégagée, les abdominaux légèrement contractés afin de bien supporter la partie inférieure de votre dos. En soulevant et en compressant les os du thorax légèrement vers l'avant, vous permettrez ainsi à vos épaules de se détendre », déclare Rebecca Gorrell.

Appuyez-vous contre un mur. « Avoir une bonne posture ne signifie pas que vous devez vous tenir comme un militaire. Cela veut dire que vous devez vous tenir droite. même au repos, tout en resserrant les muscles abdominaux », déclare le Dr Sahrmann. Comment savoir si vous vous tenez droite ? « Eh bien, adossez-vous au mur, vos talons dégagés de celui-ci d'environ 1,5 cm », déclare le Dr Sahrmann. Vous devriez être en mesure de placer votre main entre le mur et votre dos à la hauteur de la taille. La tête et les épaules devraient se trouver près du mur sans nécessairement le toucher.

Assurez-vous que vos genoux sont bien droits. « Si vos genoux sont bien alignés, il ne sera pas très difficile de vous tenir droite », déclare le Dr Sahrmann. Ou bien essayez l'exercice qui suit : tenez-vous droite, le dos contre le mur, resserrez vos abdominaux et soulevez vos bras au-dessus de votre tête sans décoller votre dos du mur.

Faites des levers-de-jambe. « Si vous restez debout pendant longtemps, placez un pied sur un tabouret afin de soulager la douleur du dos et de garder la bonne posture », déclare Rebecca Gorrel. « De plus, toute charge devrait être portée devant vous, en la retenant des deux mains afin d'atténuer la douleur et de maintenir une bonne posture. Cela inclut votre bébé, car porter celui-ci sur une hanche peut mener à des altérations permanentes de l'alignement du dos et des hanches », déclare le Dr Sahrmann.

Asseyez-vous droite. « Afin de garder la bonne posture et d'éviter des douleurs du dos, il est important de s'asseoir sur une bonne chaise de bureau », déclare le Dr Sahrmann. Cette chaise devrait être munie d'accoudoirs afin que vos épaules ne s'affaissent pas vers l'avant ; vos cuisses doivent être parallèles au plancher, les genoux légèrement plus élevés que la hanche, mais vos pieds doivent toucher le sol. Utilisez un tabouret si vos pieds ne touchent pas le sol.

Installez également une bonne chaise dans votre bureau à la maison. Si, comme des millions d'autres gens, vous travaillez de nombreuses heures devant votre ordinateur le soir, les femmes médecins estiment que vous devriez avoir une très bonne chaise de bureau à la maison. Ne prenez pas n'importe quelle chaise, assurez-vous que la chaise soutient bien votre dos.

Utilisez une chaise pivotante. Procurez-vous une chaise pivotante si au travail vous devez bouger votre afin d'accomplir différentes tâches. « Il est très important de ne pas effectuer une trop grande étendue de mouvements en étant assise », déclare le Dr Sahrmann.

Continuez de bouger. « Ne restez pas longtemps dans la même position à votre bureau », déclare le Dr Von Estorff. « Nous nous inclinons souvent en travaillant, dit-elle, et il est très important de se lever et de s'étirer. »

Utilisez de petits oreillers. « Lorsque vous conduisez votre voiture, ou que vous voyagez en avion, ou même que vous restez assise sur la même chaise au bureau pendant longtemps, placez toujours dans le creux de votre dos un petit oreiller de même format que celui qui vous est fourni en avion, un coussin ou même une serviette pliée, afin de favoriser une bonne posture en maintenant la courbe naturelle de la colonne vertébrale », déclare Rebecca Gorrell.

Détendez vos épaules. « Sans raison apparente, les femmes ont tendance à se courber les épaules lorsqu'elles s'assoient à leur bureau ou même lorsqu'elles se concentrent sur quelque chose », déclare le Dr Von Estorff. Si vous avez pris cette mauvaise habitude, essayez d'en être consciente et de détendre vos épaules dès que vous constatez votre mauvaise posture.

Redressez-vous. « Voici un simple truc qui vous permettra d'éviter l'affaissement des épaules : mettez-vous debout et essayez de redresser vos épaules vers l'arrière. Retenez cette position pendant 10 secondes puis détendez-vous. Répétez l'exercice au moins 3 ou 4 fois. Cet exercice vous permettra de renforcer vos muscles du dos et de prévenir un affaissement de vos épaules », déclare le Dr Von Estorff.

Bougez vos épaules. Le Dr Von Estorff vous suggère également de bouger vos épaules. Soulevez les épaules vers les oreilles, puis rabaissez-les. Répétez ce mouvement 2 ou 3 fois.

Portez un bon soutien-gorge. « Si vous avez une poitrine forte, le port d'un mauvais soutien-gorge pourrait affecter la position de vos épaules, en les poussant vers l'avant », déclare le Dr Sahrmann. Elle suggère de porter un soutien-gorge doté de bretelles qui se croisent dans le dos afin de soulever votre poitrine et de garder la posture de votre torse droite et ferme.

Oubliez les talons. « Les talons hauts exercent une pression sur le bas du dos, causant souvent des cas de lordose », déclare le Dr Von Estorff. Le port de talons hauts déséquilibre la charpente du corps, en poussant le bassin vers l'avant plutôt que de le rentrer. « Gardez vos talons hauts pour les grandes occasions, et portez des chaussures qui vous donnent un bon équilibre », explique le Dr Von Estorff.

Courbez-vous le dos comme un chat. « Des abdominaux forts sont le remède contre la lordose et la mauvaise posture », déclare le Dr Von Estorff. Essayez l'exercice appelé dos de chat : placez-vous en position de chat, les mains et les genoux sur le sol et courbez votre dos, en rentrant les abdominaux et en comptant jusqu'à douze. Effectuez cet exercice 3 ou 4 fois par jour au début, puis augmentez graduellement les répétitions jusqu'à ce que vous puissiez doubler le nombre d'exercices.

Tonifiez votre torse. « Les muscles du dos fortifiés favoriseront une bonne posture », déclare Debra Zillmer, médecin.

« Les exercices de résistance préservent la colonne vertébrale en assurant une bonne posture et en réduisant les risques de douleur du bas du dos », déclare le Dr Zillmer. Elle suggère de faire des tractions ou de lever des haltères, ou encore de travailler sur les appareils d'exercice. Ces exercices doivent être effectués avec de bons appareils afin de maximiser les bienfaits qu'ils procurent. Demandez à un entraîneur certifié ou un physiothérapeute de vous montrer comment vous en servir.

Bougez tout le corps. Le Dr Von Estorff estime que des exercices effectués sur une base régulière vous permettront d'avoir une bonne posture.

« Les athlètes ont toujours une belle posture », déclare Rebecca Gorrell. « Avez-vous déjà vu un joueurs de basket-ball marquer un but avec des épaules courbées ?

Une combinaison d'exercices aérobiques tels que la natation ou la marche alternée avec des exercices de résistance tels que l'haltérophilie, les appareils d'exercices ou les bandes de résistance est la meilleure méthode à suivre », déclare Rebecca Gorrell. L'entraînement de résistance devrait être effectuée 2 ou 3 fois par semaine, tous les deux jours, afin de donner au corps le temps de récupérer entre les séances. Les exercices aérobiques devraient être pratiqués pendant 30 minutes de suite, au minimum 3 fois par semaine.

Dormez bien. « Si vous dormez sur le ventre, vous exagérerez la courbe de votre bas du dos », déclare Rebecca Gorrell. Plutôt, dormez sur le côté en plaçant un oreiller sous votre tête et un autre entre vos genoux, afin de garder les hanches et les cuisses au même niveau. Vous pouvez aussi dormir sur le dos en plaçant un oreiller sous vos genoux afin de soulager la pression ressentie dans la région du bas du dos. Choisissez également un oreiller en fibres naturelles, comme le duvet, qui épousera la courbe de votre corps, plutôt qu'un oreiller en fibres synthétiques qui vous ferait arquer le cou et la tête dans une position non naturelle.

(Pour d'autres façons de prévenir l'ostéoporose, voir la page 438.)

Problèmes à la paupière
Stratégies efficaces contre les démangeaisons

L a peau fine des paupières qui protège les yeux du vent, des impuretés ou du pollen est une source idéale d'irritation ou d'infection. Monica Dweck, médecin qui se spécialise dans les problèmes de la paupière, estime que le seul fait de garder son maquillage la nuit peut parfois irriter les paupières.

Selon les ophtalmologistes, voici une liste des problèmes de paupières les plus courants :

- des démangeaisons (causées par une réaction, allergique ou non, au maquillage, au vernis à ongles, surtout si on se frotte les yeux, aux poils des animaux ou à une rhinite allergique) ;
- une dermatite de la paupière (paupières sèches et squameuses, qui survient à cause de réactions non allergiques au maquillage, au démaquillant, au vernis à ongles, au parfum, aux lotions et aux crèmes pour la peau) ;
- une blépharite (inflammation des glandes sébacées, caractérisée par des paupières squameuses qui forment des croûtes). « Ce problème pourrait être comparé à l'apparition de pellicules graisseuses dans les paupières », déclare Charlotte Saxby, ophtalmologiste ;

« Chaque paupière comprend de 20 à 30 glandes sébacées. Un maquillage laissé partiellement ou entièrement sur les yeux pendant la nuit peut s'infiltrer dans les glandes et les boucher », déclare le Dr Dweck. Le stress et les fluctuations d'œstrogène durant les règles et la grossesse peuvent également être des causes de blépharite.

- la conjonctivite (infection bactérienne de l'intérieur de la paupière appelée conjonctive). Également connue sous le nom de kérato-conjonctivite infectieuse, cette affection est très contagieuse et requiert des soins médicaux, car elle peut, à long terme, mener à des problèmes qui devront être traités sous sur-

veillance médicale. (Pour des moyens pratiques de maîtriser la kérato-conjonctivite infectieuse, voir la page 344.) ;
- les orgelets (inflammation des follicules des cils, semblable à un bouton. Voir la page 436 pour plus de renseignements sur les orgelets.)

SOULAGEMENT IMMÉDIAT DE L'IRRITATION

Que vos paupières soient simplement sèches et irritées, allergiques ou enflammées, soulager l'irritation devient une priorité. Voici ce que vous pouvez faire.

Ne touchez pas. « Essayez de résister à l'envie de vous frotter les yeux ou de les gratter quand ils démangent », déclare le Dr Dweck. En vous frottant les yeux, vous ne ferez que les irriter davantage. Vous pourriez même égratigner la cornée, ce qui peut mener à une cicatrisation des tissus ou à une perte de la vue.

Mettez des compresses fraîches. « Trempez un tampon de gaze de 10 cm^2 ou une serviette propre dans de l'eau froide, puis appliquez la compresse sur vos yeux », déclare Monica L. Monica, ophtalmologiste. « Les compresses sont plus efficaces si elles épousent la forme de l'œil. Utilisez des compresses aussi souvent et aussi longtemps que vous le désirez, de 2 à 20 minutes selon le besoin », déclare le Dr Monica.

Appliquez des sachets de thé. « L'acide tanique contenu dans les sachets de thé, autre forme de compresses froides, soulagera et rafraîchira la démangeaison, déclare Wilma Bergfeld, médecin. « Enveloppez les sachets dans des serviettes de papier afin d'éviter de vous tacher les paupières. »

QUAND CONSULTER SON MÉDECIN

Les démangeaisons coriaces, les squames ou tout autre inconfort à la paupière pourraient nécessiter des soins médicaux. Veuillez consulter votre médecin dans les cas suivants :
- votre paupière vous fait encore mal après avoir utilisé des larmes artificielles ou une pommade spéciale pendant deux jours,
- vous avez une grosseur douloureuse sur la paupière qui ne disparaît pas ou qui récidive, et dont la taille ou la couleur change.

Servez-vous de larmes artificielles. La surface de l'œil est recouverte d'une petite pellicule aqueuse alimentée par les larmes. Ces dernières lubrifient l'œil et aident la paupière à se mouvoir facilement par-dessus le globe oculaire et à expulser les corps étrangers. Lorsque vous ne produisez pas assez de larmes, vos paupières n'éliminent pas les substances irritantes.

« Les larmes artificielles vendues en pharmacie humidifient et soulagent l'œil tout en permettant à la paupière de se mouvoir facilement par-dessus le globe oculaire », déclare le Dr Dweck.

« Utilisez les larmes artificielles dès que vos yeux semblent irrités ou asséchés, une fois par jour ou toutes les 20 minutes », déclare le Dr Dweck.

« Si vous portez des lentilles cornéennes, utilisez des larmes sans agent de conservation, déclare Anne Sumers, médecin et ophtalmologiste. Les agents de conservation pourraient en fait aggraver les démangeaisons. Utilisez de préférence les larmes artificielles que votre médecin vous a prescrites », ajoute le Dr Sumers.

Utilisez une pommade avant d'aller dormir. « Si vos yeux sont toujours irrités, une pommade lacrymale en vente libre permettra de soulager la sensation d'égratignure qui se crée pendant que vous dormez », déclare le Dr Dweck. Ces pommades sont différentes des larmes artificielles : leur aspect lubrifiant sur les yeux dure plus longtemps. Mais elles peuvent brouiller partiellement votre vision et devraient, par conséquent, n'être utilisées que la nuit.

Problèmes aux sourcils
En vue de sourcils plus flatteurs

Que vous préfériez avoir la ligne de vos sourcils bien marquée, ou encore très mince, les beaux sourcils peuvent être aussi flatteurs pour votre visage qu'un beau manucure le serait pour vos mains. Le truc est de savoir où commencer, comment faire l'épilation et quand s'arrêter.

« En fait, il ne s'agit que d'enlever quelques poils ici et là, ou d'ajouter une ligne par ci par là », déclare Natasha Salman, spécialiste des traitements du visage.

COMMENT MAÎTRISER LES SOURCILS REBELLES

Si votre problème se résume en des sourcils trop épais, voici la façon facile de les épiler.

Un traitement de 10 jours. « Si vos sourcils vous semblent trop fournis et que vous n'êtes pas satisfait des résultats de votre épilation actuelle, laissez-les pousser pendant au moins 10 jours avant d'essayer de leur donner une nouvelle forme », déclare Natasha Salman. De cette façon, vous aurez des poils suffisamment longs aux bons endroits avant de leur donner le style voulu.

Épilez dans le sens du poil. À moins de faire épiler vos sourcils dans un salon de beauté, les pinces à épiler sont l'outil le plus pratique pour donner une forme à vos sourcils. Natasha Salman croit que vous devriez épiler vos sourcils dans le sens de la pousse des poils afin d'obtenir les meilleurs résultats. Et afin de vous assurer que vos pinces à épiler attrapent bien les poils, qui peuvent être glissants à cause de leur huile naturelle et de celle de votre peau, appliquez une poudre légère sur vos sourcils avant de passer à l'action.

Donnez-leur une forme naturelle. « Lorsque vous épilez vos sourcils, l'arc de chacun d'eux devrait se trouver au-dessus de votre pupille », déclare Marcia Turnier, maquilleuse professionnelle. Si votre visage est plutôt de forme oblongue, adoucissez l'arc en enlevant un peu de poils au-dessus du sourcil. Par contre, si votre visage est rond, enlevez des poils sous le sourcil afin d'en accentuer l'arc. Si vos yeux vous semblent trop près du nez, épilez le sourcil afin d'agrandir la distance entre vos yeux.

Soulagez la douleur. « Certaines femmes ne supportent pas la douleur de l'épilation et laissent leurs sourcils pousser naturellement. Afin de soulager l'inconfort, exercez une pression avec vos doigts sur vos sourcils pendant 10 à 15 secondes après avoir arraché chaque poil », déclare Natasha Salman. Si le site semble picoter davantage, appliquez une compresse d'eau froide pendant 5 minutes pour atténuer la douleur.

SOURCILS TROP ESPACÉS OU TROP CLAIRSEMÉS

Vous n'avez qu'une seule solution si vous avez trop épilé vos sourcils : les laissez repousser pendant 4 à 5 semaines. Si votre ligne de sourcils naturelle est clairsemée, les spécialistes en matière d'esthétique offrent les conseils suivants afin de faire paraître vos sourcils plus fournis.

Utilisez un crayon. « Si vos sourcils sont clairsemés en permanence ou temporairement, et qu'ils ont besoin d'un coup de pouce, remplacez les poils manquants à l'aide d'un crayon à sourcils d'une teinte plus foncée que votre propre sourcil, suggère Marcia Turnier. Si vos sourcils sont noirs, utilisez du noir afin d'éviter que les coups de crayon soient trop évidents, appliquez le crayon par petits traits, puis étendez-le à l'aide d'une brosse à sourcils. »

Comment allonger un sourcil. « Si l'espace entre vos yeux est très grand, utilisez un crayon à sourcils afin d'étendre le sourcil plus près du nez, déclare Marcia Turnier. En revanche, si la ligne du sourcil s'arrête avant la fin de l'œil, dessinez-le vers l'extérieur. »

Maîtrisez les poils. « Si un poil ou deux semblent se rebeller durant la journée, coupez les poils déplacés avec un ciseau pour cuticules, puis brossez-les à l'aide d'une vieille brosse à dents enduite légèrement d'une laque pour cheveux », ajoute Marcia Turnier.

Problèmes d'allaitement
Comment améliorer ses techniques d'allaitement

L'allaitement est tout aussi naturel que la marche. Mais allaiter n'est pas toujours facile, ni pour la mère ni pour l'enfant. Un nouveau-né ne sait pas toujours immédiatement comment s'y prendre, ou bien votre corps ne produit peut-être pas assez de lait pour satisfaire votre enfant. Ou encore, l'allaitement vous laisse les seins douloureux. Ne désespérez pas. Les femmes médecins ont plein de conseils à vous donner à ce sujet.

REMÈDES CONTRE LES COLIQUES ET L'AGITATION

« Le lait maternel est l'alimentation idéale pour les nourrissons, et l'allaitement est souvent une partie importante de la relation émotionnelle qui se crée entre la mère et l'enfant », déclare Ruth Lawrence, médecin. Mais réussir son allaitement prend parfois un peu de temps. « Ce n'est pas un réflexe, mais une technique que l'on doit acquérir », dit-elle. Voici plusieurs façons d'agir face aux problèmes qui peuvent se présenter lorsque vous voulez allaiter mais que votre enfant a d'autres idées.

Détendez-vous dans un rocking-chair. « Les bébés peuvent ressentir toute l'insécurité et la tension venant de leur maman, dit le Dr Lawrence. Les coliques chez les enfants ont souvent été associées à la tension maternelle, ajoute-t-elle. Cela agit également sur la quantité de lait libérée par les glandes productrices. Pour cette raison, nourrissez votre bébé dans un endroit tranquille et peu éclairé. Mettez une musique douce, surtout durant les premières semaines de l'allaitement. Asseyez-vous dans un rocking-chair, ajoute le Dr Lawrence. Cela vous facilitera la tâche parce que sa forme même vous pousse à vous incliner vers l'arrière et à vous détendre. »

Allaitez tôt et allaitez souvent. « L'appétit des bébés varie grandement, déclare Susan Schulman, médecin. Le petit Didier pourrait ne demander que 6 tétées par jour alors que Joëlle en demanderait 16. »

« Il ne faut pas s'inquiéter, les allaitements fréquents aident vraiment la mère à produire plus de lait, ajoute-t-elle. Donc, plus vous nourrissez votre bébé, plus vous produirez de lait. C'est une fausse idée de penser que la fréquence des allaitements favorise une surproduction de lait et un malaise qu'on appelle engorgement. C'est tout simplement faux, déclare le Dr Schulman. Les allaitements fréquents facilitent le drainage et l'écoulement du lait », dit-elle.

Alternez. « Certains bébés sont mécontents parce qu'ils ne s'allaitent qu'à un seul sein. Ils s'endorment subitement, pour se réveiller affamés une heure plus tard. Essayez ceci : lorsque vous constatez que votre bébé s'endort, soulevez-le doucement jusqu'à ce qu'il ouvre les yeux, puis changez-le de sein. N'acceptez pas son refus ; assurez vous de terminer l'allaitement des deux côtés », explique le Dr Schulman.

Au début, oubliez les biberons. « Les bébés nourris la moitié du temps au biberon durant les premières semaines d'allaitement sont embarrassés lorsqu'on leur offre le sein, déclare le Dr Schulman. Ils cherchent un mamelon en caoutchouc sur le sein de leur mère et sont mécontents lorsqu'ils ne le trouvent pas, ajoute-t-elle. Attendez donc que votre bébé atteigne trois semaines avant de lui donner son premier biberon. »

Dessalez votre lait. « Certains bébés refusent de s'allaiter juste après que leur maman a terminé sa séance d'exercices », déclare le Dr Lawrence. Afin d'éliminer le sodium qui s'est accumulé sur les seins pendant une séance d'exercices, faites sortir environ 1 ou 2 cuillerées à café de lait de votre sein. Lavez bien vos seins après l'exercice et avant l'allaitement.

Buvez un verre d'eau avant et après l'exercice. « Lorsque vous transpirez, vos seins, qui sont en fait des glandes sudoripares modifiées, utilisent l'eau nécessaire à la production du lait », déclare le Dr Schulman. Afin de rester hydratée, buvez de l'eau.

UTILISEZ UN TIRE-LAIT

Il arrive parfois que vous ayez du lait mais qu'il ne s'écoule pas. Afin de faciliter l'allaitement, essayez les suggestions suivantes.

Massez-vous les seins. « Un léger massage du sein stimule l'écoulement du lait », déclare Elaine Stillerman, masseur-kinésithérapeute. Effectuez des cercles autour de la base de l'un des seins avec le bout de vos doigts, puis de l'autre. Placez ensuite vos deux mains à plat sur chacun des côtés du sein et glissez-les à partir de l'aréole vers l'extérieur ; l'aréole est la partie plus foncée du mamelon.

QUAND CONSULTER SON MÉDECIN

« L'allaitement devrait être indolore », déclare Ruth Lawrence, médecin, professeur de pédiatrie à la section de néonatologie de la Faculté de médecine et de dentisterie de l'université Rochester. Alors, si tous vos efforts vous semblent infructueux contre la douleur et l'inconfort causés par l'allaitement, consultez votre médecin, surtout si l'allaitement laisse vos seins rouges, brûlants, enflés et douloureux. Vous pourriez être atteinte d'une mastite, infection du sein qui requiert une attention médicale immédiate. »

Réchauffez un canal bouché. « Il arrive souvent qu'un canal galactophore se bouche, empêchant ainsi l'écoulement normal du lait. Un linge tiède, une douche et certaines techniques de massage permettent de déboucher le canal galactophore en augmentant la circulation sanguine dans le sein », déclare le Dr Lawrence. Lorsque votre sein devient plus mou, allaitez votre bébé ou faites sortir le lait en trop.

Rafraîchissez l'engorgement. Le Dr Lawrence recommande un vieux remède pour les seins sensibles et engorgés quelques jours après l'accouchement : « Placez des feuilles fraîches de chou sur vos seins jusqu'à ce qu'elles flétrissent. Si vous n'avez pas de feuilles de chou ou si vous préférez une approche moins exotique, un linge humide et frais fera l'affaire. Appliquez sur vos seins une compresse froide pendant 15 à 20 minutes entre les allaitements afin de réduire le flux sanguin et l'engorgement des seins », déclare le Dr Lawrence. Cependant, n'appliquez pas ce linge juste avant d'allaiter, car le froid nuira à l'écoulement du lait.

Cessez de fumer. « Fumer une cigarette juste avant l'allaitement empêche le lait de s'écouler des glandes galactophores », déclare le Dr Lawrence. Donc, si vous fumez, mais que vous avez l'intention de cesser, l'allaitement est le moment idéal pour passer à l'acte.

SEINS SENSIBLES ? COMMENT Y REMÉDIER

Voici ce que recommandent les femmes médecins si votre bébé est très heureux d'un allaitement naturel, mais que vos seins sont très douloureux,.

Changez de position chaque fois que vous allaitez. « Si vous variez souvent de position en allaitant votre bébé, vous encouragerez sa bouche à exercer une pression sur différentes parties de votre mamelon et éviterez de la sorte la douleur et le blocage des canaux », déclare le Dr Schulman. Il existe deux positions bien éprouvées pour allaiter le bébé : d'abord la position de berceau pendant laquelle vous portez la tête du bébé dans le creux de votre bras en l'allaitant, puis la position allongée où le bébé est couché sur un coussin près de vous. Le Dr Schulman conseille également la position assise : il faut tenir la tête du bébé dans votre main, son corps et ses jambes appuyés contre votre hanche, comme si vous portiez un ballon de football.

Hydratez-vous. Si vos mamelons deviennent secs et qu'ils se fendillent pendant que vous allaitez, et cela se produira souvent si vous vivez dans un climat sec, essayez d'appliquer une sorte de lanoline purifiée entre les allaitements, préparation conçue pour les femmes qui allaitent. Lavez bien vos mamelons avant d'allaiter à nouveau.

Problèmes de cuticules
Comment devenir sa propre manucure

C omme les cuticules sont de la peau morte et qu'elles sont indolores, vous ne serez peut-être pas consciente du problème jusqu'à ce que vous filiez vos collants à cause d'elles.

« Des lambeaux de peau morte se détachent des cuticules lorsque ces dernières se mettent à croître à la naissance de l'ongle », déclare Phoebe Rich, médecin.

« N'essayez pas de couper ces lambeaux avec vos dents ou de les arracher avec votre main », déclare Loretta Davis, médecin. Arrachés, ils peuvent saigner abondamment et, de plus, la plaie peut s'infecter.

DE BONS CONSEILS

« Les cuticules ne vous causeront jamais de problèmes si vous leur donnez des soins appropriés », déclare le Dr Rich. Suivez donc les conseils suivants.

Pansez votre doigt. « Il faut beaucoup de volonté pour ne pas ronger ou déchirer ses cuticules, déclare le Dr Davis. C'est donc une bonne idée d'avoir dans votre sac, à titre préventif, un sparadrap ou deux. Si une cuticule vous dérange, pansez votre doigt jusqu'à ce que vous puissiez lui apporter les soins appropriés. »

Appliquez de la crème. « Le premier remède contre ce problème est un bon soin manucure », déclare Lia Schorr, spécialiste des soins de la peau. Une application de crème autour de l'ongle et un bon polissage s'avéreront un excellent remède. »

Trempez d'abord, puis coupez. « Ne coupez pas vos cuticules lorsqu'elles sont sèches », déclare Trisha Webster, mannequin pour les mains. Je conseille d'abord à mes clientes de ramollir les cuticules en faisant tremper leurs doigts dans de l'eau tiède additionnée d'huile d'olive. Le but est de n'enlever que la peau morte et non pas d'endommager les tissus vivants autour de l'ongle. Coupez la peau le plus près possible du rebord de l'ongle sans aller trop loin. Il ne faut pas vous blesser. »

Appliquez une pommade antibactérienne. « Si un lambeau de cuticules s'infecte, appliquez une crème antibiotique vendue en pharmacie et pansez votre doigt », déclare le Dr Davis.

Problèmes de l'ouïe
Solutions pour les malentendants

emandez-vous constamment aux gens de parler plus fort ou de répéter ce qu'ils viennent de vous dire ? Vous demandez-vous qui baisse toujours le volume du téléviseur ? Ou savez-vous pourquoi vous avez l'impression que votre mari ou vos amis chuchotent ? Peut-être pensez-vous que votre entourage a décidé de baisser la voix. Il est cependant plus probable que vous souffriez de problèmes de l'ouïe.

« Quoi ? Une perte de l'ouïe à mon âge ? Je suis vraiment trop jeune ! », vous dites-vous.

Malheureusement, c'est fort possible.

« Nous remarquons que les jeunes de 20 ans souffrent de plus en plus d'une perte de l'ouïe, alors que cela survient habituellement chez les personnes de 60 ans, déclare Kathy Peck, directrice générale. La perte de l'ouïe provoquée par le bruit est plus fréquente qu'auparavant chez les personnes jeunes. Cette perte est habituellement causée par la technologie du son très puissante, poussée au maximum lors de concerts rock. »

D'autres causes possibles de la perte de l'ouïe incluent une exposition quotidienne à des bruits très élevés, à une accumulation de cérumen dans l'oreille, à l'effet indésirable des médicaments que vous prenez ou à des coups que vous auriez reçus sur l'oreille. La perte de l'ouïe peut cependant se corriger si elle est temporaire, notamment à la suite d'une accumulation de cérumen ou de la prise de médicaments. Cependant, causée par le bruit, la perte est permanente, car ce sont les nerfs de l'oreille interne qui sont endommagés.

QUAND CONSULTER SON MÉDECIN

Consultez un professionnel de l'ouïe si vous êtes soudainement atteinte d'une importante baisse de l'ouïe dans une oreille, ou dans les deux en même temps.

« Ne vous affolez pas, quelle que soit la cause de votre problème d'ouïe, déclare Barbara Hopson, infirmière certifiée. Il pourrait s'agir d'une accumulation de cérumen plutôt que d'un problème grave. »

Mais il ne faut pas non plus attendre. « Remettriez-vous au lendemain un problème de faiblesse de vision sans subir un examen de la vue ? Probablement pas », constate Carol Flexer, spécialiste en audiologie. Il n'existe aucune raison de remettre à demain un problème de perte de l'ouïe. »

« Consultez d'abord un spécialiste du diagnostic des pertes de l'ouïe », ajoute le Dr Flexer. Il ou elle pourrait vous prescrire un appareil acoustique sur mesure ou vous adresser à un spécialiste au besoin.

« Les appareils acoustiques, très sophistiqués, offrent aujourd'hui de l'espoir à de nombreuses personnes atteintes d'une des multiples formes de perte de l'ouïe », déclare le Dr Flexer.

MESURES PRÉVENTIVES : PROTÉGEZ-VOUS

Afin de prévenir une perte de l'ouïe causée par le bruit, ou éviter que votre cas s'aggrave, suivez les conseils des spécialistes.

Procurez-vous des protecteurs antibruit. Selon Harriet Kaplan, titulaire d'un doctorat, vous endommagez votre ouïe lorsque vous entendez des sons à 85 décibels sans interruption pendant 8 heures.

Qu'est-ce que cela veut dire ? Eh bien 85 décibels, c'est l'équivalent du bruit d'un aspirateur ménager, d'une tondeuse à gazon électrique ou d'un mixeur.

« Lorsque vous tondez votre gazon, que vous travaillez ou passez du temps autour de machines très bruyantes ou d'autres sources de bruit, portez des protecteurs antibruit que vous pourrez vous procurer dans une quincaillerie ou dans un centre de rénovation. Ou encore achetez-vous des bouche-oreilles que vous trouverez en pharmacie afin d'étouffer le son », déclare Carol Flexer, spécialiste en audiologie.

Servez-vous de bouche-oreilles. De nos jours, les concerts rock, et un grand nombre de systèmes stéréophoniques, sont beaucoup plus bruyants qu'ils ne l'étaient dans le passé. « Toute personne sensée sait qu'il est important de porter un bouche-oreilles lors d'un concert, que l'on soit musicien ou spectateur, déclare Kathy Peck, ancienne musicienne, qui souffre d'une perte significative de l'ouïe. Si la musique est si puissante que vous en ressentez les vibrations, portez un bouche-oreilles. »

« Les bouche-oreilles peuvent être taillés sur mesure par un audiologiste ou vous pouvez vous les procurer en magasin », déclare Kathy Peck. Les bouche-oreilles fabriqués sur mesure sont plus efficaces et coûtent environ 1 200 FF. Ils atténuent le son tout en vous permettant d'entendre à des fréquences faibles, moyennes ou élevées, et transmettent en outre une meilleure qualité de son. Mais vous pouvez substituer à ces bouche-oreilles sur mesure des bouche-oreilles bon marché fabriqués de mastic ou d'un matériel spongieux. Ces bouche-oreilles se vendent en pharmacie.

Continuez vos exercices. Des études ont prouvé que les personnes en bonne forme physique subissent moitié moins de perte de l'ouïe que celles qui ne sont pas en forme. Il n'est cependant pas nécessaire de courir le marathon pour être en forme. Une étude codirigée par Helaine M. Allessio, titulaire d'un doctorat, a révélé que les personnes qui font de l'exercice trois ou quatre fois par semaine avaient amélioré leur audition, voire même renversé dans une certaine mesure le processus de la perte de l'ouïe.

« Un bon entraînement peut permettre à une quantité plus importante de sang riche en oxygène d'alimenter les parties excentrées de notre organisme, notamment l'oreille interne », déclare le Dr Alessio. Simultanément, il se produit une augmentation des protéines en circulation. Ces protéines défendent les organes internes de l'oreille contre les agresseurs et l'oreille devient alors plus résistante.

Oubliez le walk man. « Ou du moins, soyez sûre que vous pouvez entendre une personne vous parler si vous écoutez de la musique, surtout si vous avez l'habitude de faire de la marche, du jogging ou de la bicyclette en écoutant de la musique », déclare Kathleen Hutchinson, spécialiste en audiologie.

« Toute exposition à du bruit pendant une période prolongée peut à la limite causer des dommages à vos oreilles », déclare le Dr Hutchinson.

Problèmes de lentilles cornéennes
Pour plus de confort

Jetables, souples, dures, perméables ou portées en permanence, les lentilles cornéennes, quel que soit le type que vous adoptiez, demeurent un objet étranger dans votre œil. Il est donc très important d'accorder une attention particulière à vos yeux afin d'éviter tout problème de rougeur, d'irritation ou d'infection. Mais vous ignorez peut-être que le fait d'être une femme peut engendrer une série de problèmes qui lui sont tout à fait particuliers.

« Les changements hormonaux qui surviennent au moment de la grossesse ou de la ménopause peuvent sans raison rendre le port de lentilles cornéennes très inconfortable. Et certains ingrédients contenus dans les cosmétiques et les laques pour cheveux peuvent s'aventurer dans vos yeux lorsque vous portez vos lentilles, et provoquer une infection et réduire votre visibilité », déclare Anne Sumers, médecin.

QUAND CONSULTER SON MÉDECIN

Consultez un médecin si vous portez des lentilles et que vous souffrez de l'un des symptômes suivants qui pourraient éventuellement affecter votre vue :

- des rougeurs persistantes ou une irritation continuelle dans un œil ;
- une douleur oculaire ;
- une vision brouillée ;
- une perte de la vision ;
- un écoulement oculaire.

« Les produits chimiques contenus dans les laques pour cheveux peuvent recouvrir vos lentilles tout comme elles couvrent vos cheveux, ajoute Anne Sumers. Essayez de vaporiser de la laque pour cheveux sur la vitre de votre voiture et constatez vous-même le résidu qu'elle y laisse et qui brouille toute visibilté. »

Et puis, il y a les problèmes usuels : presque toutes les personnes qui portent des lentilles cornéennes ont vécu des moments pénibles de sécheresse oculaire, de rougeurs ou d'irritation lorsque des particules de poussières se sont logées sous leur lentille.

RÉAGISSEZ DÈS MAINTENANT

Suivez ces quelques conseils si vos lentilles vous posent des problèmes.

Retirez vos lentilles. « Si vous attendez que le problème disparaisse de lui-même et que vous ne retirez pas vos lentilles inconfortables, vous pourriez aggraver l'irritation et causer éventuellement une infection », déclare le Dr Sumers. Si vos lentilles sont difficiles à supporter, ôtez-les.

Rincez, nettoyez, puis remettez en place. « Si vous remettez une lentille sale dans votre œil et ne soignez pas l'irritation, vous pourriez vous retrouver avec une infection, déclare le Dr Sumers. Assurez-vous donc de bien nettoyer vos lentilles à l'aide d'une solution saline stérile. Rappelez-vous que les bactéries peuvent proliférer dans de l'eau propre, et que l'eau distillée n'est pas une eau stérile. »

Assurez-vous de poser vos lentilles correctement. Une lentille souple peut être inversée lorsque vous la mettez, c'est-à-dire que la courbe convexe est placée contre l'œil, sensation des plus inconfortables. « Incroyable, direz-vous, mais c'est une pratique très courante, surtout si la personne est très pressée ou qu'elle essaie de mettre ses lentilles pour la première fois », déclare Gerri Goodman, médecin. Les lentilles souples sont fabriquées afin de procurer un confort optimal à votre œil. Si votre lentille vous incommode, retirez-la et vérifiez sa position.

Placez la lentille droite dans l'œil droit. « Si vos lentilles sont confortables, mais que votre vision est brouillée, vérifiez d'abord si la lentille gauche est bien dans l'œil gauche et que la lentille droite est bien dans l'œil droit », déclare le Dr Goodman.

Si votre vision est toujours floue, retirez vos lentilles. Des dépôts protéiniques peuvent recouvrir la lentille d'une fine pellicule, ce qui donne l'impression de regarder à travers une vitre sale. Ces dépôts s'accumulent pendant des mois, voire des années, souvent en raison de mauvais soins à vos lentilles. Le nettoyage de lentilles enduites de dépôts protéiniques est alors inutile et vous devrez vous en procurer une nouvelle paire. « Les personnes allergiques semblent favoriser une telle accumulation plus rapidement que d'autres. Le problème est également fréquent chez les gens qui nettoient mal leurs lentilles », déclare le Dr Goodman.

Attention aux intrus. « Des cils, des fragments de cosmétiques, des poussières, du sable et, oui, bien sûr, même des insectes, peuvent pénétrer dans votre œil et rendre le port des lentilles cornéennes inconfortable, voire douloureux », déclare le Dr Sumers. Pour enlever les corps étrangers, retirez d'abord votre lentille, rincez votre œil puis la lentille à l'aide d'une solution saline stérile. Réinsérez ensuite votre lentille.

Rafraîchissez-vous au moyen de larmes artificielles. « Les larmes artificielles réhydrateront votre œil et nettoyeront les débris que vous ne pouvez pas voir », déclare le Dr Sumers.

Ôtez vos lentilles si la douleur persiste. « Sachez que le port de lentilles incommodantes pourrait égratigner votre cornée, c'est-à-dire la membrane antérieure et transparente de l'œil. Les coupures et les égratignures sont douloureuses et peuvent de plus provoquer une infection secondaire qui laisserait non seulement des cicatrices, mais qui pourrait aussi affecter votre vision, déclare Penny Asbell, médecin. L'œil doit être confortable sans les lentilles. Si ce n'est pas le cas, ne remettez pas vos lentilles. »

« Prenez sans tarder un rendez-vous chez un spécialiste des yeux afin d'éliminer toute possibilité d'infection oculaire, notamment une infection de la cornée, si la douleur ou l'inconfort ne disparaît pas en moins de 30 minutes », déclare le Dr Asbell. Et ayez toujours à portée de la main vos lunettes et l'étui de vos lentilles au cas où vous devriez retirer ces dernières.

COMMENT RETROUVER UNE LENTILLE PERDUE

« Habituellement, on ne perd pas une lentille dans son œil, car une membrane épaisse appelée conjonctive empêche la lentille de passer derrière l'œil vers le cerveau, déclare le Dr Sumers. Cependant, la lentille peut glisser de la cornée sous la paupière supérieure, où elle semble disparaître. »

Vous avez peut-être essayé plus d'une tactique pour retrouver la lentille égarée. Voici ce que vous devrez faire dans un tel cas.

Mouillez votre œil. « Une ou deux gouttes de larmes artificielles peuvent aider à décoller une lentille, surtout si le globe oculaire est asséché », déclare le Dr Sumers.

Ou encore, exercez une légère pression. Ne mettez pas votre doigt dans votre œil si votre lentille a glissé de la cornée pour se loger sur la partie plate du globe oculaire. « Fermez d'abord votre œil, exercez ensuite une légère pression sur la lentille sous la paupière, puis essayez de guider la lentille à nouveau vers la cornée, partie plus ronde qui permet de garder la lentille en place », déclare le Dr Sumers.

Problèmes du lobe de l'oreille
Premiers soins contre l'irritation et la déchirure

De toutes les parties du corps, les lobes d'oreilles sont celles qui exigent le moins de soins. Donc, vous pensez rarement qu'un problème puisse surgir à cet endroit, jusqu'à ce que l'un des lobes se déchire accidentellement ou qu'apparaisse une irritation qui démange et forme des croûtes.

« Les boucles d'oreilles peuvent souvent s'accrocher à un vêtement, s'emmêler dans les cheveux longs, ou être arrachées en se brossant les cheveux », déclare Hilary E. Baldwin, médecin.

REMÈDES RAPIDES CONTRE LES DÉCHIRURES

« Un lobe d'oreille déchiré saigne en abondance, mais ne paniquez pas », déclare le Dr Baldwin. Voici ce que vous pouvez faire.

Appliquez une pression. « D'abord, pincez le lobe avec un tissu propre, ou une serviette, et exercez une pression ferme pendant au

505

Avis aux femmes d'origine africaine...

« Les chercheurs ignorent pourquoi, mais la mélanine, substance productrice de pigments de la peau, semble rendre les femmes d'origine africaine plus sensibles à la formation de chéloïdes, boursouflures fibreuses indurées et ramifiées qui se forment sur la peau au niveau d'une cicatrice », déclare Hilary E. Baldwin, médecin. Dans une étude, cette dernière a découvert que les femmes d'origine africaine ont 25 % plus de risques de développer cette pathologie que les autres femmes.

Comme l'œstrogène, hormone féminine, semble jouer un rôle important dans la production des chéloïdes, le Dr Baldwin conseille à ces femmes de ne pas se faire percer les oreilles si :

- elles sont enceintes ;
- elles prennent la pilule anticontraceptive ;
- elles suivent un traitement d'hormonothérapie substitutive.

Le Dr Baldwin suggère également aux femmes d'origine africaine à qui l'on a découvert des chéloïdes dans le passé de ne plus se faire percer les oreilles. « Dans un tel cas, elles courent 50 % plus de risques que d'autres chéloïdes se forment », explique-t-elle.

moins 5 minutes. Si vous diminuez la pression et enlevez le linge trop rapidement, vous empêcherez le sang de se coaguler », explique le Dr Baldwin.

Répétez l'opération si nécessaire. Si au bout de 5 minutes, vous retirez le tissu et que votre lobe saigne toujours, essayez de nouveau, mais cette fois pendant 10 minutes. Encore une fois, attendez le temps voulu.

Appliquez une crème. Dès que le saignement aura cessé, gardez la blessure humide à l'aide d'une pommade.

SOULAGEZ L'IRRITATION

Si le lobe de vos oreilles devient rouge, démange ou suinte, peut-être l'avez-vous blessé avec vos boucles d'oreilles ou souffrez-vous d'une allergie à la pommade antibactérienne que vous avez utilisée. Voici ce que vous devez faire.

Oubliez le nickel. « Les boucles d'oreilles à base de nickel peuvent causer des réactions allergiques chez de nombreuses femmes, déclare le Dr Baldwin. Or, la plupart des bijoux en contiennent. Certaines femmes ont même des problèmes avec des bijoux en or 14 carats, parce qu'ils peuvent aussi contenir un faible pourcentage de nickel. Il vaut donc mieux acheter des bijoux en argent ou des boucles d'oreilles avec des tiges en acier inoxydable hypo-allergène. En fait, toute la boucle qui touche l'oreille devrait être fabriquée ainsi si vous avez une peau sensible. »

Nettoyez vos boucles d'oreilles. Pour éviter une infection, le Dr Baldwin conseille aux femmes de garder leurs boucles d'oreilles très propres. À l'aide d'un Coton-Tige ou d'un morceau d'ouate, essuyez les tiges ou les attaches de la boucle d'oreille avec de l'alcool avant de les porter.

QUAND CONSULTER SON MÉDECIN

« Si vous déchirez le lobe de votre oreille et le laissez guérir de lui-même, le trou se rebouchera. Donc, si vous voulez vous percer à nouveau l'oreille, voyez un médecin dans les 24 heures qui suivent la blessure. Des points de suture peuvent permettre de garder le trou ouvert pendant qu'il guérit », déclare Hilary E. Baldwin, médecin. Si le trou s'est refermé, ne vous percez pas l'oreille vous-même, faites plutôt appel à votre médecin.

Vous devriez également consulter un médecin dans un cas de déchirure si :
- le lobe vous semble brûlant au toucher ;
- il est rouge ou enflé ;
- la lésion suppure.

Il se pourrait que le lobe soit également infecté. Dans ce cas, le Dr Baldwin conseille aux femmes qui ont des trous étirés de ne pas porter de boucles d'oreilles lourdes. « Vous pourriez vous déchirer l'oreille, dit-elle. Ces trous ne sont pas attrayants, mais faciles à réparer. Alors, faites corriger ce défaut avant que votre lobe ne se déchire vraiment. »

COMMENT SE PERCER LES OREILLES
SANS PROBLÈME

Afin de réduire les problèmes associés aux oreilles récemment percées, suivez les conseils du Dr Baldwin.

Réduisez les microbes. Afin de prévenir l'infection, essuyez les lobes que vous venez de faire percer avec un désinfectant et appliquez une pommade antibiotique en vente libre, au moins une fois par jour.

Évitez les boucles d'oreilles lourdes. « Les oreilles qui viennent d'être percées ont besoin de temps pour se raffermir, ne portez donc pas de boucles d'oreilles lourdes pendant les deux mois qui suivent », déclare le Dr Baldwin.

Le lobe seulement. « Je conseille aux femmes de ne se faire percer que le lobe de l'oreille, et non pas le cartilage sur l'oreille externe ou le haut de l'oreille, déclare le Dr Baldwin. Le cartilage pourrait s'infecter ; en outre, étant peu alimenté en sang, une quantité moins importante de globules blancs destructeurs d'infection peut le protéger. Et, une fois infecté, le cartilage est plus difficile à traiter. Enfin, un cartilage infecté peut se déformer, c'est-à-dire ramollir ou changer de forme. »

Problèmes de permanente
Une solution toute simple

Les femmes adultes ont conservé une hantise envers les permanentes maison, que leurs donnaient leurs mères juste avant que l'on ne les prenne en photo à l'école. Leurs cheveux n'avaient pas des boucles aussi jolies que celles du mannequin figurant sur la boîte, mais étaient la plupart du temps trop frisés. De plus, la solution sentait très mauvais !

Quand consulter son médecin

« Si votre cuir chevelu devient rouge et sensible à cause d'une permanente, consultez votre médecin », suggère Diana Bihova, dermatologue. Les agents chimiques contenus dans la solution pourraient avoir irrité votre cuir chevelu. Si c'est le cas, un liquide ou une lotion à base d'hydrocortisone pourrait réduire l'irritation et prévenir la cicatrice, qui mène à une perte des cheveux.

Par bonheur, les produits utilisés dans les permanentes actuelles ne sont plus les mêmes. Leur odeur est devenue agréable. Néanmoins, se faire une permanente peut s'avérer un désastre total. En fait, certaines revues d'esthétique rapportent que le cheveu devenu crépu à la suite d'une permanente figure en tête des plaintes des permanentes maison.

« Les problèmes de permanente sont habituellement difficiles à corriger car, en principe, la permanente apporte des changements durables au niveau de la tige du cheveu », déclare Rebecca Caserio, médecin.

TECHNIQUES DE SAUVETAGE

« En général, la permanente vous donne le résultat escompté, surtout si vous la faites faire par un coiffeur professionnel », déclare Liz Cunnane, conseillère dans une compagnie de produits des soins du cheveux. Voici ce que vous suggèrent les spécialistes si la permanente vous laisse le cheveu trop frisé, ou pas assez, ou que votre cheveu devient crépu.

Restez calme. « Lorsque vous réalisez que votre permanente est un fiasco, ne laissez pas l'adrénaline vous affecter au point d'être prise de panique », déclare Liz Cunane. « Les gens paniquent et essayent des choses qui aggravent davantage la condition de leurs cheveux. Faire une nouvelle permanente par dessus des cheveux déjà permanentés peut endommager les cheveux en le cassant. »

Appelez quelqu'un. Si vous vous êtes fait une permanente maison, essayez de communiquer avec la compagnie du produit utilisé et de parler avec un spécialiste qui pourrait vous conseiller sur l'action à prendre pour corriger le problème.

Si la permanente a été faite chez le coiffeur et que vous avez un problème, téléphonez-lui et demandez-lui de corriger la situation. Comme votre coiffeur connaît la quantité exacte d'agents chimiques appliqués sur vos cheveux, il sera plus en mesure de trouver une solution au problème.

Comment traiter les boucles trop serrées. «Afin de défriser un peu vos boucles trop serrées, achetez un revitalisant très puissant que vous appliquerez sur vos cheveux», déclare Liz Cunane. Rincez puis coiffez. Ensuite, utilisez votre shampooing régulier et votre revitalisant tous les jours pendant les deux semaines suivantes, en substituant le revitalisant puissant au régulier au moins une fois par semaine.

Comment coiffer une vague trop relâchée. «Si la permanente n'a pas donné la quantité de boucles ou de vagues que vous espériez, coiffez-vous le mieux possible, puis attendez», déclare Liz Cunane. Revitalisez vos cheveux deux fois dans la semaine qui suit.

Ensuite, si votre cheveu ne frise toujours pas, refaites la permanente. À ce moment là, assurez-vous de suivre attentivement les instructions dans la boîte. Lorsqu'une permanente est ratée, c'est habituellement à cause du produit neutralisant, c'est-à-dire que l'agent chimique qui permet de former la boucle n'a pas été appliqué correctement.

Problème de pilosité pubienne

Comment se débarrasser des poils superflus

*M*ême si vous êtes suffisamment mince et avez suffisamment confiance en vous pour porter un maillot de bain très échancré, vous devrez cependant faire face au problème de la pilosité pubienne débordant de votre maillot.

Une crème épilatoire n'est pas nécessairement la solution. La peau dans la région du pubis et du haut des cuisses est particulièrement sensible. « Certaines crèmes épilatoires peuvent causer des réactions d'irritation », déclare Alison Vidimos, médecin. Il en est de même pour l'épilation à la cire (méthode souvent utilisée pour les jambes), et l'électrolyse (méthode souvent utilisée pour la lèvre supérieure, où l'on se sert de petites aiguilles pour arracher les racines des poils).

UNE MÉTHODE PLUS APPROPRIÉE

Les femmes médecins estiment que la meilleure façon de se débarrasser des poils superflus qui débordent du maillot de bain est de se raser. Peut-être avez-vous essayé cette méthode et vous êtes-vous retrouvée avec une poussée désagréable de petites rougeurs ou une irritation cutanée, signe d'une infection classique de la ligne de démarcation du bikini.

« La peau, dans la région du bikini, retient de nombreuses bactéries que le rasoir peut ramasser et répandre dans les follicules pileux », explique le Dr Vidimos. Les follicules infectés font éruption en petites grosseurs, infection que les médecins appellent folliculite.

ADIEU AUX PETITES GROSSEURS ROUGEÂTRES

Voici comment enlever les poils pubiens en toute sécurité.

Nettoyez et frottez. « Avant de vous raser, lavez-vous l'aine avec un savon antibactérien », déclare le Dr Vidimos. Cela réduira la quantité de bactéries sur votre peau.

Frottez de nouveau. « Lorsque vous avez fini de vous raser, rincez bien pour enlever la mousse ou le gel de rasage. Puis, à l'aide d'un linge, lavez-vous de nouveau l'aine à l'aide d'un savon antibactérien », déclare le Dr Vidimos. De cette façon, vous éliminerez les bactéries restant après le rasage. Séchez cette partie de votre corps en utilisant une serviette propre et sèche.

Lavez-vous deux fois par jour. Si, après avoir bien suivi les directives ci-dessus, vous constatez l'apparition d'une irritation dans la région du bikini, le Dr Vidimos vous conseille alors de vous laver deux fois par jour avec un savon antibactérien.

Appliquez un astringent. « Après vous être lavée, appliquez un astringent en vente libre sur la partie affectée de votre corps », suggère le Dr Vidimos.

Procurez-vous de la cortisone. « Choisissez une préparation à base d'hydrocortisone en vente libre et appliquez-la sur les parties irritées en suivant le mode d'emploi », déclare le Dr Vidimos. Cela permettra de soulager toute irritation et de favoriser la guérison.

Problèmes de sinus

Dégagez vos voix nasales

Les sinus malades peuvent provoquer toutes sortes de malaises, notamment les maux de tête ou les douleurs faciales, la toux, la congestion et l'écoulement postnatal ou une congestion nasale en permanence.

Et il y a de fortes chances pour que vous, ou quelqu'un proche de vous, connaissent les symptômes de pression, de douleur et de congestion qui caractérisent la sinusite, aussi connue sous le nom de troubles des sinus.

La sinusite se manifeste sous deux formes : aiguë et chronique. Dans les deux cas, elle affecte les cavités creuses de la structure osseuse autour des yeux et du nez.

La sinusite aiguë est habituellement de courte durée et est déclenchée par un rhume ou par une grippe. Elle est souvent accompagnée de douleurs au visage, d'un écoulement de mucus semblable à du pus, d'une congestion et, à l'occasion, même de fièvre. On traite habituellement cette maladie à l'aide d'antibiotiques ; les décongestionnants et les remèdes maison peuvent soulager les symptômes.

La sinusite chronique est une forme plus douce mais constante de maladie et prend souvent son origine dans les allergies et les polluants environnants.

COMMENT DÉGAGER LES SINUS BLOQUÉS.

D'une façon ou d'une autre, vous voudrez placer la sinusite parmi les problèmes médicaux personnels dont vous voulez vous débarrasser. Voici ce que suggèrent certaines femmes médecins à ce sujet.

Installez un climatiseur dans votre chambre. « Afin de débarrasser votre milieu des polluants qui peuvent déclencher les problèmes de sinus, placez un climatiseur dans votre chambre », déclare Barbara P. Yawn, médecin, qui suggère également de changer le filtre de façon régulière.

« Les petits poils qui se trouvent dans le nez filtrent habituellement les particules aériennes, notamment, la fumée, le pollen, la moisissure et d'autres polluants. Ces polluants irritent les muqueuses du nez et des sinus et causent l'enflure qui résulte en des sensations de pression et de congestion », déclare le Dr Yawn. « Il faut donc faire son possible pour les éviter. »

Laissez le ménage aux autres. « Laissez les autres faire le travail d'époussetage », déclare le Dr Yawn. « Si vous vivez seule, portez un masque ». Le Dr Yawn conseille également à ses patientes de porter un masque quand elles travaillent avec les produits nettoyants pour le four ou d'autres substances chimiques nocives.

QUAND CONSULTER SON MÉDECIN

« Si vous avez tout essayé et que la douleur chronique des sinus vous rend la vie insupportable, il est temps de consulter votre médecin », déclare Barbara P. Yawn, médecin. « De nombreux traitements pourraient vous soulager de l'inconfort rapidement. Des vaporisateurs nasaux topiques à base de cortisone sont très efficaces et génèrent peu d'effets indésirables », dit-elle. Vous aurez besoin des soins d'un médecin si vous souffrez des symptômes suivants :

- un écoulement de mucus qui ressemble à du pus, verdâtre, jaunâtre ou d'une odeur nauséabonde ;
- une toux persistante ;
- de la fièvre ;
- des douleurs au visage ou des maux de tête ;
- des maux de dents.

Hydratez votre maison. « Les poils du nez qui filtrent les irritants fonctionnent mieux quand ils sont hydratés », déclare le Dr Yawn. « Assurez-vous donc de réhydrater l'air que vous respirez. » Vous arriverez à régler le problème en plaçant des humidificateurs dans votre domicile et dans votre bureau. Sachez cependant qu'il y a une bonne et une mauvaise façon d'améliorer le taux d'humidité d'une pièce.

« La vapeur de l'humidificateur devrait retomber sur votre visage », déclare le Dr Yawn. « Si votre humidificateur est placé sur le sol, il ne fait qu'humecter le tapis et ce n'est pas un bon remède pour votre nez », ajoute-t-elle. Elle recommande d'utiliser des humidificateurs à air frais et de les nettoyer de façon régulière.

Prenez une douche hyperhydratante. « Avant d'aller vous coucher, prenez une longue douche très chaude afin de bien vous humidifier et d'avoir une bonne nuit de sommeil », déclare le Dr Yawn.

Buvez. « Assurez-vous de boire au moins 8 grands verres de liquides par jour », déclare Carol Fleischman, médecin. « Votre corps a besoin tout autant d'humidité qui provient de l'extérieur afin de garder les passages du nez humides. »

Ne vous fiez pas aux vaporisateur ni aux pilules. « Quand vous souffrez d'un problème de sinus chronique, vous commettez une erreur si vous utilisez des vaporisateurs ou des décongestionnants sous forme de comprimés. Les deux auront un effet de rebond », déclare le Dr Yawn. En d'autres mots, ils seront efficaces temporairement, mais ne feront qu'aggraver le problème avec le temps. « Si vous êtes en avion ou dans une situation ou vous ne pouvez pas vous permettre d'être congestionnée, l'utilisation d'un vaporisateur nasal ou d'un décongestionnant à court terme pourrait vous procurer un soulagement temporaire. »

Problèmes de texture du cheveu

Solutions pour venir à bout du cheveu fin ou du cheveu crépu

*N*ous avons tous environ 100 000 cheveux sur notre tête. Si vous entrez par contre dans la catégorie des femmes aux cheveux fins et soyeux, vous avez peut-être l'impression de n'en avoir que la moitié. Et si vous avez une bonne tête de cheveux crépus et frisottants, vous avez certainement de la difficulté à maîtriser une crinière si fournie.

« La texture de vos cheveux, qu'elle soit grosse ou fine, est héréditaire », déclare Elizabeth Whitmore, médecin. Le cheveu à la tige plus épaisse semble crépu et rugueux au toucher, alors que le cheveu plus mince est fin et soyeux. La différence entre ces deux types de cheveux est déterminée par la structure cellulaire transmise par les parents aux enfants.

Il existe heureusement une industrie spécialisée dans les soins du cheveu qui tente de découvrir la façon d'aider les femmes qui ont des problèmes de texture du cheveu et de trouver des solutions pour en venir à bout.

LE CHEVEU CRÉPU : COMMENT LE MAÎTRISER

Voici ce que conseillent les spécialistes dans le cas du cheveu crépu.

Hydratez. « Dans le cas d'un cheveu crépu, appliquez un bon revitalisant hydratant après chaque shampooing », déclare Elizabeth Hartley, directeur artistique. Le revitalisant permettra d'adoucir la tendance du cheveu à boucler en y ajoutant un peu de poids.

« Comme les cheveux crépus reflètent peu la lumière, utilisez un revitalisant qui les ravivera », ajoute Elizabeth Hartley. Un tel produit aplatira les cellules des cheveux et leur donnera des reflets, qu'il contienne du silicone, de l'huile ou de la lanoline. Essayez plusieurs produits et choisissez celui qui vous convient le mieux.

Laissez sécher à l'air. « Si vous avez les cheveux crépus, peignez-les avec un revitalisant, puis laissez-les sécher à l'air naturel », déclare Elizabeth Hartley. Plus vous essaierez de maîtriser vos cheveux crépus quand vous les sécherez, plus ils friseront.

Portez les cheveux courts. « Le cheveu crépu peut être coupé de façon à ce qu'il soit plus plat et plus droit. Si vous avez les cheveux crépus, les porter courts serait préférable », déclare Elizabeth Hartley.

SOLUTIONS DE RECHANGE POUR LES CHEVEUX FINS

Les spécialistes offrent également des conseils pratiques aux femmes qui ont des cheveux fins.

Coupez-les. « Les cheveux fins ont l'air plus épais lorsqu'ils sont coupés court », déclare Elizabeth Hartley.

N'attachez pas vos cheveux. « Le cheveu fin reflète une grande quantité de lumière, portez donc une coiffure où vous laisserez vos cheveux libres le long de votre visage. Cela accentuera davantage leur luminosité », déclare Elizabeth Hartley.

Utilisez un shampooing éclairant. « Les cheveux fins s'affaissent davantage lorsque des résidus des divers produits capillaires s'ajoutent à la tendance de souplesse naturelle du cheveu », explique Elizabeth Hartley. Pour que vos cheveux soient bien dégagés, elle vous recommande de les laver à l'aide d'un shampooing éclairant contenant une bonne base de détergent, tel que du lauryl sulfate de sodium. Cette substance permet d'éliminer les résidus provenant des gels, des produits que l'on vaporise ou des lotions démêlantes.

Utilisez la mousse coiffante. « Vous pouvez ajouter du volume à vos cheveux fins en faisant mousser les racines », ajoute Elizabeth Hartley. Inclinez-vous vers l'avant, mettez un peu de mousse dans vos paumes, frottez vos mains l'une contre l'autre, puis appliquez la mousse à la racine de vos cheveux. Lorsqu'elle est bien répartie, secouez vos cheveux vers l'arrière.

« Évitez d'utiliser du gel sur les cheveux fins », souligne Elizabeth Hartley. Ces produits sont très lourds et la pesanteur affaissera davantage vos cheveux.

Laissez reposer les cheveux mouillés. « Si vous avez les cheveux fins, remettez-les en place après les avoir lavés et avoir appliqué une mousse, puis laissez-les reposer pendant au moins 10 minutes », déclare Elizabeth Hartley. Habillez-vous, maquillez-vous ou préparez votre petit déjeuner. Votre cheveu a besoin d'une période de repos, sinon il s'affaissera.

Allez-y doucement. « Le cheveu fin n'apprécie pas qu'on le traite violemment », déclare Elizabeth Hartley. N'essayez donc pas de le placer à l'aide d'un sèche-cheveux à une vitesse maximale. Réglez-le à une vitesse moins élevée et prenez soin de vos cheveux. Plutôt que de tirer sur les pointes de vos cheveux quand vous les brossez, utilisez vos doigts afin de leur donner la forme que vous désirez. Le cheveu sera plus vivant et souple.

Enduisez vos cheveux de couleur. « Les crèmes colorantes peuvent vraiment épaissir votre cheveu », déclare Diana Bihova, dermatologue. La couleur pénètre le cortex du cheveu durant le processus de coloration et le fait gonfler. Elle le rend donc plus épais.

Problèmes d'orgasme
Les secrets du plaisir

Si l'on comparait les rapports sexuels à un banquet, l'orgasme serait sûrement le dessert. Et si c'était une ville, se serait Venise, la ville des amoureux, et s'il s'agissait d'un roman, on associerait l'orgasme au moment où les amoureux soupirent avant de s'étreindre passionnément.

Tout comme il serait dommage d'oublier les hors-d'œuvre ou l'entrée, de court-circuiter Florence pour n'aller qu'à Venise ou de ne lire que le dernier chapitre du roman, se serait une grave erreur d'oublier les plaisirs de la stimulation en ne se concentrant que sur l'orgasme.

« Si le seul but de la femme est d'atteindre l'orgasme, elle pourrait manquer tous les plaisirs de la stimulation érotique et ne jamais atteindre l'orgasme, déclare Sharon Nathan, sexothérapeute. Cependant, si elle veut connaître un plaisir complet, elle a de fortes chances que cela l'amène à l'orgasme. »

La vérité est que la plupart des femmes n'atteignent pas l'orgasme chaque fois qu'elles ont des rapports sexuels. Cependant, elles aiment bien les préludes. Selon une étude réalisée aux États-Unis, 29 % des femmes estimaient qu'elles atteignaient toujours l'orgasme, et 40 % déclaraient être enchantées de leur vie sexuelle. Ces pourcentages révèlent que de nombreuses femmes apprécient leurs rapports sexuels, qu'elles atteignent l'orgasme ou non.

« Ce n'est pas pour dire que l'orgasme n'est pas plaisant. L'orgasme est le point culminant du plaisir sexuel. Lorsque la personne est stimulée, le débit sanguin dans les parties génitales est également stimulé, ce qui crée une tension. Au moment de l'orgasme, les muscles du vagin se contractent puis se détendent dans une série rapide de spasmes de plaisir extrême », ajoute le Dr Nathan.

LES SECRETS D'UN ORGASME SATISFAISANT.

Si votre médecin a éliminé les possibilités de problèmes médicaux, rien ne vous empêche vraiment d'atteindre un ou plusieurs orgasmes », déclare Barbara Bartlik, psychiatre et sexothérapeute.

« Les obstacles qui perturbent la personne, c'est-à-dire l'inhibition, les problèmes de communication, le manque d'expérience, la crainte de se laisser aller, le stress et la dépression, peuvent tous être maîtrisés », déclare Barbara Keesling, sexothérapeute. Voici ce que vous pouvez faire.

L'autosuggestion à la rescousse. « Les femmes qui ont de la difficulté à atteindre l'orgasme ne se donnent pas toujours la permission d'éprouver du plaisir, déclare le Dr Keesling. Et souvent, leur éducation est à l'origine du problème. »

Le truc est de défier les croyances que l'on vous a inculquées durant votre enfance et de vous permettre de les surpasser. En les défiant, vous découvrirez peut-être que les barrières peuvent être abaissées. Demandez-vous : « Est-ce que les règles que m'ont enseignées mes parents sur les rapports sexuels ont un sens, maintenant que je suis adulte ? Pourquoi m'est-il donc impossible de me sentir stimulée durant mes rapports sexuels ? »

Apprenez à vous connaître. « Vous devez être suffisamment stimulée pour atteindre l'orgasme, et pour ce faire, vous devez connaître ce qui vous stimule. La meilleure façon de vous découvrir est d'explorer votre corps », déclare le Dr Bartlik.

D'abord, réservez-vous 20 minutes où vous serez ininterrompue.

« En premier lieu, faites quelque chose qui vous détend, comme prendre un bain chaud, explique le Dr Bartlik. Ensuite, regardez vos parties génitales dans un miroir, appliquez du lubrifiant sur votre doigt et touchez d'abord les lèvres de votre vagin, ensuite le clitoris, puis le vagin même. Découvrez quelles parties sont les plus sensibles et quel genre de toucher vous stimule le plus. Parfois, l'utilisation d'un vibrateur au début peut aider de nombreuses personnes qui ne sont pas en harmonie avec leur corps. »

Pratiquez ces caresses de façon à vous stimuler jusqu'à l'orgasme. Lorsque vous atteindrez l'orgasme, vous ressentirez les muscles du vagin se contracter autour de votre doigt environ chaque seconde, explique Merle S. Kroop, psychiatre et sexothérapeute.

Apprenez à communiquer. «Lorsque vous avez découvert ce que vous aimez, partagez-le avec votre partenaire », déclare le Dr Nathan. « Et pendant que vous y êtes, prenez l'habitude de parler de toutes les facettes de votre relation l'un avec l'autre. Les conflits non résolus peuvent refroidir vos élans sexuels, de même que l'orgasme », ajoute le Dr Bartlik.

Essayez de nouvelles positions. « Si vous êtes comme la plupart des femmes, vous avez besoin d'une stimulation clitoridienne afin d'atteindre l'orgasme », déclare le Dr Bartlik. La meilleure façon de jouir est que votre partenaire stimule votre clitoris avec ses doigts ou sa langue ou que vous touchiez vous-même votre clitoris. (Il serait plus facile d'atteindre l'orgasme ou ce type de stimulation clitoridienne durant les rapports sexuels si vous êtes sur le dessus.)

« Certaines femmes ont un endroit très sensible sur les parois du vagin, le point G, situé à environ 5 cm de l'entrée du vagin. La stimulation de cet endroit peut également mener à l'orgasme, surtout dans le cas où la femme est pénétrée par l'arrière », suggère le Dr Keesling.

« En essayant différentes positions, vous découvrirez celle qui vous plaît le plus et qui vous mène à l'orgasme », déclare le Dr Keesling.

Problèmes du postpartum

Des remèdes contre la douleur et l'inconfort

*N*ombreuses sont les femmes qui ont l'impression qu'elles auront récupéré complètement leur forme six semaines après l'accouchement. « Mais cette approche est peu réaliste : six semaines ne suffisent pas à une personne qui vient d'accoucher pour intégrer un tout nouvel être humain dans sa vie en plus d'essayer de se remettre en forme physiquement », déclare Mindy Smith, médecin.

UN PROMPT RÉTABLISSEMENT POUR LES NOUVELLES MAMANS.

« Donnez-vous au moins de 6 à 8 huit mois pour vous sentir en pleine forme », ajoute le Dr Smith. Entre-temps, voici ce que suggèrent le Dr Smith et d'autres spécialistes afin de soulager les inconforts du postpartum qui est plus présent.

Il faut vous reposer de façon régulière, et suffisamment. « Au cours de la première semaine, au moins, vous devriez rester au lit, déclare Martha Barry, infirmière. Levez-vous seulement pour effectuer des tâches faciles, et n'en faites pas plus. »

Demandez de l'aide. « Demandez à votre conjoint, à un parent ou à une amie de s'occuper du bébé, d'effectuer les tâches ménagères et de limiter le nombre des visiteurs », déclare Martha Barry.

Alimentez-vous bien. « Consommez un repas très nutritif au moins 3 fois par jour », ajoute Martha Barry. Les aliments riches en protéines, comme la volaille et le poisson, et en vitamine C, comme le pamplemousse et les oranges, facilitent le processus de guérison. De plus, buvez toutes les heures un verre d'eau ou toute autre boisson, surtout si vous allaitez.

Buvez des tisanes. Il est très normal de constater des saignements légers qui proviennent de l'utérus ou d'une épisiotomie, incision qui permet d'ouvrir davantage le canal génital, ou des lacérations qui se

520

sont produites pendant l'accouchement. Demandez à un naturopathe de vous suggérer diverses combinaisons de plantes qui favoriseraient votre guérison.

Prenez de la vitamine E. « Des doses quotidiennes de 800 UI de vitamines E échelonnées pendant 2 à 3 semaines permettront de ralentir les saignements », déclare le Dr Bove. La vitamine E favorise la réparation des petits vaisseaux sanguins dans les parois utérines. Il est très important d'avoir l'autorisation de votre médecin avant de prendre des doses élevées de vitamine E ou toute autre vitamine.

Alternez entre le chaud et le froid. « Appliquez d'abord un sac de glaçons enveloppé dans une serviette autour de votre vagin afin de réduire la douleur et l'enflure. Ensuite, alternez avec un linge mouillé à l'eau tiède afin de faciliter la circulation sanguine et de favoriser la guérison », déclare Martha Barry.

Portez des serviettes hygiéniques. Afin d'absorber le liquide pâle qui s'écoule habituellement de l'utérus après l'accouchement, les femmes médecins conseillent à leurs patientes de porter des serviettes hygiéniques et non pas des tampons. Pourquoi ? « Surtout à cause de la douleur, mais aussi parce qu'il existe un risque plus élevé d'infection alors que l'ouverture du col est plus grande qu'à l'habitude », explique le Dr Smith.

De l'eau à la rescousse. Si votre miction est douloureuse, le Dr Barry vous suggère d'utiliser une bouteille d'eau en plastique pour arroser votre urètre quand vous irez aux toilettes, cela diluera l'acide dans l'urine.

QUAND CONSULTER SON MÉDECIN

« Prenez rendez-vous chez votre obstétricienne six semaines après l'accouchement », déclare Mindy Smith. Consultez-la plus tôt si :

- l'écoulement vaginal devient substantiellement abondant (habituellement, les saignements diminuent et la couleur du sang pâlit dans un laps de temps variant de 3 à 6 semaines) ;
- votre utérus est sensible et vos seins sont endoloris et brûlants, surtout si vous avez de la fièvre. Il pourrait s'agir d'une infection.

À propos de l'incontinence. « Vous pouvez retrouver la forme de votre vagin et maîtriser à nouveau votre miction en effectuant les exercices Kegels », déclare Julie Tupler, infirmière, qui donne des cours de mise en forme à des femmes enceintes. Les exercices Kegel font travailler les muscles utilisés pour maîtriser le débit d'urine. En position assise, resserrez vos muscles et comptez jusqu'à dix. Détendez-vous. Répétez l'exercice 20 fois. Effectuez au moins 5 séries d'exercices par jour. « C'est une bonne idée d'effectuer ces exercices pendant que vous allaitez le bébé », suggère Julie Tupler.

Soignez vos hémorroïdes. « Trempez des tampons de gaze dans une lotion d'hamamélis, qui est astringente. Puis, congelez-les individuellement. Vous les placerez ensuite directement sur les hémorroïdes de 10 à 20 minutes de suite 2 à 3 fois par jour », déclare le Dr Bove.

Prenez un analgésique en vente libre. « À l'occasion, les crampes utérines, de même que les douleurs du postpartum, peuvent être traitées en prenant du paracétamol ou de l'ibuprofène », ajoute le Dr Smith. Aucun de ces médicaments ne créera des effets indésirables pendant que vous allaitez.

Dormez sur le ventre. « Vous pouvez aider l'utérus à reprendre sa forme en dormant sur le ventre », déclare Martha Barry.

Allaitez. « L'utérus des femmes qui allaitent rétrécira plus rapidement que celui des femmes qui ne le font pas », déclare Yvonne S. Thornton, médecin.

Massez votre utérus. « Afin de permettre à votre utérus de se contracter davantage, massez votre abdomen avec un mouvement circulaire suivant les aiguilles d'une montre toutes les 4 heures », déclare Elaine Stillerman, massothérapeute. « Continuez cet exercice pendant près de deux semaines où jusqu'à ce que la couleur de tout écoulement vaginal devienne d'un rose pâle. »

Aérez l'incision de la césarienne. « Si vous avez subi une césarienne, vous avez une incision dans la paroi abdominale importante. Cette incision est habituellement humide à cause de la chaleur ou de la transpiration. Vous pouvez faciliter sa guérison en l'asséchant plusieurs fois par jour à l'aide d'une lampe de chaleur ou un sèche-cheveux réglé à la plus faible intensité », suggère le Dr Smith. Et n'oubliez pas d'écarter légèrement les replis de peau qui pourraient recouvrir l'incision.

Problèmes menstruels

Comment vous débarrasser
de l'inconfort mensuel

Vous voilà rassurée, vous n'êtes pas enceinte. En revanche, votre corps vous manifeste certains symptômes comme des crampes menstruelles, de la douleur dans le bas du dos et des ballonnements. Il vous annonce ce temps du mois où l'utérus enclenche son processus de nettoyage. D'abord réagissent les prostaglandines, substances chimiques produites par les muqueuses de l'utérus qui initie la contraction utérine — que vous ressentez sous forme de crampe— afin d'expulser les tissus et les liquides qui s'y sont accumulés. Chez certaines femmes, la perte du liquide menstruel ou flux est tellement abondante qu'elle peut causer de l'anémie.

TROP D'UNE BONNE CHOSE

Les femmes incommodées par des crampes menstruelles, de la douleur et des saignements abondants, aimeraient sûrement connaître une façon de sauter leurs règles. Ce n'est pas une bonne idée : les règles sont la façon pour votre organisme de préparer le terrain pour une grossesse éventuelle, même si vous ne souhaitez pas devenir enceinte. Cela fait partie de la vie. En fait, l'absence de règles, ou des règles irrégulières, pourraient être un signe que vous faites trop d'exercice, que vous souffrez de problèmes de la thyroïde, du col ou de l'endomètre, que vous êtes stérile ou que vous commencez votre ménopause. Si cela est le cas, lisez ce qui concerne la stérilité à la page 579 et la ménopause à la page 390.

Sinon, voici ce que vous suggèrent les femmes médecins pour traverser cette période sensible du mois.

Essayez les analgésiques. En vue de soulager les crampes et les douleurs du bas du dos, les femmes médecins recommandent à leurs patientes de prendre de l'ibuprofène ou de l'aspirine.

« L'ibuprofène est très efficace contre les crampes menstruelles, car il nuit à la production des prosaglandines de l'organisme », déclare

523

Mary Lang Carney, médecin. L'aspirine procure le même effet, mais pas le paracétamol.

Réagissez tôt. « Prenez un médicament dès que vous sentez la venue des crampes », déclare Yvonne S. Thornton, médecin. « N'attendez pas que les crampes soient intenses car les prostaglandines auront déjà été produites, ce qui aggravera la douleur. »

« Ces analgésiques soulageront également les douleurs du bas du dos », déclare le Dr Carney.

Réchauffez-vous. « La chaleur est très efficace pour soulager les crampes abdominales douloureuses et l'inconfort du bas du dos, déclare le Dr Carney. Allongez-vous et placez une bouillotte d'eau chaude ou un coussin chauffant sur votre abdomen, ou encore dans la partie inférieure de votre dos, suggère-t-elle. Ou encore, vous pouvez vous détendre dans un bain tiède. »

La valeur des redressements assis.

Mary Lang Carney, médecin

Mary Lang Carney, médecin, se souvient de son adolescence, surtout de ses règles très difficiles.

« Je vomissais et ressentais de terribles crampes », se rappelle Mary Lang Carney. Mais elle a trouvé une solution qu'elle partage avec de nombreuses patientes qui aimeraient également se débarrasser de leurs règles douloureuses.

« Je prends de l'aspirine, j'utilise un coussin chauffant ou je prends un bain tiède », dit-elle. « De plus, je fais des redressements assis avant et après chaque période de règles. Ces techniques me réussissent à merveille, peut-être est-ce seulement psychologique, mais le fait d'exercer les muscles de la paroi abdominale a soulagé ma douleur. Non seulement j'ai maintenant des règles plus faciles, mais j'ai aussi renforcé les muscles de mon abdomen. »

Le Dr Carney est heureuse d'annoncer qu'elle n'a plus de problèmes menstruels, surtout depuis la naissance de ses enfants. D'autres femmes médecins rapportent également qu'après un accouchement, leurs crampes menstruelles avaient disparu ou avaient diminué de façon significative.

RECOMMANDATIONS DES FEMMES MÉDECINS

Quand consulter son médecin

Selon les femmes médecins, une femme devrait consulter son médecin si elle ressent l'un des symptômes suivants :
- des cycles menstruels de moins de 21 jours ou de plus de 35 jours ;
- des saignements abondants pendant plus d'une semaine ;
- un flux abondant qui trempe les tampons ou les serviettes hygiéniques, surtout s'il est accompagné d'étourdissements et de fatigue, symptôme possible d'une anémie ferriprive ;
- des crampes intenses et de la douleur qui n'est pas soulagée à l'aide des médicaments en vente libre.

La formation de petits caillots de sang durant les règles ne devrait pas vous inquiéter. Cela signale plutôt que le système de coagulation naturelle de votre organisme fonctionne bien.

Coupez le sel. « De nombreuses femmes ont des fringales d'aliments salés autour de la période de leurs règles, mais il est préférable de surveiller sa consommation de sel si l'on veut diminuer ses ballonnements », déclare le Dr Thornton. Essayez de mettre des assaisonnements sans sel dans vos plats et ne mettez pas de salière sur la table durant les repas.

Augmentez la vitamine B_6. « Assurez-vous d'absorber entre 25 à 50 mg de vitamine B_6 pendant toute la durée de votre règles, cela permettra d'atténuer les ballonnements », déclare le Dr Thornton. « Cette vitamine semble être dotée de propriétés diurétiques légères », ajoute-t-elle.

« La vitamine B_6 est hydrosoluble et nous l'éliminons en urinant », explique-t-elle. Ne dépassez pas 100 mg par jour.

Bougez un peu. « Les femmes qui font régulièrement de l'exercice souffrent beaucoup moins de crampes menstruelles », déclare Charenjeet Ray, médecin. Faites de la marche, nagez, jouez au tennis, tous les sports que vous aimez, dès que commencez à avoir des crampes.

« De plus, la transpiration causée par l'exercice peut également aider à soulager les ballonnements », déclare le Dr Thornton.

Procrastination

Mettez vous à l'œuvre... dès maintenant !

*I*l est temps de repenser à notre efficacité de la semaine dernière. Il y a de fortes chances que vous ayez remis au lendemain de nombreuses activités qui figuraient sur votre liste, notamment aller poster vos lettres, téléphoner à un ami revenu de vacances ou aller porter chez le cordonnier vos chaussures qui traînent dans votre voiture depuis 2 semaines. Mais ces choses n'étaient peut-être pas prioritaires pour vous.

« Nous avons tous tendance de temps en temps à remettre au lendemain certaines corvées », déclare Jane Burka, psychologue. Remettre au lendemain ce que nous trouvons ennuyeux ou désagréable à accomplir est une réaction tout à fait naturelle.

Mais nous ne vivons pas dans une culture qui accepte ce genre de comportement. Les personnes qui remettent tout au lendemain ont souvent à en payer le prix : des retenues après l'école, des échecs scolaires, une analyse de rendement insatisfaisant, une perte d'emploi, la colère d'amis ou les amendes à la bibliothèque. « À tout cela s'ajoute un autre prix, qui nous affecte davantage sur le plan psychologique et émotionnel, comme de l'anxiété à faire face à ses échéances, des sentiments d'incompétence, de dépression et une faible estime de soi », dénote le Dr Burka.

Certaines de ces personnes prétendent que leur rendement est meilleur quand elles travaillent sous pression. « Cela est peut-être vrai pour certaines personnes, mais pas pour tout le monde », ajoute le Dr Burka. Si vous faites votre travail à la dernière minute, mais que les gens qui vous entourent sont très satisfaits, c'est une chose. Mais si votre travail laisse à désirer, il est grand temps de vous questionner. »

AGISSEZ MAINTENANT

Si vous faites partie des personnes qui remettent toujours au lendemain, comme la plupart des gens que je connais, lisez bien le conseil qui suit.

Adoptez une nouvelle devise. « Lorsque vous remettez au lendemain, vous vous punissez en prolongeant la période durant laquelle la tâche doit être accomplie », déclare Sandra Louchs, titulaire d'un doctorat. Rappelez-vous que plus tôt vous commencerez, plus tôt vous aurez terminé.

Établissez des priorités. Si vous devez faire quelque chose en un rien de temps et que vous n'avez pas encore commencé, divisez d'abord le projet tâche par tâche. Ensuite, mettez-les par ordre de préférence.

En séparant une tâche en de nombreuses parties, elle ne vous semblera pas aussi écrasante. De plus, vous pourrez terminer chaque partie assez rapidement. « Vous pouvez effectuer une partie du travail dès que vous avez quelques minutes à vous. Les personnes qui remettent au lendemain se disent souvent qu'elles ne commenceront pas leur travail si elle n'ont pas le temps pour le faire en entier, en une seule fois. Mais personne ne passe une journée entière sans être interrompue », déclare le Dr Burka.

Faites-vous de petits emplois du temps. « Évaluez le temps que vous devrez consacrer à chaque tâche et établissez un calendrier de travail. Ensuite, suivez ce calendrier à la lettre. S'il le faut, utilisez une minuterie ou un réveil-matin », déclare le Dr Loucks.

Mettez fin à la perfection. Il n'est pas surprenant que les perfectionnistes, qui considèrent toute petite faute comme un échec, figurent parmi les personnes souffrant le plus de procrastination. Si vous en faites partie, essayez d'accepter que personne, même pas vous-même, ne peut exceller en tout.

« Cela ne veut pas dire que vous devez diminuer votre rendement », déclare Lenora Yuen, psychologue. « Bon nombre de gens croient qu'en n'atteignant pas la perfection, ils se contentent de médiocrité. Il existe pourtant une énorme marge entre la perfection et la médiocrité. »

« Si votre travail plaît aux autres, par exemple si votre patron est satisfait de votre travail, mais que vous ne l'êtes pas, c'est peut-être parce que vous exigez beaucoup trop de vous », déclare Frieda Porat, psychothérapeute.

Prolapsus utérin
Comment vaincre les problèmes de gravité

O
n pourrait considérer que le prolapsus utérin est le malaise le plus secret de la femme. Le prolapsus de l'utérus survient quand ce dernier perd la bataille contre la gravité et s'affaisse dans le vagin. Les femmes sont habituellement réticentes à parler de ce problème, même à leurs meilleures amies.

« Les femmes ne parlent habituellement pas de ce problème à leurs amies », déclare Linda Brubaker, médecin. Elles parlent de leurs règles irrégulières, de leur cancer du sein, mais elles éprouvent beaucoup de réticence à parler de cette maladie. Il n'existe pas de groupe de soutien pour ce malaise. Les femmes qui en souffrent se sentent souvent différentes des autres femmes, et leur vulnérabilité en est très atteinte. »

Le prolapsus utérin n'est pas apparenté à un utérus inverti ou basculé vers le rectum, position de l'utérus qui est tout à fait normale chez environ 30 % des femmes. Même si le prolapsus utérin est un problème assez fréquent, on en parle rarement.

Dans un cas léger de prolapsus utérin, une portion de l'organe s'est affaissée. Et dans les cas plus graves, l'utérus complet s'est déplacé de telle sorte qu'il fait saillie de votre vagin. Pire encore, ce malaise se produit rarement seul, l'utérus étant entouré d'autres organes et partageant le même système musculaire de soutien que celui du vagin, de la vessie et du rectum. Lorsque l'utérus se déplace, il peut donc entraîner avec lui les autres organes. La vessie, par exemple, peut être également affaissée ou étouffée, ce qui mène à des problèmes d'incontinence.

« Le problème du prolapsus utérin est souvent associé à l'accouchement, surtout chez les femmes qui ont eu à pousser pendant des heures, déclare Yvonne S. Thornton, médecin. La tête du bébé agit un peu comme celle d'un taureau, poussant contre le muscle périnéal situé entre le vagin et l'anus et exerçant également une forte pression sur les ligaments qui supportent l'utérus. »

COMMENT TRAITER LE PROBLÈME

« Environ une femme sur dix souffrira d'une forme quelconque de prolapsus au cours de sa vie et devra subir une intervention chirurgicale », déclare le Dr Brubaker. En attendant que vous et votre médecin déterminiez le meilleur traitement, voici certains conseils offerts par les femmes médecins afin d'éviter d'aggraver votre cas, voire le prévenir.

Faites les exercices Kegel. « On voit rarement une femme aux muscles pelviens très forts atteinte d'un prolapsus utérin », déclare le Dr Brubaker. L'utérus et d'autres structures pelviennes comme la vessie sont tenues en place par ces muscles. Si les muscles sont faibles ou endommagés, le soutien de l'utérus dépend des ligaments conjonctifs qui retiennent les muscles. Et ceux-ci peuvent également être endommagés, ce qui provoque alors un prolapsus, ou même un problème d'incontinence, écoulements d'urine accidentels.

« Considérez que votre utérus ressemble à un paquebot dans un port, que l'eau qui l'entoure est le muscle, et que les cordes qui retiennent le navire au port sont les ligaments. Les câbles ne pourront retenir le bateau au port sans eau.

« Renforcez vos muscles pelviens à l'aide des exercices Kegel dès maintenant et jusqu'à la fin de votre vie », conseille le Dr Thornton. Ces exercices qui portent le nom de leur inventeur, renforcent les muscles qui contrôlent la miction. Ils peuvent aussi renforcer les muscles pelviens. Pour effectuer ces exercices, urinez petit à petit. Contractez

QUAND CONSULTER SON MÉDECIN

Les symptômes suivants pourraient être un signe de prolapsus utérin. Consultez alors votre médecin si vous ressentez :

- une douleur ou une sensation de lourdeur dans le bas du ventre ;
- une douleur dans le bas du dos ;
- la sensation d'être assise sur un ballon ;
- une pression pelvienne lorsque vous êtes debout, mais qui s'atténue quand vous vous allongez.

Les femmes médecins estiment que l'utérus ne fait saillie en dehors du vagin que dans de rares cas.

Votre médecin pourrait vous prescrire le port d'un dispositif de silicone en forme d'anneau qu'on insère dans le vagin contre le col. Ce dispositif procure un certain soutien dans le cas d'un prolapsus moyen. Vous devrez également voir votre médecin régulièrement afin de vous assurer qu'il est propre et toujours en place.

lentement puis relâchez les muscles pelviens dix fois de suite. Une fois le principe bien maîtrisé, vous pourrez pratiquer ces exercices même quand vous n'urinez pas. Essayez d'effectuer près de 300 exercices par jour.

« Contractez régulièrement ces muscles le plus fort possible et retenez votre souffle cinq à dix secondes ou plus longtemps si vous le pouvez, ajoute le Dr Thornton. Répétez l'exercice 100 à 200 fois par jour. Il n'est pas nécessaire de les faire en une seule séance. Faites-en par exemple trente le matin, trente durant la matinée et ainsi de suite. Ce qu'il faut, c'est répéter l'exercice tout au cours de la journée, assise dans votre voiture ou même à votre bureau. »

Ne soulevez pas d'objets lourds. « Soulever ce qui est lourd, comme votre bébé s'il pèse dix kilos ou un gros sac de litière, peut excéder les limites physiologiques des ligaments en les déchirant et en aggravant le prolapsus », déclare le Dr Brubaker. Des périodes de stress au travail, comme porter des plateaux très lourds de nourriture, franchissent également les limites permises. »

« Si vous devez soulever des objets, procédez au moins de la bonne façon, fléchissez vos genoux et utilisez les muscles de vos jambes, et non ceux de votre dos ou de votre abdomen », déclare le Dr Thornton.

« Et si vous avez subi une intervention chirurgicale pour traiter le problème, continuez de ne pas soulever d'objets lourds pendant au moins quelques mois afin de vous donner le temps de guérir », déclare le Dr Brubaker.

Vivez sans fumer. Vous pensez peut-être que la cigarette ne joue aucun rôle sur la bonne santé de votre utérus, mais vous vous trompez.

« Tousser à cause de la fumée de la cigarette augmente la pression intra-abdominale, déclare le Dr Thornton. Donc, les femmes qui fument ont des risques plus élevés de prolapsus utérin », ajoute-t-elle. Par conséquent, cesser de fumer est aussi un bienfait pour l'utérus.

Prenez la position du missionnaire. « De nombreuses femmes souffrant d'un prolapsus utérin ne se sentent pas très désirables : elles pensent que durant leurs rapports sexuels, leurs partenaires sentiront l'utérus dans leur vagin », déclare le Dr Brubaker. Détendez-vous, les forces de la gravité n'agissent sur l'utérus que lorsque vous êtes debout, ajoute-t-elle. Quand vous êtes allongée, l'utérus reprend en général sa position originelle.

« La plupart des hommes ne se rendent pas compte que l'utérus est au mauvais endroit », explique le Dr Brubaker.

Psoriasis

Du soulagement contre une peau squameuse et douloureuse.

Le psoriasis est une maladie de peau grave qui peut incommoder sa victime à un point qu'elle voudrait sûrement se débarrasser de son enveloppe cutanée afin de s'en sentir soulagée. Parmi les symptômes de cette maladie figurent une peau sèche, rougeâtre et craquelée, des squames blanches qui tombent partout et des plaques rondes qui se décollent et qui démangent. Le psoriasis peut se manifester sur le cuir chevelu, sur les coudes ou les genoux, ou même sur l'estomac, dans l'aine ou partout sur le corps.

COMMENT AMÉLIORER VOTRE SITUATION

Que pouvez-vous faire pour soulager votre peau si une poussée de psoriasis apparaît ?

« Dans le cas du psoriasis, les cellules cutanées, qui se renouvellent à un rythme trop accéléré s'accumulent à la surface de la peau. Plutôt que de tomber sous forme de petites particules fines, les cellules de la peau ont tendance à s'agglomérer et à former des squames qui tombent en gros morceaux. La partie du corps atteinte de psoriasis est couverte de plaques de peau épaisses et enflammées ainsi que de rougeurs et de squames blanchâtres », déclare Kristin Leiferman, médecin.

« Le psoriasis n'est pas une maladie contagieuse, mais on en ignore toujours la cause », déclare D'Anne Kleinsmith, dermatologue. « De plus, le psoriasis semble apparaître, puis disparaître. Vous pouvez souffrir un jour d'une crise de psoriasis relativement forte, puis la maladie peut disparaître pendant un mois ou deux. En outre, une poussée peut survenir durant les mois d'hiver et s'améliorer durant l'été. »

« Certaines femmes constatent que leur psoriasis semble s'aggraver juste avant leurs règles », déclare Karen K. Deasy, médecin.

UNE MALADIE CORIACE
QUI SE TRAITE FACILEMENT

Voici ce que les femmes dermatologues recommandent à leurs patientes afin de soulager leur peau gercée et squameuse.

Procurez-vous du goudron. Allez à la pharmacie, au rayon des produits des soins de la peau, et achetez des huiles de bain, des crèmes et des lotions qui contiennent des ingrédients fabriqués à partir d'un goudron de houille, lequel peut soulager le psoriasis. « Bien des personnes trouveront un soulagement en se baignant dans une préparation à base de goudron ou en appliquant une crème ou une lotion sur les lésion de la peau », déclare le Dr Deasy. Demandez à votre pharmacien de vous procurer ce produit s'il ne l'a pas dans ses rayons. Suivez les directives sur l'emballage et ne l'appliquez pas sur de la peau à vif, infectée, qui suinte ou qui est pleine de vésicules.

« Essayez différents produits jusqu'à ce que vous trouviez celui qui vous est approprié », déclare le Dr Deasey.

« Les produits à base de goudron de houille salissent les vêtements, mais ils sont très efficaces », déclare le Dr Kleinsmith. Assurez-vous de toujours lire les instructions avant l'utilisation.

Après le bain, hydratez-vous. « Prendre un bain peut faciliter l'hydratation de la peau », déclare le Dr Leiferman. Mais ne mettez pas encore d'huile de bain dans l'eau, car vous pourriez causer plus de dommages que de bienfaits à votre peau en l'ajoutant avant le bain.

QUAND CONSULTER SON MÉDECIN

Les femmes dermatologues vous conseillent de consulter votre médecin si :

- une grave crise de psoriasis couvre les paume de vos mains et la voûte plantaire de vos pieds ;
- vous remarquez l'apparition de vésicules ou de petits points blancs qui éclatent facilement ;
- une infection cutanée se manifeste, notamment une croûte jaunâtre, du pus ou des plaques rougeâtres.

Consultez votre médecin sans tarder si votre corps est soudainement recouvert d'une éruption cutanée. Il pourrait s'agir d'une infection à streptocoque ou d'une autre maladie grave.

« Les huiles pour le bain ont tendance à recouvrir la peau et à empêcher l'eau d'y pénétrer. Et si l'eau ne pénètre pas dans votre peau, vous ne pouvez pas hydrater les cellules. Prenez donc un bain pendant 10 minutes afin de permettre à votre peau d'absorber l'eau dont elle a besoin, puis ajoutez l'huile dans l'eau du bain durant les 5 dernières minutes afin d'imprégner votre peau d'humidité. Faites attention en sortant de la baignoire, les huiles pour le bain peuvent la rendre glissante », recommande le Dr Leiferman.

Hydratez-vous davantage. « Il est très important d'appliquer une crème hydratante en sortant du bain ou de la douche afin d'y sceller l'eau que la peau vient d'absorber », déclare le Dr Leiferman. Les hydratants empêchent la peau de s'assécher. « Pour obtenir de bons résultats, utilisez une crème épaisse ou une pommade hydratante qui couvre très bien la peau. Les lotions s'évaporent trop rapidement pour vraiment remédier au problème d'une peau très sèche », dit-elle.

Enduisez-vous de crème à base de cortisone. « Certaines crèmes à bases de 1 % d'hydrocortisone permettent de soulager les démangeaisons et l'enflure », déclare le Dr Kleinsmith. Mais utilisez-les seulement peut parfois en cas de besoin. Un usage prolongé de ce type de crème peut amincir la peau et causer des vergetures.

Essayez les shampooings spéciaux. « Le psoriasis est particulièrement coriace sur le cuir chevelu. Vous ne pourrez pas nécessairement vous en débarrasser, mais vous pourrez sûrement mieux le maîtriser à l'aide de shampooings spéciaux, déclare le Dr Deasey. Demandez à votre pharmacien de vous recommander des shampooings qui contiennent du goudron de houille ou de l'acide salicylique, ou même encore de simples shampooings contre les pellicules. »

Changez de shampooings fréquemment. « Bon nombre de médecins recommandent également de faire une rotation des shampooings que vous utilisez afin d'obtenir des meilleurs résultats », déclare le Dr Leiferman. « Il semble que la peau se trouvant sous le cuir chevelu s'immunise à certains types d'ingrédients ; les shampooings deviennent donc moins efficaces. Mais si vous changez de shampooing régulièrement, vous constaterez de bons résultats. »

Après avoir terminé une bouteille de shampoing, achetez une autre marque de shampooing. « Achetez de nombreuses marques de shampooing. Essayez-les toutes et conservez les 4 ou 5 que vous préférez et continuez de les alterner.

Coupez-vous les cheveux. « Il est très difficile d'appliquer un traitement sur le cuir chevelu si la personne porte les cheveux longs », déclare le Dr Leiferman. Elle recommande donc aux femmes atteintes de psoriasis d'adopter une coupe de cheveux plus courte et donc plus facile à manipuler.

Passez quelques minutes au soleil. « Comme le psoriasis semble s'améliorer lorsqu'on l'expose aux moyens ultraviolets, certains dermatologues croient que c'est l'une des pathologies de la peau qui mérite un peu de soleil. En été, je dis aux femmes qui souffrent de psoriasis de sortir au soleil et d'y rester suffisamment longtemps pour absorber les bienfaits des rayons ultraviolets, tout en étant prudentes de ne pas se brûler. Nous parlons ici de 15 minutes environ », déclare le Dr Deasey.

« Mais je conseille également à ces personnes de porter un écran solaire sur leur visage et aux autres endroits ou elles n'ont pas de psoriasis afin de se protéger la peau », déclare le Dr Kleinsmith.

Rapports sexuels douloureux
Des rapports sexuels sans douleurs

La plupart du temps les rapports sexuels procurent beaucoup de plaisir. Ils peuvent cependant se révéler parfois très douloureux.

Bon nombre de facteurs peuvent provoquer de la douleur durant les rapports sexuels. « Il pourrait s'agir d'une infection vaginale, d'une blessure, d'une réaction allergique ou d'une lubrification insuffisante », déclare Barbara Bartlik, psychiatre et sexothérapeute. Les maladies transmises sexuellement, les cicatrices mal guéries d'une chirurgie abdominale, les problèmes de vessie, la constipation chronique et les troubles des organes reproductifs, comme l'endométriose et les fibromes, peuvent également mener à de la douleur pendant ou après les rapports sexuels. Les problèmes psychologiques peuvent également figurer parmi les coupables.

COMMENT AVOIR
DES RAPPORTS SEXUELS CONFORTABLES.

Si vos rapports sexuels sont douloureux et que votre médecin a éliminé toute possibilité de problèmes médicaux sous-jacents, retrouvez votre confort en essayant l'une des simples stratégies suivantes.

Trouvez le coupable. « Les irritations vaginales peuvent rendre les rapports sexuels déplaisants », déclare Sharon Nathan, sexothérapeute. Parmi les irritants les plus courants figurent les condoms en latex, certains ingrédients contenus dans les détergents de lessive, les bains moussants, les douches, les crèmes contraceptives et les spermicides. « Essayez d'éliminer les coupables éventuels pendant une semaine ou deux et voyez si la douleur ou l'irritation disparaît », suggère le Dr Nathan. Ne prenez pas de bain moussant et changez de crème contraceptive si nécessaire. Vous pouvez aussi essayer les nouveaux préservatifs qui ne contiennent pas de latex.

« Ne vous procurez surtout pas de condoms en peau d'agneau, à moins que vous ne soyez absolument certaine que votre partenaire n'ait pas le virus VIH et qu'il soit monogame. Ces préservatifs bloquent le sperme mais n'enrayent pas la transmission du virus de l'immunodéficience humaine », déclare Grethcen Lentz, médecin.

Prolongez la stimulation. « Accordez-vous plus de temps pour être stimulée et lubrifiée, prolongez les caresses et les baisers avant les rapports sexuels », déclare le Dr Bartlik. Les rapports sexuels, lorsque la personne n'est pas suffisamment lubrifiée, peuvent causer à la fois douleur et irritation.

« Si vous ressentez toujours de la douleur, votre partenaire et vous pourriez essayer de vous stimuler l'un l'autre à l'aide de votre bouche et de vos mains et réserver la pénétration pour la fin », suggère le Dr Bartlik. Si la pénétration s'avère toujours douloureuse, faites-vous jouir mutuellement oralement ou manuellement.

Essayez une ou deux nouvelles positions. « Certaines positions sont plus confortables que d'autres. Faites l'essai de nouvelles position jusqu'à ce que vous trouviez celles qui vous conviennent le mieux », conseille le Dr Bartlik.

Essayez les lubrifiants en vente libre. « Les changements hormonaux qui surviennent durant l'allaitement ou la ménopause peuvent assécher les tissus vaginaux et les amincir, et rendre les rapports sexuels plus douloureux », déclare le Dr Bartlik. Certains médicaments, les antihistaminiques par exemple, causent également une sécheresse vaginale.

« Quelle que soit la cause de la douleur, l'application d'un lubrifiant hydrosoluble en vente libre avant le rapport sexuel peut s'avérer efficace », déclare le Dr Bartlik. En fait, une étude menée à l'université de New York a révélé que les lubrifiants, qu'ils soient en vente libre ou sur ordonnance, étaient tout aussi efficaces. Suivez les directives notées sur l'emballage.

Optez pour le confort. « Une combinaison de facteurs psychologiques et physiques peuvent contribuer à un état appelé vaginisme, durant lequel les muscles autour du vagin se contractent involontairement à la pénétration, ce qui rend le rapport sexuel extrêmement douloureux, souvent même impossible », explique Merle S. Kroop, psychiatre et sexothérapeute.

« Souvent, les femmes qui souffrent d'un tel malaise ressentent une grande anxiété vis-à-vis de la pénétration. Certaines d'entre elles ont été élevées dans des foyers où l'on considérait les rapports sexuels mauvais ou dégradants. D'autres ont vécu des expériences traumatisantes », explique le Dr Kroop.

QUAND CONSULTER SON MÉDECIN

Si la douleur durant les rapports sexuels est intense, consultez votre gynécologue afin qu'elle vous examine sans tarder. Si la douleur est plutôt légère, essayez certaines stratégies d'auto-traitements pendant une journée ou deux. Si cela n'est pas efficace, consultez plutôt votre médecin », conseille Barbara Bartlik, psychiatre et sexothérapeute.

« L'exercice suivant, conçu afin de dissiper la crainte de la pénétration sexuelle et de recouvrer le sens de la maîtrise de soi durant les rapports sexuels pourrait vous aider », déclare le Dr Nathan.

Réservez-vous un moment où vous pourrez être seule et vous détendre. Déshabillez-vous et allongez-vous dans une position confortable, les genoux fléchis et les pieds à plat sur le lit. Déposez une goutte de lubrifiant sur votre doigt et insérez ce dernier légèrement dans le vagin, en exerçant une pression sur ses muscles. (Cet exercice détend les muscles à l'entrée du vagin sans toutefois provoquer d'accidents intestinaux.) Laissez votre doigt dans le vagin pendant une minute jusqu'à ce que la sensation vous procure du bien-être. Faites pénétrer votre doigt plus loin dans le vagin, jusqu'à la jointure, et essayer de resserrer et de détendre les muscles du vagin autour de votre doigt. Il s'agit des mêmes muscles que vous utilisez pour la miction quand vous allez aux toilettes.

Continuez de pratiquer cette technique en insérant chaque fois votre doigt un peu plus loin dans le vagin et en resserrant et détendant les muscles qui l'entoure. Avec un peu de pratique, vous prendrez conscience de votre habileté à maîtriser ces muscles et vous serez plus détendue au moment de la pénétration.

« Lorsqu'un doigt entrera sans difficulté dans votre vagin, essayez d'en insérer deux. Et lorsque cela sera confortable, demandez à votre partenaire de faire de même. Éventuellement, il ne devrait pas avoir de problème à faire entrer son pénis », déclare le Dr Nathan.

Rhinite allergique
Comment vous reposer
de la congestion et des éternuements

*M*alheureusement, les belles journées ensoleillées et venteuses si appréciées au printemps, en été et en automne entraînent l'herbe à poux, les arbres et le gazon à libérer leur pollen dans l'air et à vous faire ainsi beaucoup souffrir. C'est vraiment injuste. Alors que la plupart des personnes peuvent se détendre dehors, vous combattez une crise de rhinite allergique, accompagnée de congestion nasale et de crises d'éternuements.

La rhinite allergique est vraiment causée par le pollen qui se propage dans l'air. Elle attaque ses victimes au printemps, en été ou en automne ; ses symptômes sont une congestion et un écoulement du nez accompagnés d'éternuements. Cela est dû au fait que vos narines respirent certains éléments polluants présents dans l'air.

Près d'une personne sur vingt souffre d'une allergie causée par des agents de l'extérieur et qui peut engendrer des maux de gorge, des yeux rougeâtres, des maux d'oreilles et de tête.

QUELQUES STRATÉGIES FACILES

Les femmes médecins offrent les conseils suivants afin de réduire les symptômes de la rhinite allergique.

Climatisez votre domicile. « Si vous souffrez de rhinite allergique, la meilleure façon de lutter contre ce malaise est de rester à l'intérieur, de garder vos fenêtres fermées et de brancher un climatiseur qui filtrera le pollen », déclare Helen Hollingsworth, médecin. (Si vous pensez vous acheter prochainement une nouvelle voiture, le Dr Hollingsworth vous conseille de vous procurer un modèle dont le climatiseur est muni de filtres. Renseignez-vous auprès de votre concessionnaire.)

Oubliez les exercices du matin. « Les taux de pollen sont au plus haut le matin entre 5 h et 8 h, car c'est à ce moment de la journée que les plantes le libèrent. Essayez donc de pratiquer vos exercices plus tard dans la journée, note Carol Wiggins, médecin. L'exercice effectué durant l'heure du déjeuner vous affectera moins. Ou encore, attendez

Quand consulter son médecin

« Consultez votre médecin si votre rhinite allergique persiste bien après la saison, ou si les remèdes maisons ou les médicaments en vente libre ne vous aident pas à maîtriser les symptômes », déclare Rebecca Gruchalla, médecin.

« Ne croyez pas que l'allergologiste vous prescrira immédiatement des injections contre les allergies, nous dit le Dr Gruchalla. Des médicaments sur ordonnance ou des vaporisateurs pour le nez pourraient suffire dans votre cas. »

la fin de la journée. Si vous devez faire des exercices le matin, vous pouvez peut-être utiliser des appareils d'intérieur. »

Portez un masque. « Le port d'un masque facial, lorsque vous tondez le gazon ou faites des exercices à l'extérieur, par exemple, est une façon efficace de maîtriser les allergies qui vous incommodent, conseille le Dr Hollingsworth. Il est préférable de ne pas utiliser un masque chirurgical : il ne couvre pas complètement le visage et ne filtre pas tous les allergènes. Procurez-vous plutôt des masques en fibres en forme de tasse qui moulent le visage. Certains d'entre eux ont même une soupape qui s'ouvre lorsque vous expirez et se referme lorsque vous inspirez. Vous trouverez ces masques dans une quincaillerie. »

Rincez-vous les yeux. « Afin de soulager vos yeux rougeâtres qui démangent, rincez-les souvent », déclare Rebecca Gruchalla. Procurez-vous en pharmacie une solution pour les yeux et lavez-vous les yeux au-dessus d'un lavabo. Cela permettra d'éliminer certains des allergènes introduits dans l'œil. Répétez l'opération plusieurs fois par jour, surtout après être allée à l'extérieur. »

Prenez un antihistaminique la nuit. « De nombreuses personnes évitent les antihistaminiques à cause de leurs effets de somnolence, mais vous pouvez les prendre la nuit sans aucun problème, note le Dr Wiggins. En les prenant avant de vous coucher, vous obtiendrez une bonne nuit de sommeil et serez en mesure de mieux combattre l'allergie », note-t-elle.

Attention au melon. « Les personnes qui souffrent de certaines allergies pourraient souffrir d'une démangeaison autour de la bouche lorsqu'elles mangent du melon ou du miel », note Kathy L. Lampl, médecin. On a remarqué que l'allergie à l'écorce de bouleau peut causer les mêmes réactions de démangeaisons à la bouche qu'en buvant une tisane à la camomille, en mangeant des pommes ou des poires. Ce malaise est connu sous le nom de syndrome d'allergie orale. Il ne nuit pas à la santé, mais est des plus inconfortables. Il vaut mieux être au courant du problème », ajoute-t-elle.

Soyez des plus assidus. « Les allergènes d'intérieur peuvent augmenter votre sensibilité aux allergènes d'extérieur, déclare le Dr Lampl. Si vous êtes déjà congestionnée, dix particules de pollen suffiront à provoquer une réaction allergique, alors qu'une crise aurait auparavant nécessité de 50 à 100 particules », ajoute-t-elle. Ne laissez pas entrer vos animaux dans votre chambre à coucher et faites en sorte que la maison ne soit pas trop humide afin d'éviter la prolifération de poussières d'acariens et de moisissures.

(Pour d'autres conseils pratiques sur la maîtrise des allergies, voir la page 13.)

Rhume
Remèdes d'antan très efficaces

*P*renez ces deux comprimés, avalez une cuillerée de cette potion, inspirez cette infusion. Illico, vos douleurs, votre congestion, votre gorge irritée, votre toux et tous les autres symptômes insupportables de votre rhume disparaissent. Eh bien, pas vraiment. On ne le croirait en écoutant toutes les publicités à la télévision sur les remèdes en vente libre, mais il n'existe actuellement aucun médicament à la fois sûr et efficace contre le simple rhume.

« Puisque personne n'a vraiment le temps d'être malade pendant une journée ou deux, les fabricants de remèdes contre le rhume promettent aux victimes du malaise un soulagement instantané », déclare Naomi Grobstein, médecin. Plus de 800 remèdes contre le rhume en vente libre se concurrencent afin de s'approprier une plus grande part d'un marché qui rapporte des milliards. « Sachez cependant que vos symptômes ne disparaîtront pas instantanément, quel que soit le remède que vous prenez. »

« Le rhume est en fait un groupe de symptômes provoqués par l'un ou plusieurs des 200 différents virus qui agissent différemment d'une fois sur l'autre », déclare Carol Heilman, titulaire d'un doctorat. Pour soigner un rhume, il faudrait trouver un remède qui pourrait détruire n'importe lequel des 200 différents virus responsables de votre malaise. Il n'est pas facile de trouver un médicament qui éliminerait universellement un virus sans pour autant causer d'effets indésirables. Jusqu'à présent, personne n'a vraiment réussi à trouver la formule miracle et efficace contre le rhume. »

LES MEILLEURS REMÈDES MAISON

« Les femmes très occupées espèrent trouver un soulagement instantané contre leur rhume », déclare le Dr Grobstein. Cependant, les remèdes en vente libre peuvent vraiment accentuer le malaise. « Je n'aime pas ces préparations en vente libre contre le rhume. Je crois que les personnes qui sont malades le plus longtemps sont celles qui prennent ces remèdes toutes les quatre heures. »

Voici donc ce que recommandent les femmes médecins et d'autres professionnels de la santé aux femmes qui souffrent d'un simple rhume.

Gargarisez votre gorge. « Vous obtiendrez un excellent gargarisme contre les douleurs de la gorge en diluant une pincée de sel dans une tasse d'eau tiède, déclare Maureen C. Van Dinter, infirmière. Les liquides tièdes et le sel permettent de réduire l'inflammation des muqueuses enflées et de les assécher. »

Recherchez la vapeur. « Faites couler une douche d'eau chaude et fermez la porte de la salle de bains. Asseyez-vous ensuite dans la pièce pendant 15 minutes et inspirez », déclare Maureen C. Van Dinter. Respirer la vapeur permettra de réduire l'inflammation des muqueuses des voies respiratoires supérieures et favorisera le drainage ».

Frictionnez-vous au menthol. « Se frictionner la poitrine à l'aide d'une préparation aromatisée comme le Vicks vous permettra d'améliorer votre état et de dégager les muqueuses », déclare Maureen C. Van Dinter. Des études ont prouvé son efficacité.

Augmentez votre consommation de vitamine C. « La vitamine C peut écourter la durée d'un rhume », déclare Carol S. Johnston, titulaire d'un doctorat. « La vitamine C est un antihistaminique naturel et elle peut contrecarrer les effets de la congestion, des écoulements nasaux et

La soupe au poulet et la vitamine C

Ordonnances médicales

Connaissez-vous les trucs des femmes médecins, des pharmaciennes, des nutritionnistes et des chercheurs médicaux pour combattre un rhume? Les voici.

« Je fais mijoter dans une cocotte du poulet et des légumes. Comme le sens de l'odorat est lié étroitement aux émotions, je me sens mieux simplement en humant la soupe pendant qu'elle cuit. »
— *Janet Karlix, pharmacienne*

« Je n'ai pas souvent le rhume; c'est peut-être parce que je mange beaucoup de fruits. Mais quand j'en attrape un, je reste au lit, je mange de la soupe au poulet, je lis des romans roses et je regarde de vieux films. »
— *Judith Hallfrisch, titulaire d'un doctorat*

« Je bois beaucoup d'eau et de jus. J'essaie d'éviter les décongestionnants, parce qu'ils ne font que prolonger la période de congestion. Si je souffre vraiment, je prends la dose quotidienne recommandée de paracétamol. Puis je me détends et je me repose. »
— *Michelle Lyndberg, titulaire d'un doctorat*

« Je suce des pastilles de zinc dès les premiers signes d'un rhume. »
— *Nancy Godfrey, titulaire d'un doctorat,*

« Je prends quelques grammes de vitamine C chaque jour et j'utilise un vaporisateur nasal la nuit si je ne peux pas respirer. » (Un gramme vaut 1 000 milligrammes.)
— *Carol S. Johnston, titulaire d'un doctorat*

« Je me rends au travail, mais j'essaie de me tenir à l'écart de mon personnel. De retour à la maison, je joue les martyrs devant les enfants. Alors, ils sont très gentils et me servent de la soupe au poulet et du pain grillé jusqu'à ce que je me sente mieux. »
— *Carole Heilman, titulaire d'un doctorat*

des yeux larmoyants, symptômes déclenchés par des substances connues sous le nom d'histamines et qui sont activées par les virus du rhume. »

Le Dr Johnston conseille de prendre 500 mg de vitamine C par jour, une première moitié le matin et l'autre la nuit, que vous soyez en bonne santé ou malade.

« Vous devrez manger beaucoup de fruits et de légumes chaque jour pour atteindre 500 mg de vitamine C », déclare le Dr Johnston. Elle recommande donc de prendre un supplément vitaminique tous les jours.

« Dans le cas d'un rhume, les effets antihistaminiques que fournit la vitamine C se manifesteront à des doses allant de 100 à 2 000 mg. Je préfère la vitamine C aux médicaments antihistaminiques, car ces derniers produisent des effets indésirables, notamment de la somnolence. Je conseille cependant à mes patientes de ne pas excéder un dosage de 1 200 mg de vitamine C par jour », explique-t-elle.

Sucez des pastilles à base de zinc. « Le zinc est un important cofacteur, c'est-à-dire un élément déterminant qui facilite des douzaines de réactions métaboliques dans l'organisme », déclare Katherine Sherif, médecin. Il est probable que le zinc aide le système immunitaire. Les pastilles de zinc, prises selon le mode d'emploi, pourraient vous soulager dans un cas de rhume.

De l'eau, oui ; du soda, non. « Boire des liquides en grande quantité est essentiel si vous combattez un rhume », déclare le Dr Sherif. Évitez cependant les boissons à taux élevé de sucre.

« Les femmes devraient boire au mois huit verres de liquide chaque jour, et davantage lorsqu'elles ont un rhume, explique le Dr Sherif. Les sodas sucrés et les jus de fruits agissent comme des diurétiques, c'est-à-dire qu'ils favorisent la sécrétion urinaire. Ces boissons déshydratent la personne au lieu de remplacer les liquides que perd l'organisme durant son combat contre le virus ». De préférence, buvez des tisanes (sans caféine, qui sont également diurétiques), ou des boissons gazeuses sucrées artificiellement, ou encore mieux de l'eau.

Choisissez la bonne tisane. « Chaque tisane possède des propriétés thérapeutiques différentes, estime le Dr Sherif. Essayez une tisane à la menthe si, en plus du rhume, votre estomac est perturbé. La tisane à l'anis est également efficace contre les rhumes. »

Les secrets de la soupe au poulet. « La soupe au poulet est un symbole de bien-être, déclare le Dr Heilman. Et bon nombre d'études suggèrent que le bien-être est favorable à la guérison. »

Quand consulter son médecin

«Les rhumes sont en général rarement accompagnés de fièvre, déclare Anne L. Davis, médecin. Cependant, consultez sans tarder un médecin si votre fièvre persiste au-delà de 38 °C pendant plusieurs jours.»

Le Dr Davis conseille aux victimes d'un rhume de consulter un médecin si:

- leur rhume est accompagné d'une nouvelle toux ou d'une toux qui s'aggrave, si elles produisent du mucus verdâtre, jaunâtre ou sanguinolent. Une bronchite aiguë, une pneumonie, de l'asthme et des infections d'oreilles ou des sinus du nez peuvent compliquer la guérison d'un simple rhume. Communiquez immédiatement avec votre médecin si l'un des symptômes suivants se manifeste: douleur lancinante à la poitrine lorsque vous toussez ou respirez profondément, respiration sifflante ou essoufflement, maux d'oreilles ou maux de tête aigus, douleur et sensibilité au visage;
- contactez immédiatement votre médecin si vous souffrez d'une maladie chronique grave quelconque, comme une bronchite chronique ou une maladie cardiaque ou si les symptômes de votre rhume sont plus graves que d'habitude. Évitez de vous surmener si vous avez un rhume.

«Ainsi, si votre fièvre persiste au-delà de 38 °C et que vous êtes enceinte, consultez votre médecin sans tarder», déclare Michelle Lyndberg, épidémiologiste.

Une étude a révélé que la soupe au poulet pourrait ralentir le processus inflammatoire des rhumes. Au cours de cette étude, un chercheur a testé la soupe au poulet de sa grand-mère contre les neutrophiles, cellules sanguines qui se précipitent vers le site d'une infection pour lutter contre les bactéries et les virus envahisseurs, ce qui peut mener à de l'inflammation due au rhume et à de l'inconfort. Il a trouvé que la soupe diminuait de façon significative la destruction des neutrophiles. Même si ce chercheur a admis que certaines soupes commerciales offraient les mêmes bienfaits, l'élixir maison de sa grand-mère a remporté tous les honneurs en raison de son goût incontestable.

Préparez-vous une potion magique. « Le vieux remède maison (eau chaude, miel et citron) procure un certain soulagement contre la toux », déclare Anne L. Davis, médecin. Selon Dr Davis, il suffit de mélanger les ingrédients selon son goût.

Mettez-vous au lit. « La sensation de grande fatigue et de douleur musculaire causée par le rhume signale à votre corps qu'il est temps de se reposer, déclare Maureen C. Van Dinter. Le repos favorise la guérison ; rester à la maison pendant une journée ou deux pourrait donc écourter la durée de vos symptômes. »

Cessez de fumer. « Quelle bonne occasion de cesser de fumer », déclare le Dr Grobstein. La fumée irrite davantage les muqueuses tout en exacerbant les symptômes du rhume. Le Dr Sherif, pour sa part, suggère à ses patientes d'éviter les pièces enfumées en cas de rhume et de ne laisser personne fumer autour d'elles. Avez-vous besoin de plus de motivation ? Une étude menée auprès de 350 personnes a démontré que les fumeurs attrapaient plus le rhume que les non-fumeurs parce qu'ils étaient plus sensibles à l'infection.

Rides
Les meilleurs outils contre les sillons

Le marché est saturé de produits dont les fabricants de cosmétiques vantent les vertus antirides, mais qui ne sont pas efficaces.

Il existe cependant d'autres options, plusieurs d'entre elles ont l'appui des femmes dermatologues.

DEUX TYPES DE RIDES

Un rappel sur la façon dont les rides se forment pourrait vous aider à trouver votre meilleure stratégie antirides.

« Il existe deux formes de vieillissement de la peau : l'une intrinsèque et l'autre extrinsèque. Toutes les deux peuvent contribuer aux rides », déclare Ellen Gendler, médecin. Le vieillissement intrinsèque est un phénomène qui se produit lorsque les gènes que nous avons reçus de nos parents commencent à diminuer leur production de deux fibres conjonctives de l'organisme, le collagène et l'élastine. Le collagène soutient la peau et l'élastine lui donne sa souplesse. Ensemble, ces fibres donnent à la peau sa structure et son tonus. Après l'âge de trente ans, ces fibres conjonctives commencent à se dégrader, ce qui entraîne un affaissement de la peau.

« Le vieillissement extrinsèque est en fait un vieillissement produit par des facteurs environnementaux, surtout les dommages causés par le soleil », déclare le Dr. Gendler.

« Pour comprendre dans quelle mesure la génétique contribue au vieillissement de la peau et quel pourcentage est causé par le soleil, vous n'avez qu'à regarder attentivement le dessus de votre avant-bras avant de le tourner, et de le comparer à l'intérieur », suggère Anita Cela, médecin.

« La génétique est responsable de ce qui ce passe sous la peau, alors que l'exposition au soleil est coupable des dommages causés en surface », déclare le Dr. Cela. Plus précisément, les rayons ultraviolets A et B, rayons invisibles du soleil, s'infiltrent sous la surface de la peau, favorisant ainsi l'apparition de rides parce qu'ils endommagent les tissus conjonctifs.

Ce sont ces mêmes rayons qui stimulent la production de mélanine et donnent à la peau son bronzage, allure qui, ironiquement, est recherchée dans l'intérêt d'avoir l'air jeune et sensuel.

COMMENT ADOUCIR LES RIDES

Il ne suffit pas d'essayer de réparer les dommages déjà présents sur votre peau. Vous devez également penser à l'avenir et essayer de prévenir des dommages ultérieurs.

Heureusement, « nous avons le pouvoir de prévenir ce que nous n'aimons pas de notre peau », déclare Debra Price, dermatologue. Voici comment.

Achetez-vous des produits à base d'acides alpha-hydroxylés. « Afin d'atténuer les ridules et de prévenir l'apparition d'autres rides, faites des acides alpha-hydroxylés la base de votre régime quotidien de soins de la peau », suggère Eileen Lambroza, instructeur clinique de dermatologie.

Un régime qui fonctionne

Elen Gendler, médecin.

Tous les matins, Ellen Gendler, médecin, pratique ce qu'elle prêche. Elle applique sur son visage tous les soins de beauté qu'elle connaît et qui lui permettent de maîtriser ses rides.

La routine du Dr Gendler inclut:

- se laver le visage à l'aide d'une mousse nettoyante;
- appliquer une lotion à base d'acides alpha-hydroxylés qui éliminent les vieilles cellules pour laisser place aux nouvelles;
- appliquer un écran solaire qui agit également comme hydratant;
- appliquer son maquillage.

« J'utilise mon écran solaire comme crème hydratante et je ne fais que mettre le maquillage par dessus », déclare-t-elle.

Ces acides proviennent de la canne à sucre, des fruits et du lait. Ils ramollissent les vieilles cellules dans les rides à la surface de la peau et leur permet de tomber afin de laisser la place aux cellules plus jeunes qui étaient emprisonnées dessous. Elles alimentent également la surface de la peau, c'est-à-dire qu'elles remplissent les petits sillons appelés rides. Les acides alpha-hydroxylés sont d'excellents hydratants vendus en lotion ou sous forme de crème.

« L'acide glycolique, qui provient de la canne à sucre est l'acide alpha-hydroxylé le plus souvent utilisé. Vendu sous différents degrés de force, selon le pourcentage d'acide qu'il contient, cet acide alpha-hydroxylé est aussi disponible sous forme de gel. Les gels sont fabriqués pour les femmes plus jeunes qui ne requièrent pas les propriétés hydratantes des lotions. Les lotions sont destinées à celles qui ont besoin d'un hydratant léger, alors que les crèmes servent d'hydratants complets pour combattre l'assèchement de la peau et la formation de petites lignes causées par la sécheresse », déclare le Dr. Lambroza.

« Les mêmes acides alpha-hydroxylés sont utilisés tant dans la fabrication des produits peu coûteux que l'on trouve en pharmacie que dans celle des produits très huppés que l'on peut se procurer dans les sections de cosmétiques des grands magasins », déclare le Dr Lambroza.

Faites d'abord un test. « Avant d'utiliser les acides alpha-hydroxylés, étalez une goutte d'acide de 5 % sur une petite partie de peau sous votre mâchoire », déclare le Dr. Lambroza. Si aucune rougeur ni irritation ne se manifeste le jour suivant, vous pouvez vous laver le visage, l'assécher et appliquer les préparations avant d'appliquer votre écran solaire habituel.

Ne couvrez les yeux qu'à la fin. « Appliquez la préparation sur tout votre visage, jusqu'à la proximité des cils, déclare le Dr. Lambroza. Je vous conseille de faire d'abord votre visage et le contour de vos yeux en dernier, afin de ne pas appliquer une quantité trop importante autour des yeux », dit-elle. Cette préparation peut être utilisée sous les yeux, mais non pas sur les paupières. En outre, assurez-vous de suivre le traitement en appliquant une crème hydratante pour les yeux.

Un rituel quotidien. « Si aucune rougeur ou irritation n'est apparue après le test, vous pouvez utiliser la préparation une fois par jour, déclare le Dr. Lambroza. Vous ressentirez peut-être quelques picotements, qui prouvent l'action de l'acide, mais cette sensation disparaît habituellement en quelques minutes. Si vous n'avez pas d'irritation au bout quelques jours, vous pouvez faire votre traitement deux fois par jour, c'est-à-dire une fois le matin et une fois la nuit. "

DITES ADIEU AUX RIDES, POUR TOUJOURS

Les femmes médecins disent que si vous n'appliquez pas les soins nécessaires à votre visage afin de le protéger contre les rides, tous vos efforts antirides s'avéreront inutiles. Voici ce qu'elle conseille.

Doublez votre application d'écran solaire. « Je recommande habituellement à mes patientes d'utiliser deux écrans solaires en même temps si elles doivent passer la journée à l'extérieur », déclare le Dr. Gendlery.

L'indice de protection solaire n'indique que l'habileté du produit à contrer les effets des rayons ultraviolets B, mais ces rayons ne pénètrent que la couche supérieure de la peau. Vous devez également vous protéger contre les rayons ultraviolets A, qui pénètrent les couches profondes de la peau et qui causent ainsi des rides.

Il n'existe pas une grande gamme de produits qui protègent spécifiquement contre les rayons ultraviolets A. Et peu d'entre eux offrent une double protection. Demandez à votre pharmacien ou à votre dermatologue de donner leur nom. Pour un usage quotidien, un indice de protection 15 vous suffira. Mais si vous devez passer des heures au soleil, appliquez un deuxième écran solaire dont l'indice de protection sera plus élevé afin de mieux vous protéger contre les rayons ultraviolets B.

« Si vous allez nager ou participer à des sports d'extérieur qui vous font transpirer, utilisez un écran solaire étanche et appliquez-le de nouveau toutes les heures et demie », ajoute le Dr Price.

Oubliez les salons de bronzage. Les salons de bronzage devraient être appelés les salons de rides. Les propriétaires de ces salons et les manufacturiers d'équipements de bronzage prétendent que vous obtenez un « bronzage sécuritaire ». Mais ce n'est pas vrai. « L'équipement de bronzage produit des rayons qui peuvent provoquer des rides prématurées et causer le cancer de la peau », déclare Allison Vidimos, dermatologue. Toute femme qui veut éviter les rides ne devrait fréquenter de tels lieux.

Rides faciales
Comment éliminer les marques du temps

Vous souvenez-vous du jour où vous avez vu au cinéma votre premier film de science-fiction ? Dans ce film, les femmes étaient des androïdes.

Vous avez certainement remarqué que leurs visages à l'écran ne laissaient passer aucune émotion. En effet, ces automates qui avaient adopté une forme humaine ne riaient pas, ne souriaient pas et ne fronçaient pas non plus les sourcils. Elles semblaient regarder l'auditoire comme des poupées activées qui venaient de prendre vie.

« Dans la vie quotidienne, les femmes passent à travers toutes les émotions qui peuvent toucher l'espèce humaine. Et au bout d'environ 35 ans, ces émotions se révèlent sur leurs visages », déclare D'Anne Kleinsmith, dermatologue.

Si vous riez ou souriez beaucoup, une série de petites ridules apparaîtront à la commissure de vos lèvres, en même temps qu'une ride plus prononcée et profonde qui pourra s'étendre des commissures de votre bouche jusqu'à votre nez. Si vous froncez les sourcils, quelques lignes feront leur apparition entre ou au-dessus de vos sourcils. Ou elles s'étendront des commissures de votre bouche jusqu'à votre menton.

« Même si l'on sait que ces lignes sont le produit de notre façon de réagir à la vie sur le plan émotionnel, deux autres facteurs influencent leur profondeur et leur apparence à mesure que notre peau vieillit », déclare le Dr Kleinsmith. L'un d'eux est la structure osseuse dont on a hérité de notre famille, et l'autre est liée aux dommages causés sur les fibres élastiques de la peau de notre visage par une trop grande exposition au soleil.

UNE STRATÉGIE À DOUBLE VOLET

Les lignes d'expressions superficielles peuvent être réduites, voire évitées, en suivant les stratégies suivantes recommandées par les femmes médecins.

Essayez une crème hydratante à base d'acide glycolique. « Une crème ou une lotion hydratante à base d'acide glycolique (l'un des acides alpha-hydroxyles), en version synthétique, que l'on trouve dans les fruits et d'autres plantes, permettra d'éradiquer les lignes superficielles », déclare Margaret A. Weiss, médecin.

« Il est préférable d'utiliser une crème hydratante contenant un pourcentage d'acide glycolique de 8 à 10 % », ajoute Allison Vidimos, dermatologue. L'acide glycolique délogera les vieilles cellules de la surface de la peau et les remplacera par de nouvelles cellules plus jeunes, processus qui atténuera ou supprimera les ridules.

Portez un écran solaire. « Il n'y a qu'une seule façon de réduire ses rides, c'est de diminuer son exposition au soleil », déclare le Dr Weiss.

« Lorsque l'hydratant à base d'acide glycolique aura fini de sécher au bout de quelques minutes, étalez une couche d'écran solaire d'un indice de protection d'au moins 15 », déclare le Dr Kleinsmith. Si votre peau est sensible à l'acné, utilisez un gel. Si vous avez une peau sèche, optez pour une lotion ou une crème.

L'écran solaire préviendra les dommages ultérieurs causés aux fibres élastiques qui gardent votre peau ferme et douce, tout en arrêtant efficacement la formation de nouvelles rides et en empêchant les rides déjà présentes de se creuser davantage.

« Si vous avez la peau sensible, évitez les écrans solaires à action irritante qui contiennent du PABA ou de l'oxybenzone et utilisez seulement des produits composés de particules de dioxyde de titane », conseille le Dr Kleinsmith. Ces produits causent moins d'irritation.

« Faites une nouvelle application selon les directives qui se trouvent sur la notice », ajoute le Dr Kleinsmith. La plupart des écrans solaires seront efficaces toute la journée sous votre maquillage. Si vous pratiquez la natation, portez un écran solaire qui résiste à l'eau et réappliquez-en au besoin toutes les heures.

Ridules autour des lèvres
Comment contourner le problème

En vérité, ces petites lignes verticales au-dessus de la lèvre supérieure se développent seulement chez les femmes vers l'âge de 35 ans. Les hommes en sont épargnés.

« Chez les hommes, la peau qui se trouve au-dessus de leur lèvre supérieure supporte mieux le vieillissement, car leurs follicules pileux retiennent la peau », explique Diana Bihova, médecin et dermatologue. Les follicules pileux sont les tiges depuis lesquelles le poil — et dans le cas des hommes, la moustache — poussent.

« Mais le vieillissement n'est pas la seule cause des ridules qui se creusent autour de la lèvre supérieure », ajoute le Dr Bihova. L'effet destructeur du soleil sur l'élastine de la peau et sur les fibres de collagène qui procurent à la peau ses propriétés d'élasticité en sont également responsables. Si vous fumez, le simple fait de pincer vos lèvres autour d'une cigarette pourrait provoquer ces ridules. Le port du rouge à lèvres semble accentuer le problème de ridules chez de nombreuses femmes alors que la couleur semble s'étendre dans les petits sillons,

551

produisant ainsi ce que les compagnies de cosmétiques appellent des bavures.

SIX ÉTAPES POUR DES LÈVRES PLUS JOLIES

« Pour faire vraiment disparaître les ridules profondes, les femmes doivent avoir recours à des procédures médicales telles que des injections au collagène, des peelings chimiques et des traitements au laser », déclare Anita Sella, médecin.

Par bonheur, les lignes plus superficielles peuvent être réduites. Donc, si vos petites ridules commencent seulement à être visibles, voici quelques conseils de femmes médecins pour éviter qu'elles ne deviennent plus importantes.

Utilisez de l'acide glycolique. « Chaque matin, après vous être lavé le visage, appliquez une lotion à base d'acide glycolique autour de vos lèvres », déclare le Dr Bihova.

« L'acide glycolique favorisera la libération des vieilles cellules de la peau qui ont formé ces ridules qui seront remplacées par des cellules plus jeunes et plus lisses existant en-dessous. Appliquez la solution jusqu'à la ligne de vos lèvres, mais pas sur vos lèvres elles-mêmes », explique le Dr Bihova. Les lèvres sont composées de cellules muqueuses et non pas de cellules pileuses. Elles sont donc extrêmement sensibles au contact de l'acide glycolique. Si la lotion touchait vos lèvres, vous pourriez les brûler.

Appliquez une lotion hydratante. « Environ 10 minutes avant de mettre votre rouge à lèvres, appliquez une crème hydratante au-dessus de la lèvre supérieure afin de réduire davantage les lignes », dit le Dr Bihova. Choisissez une crème hydratante qui comprend un écran solaire de FPS 15, ou plus, afin de prévenir la formation d'autres lignes ou empêcher les ridules existantes de s'approfondir davantage. Vous pouvez utiliser l'écran solaire hydratant de votre choix sur le reste de votre visage.

Appliquez un fixatif pour lèvres. Afin de remplir les ridules existantes et de prévenir la migration du rouge à lèvres dans les ridules, ce qui les rend plus visibles, le Dr Bihova suggère d'appliquer un fixatif pour lèvres. N'importe quel fixatif fera l'affaire. Ces fixatifs, que vous pouvez vous procurer en pharmacie ou au comptoir de cosmétiques de n'importe quel magasin, produisent une légère enflure de la peau, juste au-dessus de la lèvre supérieure, et remplissent ainsi la plupart des ridules.

« Un fixatif pour lèvres peut également agir comme fond de teint », déclare le Dr Bihova. Cette substance permettra de fixer en place le rouge à lèvres et de prévenir les bavures.

Appliquez de la poudre. « Vous pouvez mettre un peu de fond de teint en poudre sur vos lèvres avant d'appliquer le fixatif et le rouge à lèvres », déclare le Dr Bihova.

Faites le contour de vos lèvres. « À l'aide d'un crayon à lèvres, tracez le contour de vos lèvres avec la couleur du crayon puis colorez les lèvres avec le même crayon, ou un autre dont la couleur se rapproche de la couleur utilisée pour le contour », déclare le Dr Bihova. Certains crayons créent des bavures, d'autres pas. La seule façon de le savoir est d'en essayer différentes marques.

Colorez, puis bloquez. Appliquez ensuite votre rouge à lèvres comme vous le faites d'habitude, en faisant attention de ne pas dépasser l'intérieur des lignes. Ensuite, afin de vous assurer que la couleur du rouge à lèvre tient bien, essuyez-vous les lèvres délicatement avec un mouchoir », déclare le Dr Bihova.

Ronflement
Le problème de tout le monde

*U*ne nuit, une femme ronflait tellement fort que les voisins ont téléphoné à la police afin de faire arrêter le bruit.

« Nous pensons tous que les ronflements sont un phénomène normal voire parfois amusant », déclare Kristyna M. Hartse, titulaire d'un doctorat. « Et pourtant il tout à fait anormal de ronfler. »

Selon le Dr Hartse, et d'autres spécialistes du sommeil, des ronflements intenses peuvent perturber les bons mariages et aggraver les mauvais.

Alors, qui ronfle le plus, les hommes ou les femmes ?

QUAND CONSULTER SON MÉDECIN

Les ronflements peuvent être un symptôme d'une apnée du sommeil, trouble respiratoire caractérisé par des ronflements explosifs entrecoupés de moments de silence. Durant ces pauses, qui peuvent durer de 10 secondes ou plus, le ronfleur cesse de respirer une douzaine ou une centaine de fois chaque nuit. Résultat : le ronfleur se réveille très fatigué. Pire encore, l'apnée du sommeil peut conduire à des accidents causés par la fatigue.

« Si votre partenaire ou vous-même ronflez très intensément et que vous ne réagissez pas favorablement aux remèdes maison au bout de quelques semaines, consultez un spécialiste du sommeil qui évaluera votre cas », déclare Laurel Wiegand. « De nos jours, il existe un nombre croissant de techniques efficaces qui peuvent régler les problèmes de ronflement », ajoute le Dr Wiegand.

« Les hommes sont plus souvent conduits chez le médecin par leur femme pour solliciter un traitement contre les ronflements », selon Nancy Collop, médecin. Mais elle n'attribue pas ce malaise aux hommes seulement. « Il est fort possible que les femmes ronflent autant, et aussi intensément, que les hommes, surtout à mesure qu'elle vieillissent. Mais les hommes semblent dormir plus profondément que les femmes, et leur sommeil est donc moins perturbé par le ronflement de leur épouse. »

ALLONS ... TOURNEZ-VOUS

Afin de retrouver cette sensation de détente totale, essayez les remèdes maison suivants. Ces remèdes s'appliquent aux ronfleurs, hommes ou femmes.

Dormez sur le côté. « Les ronflements empirent habituellement quand la personne dort sur le dos », déclare Laurel Wiegand, médecin. Essayez donc de pousser la personne qui ronfle à côté de vous, elle se tournera alors sur le côté ou sur le ventre. »

Cousez une balle dans le pyjama. « Cousez une petite poche à l'arrière du pyjama ou du T-shirt et mettez-y une balle de tennis », déclare le Dr Hartse. De cette façon, le ronfleur trouvera que dormir sur le dos est trop inconfortable et dormira sur le côté. »

Procurez-vous des bouchons auriculaires. « Si les ronflements vous dérangent que de temps en temps, procurez-vous des bouchons auriculaires en mousse », suggère le Dr Wiegand. Gardez-en une paire sur votre table de nuit et utilisez-les si les ronflements de votre partenaire vous tiennent éveillée. »

Cessez de boire de l'alcool. « L'alcool détend tous les muscles de la gorge qui vibrent », déclare le Dr Wiegand, et cela varie selon la quantité d'alcool consommée : plus vous buvez, plus fort vous ronflerez.

Perdez du poids. « Le fait de perdre quelques kilos peut réduire l'intensité des ronflements ou même les faire disparaître », déclare le Dr Wiegand.

Ne fumez pas. « La cigarette peut provoquer une enflure et une inflammation des tissus de la gorge qui, lorsqu'ils sont enflés, sont plus aptes à vibrer et à produire des ronflements », déclare le Dr Wiegand.

Essayez un vaporisateur nasal. « Si les ronflements occasionnels sont causés par un rhume, le ronfleur pourrait en être soulagé en utilisant un vaporisateur nasal, ou un décongestionnant en vente libre, avant de se coucher », suggère le Dr Wiegand. Assurez-vous de suivre les recommandations notées sur l'emballage.

Rosacée
Comment combattre l'érythème facial

*V*ictoria a la peau claire, presque translucide, qui tourne en un rose éclatant quand elle se fâche, quand elle a chaud, qu'elle est intimidée ou qu'elle a pris un verre de vin de trop.

Mais depuis qu'elle a atteint la trentaine, le rose de sa peau est devenue rouge. Et cette couleur se manifeste plus souvent accompagnée de petites grosseurs, de boutons et de vaisseaux sanguins éclatés tout autour de son nez.

D'après le médecin de Victoria, les érythèmes faciaux dont elle est victime sont le prélude à la rosacée, maladie de peau au cours de laquelle les vaisseaux sanguins du visage ont tendance à s'élargir, à s'engorger de sang et à rendre le visage aussi rouge qu'un homard.

Personne ne connaît vraiment ce qui cause ce malaise, mais les médecins ont constaté que les femmes au teint pâle dont les ancêtres étaient irlandais ou celtes ont plus de risques d'en souffrir », déclare Karen S. Harkaway, médecin.

Mais qu'est-ce qui déclenche l'érythème ? « Les aliments épicés, l'alcool, le stress émotionnel, la chaleur et l'humidité sont les principaux coupables », déclare Mary Lupo, médecin.

« Malheureusement, la rosacée est une maladie chronique qui apparaît, puis disparaît », déclare Deborah S. Sarnoff, médecin. Les médecins traitent souvent cette maladie à l'aide d'antibiotiques topiques sur ordonnance, conçus pour lutter contre les infections parasitaires.

COMMENT ARRÊTER L'ÉRYTHÈME.

« Il peut arriver que les médicaments ne soient pas efficaces », déclare le Dr Sarnoff. Voici donc ce que vous pouvez faire lorsqu'une crise se manifeste.

Appliquez une compresse froide. « Trempez un linge dans de l'eau glacée et appliquez-le sur les parties rouges de votre visage », déclare le Dr Harkaway. Le froid resserrera les vaisseaux sanguins dilatés et interrompra le processus inflammatoire.

Utilisez un fond de teint teinté. « Si vous êtes sensible à de nombreuses crises, utilisez un fond de teint teinté de vert, que vous trouverez dans les magasins de soins de beauté », déclare le Dr Harkaway. Le vert combiné au rouge de votre visage réussira à le neutraliser complètement.

COMMENT PRÉVENIR LES RÉCIDIVES.

Heureusement, la maîtrise de la rosacée est souvent très facile. Il s'agit de traiter sa peau délicatement et d'éviter tout facteur qui pourrait déclencher une crise. Voici ce que vous suggèrent les femmes médecins.

Procurez-vous un nettoyant doux. Utilisez un nettoyant facial liquide contenant du sulfate laurique de sodium ou du lauryl sulfosuccinate sodique. Ces deux ingrédients nettoieront votre peau doucement sans causer de stimulation qui pourrait provoquer l'irritation.

Soulagez votre peau à l'aide de camomille. On sait que la camomille soulage les peaux sensibles à la rosacée. Le Dr Lupo suggère donc d'utiliser des nettoyants, des savons et des crèmes hydratantes à base de camomille.

Évitez les produits abrasifs. « Toute forme d'abrasion sur la peau peut provoquer une crise de rosacée », déclare le Dr Lupo. Laissez donc ces produits aux personnes moins sensibles.

Essayez d'éviter les crèmes contre les rides. « Si vous souffrez de rosacée et que vous voulez utiliser une crème antirides qui contient des acides alphahydoxiliques, n'en abusez pas », déclare le Dr Lupo. Lisez attentivement les conseils sur l'emballage du produit et procurez-vous une crème dont le pourcentage d'acides est inférieur à 2,5 %», ajoute-t-elle. Les instructions figurant sur le mode d'emploi pourraient vous permettre d'appliquer la crème deux fois par jour, mais dans votre cas, une application quotidienne suffit. Et si vous constatez une rougeur quelconque après l'application, cessez d'utiliser le produit.

Appliquez un hydratant à base de concombre. « Après vous être nettoyé la peau, et avoir appliqué une préparation à base d'acide alphahydroxilée, hydratez votre peau avec un produit qui contient des extraits de concombre », déclare le Dr Lupo. Personne ne sait pourquoi, mais les lotions au concombre semblent soulager les peaux sensibles à la rosacée.

Procurez-vous des cosmétiques pour les peaux sensibles. « Il est prouvé que les agents chimiques utilisés dans la plupart des cosmétiques irrite les peaux sensibles, utilisez donc seulement les produits spécifiques pour peaux sensibles », déclare le Dr Lupo. Les substances chimiques contenues dans ces produits sont moins puissantes et moins irritantes que celles des autres produits.

Restez à l'ombre. « Ne vous exposez pas au soleil, déclare le Dr Lupo. Le soleil provoquera une poussée de rosacée et aucun un fond de teint ou écran solaire pourra prévenir la crise.

Utilisez des écrans solaires à base de dioxyde de titane. « Même à l'ombre, vous êtes exposée à la lumière du soleil de façon indirecte. Vous devriez donc utiliser un écran solaire en permanence », déclare le Dr Lupo. Évitez les écrans solaires chimiques et procurez-vous plutôt un écran ayant comme ingrédient principal le dioxyde de titane. Cette substance irrite moins les peaux sensibles.

Restez au frais. « Comme la chaleur est l'une des causes principales des crises, portez plusieurs couches de vêtements légers afin de pouvoir les enlever facilement si vous avez trop chaud, quel que soit l'endroit où vous vous trouvez », déclare le Dr Lupo.

En outre, prenez des bains et des douches tièdes.

Évitez de porter de la laine. Si vous souffrez de rosacée, il est préférable que vous évitiez de porter de la laine, car elle vous tiendra au chaud et accentuera la rougeur et les irritations.

Choisissez des aliments frais. Les aliments épicés provoquent des rougeurs sur la peau des personnes atteintes de cette maladie. Le Dr Lupo recommande à ses patientes d'éviter les aliments préparés avec des poivrons forts ou du raifort.

Rots

Comment les maîtriser

Un rot, c'est de l'air avalé qui revient à la surface. Il est habituellement accompagné d'un son bruyant et embarrassant.

« En fait, 70 % de l'air contenu dans le tube digestif est de l'air que l'on avale », déclare Ernestine Hambrick, médecin.

En général, on avale de l'air parce que l'on mange trop vite, que l'on consomme des boissons gazeuses ou que l'on mâche du chewing-gum, ou encore en signe de nervosité. Manger et parler en même temps est sûrement la façon la plus courante d'avaler de l'air. « Avec chaque bouchée, nous ingurgitons de l'air », déclare Robin Karlstadt, gastro-entérologue.

COMMENT DIGÉRER EN SILENCE

« Voici quelques trucs faciles qui peuvent réduire les rots », déclarent des médecins.

Essayez le siméthicone. « Disponible en vente libre, cette solution vous permet de roter, et donc de faire disparaître le ballonnement », déclare le Dr Karlstadt.

Évitez les boissons gazeuses et le chewing-gum. « Certains aliments et boissons favorisent la production de flatulences ou de rots. Évitez donc de consommer des boissons gazeuses et de mâcher du chewing-gum », déclare le Dr Karlstadt.

Buvez avec une paille. « En buvant avec une paille, vous avalerez moins d'air », déclare Ann Ouyang, médecin.

Mastiquez bien vos aliments. « Plus vous mangerez rapidement, plus vous avalerez d'air », déclare le Dr Hambrick. Si vous mâchez bien vos aliments avant de les avaler, il est fort probable que moins d'air passera dans votre tube digestif.

Prenez au moins quelques bouchées. « Vous n'avez rien mangé de la journée ? Si votre estomac est vide, il se remplira d'air », déclare le Dr Karlstadt.

Le problème, c'est que l'air ne reste pas stagnant. Tôt ou tard, il se libérera en flatulence, mais vous ne pouvez pas savoir quand cela arrivera.

Portez des vêtements moins serrés. « Parfois, le simple fait de porter des vêtements trop serrés, – ceinture, pantalon ou jupe – peut forcer la régurgitation d'air », déclare Linda Lee, médecin. Afin de réduire le plus possible les rots, portez des vêtements confortables et larges.

Saignements de nez
Comment arrêter un saignement de nez

V ous n'avez fait qu'éternuer jusqu'à maintenant. Mais soudain, voici que vous saignez du nez.

« On saigne très facilement du nez. En effet, les vaisseaux sanguins à l'intérieur du nez se trouvent à la surface et ils peuvent donc facilement se rompre », déclare Karen Pacheco, médecin.

RESTEZ CALME

« Il est important de ne pas paniquer », déclare le Dr Pacheco. « Vous pouvez interrompre 99 fois sur 100 vous-même votre saignement de nez sans intervention médicale. Encore faut-il que vous sachiez quoi faire. »

Pincez-vous le nez. « Utilisez votre pouce et votre index et pincez vos narines », déclare Susan Suchs, médecin. « Si vous saignez toujours du nez cinq minutes plus tard, pincez à nouveau vos narines pendant

QUAND CONSULTER SON MÉDECIN

Obtenez des traitements d'urgence pour votre saignement de nez si vous éprouvez l'un des problèmes suivants :

- Si vous ne pouvez pas respirer par l'une des narines après avoir reçu un coup sur le nez, vous pourriez avoir le nez cassé. Appliquez de la glace et une pression et voyez votre médecin ou rendez-vous à la salle d'urgence en vue d'obtenir un diagnostic.
- Si vous avalez du sang en quantité abondante, le saignement de nez pourrait provenir d'une partie profonde de votre nez. « Cette situation est typique chez les gens qui ont reçu un coup sur le visage. »
- Consultez également votre médecin si vous souffrez de saignements de nez fréquents sans raison apparente.

quinze bonnes minutes », déclare le Dr Suchs. Si les saignements continuent encore, il est grand temps de consulter un médecin.

Appliquez de la glace. « Si vous avez reçu un coup sur le nez, appliquez de la glace et une pression », déclare le Dr Suchs. « La glace permettra de réduire l'enflure et ralentira les saignements. »

Allongez-vous et appliquez sur votre nez un sac rempli de glaçons enveloppé dans une serviette.

Ne vous mouchez pas. « Si vous avez réussi à maîtriser votre saignement de nez en exerçant une pression dessus, ne vous mouchez pas », déclare le Dr Pacheco.

« Vous pourriez déloger le caillot qui s'est formé et vous recommencerez à saigner du nez ».

Oubliez le coton. « Ne mettez pas de coton dans votre nez pour arrêter un saignement. Le coton adhérera à la croûte qui se formera à l'intérieur du nez et dès que vous le retirerez, vous provoquerez un autre saignement de nez », déclare le Dr Suchs.

Sautes d'humeur
Remède contre les hauts et les bas

L a bonne humeur est un état très fragile. Alors qu'un élément plus stable, comme le plutonium prendra près de 25 000 années à se désintégrer, la bonne humeur peut se dissiper en quelques minutes. Même si vous partez le matin à votre travail en sifflant, vous pourriez vous retrouver tout à fait dépressive ou nerveuse quelques minutes plus tard en arrivant au bureau.

Certaines d'entre nous sont plus sensibles aux sautes d'humeur que d'autres, mais nous en sommes toutes victimes. « Les smoments passagers de dépression ou d'anxiété sont très courants », déclare Susan Nolen-Hoeksema, titulaire d'un doctorat.

« Les femmes semblent être plus sensibles à ces sautes d'humeur que les hommes », déclare le Dr Nolen-Hoeksema. « Des études ont démontré que les femmes semblent se concentrer davantage sur les sentiments négatifs — ou s'en inquiéter —, ce qui peut aggraver leur mauvaise humeur. »

« Certaines modifications hormonales peuvent rendre les femmes plus susceptibles à changer d'humeur », déclare Bonnie Spring, titulaire d'un doctorat. C'est pourquoi certaines d'entre nous découvrent que leur humeur est changeante la semaine précédant leurs règles, après un accouchement ou durant leur ménopause.

COMMENT STABILISER LA PENDULE

« Même quand vous vous sentez très sujette aux sautes d'humeur, vous pouvez en atténuer la gravité ou même les éviter entièrement », déclarent les médecins. Voici comment.

Agissez, ne ruminez pas. Si vous sentez que vous sombrez dans la dépression ou l'anxiété, levez-vous et faites quelque chose : allez marcher, nettoyez votre garde-robe ou votre bureau. « Une des meilleures façons d'empêcher une émotion de s'aggraver est de faire quelque chose qui vous donne l'impression de maîtriser la situation ou de réaliser quelque chose », déclare le Dr Nolen-Hoeksema.

Faites de l'exercice pendant 20 minutes. « Nous savons toutes que l'exercice est un antidépresseur », explique le Dr Spring. Au cours d'une étude menée à l'université du Texas, des femmes ont rapporté avoir ressenti une amélioration significative de leur humeur après avoir marché environ 20 minutes ou plus.

Distrayez-vous. N'importe quelle activité peut vous aider à changer d'humeur. Si vous cessez de ruminer pendant quelques minutes, vous aurez une meilleure idée de ce qui a déclenché votre saute d'humeur et cela vous permettra de penser plus clairement à ce que vous devez faire.

« Repensez au problème plus tard, quand vous ne serez plus sensible ou vulnérable aux sautes d'humeur. Vous pourrez alors essayer d'imaginer ce qui vous a perturbé et comment vous pourriez modifier votre comportement », déclare le Dr Nolen-Hoeksema.

Soyez rationnelle. « Parfois, vous êtes peut-être trop dépressive ou trop anxieuse pour penser à autre chose, même temporairement », déclare le Dr Nolen-Hoeksema. Lorsque cela se produit, vous pouvez obtenir une meilleure appréciation de la situation, voire du soulagement en vous posant les trois questions clés suivantes : Tout d'abord, qu'est-ce qui vous prouve que ce que vous pensez se matérialisera. Si vous avez peur de perdre votre travail parce que vous avez pas été promue, évaluez toutes les données avant de porter un jugement. Si vous faites un travail de qualité dans les délais impartis, votre anxiété n'est vraiment pas fondée.

Ensuite, demandez-vous s'il y a d'autres façons d'envisager la situation. Peut-être votre copain est-il très renfermé parce qu'il a des problèmes au travail et non pas parce qu'il veut vous quitter. Parlez-lui.

Enfin, comment réagiriez-vous en face de la pire situation ? Vous pourriez par exemple essayer de trouver un nouveau travail, ou si vous et votre ami avez décidé de vous quitter, ce ne sera pas facile, mais vous pourriez faire une nouvelle rencontre.

Obtenez une deuxième opinion. « Afin de vous aider à penser rationnellement, parlez de vos sentiments avec une amie », déclare le Dr Nolen-Hoeksema.

Gâtez-vous un peu. « Si vous sombrez dans une humeur dépressive ou anxieuse, le fait de vous dorloter pourrait s'avérer efficace », déclare le Dr Spring. Prenez un bain moussant, achetez-vous des fleurs, écoutez la musique de votre compositeur préféré ou dressez une liste des nouvelles activités que vous pourriez commencer pour retrouver votre humeur.

Mangez ce qui vous plaît. « Certains aliments ou certaines combinaisons d'aliments déclenchent une série de réactions chimiques dans le cerveau qui permettent de déterminer si vous êtes satisfaite et heureuse d'une part ou anxieuse et dépressive d'autre part », déclare Elizabeth Somer, nutritionniste.

Si vous glissez vers la dépression, Elizabeth Somer vous suggère de manger des en-cas qui combinent à la fois les protéines et les glucides, par exemple un demi sandwich à la dinde. « Cette combinaison permettra de stimuler les neurotransmetteurs, agents chimiques vivants naturels du cerveau. »

Mangez un bretzel. « Et si l'anxiété vous étouffe, un en-cas à base de glucides comme un grillé nappé de confiture pourrait s'avérer l'aliment idéal », déclare Elizabeth Somer. Cette combinaison stimule les neurotransmetteurs qui déclenchent le calme ; cela pourrait cependant entraîner une légère somnolence.

Oubliez l'alcool. « L'alcool est essentiellement un dépresseur. Si vous êtes déjà mélancolique, vous ne ferez qu'aggraver votre situation », déclare Elizabeth Somer. Il ne faut pas espérer trouver du réconfort dans la boisson.

Attention à la caféine. « La caféine est un stimulant qui augmentera votre anxiété, surtout si vous êtes nerveuse », déclare Elizabeth
Somer. Arrêtez donc dans ce cas le café, le thé, les colas et le chocolat.

Dormez suffisamment. Si vous êtes très sensible aux sautes
d'humeur lorsque vous manquez de sommeil, dormez suffisamment
surtout lorsque vous approchez de périodes qui vous rendent plus vulnérables, comme celle des règles. Si vous souffrez d'insomnie, essayez
différents remèdes jusqu'à ce que vous trouviez celui qui vous convient
le mieux.

Sciatique
Comment vous débarrasser
des élancements douloureux

S i vous souffrez d'une sciatique, vous avez de la difficulté à vous
tenir debout, à vous asseoir et même à sortir un litre de lait du
réfrigérateur sans que la sensation d'une aiguille brûlante ne vous
élance dans la jambe. Et vous vous demandez sûrement ce qui a pu
causer le problème.

« La douleur provoquée par la sciatique a son origine dans la
colonne vertébrale », déclare Leena I. Kauppila, médecin. La cause la
plus courante de la sciatique est une compression de l'un des nerfs de
la colonne vertébrale », explique-t-elle. Ce nerf, qui transporte
habituellement les influx électriques depuis la colonne jusqu'à votre
membre inférieur, est coincé ou irrité. Et la douleur que vous ressentez
est la façon la plus simple qu'a ce nerf de vous signaler l'existence d'un
problème que vous devez résoudre. « La sciatique affecte rarement les
deux fesses ou les deux jambes à la fois. »

« Certaines substances chimiques, produites naturellement par
l'organisme en réaction à une blessure dans le bas du dos, pourrait irriter ce nerf », déclare Carol Hartigan, médecin. D'autres fois, les con-

tenus gélatineux de l'un des disques circulaires de la colonne pourrait s'écouler, à la suite d'une réaction à une blessure, et comprimer le nerf.

« Chez les femmes âgées de plus de 50 ans, le vieillissement normal de la colonne pourrait provoquer des projections osseuses qui pinceraient ou irriteraient le nerf », déclare le Dr Hartigan.

Une autre cause de la sciatique est l'arthrite qui se manifeste dans la colonne vertébrale et peut pincer ou irriter le nerf », déclare Mary Ann Keenan, médecin.

LES REMÈDES EFFICACES

« Par bonheur, la douleur provoquée par la sciatique disparaît d'elle-même en un mois », déclare le Dr Hartigan. Mais un mois, c'est long quand on souffre. Entre-temps, voici ce que vous suggèrent les femmes médecins afin d'alléger votre inconfort.

Prenez une douche, puis faites des étirements. « Si la douleur musculaire, le spasme musculaire, ou une blessure dans le bas du dos est responsable de la sciatique, prenez une douche, déclare le Dr Keenan. Prenez appui sur une barre ou autre structure solide afin de ne pas tomber et laissez l'eau tiède couler sur votre corps pendant 5 à 10 minutes, surtout sur votre dos. En vous retenant, inclinez-vous doucement depuis la taille sans toutefois vous faire souffrir. Gardez cette position pendant quelques secondes, explique le Dr Keenan puis revenez à la position de départ. Tenez-vous droite pendant quelques secondes puis inclinez-vous vers l'arrière sans toutefois ressentir de la douleur. Gardez cette position pendant quelques secondes puis revenez de nouveau à la position de départ. Répétez les mêmes exercices d'étirements doux de chaque côté, déclare le Dr Keenan. Dès que vous aurez terminé, vous aurez certainement maîtrisé les spasmes musculaires qui pourraient être responsables de votre douleur. »

« Ne restez pas trop longtemps sous la douche, ne prenez pas de bain à remous et n'utilisez pas un coussin chauffant plus de 30 minutes », conseille le Dr Keenan. Trop de chaleur pourrait vraiment exacerber la douleur en augmentant l'enflure.

Essayez la glace. Afin de réduire la douleur et l'inflammation, le Dr Hartigan recommande d'appliquer un sac de glaçons toutes les quelques heures sur les parties endolories, que ce soit le dos, les fesses ou les jambes, pendant 10 à 15 minutes de suite. N'oubliez pas de mettre les glaçons dans une serviette, ou trempez cette serviette dans de l'eau glacée.

QUAND CONSULTER SON MÉDECIN

« Vous devriez consulter votre médecin si la douleur de la sciatique persiste pendant plus de 4 semaines », déclare Carol Hartigan, médecin.

Si, ce qui arrive très rarement, le problème était en fait une hernie discale, votre médecin recommanderait peut être des injections à la cortisone ou une intervention chirurgicale afin d'alléger la pression sur le nerf.

« Par ailleurs, une manipulation de la colonne vertébrale par un chiropracteur ou tout autre omnipraticien ne devrait jamais être pratiquée sur quelqu'un qui souffre d'une douleur d'une sciatique », conseille le Dr Hartigan. Cela pourrait aggraver le cas. Il en est de même pour les massages, car ils peuvent contribuer à une inflammation, ce qui intensifierait les symptômes.

Vous devriez également consulter votre médecin si la douleur de la sciatique est accompagnée d'une perte de poids inhabituelle, de fièvre, d'une difficulté à maîtriser les mouvements intestinaux ou de la vessie et que vous avez une sensation d'engourdissement dans les fesses, le rectum ou le vagin, ou si vous avez plus de 50 ans », ajoute-t-elle.

Fabriquez un coussin naturel. Achetez-vous dans un magasin de fournitures médicales ou à la pharmacie une ceinture de soutien élastique pour le dos. Ce soutien comprime l'abdomen, ce qui crée un coussin interne d'air qui soulage et protège les nerfs autour de votre colonne vertébrale.

Étirez-vous toutes les 30 minutes. « Le mouvement favorise la circulation sanguine et peut réduire l'inflammation associée aux parties endommagées, comme les disques », déclare le Dr Hartigan. Donc, ne restez pas assise pendant trop longtemps lorsque vous êtes atteinte d'une sciatique.

Marchez toutes les heures. « Marcher de trois à cinq minutes toutes les heures favorisera également la guérison », déclare le Dr Keenan.

Seins sensibles

Comment soulager la douleur
et la sensibilité

Chaque fois que vous vous promenez sur une plage, vous remarquez sûrement que les femmes ont des seins de toutes les tailles et de toutes les formes. Les problèmes liés aux seins sont tout aussi divers. Certaines femmes constatent qu'elles ont les seins douloureux juste avant ou durant leurs règles, d'autres ont des grosseurs qui les inquiètent. Certaines femmes ne souffrent d'aucun problème jusqu'à ce qu'elles se rendent chez leur médecin pour leur mammographie annuelle et grimacent à la pression que cela exerce sur leurs seins.

FAITES ENDOSSER LA FAUTE À VOS RÈGLES

Les spécialistes estiment que la sensibilité des seins chez la plupart des femmes va et vient avec leur cycle menstruel. Juste avant et durant les règles, des taux plus élevés que d'habitude d'œstrogène, hormone féminine, peuvent causer un gonflement de l'un ou des deux seins et les rendre ainsi très sensibles. L'inconfort peut varier d'une sensibilité légère chez certaines femmes à une douleur atroce chez d'autres. (Les contraceptifs oraux peuvent produire des effets similaires.) Chez de nombreuses femmes, la sensibilité mensuelle des seins disparaît au moment de la ménopause, à moins qu'elles ne subissent un traitement d'hormonothérapie substitutive.

Parfois, les changements prémenstruels favorisent le développement de kystes sensibles, mais inoffensifs, sur les glandes mammaires du sein. Ce phénomène était appelé autrefois maladie fibrocystique; mais ces petites poches remplies de liquide sont très normales. Les changements fibrocystiques sont moins apparents chez les femmes de plus de 35 ans, car, avec l'âge, le tissu glandulaire des femmes, où les kystes du sein ont tendance à apparaître, est remplacé par du tissu adipeux.

Comment atténuer l'inconfort des mammographies

Les médecins estiment qu'une mammographie (radiographie à faible intensité des seins) est la seule et la meilleure façon de détecter tôt un cancer du sein, à son stade le plus favorable à un traitement. Cependant, les femmes ne sont souvent pas fidèles à leur rendez-vous ou l'ajournent.

La raison : les mammographies sont douloureuses. «Afin d'obtenir une radiographie claire, le technicien doit comprimer les seins entre deux plaques de plastique, explique Ellen Yankauskas, médecin. Donc, si vos seins sont moyennement sensibles, et même s'ils ne le sont pas, le test peut être inconfortable.»

Le Dr Yankauskas offre le conseil suivant aux femmes afin de réduire l'inconfort :

- prévoyez de passer votre test environ une semaine après la dernière journée de vos règles, lorsque l'enflure et la sensibilité des seins est à son minimum ;
- quelques semaines avant votre rendez-vous, réduisez votre consommation de caféine et prenez entre 200 à 400 unités internationales (UI) de vitamine E tous les jours ;
- juste avant votre mammographie, prenez une dose régulière d'ibuprofène ou de paracétamol ;
- si la douleur persiste en dépit de ces mesures préventives, appliquez une compresse de glace et prenez un analgésique en vente libre supplémentaire, en cas de besoin.

QUELQUE CHOSE DE VIEUX, QUELQUE CHOSE DE NOUVEAU

En prenant pour acquis que votre médecin vous a assuré que vous n'avez rien de sérieux, voici quelques conseils donnés par des femmes médecins et des professionnels de la santé, si vous avez les seins sensibles ou douloureux.

Réchauffez doucement. «En maintenant une compresse chaude, une serviette chauffée ou un coussinet chauffant sur vos seins pendant

10 à 15 minutes, vous obtiendrez un certain soulagement si vos seins sont très sensibles », déclare Ellen Yankauskas, médecin. »

Rafraîchissez l'enflure. « L'enflure inconfortable des tissus des seins qui se produit souvent avant et durant les règles peut être soulagée en appliquant des compresses froides », déclare le Dr Yankauskas. Enveloppez des glaçons dans une serviette ou servez-vous de sacs de légumes surgelés. Moulez-les autour de vos seins et laissez-les en place jusqu'à ce qu'ils se réchauffent. Répétez au besoin. (Ne mangez jamais les aliments qui ont été dégelés puis surgelés à nouveau. Faites une marque sur l'emballage de ces sacs avant de les remettre au congélateur.)

Portez un soutien-gorge qui soutient bien. « Le simple fait de ne pas porter de soutien-gorge peut contribuer à la douleur des seins », déclare Michele A. Gadd, médecin. Le poids des seins eux-mêmes peut contribuer à l'inconfort. « Pour cette raison, de nombreuses femmes constatent que porter un bon soutien-gorge leur est très salutaire. »

« Portez un soutien-gorge qui ne crée pas d'irritation supplémentaire », suggère le Dr Yankauskas. Regardez bien la coupe et vérifiez qu'il n'existe aucune couture ou quoi que ce soit qui pourrait appuyer sur vos seins. S'il est muni d'une armature, assurez-vous qu'elle est bien recouverte afin d'éviter tout frottement sur votre peau.

« Ce n'est pas le bon moment du mois pour porter votre soutien-gorge en dentelle, dit-elle, essayez plutôt un soutien-gorge de sport. »

Adoptez le soja. « Dans des sociétés où les fèves de soja font partie du régime alimentaire, les femmes ont moins de problèmes aux seins », déclare le Dr Yankauskas. Les fèves de soja et tous les aliments fabriqués à partir de soja contiennent des isoflavones, substances se produisant naturellement, qui sont converties en un type d'hormones et peuvent maîtriser certains effets indésirables de l'œstrogène dans l'organisme, limitant ainsi la sensibilité des seins.

Donc, la prochaine fois que vous mangerez des mets chinois, commandez un plat principal avec du tofu plutôt que de la viande. Versez du lait de soja sur vos céréales. Vous pouvez trouver du lait de soja ou des produits à base de soja dans les magasins d'alimentation naturelle.

Supprimez le sel. « Le sel active la rétention d'eau, déclare le Dr Yankauskas. Si votre sensibilité aux seins est associée à ce problème, surveillez votre consommation de sel. »

Arrêtez la caféine. « Si vous éprouvez de la sensibilité aux seins, abstenez-vous de prendre de la caféine sous toutes ses formes, conseille Tina Hieken, médecin. Le coupable semble être un composé chimique contenu dans la caféine qui peut stimuler les tissus mammaires et provoquer de la douleur. »

« Vous pourriez ressentir une nette amélioration en prenant simplement une ou deux tasses de café par jour, déclare le Dr Yankauskas. Cependant, certaines femmes sont très sensibles et ne devraient consommer aucun produit à base de caféine. »

« Soyez patiente si vous réduisez votre consommation de caféine, explique le Dr Hieken. Il se pourrait que vous ne constatiez aucune différence avant quelques semaines, voire quelques mois. »

Préparez-vous une tisane. « Certaines tisanes vendues dans les magasins d'alimentation naturelle agissent comme de légers diurétiques en éliminant une partie du liquide qui contribue à la sensibilité des seins », déclare le Dr Yankauskas.

Soulagez la douleur à l'aide d'huile d'onagre. « Bien qu'il n'existe aucune explication scientifique, la consommation de cette huile soulage les douleurs du sein chez environ 30 % des femmes qui me consultent », déclare le Dr Gadd. Les magasins d'alimentation naturelle vendent cette huile sous forme de comprimés. « Prenez donc trois comprimés le soir avant d'aller au lit lorsque vos seins sont très sensibles. »

Essayez la vitamine E. « Certaines études ont démontré que prendre une quantité de vitamine E un peu plus forte que la quantité recommandée se révèle très efficace dans le soulagement de la sensibilité des seins et de l'inconfort causé par des kystes mammaires », déclare le Dr Yankauskas. Commencez soit avec la quantité quotidienne recommandée de 30 UI, que vous augmenterez si des problèmes se manifestent, ou prenez de 200 à 400 UI de vitamine E par jour. « Vous pouvez prendre cette quantité en toute sécurité, mais n'excédez pas ce dosage, dit-elle. La vitamine E se trouve dans votre graisse corporelle ; prise en quantité trop importante, elle pourrait être toxique. »

Mangez moins de gras. « Les femmes qui vivent dans des pays où l'alimentation est faible en matières grasses se plaignent moins de problèmes aux seins que les femmes qui consomment des aliments riches en graisses », déclare le Dr Yankauskas. Elle conseille donc aux femmes qui se plaignent de problèmes aux seins d'adopter un régime alimentaire ne contenant pas plus de 30 % de graisses. (Sachez qu'un régime alimentaire de 1 800 calories ne contient pas plus de 60 g de graisse.)

Perdez du poids. « Les femmes emmagasinent l'œstrogène dans la graisse corporelle, déclare le Dr Yankauskas. En perdant les kilos en trop, vous aidez donc à réduire les hormones qui contribuent à l'inconfort des seins. »

QUAND CONSULTER SON MÉDECIN

« Si vous souffrez de douleurs aux seins tous les mois, sans répit, consultez votre médecin, même si le malaise semble relié à votre cycle menstruel », déclare Michele A. Gadd, médecin. Vous devriez également consulter votre médecin dans les cas suivants :

- si la douleur des seins surgit soudainement, surtout si vous n'avez pas éprouvé de douleur durant le mois ;
- si la douleur aux seins apparaît dès que vous commencez à prendre un nouveau médicament ou à suivre une hormonothérapie substitutive ;
- lorsqu'un écoulement laiteux ou sanguinolent s'échappe de l'un ou des deux mamelons ;
- lorsque vous remarquez sur vos seins une grosseur ou un épaississement, douloureux ou non ;
- « Si vous avez déjà été victime de grosseurs aux seins dans le passé qui ont été diagnostiquées non cancéreuses par votre médecin, vous voudrez peut-être attendre et voir si la grosseur disparaît avec vos règles avant de le consulter à nouveau », déclare le Dr Yankauskas.

« Si vous n'avez aucun symptôme, mais que vous êtes soucieuse de vos seins, pour quelque raison que ce soit, consultez votre médecin, déclare Francis Marcus Lewis, titulaire d'un doctorat. Ce que ressent une femme est tout aussi important que ce qui se passe vraiment. »

« Il est très important que les femmes âgées de plus de 30 ans consultent également un médecin pour un examen des seins chaque année. Demandez à votre médecin ou à une infirmière de vous montrer comment pratiquer un auto-examen des seins. Devenez familière avec l'anatomie normale de votre poitrine afin de pouvoir en détecter tout changement, aussi subtil soit-il », ajoute le Dr Lewis.

Marcher éloigne les douleurs aux seins. « Les femmes qui font de l'exercice deux ou trois fois par semaine souffrent moins de problèmes aux seins », déclare le Dr Yankauskas. L'exercice aide à réduire les graisses corporelles et à augmenter le taux d'endorphines qui circulent dans le sang, c'est-à-dire les agents chimiques libérés par le cerveau qui sont favorables au bien-être. Évitez les exercices tels que la course ou la danse aérobic qui créent un effet de rebond et tirent sur les ligaments. Ces exercices peuvent contribuer aux douleurs des seins. « Une bonne marche rapide est tout aussi favorable que tout autre type d'exercice comme la course ou la danse aérobic et cause souvent moins de dommages aux tissus mammaires », dit-elle. Assurez-vous de porter un soutien-gorge de sport sans bande élastique.

La natation est également un excellent exercice pour les jours sensibles du mois.

Ne vous inquiétez pas. « La crainte d'un cancer du sein peut vous faire remarquer davantage la douleur que vous ressentez. Si vous êtes inquiète, consultez un médecin », conseille le Dr Gadd. « Pour la plupart des femmes, d'après mon expérience, dès qu'elles savent qu'elles n'ont pas de cancer, la douleur semble jouer un rôle moins important. Au début, la douleur semble affecter toute leur vie, depuis leur travail jusqu'à leur capacité à effectuer leurs tâches quotidiennes. Mais dès que nous avons déterminé qu'elles ne souffrent pas de cancer, elles ne veulent même pas prendre un analgésique sous quelque forme que ce soit. »

LES FAUSSES GROSSEURS

Des grosseurs inquiétantes, mais inoffensives, et les épaississements dans les tissus mammaires sont très courants, surtout chez les femmes en préménopause. Soyez rassurées, les médecins affirment que la plupart des grosseurs au sein ne sont pas cancéreuses, surtout chez les femmes qui ont moins de 40 ans. Il est néanmoins important de bien connaître vos seins afin de pouvoir détecter tout changement dans les grosseurs existantes, ou de nouvelles grosseurs qui pourraient exiger une attention médicale.

Voici ce que les femmes médecins conseillent.

Ne vérifiez qu'une fois par jour. « Souvent, une femme trouve une grosseur sur son sein et continue à la toucher et à la vérifier. Devinez ce qu'elle fait vraiment ? Elle le rend plus sensible », déclare le Dr Yankauskas. Si vous découvrez une grosseur au moment crucial de votre cycle menstruel, c'est-à-dire juste avant vos règles ou au milieu de votre cycle, attendez quelques jours afin de voir si elle disparaîtra après vos règles.

« Allez-y, vérifiez de nouveau la grosseur, mais une fois par jour suffit », déclare le Dr Yankauskas.

Débouchez vos canaux galactophores. «Si vous allaitez et que vous trouvez une grosseur, ne vous affolez pas. Vous pourriez simplement souffrir du blocage d'un canal galactophore, déclare le Dr Yankauskas. Afin de le libérer, assouplissez le sein en question à l'aide d'une serviette tiède, retirez le lait en trop puis nourrissez le bébé. »

Sentiment de rejet
Prenez les devants

Au cours de notre vie, nous vivrons toutes et tous d'innombrables sentiments de rejet. C'est simple, il n'existe pas d'école, d'université, de club de tennis ou de maison assez grande pour accommoder ou satisfaire tout le monde.

« L'une des leçons les plus difficiles de la vie est d'accepter de ne pas pouvoir se tailler une place partout, déclare Suzanne Seidman, psychologue. Nous connaîtrons tous à un moment donné de notre vie le sentiment de rejet. «

Le simple fait de reconnaître cela permet d'alléger la peine, le doute temporaire ou la déception d'être rejetée.

« Certains d'entre nous sont cependant plus sensibles au rejet que d'autres et l'acceptent plus mal », déclare le Dr Seidman. Vous pourriez, par exemple, être plus vulnérable au rejet si les membres de votre famille ne vous ont pas rassurée durant votre enfance quand vous vous sentiez rejetée, ou si votre estime de vous-même a besoin d'un peu d'encouragement,. «

« L'estime de soi est habituellement un bon indicateur de la façon de faire face au rejet, déclare le Dr Seidman. Si vous êtes bien dans votre peau, le rejet vous atteindra moins. »

En général, les femmes semblent être plus sensibles au rejet que les hommes, car elles sont plus aptes à intérioriser leurs sentiments », ajoute le Dr Seidman. Si une femme échoue à un examen, par exemple, elle pensera sûrement que c'est parce qu'elle n'est pas assez intelligente, alors qu'un homme, lui, pensera qu'il n'a pas étudié assez. Croire que l'on n'est pas suffisamment intelligent perturbe davantage une personne que de n'avoir pas eu assez de temps pour étudier.

Le rejet, s'il est assez fréquent et grave, peut mener à la dépression, voire affecter la santé. Le sentiment d'appartenance, selon des études, semble contribuer à une meilleure qualité de vie et aider les gens à mieux gérer leur stress.

DE BONS CONSEILS

Heureusement, nous pouvons tous atténuer les effets du rejet ou, sinon, mieux maîtriser la situation. Voici comment.

Ouvrez-vous aux autres. « Vous ne serez pas reconnue des autres s'ils ne savent pas que vous existez », souligne Myrna Shure, psychologue. Donc, circulez. Plutôt que de manger votre sandwich dans votre bureau, rejoignez vos collègues à la cafétéria ou au restaurant. À la maison, ne restez pas seule. Si vos voisins jouent à la balle avec leurs enfants, sortez dehors pour parler avec eux.

« Plus vous ferez l'effort de parler aux gens, moins vous vous sentirez rejetée », déclare Susan Heitler, psychologue.

Faites-vous connaître. « Parlez de vos centres d'intérêt aux personnes qui vous entourent. Par exemple, si vos collègues discutent d'un bon film, faites-leur savoir que vous aimeriez la prochaine fois aller au cinéma avec eux », ajoute le Dr Heitler.

Faites une auto-évaluation. «Vous pourriez être la source de votre propre problème si vous avez informé les personnes dans votre entourage de vos centres d'intérêt, mais que vous vous sentez toujours rejetée », déclare le Dr Shure.

« En général, les gens aiment se retrouver avec d'autres personnes heureuses et agréables, qui ont de l'amour propre, qui manifestent un intérêt pour les autres, qui ne passent pas leur temps à critiquer ou à se plaindre constamment ou qui ne parlent pas des gens de façon négative », déclare le Dr Heitler.

Si vous n'êtes pas certaine d'être ainsi, demandez à quelqu'un que vous aimez bien de vous dire comment il vous perçoit vraiment.

« Vous pourriez toujours mentionner que vous avez été surprise ou même un peu confuse de ne pas avoir été incluse dans une activité », suggère le Dr Heitler. La réponse que l'on vous donnera vous permettra sûrement de déterminer le vrai problème. Vous n'êtes peut-être pas assez sûre de vous ou, au contraire, trop dominante. De plus, cela rappellera à l'autre personne que vous aimeriez participer aux activités.

Écoutez mieux. « Si, d'autre part, vous avez tendance à dominer toutes les conversations, les gens commenceront à se fatiguer de vous et vous excluront de leurs activités », met en garde le Dr Shure. Donc, avant de monopoliser la conversation, commencez par écouter.

Questionnez les autres. « Changer de sujet pour ne parler que de vous et de vos intérêts peut irriter les gens », déclare le Dr Heitler. Découvrez plutôt l'art de poser des questions. Plus vous inviterez les autres à parler de leurs activités et des choses qui leur importent, plus ils voudront vous inclure dans leur vie. Prenez goût à découvrir leur monde, sans toutefois offrir des conseils non sollicités.

Laissez un peu d'espace aux autres. « Faites l'arbitre. Assurez-vous que tout le monde a parlé au moins une fois avant d'intervenir à nouveau. Si vous semblez monopoliser la conversation, commencez plutôt à poser des questions aux autres », suggère le Dr Heitler.

Soyez concise. « Limitez-vous à environ trois phrases à la fois, surtout si plusieurs personnes autour de vous essaient de parler », déclare le Dr Heitler.

Repensez vos choix. Pensez-vous toujours vivre des rejets ? Peut-être essayez-vous d'adhérer à un groupe de gens avec qui vous ne partagez aucun intérêt. Acceptez le fait que certaines personnes ne sont pas ouvertes aux autres, ou qu'elles ont un style tout à fait différent du vôtre.

Invitez les gens. « Planifiez des activités où vous inviterez des gens », déclare le Dr Shure. Vous aimez lire ? Démarrez un club littéraire. Préférez-vous le cinéma ? Invitez un voisin ou un ami à se joindre à vous. Jouez-vous au tennis ? Demandez à un collègue s'il aimerait être votre partenaire.

« Le rejet est un risque normal auquel nous devons tous faire face, déclare le Dr Shure. Il faut donc essayer différentes tactiques, jusqu'à ce qu'on trouve celle qui nous est la plus favorable. »

Sevrage de la caféine

Buvez moins en appréciant plus

L e lien était très clair. Lorsqu'elle ne consommait pas sa dose quotidienne de café, Jo-Ellyn Ryall, médecin, souffrait de maux de tête, situation parfois très ennuyeuse pour elle.

« Si vous buvez régulièrement chaque jour plusieurs tasses de café et que vous en réduisez la quantité, ou si vous cessez brusquement d'en boire, vous pourriez souffrir de certains symptômes de sevrage comme des maux de tête », souligne le Dr Ryall, psychiatre.

Même si en général on la croit inoffensive, la caféine contenue dans le café, le thé, le Coca et le chocolat peut créer une accoutumance.

Les buveurs de caféine se plaignent souvent de maux de tête, de dépression, d'une mauvaise concentration et de fatigue lorsqu'ils réduisent la quantité habituellement consommée ou qu'ils cessent d'en boire.

Étant conscientes des effets indésirables du sevrage de la caféine, pourquoi ces personnes voudraient-elles en réduire leur consommation ?

« Plusieurs études révèlent qu'une consommation modérée ou élevée de caféine, c'est-à-dire plus de quelques verres de boissons à base de caféine par jour, peut augmenter les risques de fausse couche, les problèmes de fertilité et, chez certaines femmes plus prédisposées aux troubles cardiaques, les risques de tachycardie (rythme cardiaque rapide et irrégulier), le cholestérol et les crises de panique », déclare Erica Frank, médecin.

« Certaines études indiquent que de fortes doses de caféine consommées quotidiennement peuvent également augmenter chez la femme les risques d'ostéoporose et aggraver les maladies kystiques du sein, les anomalies de la fréquence cardiaque, l'hypertension artérielle, les ulcères et la tension prémenstruelle », ajoute Suzette Evans, titulaire d'un doctorat, qui a également mené des études sur les effets de la caféine sur l'organisme.

COMMENT (ET POURQUOI) COUPER LA CAFÉINE

« Vous devriez diminuer votre consommation de caféine si vous buvez plus de trois à cinq tasses de café par jour, une grande tasse de thé et plusieurs verres de boissons gazeuses », déclare le Dr Frank.

Le Collège américain d'obstétrique et de gynécologie n'est pas en mesure d'établir les limites sécuritaires de consommation de caféine durant une grossesse. « Cependant, si vous êtes enceinte ou si vous voulez le devenir, vous devriez restreindre votre consommation de boissons à base de caféine à deux ou trois tasses par jour », conseille Elizabeth Livingston, médecin.

« Vous devriez également limiter votre consommation de boissons à base de caféine à deux tasses - ou moins - si vous souffrez de maladies fibrokystiques, de problèmes de fréquence cardiaque, d'hypertension artérielle, d'ulcères ou de tension prémenstruelle », précise le Dr Ryall.

COMMENT SURVIVRE AU SEVRAGE

« Les symptômes de sevrage de la caféine les plus fréquents, c'est-à-dire les maux de tête, la dépression ou une mauvaise concentration, s'atténuent en partie au bout de deux jours et disparaissent habituellement en une semaine, souligne le Dr Evans. Enfin, au bout d'une semaine ou deux, vous ne ressentirez plus votre état de manque, car votre organisme se sera déjà accoutumé à une quantité plus restreinte de caféine. »

Mieux encore, les femmes médecins affirment qu'il y a une façon d'arrêter la consommation de caféine sans ressentir d'effets de sevrage. Voici ce que nous vous conseillons si votre médecin vous a suggéré de réduire votre consommation.

Consommez un peu de caféine... à des fins médicinales. « Ressentez-vous à l'heure actuelle les effets du sevrage de la caféine? Malheureusement, l'aspirine et d'autres analgésiques sans caféine ne parviennent pas à combattre efficacement les maux de tête causés par le sevrage, déclare le Dr Evans. Et ils ne soulagent pas vraiment la fatigue ni la dépression. »

Une dose modérée de caféine, que ce soit sous la forme d'un comprimé analgésique ou d'une petite tasse de café, de thé ou un Coca s'avère souvent le meilleur remède contre les maux de tête ou autres symptômes de sevrage.

Faites la sieste

Elizabeth Livingston, médecin

Souffrez-vous d'un manque de caféine ?

« Vous êtes peut-être en manque de caféine ou peut-être pensez-vous que vous en avez besoin, alors que votre corps essaie simplement de vous dire qu'il a besoin d'un peu plus de sommeil », déclare Elizabeth Livingston, médecin.

« Durant la grossesse, en particulier, les femmes ressentent davantage de fatigue, explique le Dr Livingston. Quand j'étais enceinte, je rentrais souvent à la maison entre deux rendez-vous pour faire une petite sieste. »

Donc, au lieu de boire un autre café pour vous revigorer, le Dr Livingston vous conseille de faire une sieste de 10 à 20 minutes.

(Pour des conseils pratiques contre les coups de pompe d'après-midi ou la fatigue, voir les pages 127 et 247.)

Choisissez une solution à 25 %. Les femmes spécialistes en médecine préconisent le sevrage graduel afin de prévenir les maux de tête ou tout autre symptôme causé par l'état de manque.

« Chaque semaine, diminuez votre consommation de caféine d'environ 25 %, déclare Kathleen Zelman, nutritionniste. Il s'agit de réduire graduellement la consommation de caféine jusqu'à l'éliminer complètement du régime alimentaire sans ressentir le moindre symptôme.

Voici la formule de Kathleen Zelman : la première semaine, versez dans votre tasse environ 25 % de café décaféiné et 75 % de café. La semaine qui suit, versez dans votre tasse environ 50 % de café décaféiné et 50 % de café. La troisième semaine, votre tasse devrait contenir 75 % de café décaféiné et 25 % de café. À ce stade, et si vous buviez huit tasses de café par jour, vous ne consommeriez en fait que l'équivalent de 2 tasses de café . Vous pouvez continuer de la sorte jusqu'à ce que vous ne buviez que du décaféiné. Si vous êtes à la maison et ne désirez nullement préparer deux cafetières, suivez le même principe en mélangeant le café et le décaféiné selon les pourcentages recommandés ci-dessus.

Buvez des boissons décaféinées. « Une autre stratégie consiste à substituer, selon la formule et les pourcentages décrits ci-dessus, votre consommation de café par celle de décaféiné, de tisanes, de lait écrémé, de jus de fruits ou d'eau », ajoute Kathleen Zelman.

Prenez un fruit plutôt qu'un café. « Il est possible que vous ressentiez une perte d'énergie parce que votre taux de glucose sanguin est faible, explique Kathleen Zelman. Plutôt que d'avaler un café, mangez donc un petit quelque chose, comme une orange, une poignée de raisins secs, un bretzel. Cela favorisera la hausse de votre taux de glucose. »

Allez marcher. Le sevrage de la caféine pourra s'avérer une tâche difficile, surtout chez les femmes qui sont dépendantes de leur café pour accomplir leurs tâches monotones. Pour un regain d'énergie, le Dr Livingston conseille de faire une marche de 20 minutes.

La caféine en dernier ressort. Si vous êtes limitée à une seule tasse de café par jour, gardez-la pour les moments difficiles de la journée où vous aurez besoin d'un regain d'énergie, le matin par exemple.

Stérilité
Une approche fondée sur l'action

Vous vous demandez peut-être parfois pourquoi vous avez eu si peur d'être enceinte dans le passé. Et maintenant que vous vous sentez prête, rien ne se passe. La stérilité est une grave inquiétude chez les femmes qui ont plus de 35 ans, âge où le système reproducteur de la femme semble amorcer son ralentissement, le corps génère moins d'ovules sains qui produisent moins d'œstrogènes, hormones féminines. La stérilité peut grandement ébranler la femme sur le plan émotionnel. Une étude réalisée sur un groupe de femmes a révélé que ce problème les rendait plus dépressives et anxieuses que n'importe quel événement difficile de leur vie.

IL NE FAUT PAS ABANDONNER...

Les couples sont considérés comme ayant des difficultés à concevoir si, pendant un an, ils essaient d'enfanter sans succès. La cause peut varier d'un couple à un autre. Voici ce que les femmes médecins conseillent à leurs patientes, qu'elles soient suivies ou non par un spécialiste de l'infertilité.

Procurez-vous une trousse d'analyse. « Pour être sûre du bon moment de l'ovulation, procurez-vous une trousse d'analyse qui vous indiquera la période idéale d'ovulation et de conception », déclare Susan Treiser, médecin. Vous pouvez vous procurer une telle trousse en pharmacie. Faites le test vers le onzième jour de votre cycle menstruel et suivez les instructions qui figurent sur la notice explicative.

RECOMMANDATIONS DES FEMMES MÉDECINS

Joignez-vous à un groupe de soutien

Bethany Hampton, titulaire d'un doctorat

Il y a quelques années, Bethany Hampton était elle-même victime de stérilité. Elle décida de se joindre à un groupe de soutien, une organisation où elle pouvait rencontrer d'autres femmes dans le même cas qui discutaient de leurs expériences et de leurs sentiments.

« Les femmes infécondes ont l'impression d'être les seules à souffrir de ce problème, car il leur semble en effet que toutes les femmes autour d'elles sont enceintes. Il est important de réaliser que d'autres femmes vivent la même expérience que nous sans en être trop traumatisées. Les groupes de soutien m'ont vraiment aidée à traverser une étape difficile. »

Depuis ce temps, le Dr Hampton a donné naissance à deux bébés, et dans son groupe de soutien, s'est fait des amies qu'elle continue de voir régulièrement.

Pour plus de renseignements à ce sujet, le Dr Hampton vous recommande de contacter votre médecin afin de savoir si un tel groupe existe dans votre région.

QUAND CONSULTER SON MÉDECIN

La difficulté de concevoir semble s'accentuer avec l'âge. Une femme naît avec tous les ovules possibles. Leur quantité et leur qualité diminuent avec les années. Consultez un médecin si vous avez moins de 35 ans et que vous essayez sans succès de concevoir un enfant depuis plus d'un an, ou si vous avez plus de 35 ans et que vous essayez depuis plus de six mois.

Toute femme souffrant de problèmes comme des règles irrégulières, d'endométriose, de fibromes ou d'antécédents d'infection pelvienne devrait demander conseil à son médecin avant de planifier une grossesse. Tous ces problèmes pourraient en effet réduire les chances de concevoir.

«Le temps est d'une importance majeure», déclare Susan Treiser, médecin. Au besoin, les femmes devraient consulter un spécialiste de la stérilité.

Vérifiez votre écoulement menstruel. « Voici un autre indice sur l'ovulation. Le mucus cervical qui se trouve dans le vagin est habituellement épais et opaque. Vers le milieu du cycle menstruel, ce mucus s'éclaircit et présente un aspect filant, un peu comme la consistance du blanc d'œuf. Cette transformation vous signale habituellement que vous ovulerez dans les 36 heures qui suivront », explique Marilyn R. Richardson, médecin. Le mucus cervical favorise la conception. Il capte les spermatozoïdes dans le col et les transportent par la suite dans l'utérus et les trompes de Fallope, type de mécanisme qui augmente les chances de la fertilisation.

« Vous n'avez peut-être jamais porté attention à la consistance de votre mucus cervical. La meilleure façon de la vérifier est d'examiner le papier de toilette que vous utilisez après avoir uriné, déclare Charanjeet Ray, médecin. Ou encore, prenez un morceau de tissu et essuyez-vous doucement, que vous ayez uriné ou non. Si le mucus est clair et d'aspect filant, et en quantité suffisante, c'est que vous ovulerez sous peu. »

Essayez le test de trois jours. En inondant de spermatozoïdes le col de l'utérus et les trompes de Fallope, vous augmentez vos chances que l'un d'eux fertilise un ovule. Donc, juste avant la période d'ovulation, le Dr Treiser vous suggère d'avoir des rapports sexuels quotidiennement pendant trois jours. Afin d'augmenter vos chances, elle recommande également de s'abstenir d'avoir des rapports sexuels deux ou trois jours avant le moment de l'ovulation ; de cette façon le nombre de spermatozoïdes de votre partenaire sera plus élevé qu'à l'habitude.

Utilisez une nouvelle approche. Une étude a révélé que la période de la fertilité féminine se termine au moment de l'ovulation. Des chercheurs ont découvert que les femmes qui sont devenues enceintes durant l'étude avaient eu des rapports sexuels pendant les six jours qui précédaient l'ovulation.

Ou espacez vos rapports sexuels d'une journée. « Si vous ne notez pas vos cycles d'ovulation, ayez des rapports sexuels tous les deux jours seulement, surtout les jours 8, 10, 12, 14, 16, 18 et 20. Commencez ce décompte la première journée après vos règles », déclare le Dr Treiser. Cette méthode vous garantira qu'à la libération des ovules, les spermatozoïdes, qui peuvent survivre trois jours, se trouvent encore dans vos trompes de Fallope.

Allongez-vous sans bouger après les rapports sexuels. « Se lever ou courir à la salle de bains immédiatement après les rapports sexuels permet au sperme de s'écouler du vagin, déclare le Dr Richardson. Allongez-vous plutôt et attendez au moins 10 à 15 minutes avant de vous lever. »

Choisissez vos médicaments en vente libre, ou n'en prenez pas du tout. « Les anti-inflammatoires non stéroïde tels que l'ibuprofène pourraient nuire au processus d'ovulation ainsi qu'à l'implantation de l'embryon dans l'utérus », déclare le Dr Richardson. Si vous avez besoin d'un analgésique avant vos règles, prenez plutôt de l'aspirine ou du paracétamol. Évitez complètement les antihistaminiques et les décongestionnants ; ils peuvent en effet réduire la sécrétion du mucus cervical.

Éliminez la cigarette. « Les fumeuses, en général, mettent plus de temps à concevoir et le risque de fausse couche plus élevé que pour les femmes qui ne fument pas », déclare le Dr Treiser. D'autre part, leurs ovules sont moins aptes à survivre durant une fécondation *in vitro*, procédé au cours duquel l'ovule de la femme est retiré de son utérus, fertilisé en laboratoire et réimplanté par la suite.

(Pour plus de conseils des femmes médecins sur l'horloge biologique et comment maîtriser les effets d'une stérilité sur le plan émotionnel, voir la page 128.)

Stress

Comment s'en débarrasser à tout jamais

*A*u Moyen Âge, la vie était des plus stressantes, mais sûrement pas autant que celle que nous menons de nos jours.

Bien sûr, à cette époque, les gens avaient à combattre les problèmes du temps. Les femmes s'occupaient certes de leurs récoltes, mais elles ne craignaient pas que leurs enfants n'abandonnent l'école ou que leurs maris n'aient des aventures. Il n'existait pas de système d'enseignement formel et le peuple croyait que le bout du monde se trouvait à l'horizon.

PLUS DE RESPONSABILITÉ, MOINS DE CONTRÔLE.

« Les femmes sont probablement assujetties à plus de stress que jamais auparavant », déclare Camille Lloyd, titulaire d'un doctorat. Elles doivent satisfaire les exigences de leur patron, de leurs enfants et de leur mari. Leurs relations sont de moins en moins sûres, si l'on considère les taux de divorce. Et elles sont moins aptes à avoir de grandes familles ou des amis à vie sur qui compter, puisque les gens ont en effet une grande tendance à changer de pays », ajoute le Dr Lloyd.

« Si l'on fait un calcul rapide, un surcroît de responsabilités et un manque de contrôle, en plus d'une insuffisance de ressources essentielles se traduisent souvent chez la femme par un excès de stress », déclare le Dr Lloyd. De plus, les femmes ont plus tendance à ressentir le stress éprouvé par les personnes qui les entourent, ce qui ne fait qu'accentuer leur problème.

« Des études montrent que les femmes sont plus sensibles au stress des personnes qui les entourent », continue le Dr Lloyd. « Si leurs maris ressentent un grand stress ou que leurs enfants subissent des pressions énormes, elles le ressentent également. »

Cette situation n'est pas saine. Des études suggèrent que les réactions physiologiques de l'organisme à des taux élevés de stress soutenus, c'est-à-dire une augmentation de la tension artérielle, un déversement d'adrénaline, et d'autres changement rendront la personne plus susceptible de développer des troubles graves comme les maladies cardiaques.

Quand consulter son médecin

Le stress peut contribuer à des problèmes de santé graves tels que la maladie cardiaque ou l'abus d'alcool. N'hésitez pas à consulter votre médecin si vous éprouvez des symptômes reliés au stress tels que :

- un pouls accéléré ;
- des étourdissements ;
- de graves maux de tête ;
- de la douleur chronique dans le dos ou dans le cou ;
- de l'anxiété ;
- de la dépression.

Si vous buvez beaucoup d'alcool à cause du stress ou si vous devenez alcoolique, vous voudrez peut être appeler une association comme les alcooliques anonymes.

« La personne pourrait également devenir dépressive, irritable, désespérée ou même très nerveuse », déclare Sharon Greenburg, psychologue clinique. En plus, elle peut être atteinte d'insomnie, d'un manque de concentration ou de trous de mémoire. Finalement elle pourrait souffrir de graves maux de tête.

DÉTENDEZ-VOUS

Il y a de bonnes nouvelles.

Il existe de nombreuses façons de soulager son stress, voici ce que conseillent les spécialistes.

Prenez un moment pour vous détendre. « Le stress est très dangereux pour la santé s'il est continuel. Même quelques minutes de relaxation peuvent s'avérer des plus bénéfiques », déclare Susan Heitler, psychologue.

« Prenez de petites pauses. Si vous êtes au travail, et que vous sentez venir le stress, levez-vous, étirez-vous ou parlez à un collègue pendant quelques minutes. » Si vous êtes à la maison, retirez-vous dans une pièce tranquille.

« Prenez une pause plus longue au moins une fois par jour », recommande le Dr Greenburg. « Si vous avez des enfants, réservez-vous du temps pour lire un magazine, regarder une émission de télévision ou ne rien faire du tout. Cette période de temps pourrait vous être allouée quand les enfants font la sieste, qu'ils sont à l'école ou qu'ils jouent ensemble. »

Parlez de vos problèmes. Si vos tâches sont tellement lourdes que vous ne pouvez de façon réaliste les accomplir dans un emploi du temps normal, laissez-le savoir », déclare Deborah Belle, professeur de psychologie.

Au travail, parlez à votre patron. « Il pourrait ne pas savoir que vous avez trop de travail ou que les tâches que l'on vous assigne sont tellement ambiguës que vous passez le temps à déchiffrer le travail au lieu de l'effectuer », déclare le Dr Belle. Ou encore, consultez des collègues de travail afin de savoir comment ils ont traité des situations similaires.

« Vous vous sentirez mieux après avoir parlé et ce sens de maîtrise de soi peut réduire de façon significative l'impact négatif du stress », déclare le Dr Heitler.

La survie avant tout

RECOMMANDATIONS DES FEMMES MÉDECINS

Marian R. Stuart, titulaire d'un doctorat

Lorsque Marian R. Stuart, titulaire d'un doctorat, finit de donner ses cours à l'université, elle met 45 minutes pour se rendre de l'université à son bureau. Là, elle voit des patientes pendant 3 heures avant de terminer sa journée.

Et vers 22 heures, le stress qu'elle ressent est habituellement très fort. Mais elle sait comment réduire la pression et comment maîtriser le problème. « D'abord, je prépare un bain chaud », dit-elle. Ensuite, elle puise dans l'aromathérapie toute l'énergie dont elle a besoin. Souvent, elle ajoute à son bain 50 ml d'huile d'amande. Ensuite, elle y met 12 gouttes d'huile de lavande afin de se calmer et de se soulager, 6 gouttes d'huile de citron et 4 gouttes de patchouli afin de rehausser son humeur. « J'en applique sur mes mains, le parfum est tout à fait merveilleux », dit-elle. Ensuite, elle se prépare une tasse de sa tisane préférée. Une fois au lit, elle pratique la méthode de respiration profonde, de visualisation et se débarrasse de tout ce qui l'inquiète. « Je me dis que je dois oublier mes soucis et que je dois me reposer. Après tout, demain c'est une autre journée », dit-elle.

585

À la maison, parlez à votre conjoint.

« Dans les relations humaines, une mauvaise communication est souvent une source de stress », déclare Rosalind Barnett, psychologue clinique. « Si vous avez des soucis à cause de votre travail, votre conjoint ou vos enfants, parlez-en. »

Donnez-vous une chance. « Si vous faites un travail où les attentes sont peu réalistes, vous ne vous sentirez que davantage stressée si vous vous dites que vous êtes une personne incompétente », déclare le Dr Greenburg. Soyez plutôt objective et dites-vous que vous pouvez faire le travail tout aussi bien que n'importe qui, sinon mieux. »

« À la maison, acceptez le fait que vous ne pouvez pas donner aux personnes que vous aimez tout ce dont ils ont besoin », déclare le Dr Barnett. Donc, faites de votre mieux et vivez avec cette satisfaction. »

À la maison, partagez les tâches. Selon le Dr Bartlett, des études ont révélé que les femmes qui travaillent à temps complet à l'extérieur du domicile continuent d'effectuer la plupart des tâches à la maison, notamment faire les courses, préparer les repas, laver et élever les enfants. Cherchez un meilleur équilibre.

Laissez la place au papa. « Nos études ont également révélé que pour de nombreux maris, s'occuper des enfants était presque une détente après une dure journée au travail », déclare le Dr Bartlet. Il semble que lorsque les maris et les femmes se partagent plus les tâches de façon équilibrée, il y a beaucoup moins de stress à la maison ».

Pensez avant de couper. « Une notion courante est que chaque tâche que vous vous ajoutez ne fera qu'accentuer votre stress », déclare le Dr Belle. « Mais des études laissent entendre que les gens qui portent de nombreux chapeaux, notamment celui du travailleur, du parent, de l'époux, du bénévole, se sentent beaucoup mieux. Évidemment, la satisfaction que vous procure une tâche peut alléger le stress que vous ressentez dans une autre. »

« Donc, avant d'abandonner certaines de vos fonctions, demandez-vous exactement ce que vous faites », recommande le Dr Belle. En tant qu'organisatrice de levée de fonds, vous vous découvrirez peut-être des qualités de meneur que vous ne pouvez pas exploiter dans votre travail, par exemple. Par ailleurs le sens de satisfaction que vous procure votre travail pourrait être l'antidote idéal contre le stress que vous ressentez lorsque votre adolescent revient à la maison les cheveux pourpres. En fait, sachez que plus vous serez occupée, plus vous élargirez votre groupe de soutien social vous permettant de soulager votre stress.

L'exercice, l'antidote parfait. « La satisfaction que vous obtenez de vos activités personnelles peut alléger les pressions que vous ressentez à la maison et au bureau », déclare le Dr Lloyd, Choisissez des activités qui vous font bouger, notamment le tennis, le volley-ball, la course, la natation et la marche. Pourquoi ? Eh bien, l'exercice brûle les substances chimiques reliées au stress en plus de renforcer votre cœur qui sera mieux armé contre le stress.

Syndrome de fatigue chronique
Comment combattre la fatigue extrême

Parler de ce malaise suffit à fatiguer qui que ce soit. Votre médecin l'appelle le syndrome de la fatigue chronique dû à un dysfonctionnement immunitaire. Mais en général, on le connaît sous le nom de syndrome de la fatigue chronique. La victime du syndrome n'est pas seulement fatiguée, elle a mal partout et se sent épuisée depuis très longtemps. Elle pourrait aussi avoir un peu de fièvre, ou se sentir mélancolique, voire distraite. Elle a grandement besoin de sommeil, mais lorsqu'elle va se coucher, elle dort très mal.

Quelle est la cause du syndrome de la fatigue chronique ? « Personne ne le sait vraiment. Certains chercheurs ont une théorie selon laquelle la maladie provient d'une infection virale, un stress chronique ou toute autre forme de traumatisme continu qui agit régulièrement sur le système immunitaire. Les études n'ont pas pu s'arrêter à une cause spécifique », déclare Carol North, médecin.

Selon le Centers for Disease Control and Prevention (CDC) aux États-Unis, la majorité des personnes diagnostiquées comme ayant le syndrome de fatigue chronique sont des femmes, pour la plupart de race blanche, en général âgées entre 25 et 45 ans.

MALADE OU SIMPLEMENT FATIGUÉE ?

Les effets du syndrome de la fatigue chronique sont graves. La victime est affligée d'une fatigue qu'elle ne peut s'expliquer et qui n'est pas soulagée par du repos. Les femmes se souviennent souvent du moment où elles ont commencé à se sentir fatiguées au point de ne plus pouvoir accomplir leurs tâches quotidiennes.

Avant de recevoir un tel diagnostic, vous avez sûrement éprouvé au moins quatre des symptômes suivants :

- une mémoire défaillante ou une concentration faible ;
- des maux de gorge ;
- une inflammation des ganglions lymphatiques (glandes qui se trouvent dans le cou, sous les aisselles ou ailleurs dans l'organisme) ;
- des douleurs articulaires ;
- des douleurs musculaires ;
- des maux de tête ;
- une fatigue exceptionnelle après des activités normales ;
- un sommeil qui n'est pas réparateur.

COMMENT AMÉLIORER VOTRE SORT

Même si on ne connaît pas en encore les causes exactes du syndrome de la fatigue chronique, tous les spécialistes sans exception estiment qu'il faut prendre les mesures nécessaires pour trouver soulagement et amélioration, ce qui permettra aux personnes atteintes de cette maladie de se rétablir.

Faites un test de marche le matin. « Les symptômes du syndrome de la fatigue chronique varient d'une femme à une autre, et parfois d'une journée à une autre chez la même femme », déclare Jill Anderson, titulaire d'un doctorat.

« Testez le type de journée qui vous attend en faisant chaque matin une petite marche. Vous saurez immédiatement si vous aurez une bonne ou une mauvaise journée selon la façon dont vous vous sentirez après votre marche. Ensuite, organisez vos activités de la journée en conséquence. »

Utilisez des aide-mémoire. « Les problèmes de mémoire associés au syndrome de la fatigue chronique perturbent vraiment les femmes », déclare le Dr Anderson. Elles supportent difficilement de ne pas se souvenir de choses élémentaires, par exemple l'endroit où elles ont rangé le café, où elles ont placé leur porte-monnaie ou elles ont égaré leurs clés.

QUAND CONSULTER SON MÉDECIN

« Les personnes qui semblent le mieux réagir aux traitements contre la fatigue chronique sont celles qui ont été diagnostiquées et qui ont commencé leur traitement dans les premiers six mois de leur maladie, déclare Dedra Buchwald, médecin. Je recommande donc aux personnes qui souffrent de fatigue chronique depuis plus d'un mois de consulter sans tarder leur médecin. »

Si vous ressentez des symptômes de fatigue chronique en restant debout un certain temps, il pourrait s'agir d'un problème de tension artérielle qui ralentit le processus de pompage sanguin du cœur alors qu'il devrait s'intensifier. Connu sous le non d'hypotension d'origine neurale, ce trouble se soigne à l'aide d'un bon régime alimentaire et de médicaments.

Organisez donc votre cuisine ou vos placards en conséquence, écrivez-vous des notes que vous afficherez dans des endroits qui vous sont familiers. Collez des étiquettes sur les tiroirs et placez les objets utiles dans des endroits faciles à atteindre », suggère-t-elle.

Planifiez également vos périodes de repos. « Si vous devez vous rendre à une cérémonie importante qui exigera beaucoup d'énergie de votre part, par exemple un mariage, renflouez vos réserves d'énergie. Reposez-vous la journée qui précède et qui suit l'événement. »

Des roues à votre rescousse. « Si vous devez porter des objets lourds, votre épicerie par exemple, achetez-vous un panier à roulettes », déclare le Dr Anderson.

Asseyez-vous. « Placez dans votre cuisine un tabouret suffisamment haut pour pouvoir vous asseoir pendant que vous préparez les repas ou que vous faites la vaisselle. Procurez-vous également un tabouret pour la salle de bains afin de pouvoir vous asseoir lorsque vous vous lavez », déclare le Dr Anderson.

« Si vous travaillez dans un bureau, une chaise dans l'alignement votre bureau ou votre ordinateur vous apportera davantage de confort », déclare Dedra Buchwald, médecin. « Afin de trouver ce qui vous convient le mieux, vous devriez peut-être avoir recours aux conseils d'un ergothérapeute », déclare le Dr Buchwald.

Demandez à votre conjoint de vous aider. « Les femmes qui réussissent le mieux à maîtriser leur fatigue chronique sont celles qui obtiennent un soutien émotif et de l'aide de leur conjoint, même si elles continuent d'effectuer bon nombre de leurs tâches », déclare le Dr Buchwald.

Vive l'Internet. « Il existe sur l'Internet des groupes de soutien qui aident les femmes atteintes de ce syndrome à se sentir mieux psychologiquement, déclare le Dr Anderson. Je connais certaines victimes de cette maladie qui s'amusent à planifier toutes sortes d'activités pendant qu'elles naviguent sur le réseau. »

Prenez un message. Le Dr Anderson conseille à ses patientes de se munir d'un téléphone avec afficheur afin de pouvoir choisir les personnes à qui elles veulent répondre. « Branchez en tout temps votre répondeur téléphonique. Ainsi, vous pourrez rappeler les gens lorsque bon vous semblera », préconise cette dernière.

Reposez-vous. « Les femmes atteintes du syndrome de fatigue chronique ont besoin de sommeil ; c'est prioritaire », déclare le Dr Anderson. (Pour des conseils sur le sommeil réparateur, voir la page 377.)

Syndrome des jambes sans repos

Comment calmer ce malaise

Après avoir été assise à son bureau une heure à regarder des rangées de données sur l'ordinateur, Claudia a commencé à éprouver une drôle de sensation dans ses mollets. Elle a déplacé ses jambes et a essayé d'ignorer ce qui se passait, mais le besoin de bouger continuait de se manifester. Parfois, elle devait s'arrêter de travailler, s'étirer un peu sur sa chaise jusqu'à ce que l'étrange sensation d'avoir des « fourmis dans les jambes », disparaisse.

Claudia a en fait beaucoup de chance. Cette sensation de fourmis dans les jambes et son besoin de s'étirer sont des signes typiques du syndrome des jambes sans repos, aussi connu sous le nom de *Anxietas tibiarum*, déclare Sheryl Siegle, médecin. Le syndrome des jambes sans repos survient quand une personne est assise ou allongée. Et nous en ignorons tout à fait la cause », déclare Fara Stokes, médecin. Mais si vous en êtes atteinte, vous pouvez en être très incommodée. »

« Les femmes enceintes semblent avoir une chance sur dix de développer ce syndrome », déclare le Dr Stokes. Les personnes qui souffrent de dommages nerveux dans leurs jambes à cause d'un diabète ou d'une maladie lombaire, par exemple, sont également sujettes aux jambes sans repos. De plus, les personnes qui souffrent d'une maladie du rein, et qui ne peuvent pas filtrer les déchets métaboliques de leur sang, ressentent un besoin constant de se bouger les jambes, et ce vingt-quatre heures par jour.

Des méthodes à l'essai. Comme le syndrome des jambes sans repos semble provenir de différentes causes et qu'il n'existe aucun traitement efficace pour tout le monde, les femmes médecins estiment que la meilleure façon de trouver un soulagement est d'essayer différentes méthodes et de conserver celle qui vous sied le mieux.

Pointez les orteils. « Si le syndrome des jambes sans repos surgit pendant que vous êtes assise, pointez vos orteils et étirez vos deux jambes depuis la hanche jusqu'au pied », déclare le Dr Siegle.

« La plupart des gens atteints de ce syndrome essaient de résister au besoin de se bouger les jambes. Mais si vous agissez de la sorte, vous ne ferez qu'accentuer le problème. Il vaut mieux réagir immédiatement et vous aurez ainsi une meilleure maîtrise du problème », conseille-t-elle.

Levez-vous. « Si les symptômes apparaissent après être allée au lit, n'essayez pas de résister au besoin de bouger », déclare le Dr Siegle. « Sortez du lit et marchez dans la maison. Si vous habitez une maison avec des escaliers, montez et descendez les escaliers. »

Prenez des vitamines B et du fer. Certains scientifiques croient qu'une carence en folate, une vitamine B, ou en fer, ou les deux à la fois, pourrait jouer un rôle dans la cause des jambes sans repos. Le Dr Stokes appuie cette théorie et vous suggère un régime alimentaire riche en folate et en fer. Les légumineuses, les oranges, le jus d'orange, les choux de Bruxelles, les épinards, les asperges et les fraises sont

Étirez-vous, marchez, lisez

Sheryl Siegle, médecin.

Sheryl Siegle, médecin, est atteinte elle-même du syndrome des jambes sans repos qui se manifeste une ou deux fois par année. Voici ce qu'elle fait en guise de soulagement.

« Je ne souffre que de symptômes mineurs, comparativement à d'autres femmes, déclare le Dr Siegle. Donc, mon traitement est simple. J'étire mes jambes, je monte et je descend les escaliers plusieurs fois. Ensuite, je prends un bon livre et je lis jusqu'à ce que je m'endorme. »

Le Dr Siegle recommande un autre traitement, c'est-à-dire une technique appelée relaxation progressive du muscle. Voici comment l'effectuer. Allongez-vous les bras sur les côtés et fermez vos yeux. Respirez profondément puis expirez. Ensuite, en commençant par les orteils et en terminant sur le cuir chevelu, effectuez une tension, puis une détente de chaque groupe musculaire, un à la fois. Faites cet exercice pendant au moins cinq minutes.

---

d'excellentes sources de folate. Les palourdes cuites à la vapeur, le bœuf maigre, la dinde, le poulet, le tofu, les pains complets et les légumineuses fournissent une bonne quantité de fer.

Afin d'obtenir le dosage recommandé quotidiennement de fer et d'acide folique, folate sous forme de supplément, tous les jours, le Dr Stokes recommande 400 microgrammes d'acide folique et 18 mg de fer. Vous pouvez prendre une multivitamine qui contient des minéraux afin de satisfaire aux quantités suggérées. Il est inutile d'en prendre en mégadoses, un supplément qui contient ces quantités suffit.

Essayez le chaud ou le froid. « Certaines femmes ont remarqué que les bains chauds soulageaient leurs symptômes ; d'autres préfèrent utiliser les compresses froides », déclare le Dr Stokes. Elle suggère à ses patientes de faire plusieurs essais afin de découvrir la méthode la plus efficace.

Évitez l'exercice aérobique en soirée. « Bien qu'il soit important de bouger, essayez de pratiquer les exercices qui augmentent le rythme cardiaque durant la journée plutôt que dans la soirée », ajoute le

QUAND CONSULTER SON MÉDECIN

Si l'inconfort des jambes sans repos nuit à votre sommeil, votre travail ou toute autre activité de la journée, consultez votre médecin. Après avoir éliminé tout problème de santé sous-jacent, elle pourrait vous prescrire différents médicaments ou d'autres méthodes afin d'essayer de maîtriser le problème.

Aussi, si vous subissez actuellement un traitement contre une maladie du rein et que vous ressentez un engourdissement ou des picotements incommodants dans vos pieds, communiquez avec votre médecin.

Dr Siegle. Certaines femmes semblent éprouver le symptôme des jambes sans repos plus fréquemment après avoir fait des exercices en soirée.

Détendez-vous. « Une fois au lit, essayez un exercice de relaxation comme la relaxation progressive des muscles », déclare le Dr Siegle. « Cet exercice est en deux volets : une relaxation musculaire suivie d'une respiration équilibrée. » D'abord, allongez-vous sur le dos les bras à vos côtés et fermez les yeux. Prenez une respiration profonde puis expirez. Ensuite, exercez une pression puis détendez chaque groupe musculaire que vous pouvez identifier, un à la fois, en commençant par les orteils et en progressant jusqu'à votre cuir chevelu. Ensuite, numérotez chaque mouvement d'inhalation et d'expiration séparément. Comptez ainsi chaque mouvement jusqu'à huit puis recommencez à un. À mesure que des pensées ou des bruits nuisent à votre concentration, laissez-les passer et essayez de vous concentrer à nouveau sur la respiration. Faites cet exercice pendant cinq à vingt minutes, selon le temps que vous pouvez y allouer.

Syndrome du côlon irritable

Comment calmer les troubles du côlon

S i vous souffrez du syndrome du colon irritable, vous vivez sûrement très souvent de grands moments d'inconfort. Votre tube digestif est alors perturbé et il essaie de passer des flatulences. Vous pouvez être victime de diarrhées fréquentes, de périodes de diarrhée alternant avec des périodes de constipation, ou simplement de constipation. Et vous ressentez une grande douleur au niveau de l'abdomen. De plus, vous traversez sûrement des épisodes de flatulences et de ballonnement.

Une crise de diarrhée peut gâcher votre journée, vous obligeant à aller souvent aux toilettes. Elle vous empêche de vaquer à vos activités ou d'assister à des réunions d'affaires.

Le syndrome du colon irritable est un problème chronique dont vous souffrirez longtemps. On en ignore la cause, on sait seulement que le régime alimentaire et le stress aggravent souvent les symptômes de ce syndrome.

COMMENT SOULAGER L'INCONFORT

Par bonheur, les femmes médecins croient que de simples changements apportés à votre régime alimentaire et à vos habitudes quotidiennes pourront vous soulager des problèmes d'un tel malaise.

N'utilisez pas de laxatifs. « Si vous vous réveillez en souffrant de constipation douloureuse ou de diarrhée et que vous devez ce jour-là prendre l'avion ou assister à une réunion importante, prenez un laxatif chimique ou un médicament anti-diarrhée », déclare Ernestine Hambrick, médecin. C'est une bonne idée mais n'en abusez pas.

« En vous habituant aux laxatifs, vous ne feriez que régler le problème en surface », ajoute le docteur Hambrick. Vous passerez de la constipation à la diarrhée, et vice versa, ce qui pourrait entraîner un autre problème, par exemple celui du colon paresseux qui ne fonctionne plus de lui-même.

Plus de fibres, mais en douceur.

Les fibres diététiques, déclarent les femmes médecins, jouent un rôle important dans le soulagement du syndrome du colon irritable. Jacqueline Wolf, médecin, de même que les nutritionnistes qui travaillent avec elle dans le même centre, offrent les suggestions suivantes.

- Augmentez votre apport de fibres diététiques lentement afin de permettre à votre organisme de s'adapter avec le temps. Commencez avec huit grammes par jour (La quantité d'environ 75 mg de céréales au son ou de 2 poires), et augmentez votre consommation de 3 à 4 grammes par jour jusqu'à ce que vous atteigniez 30 grammes quotidiennement.
- Si vous souffrez de grandes flatulences, de ballonnement ou de diarrhée, augmentez votre quantité de fibres encore plus lentement, c'est-à-dire 2 grammes par jour plutôt que 4.
- Mangez de préférence des aliments riches en fibres avant d'essayer les suppléments, ils sont d'ailleurs plus coûteux que les aliments.
- Choisissez aussi souvent que possible, des fruits et des légumes frais plutôt que des fruits et légumes en conserve.
- Saupoudrez de son vos céréales chaudes ou froides, de sauce aux pommes et de yaourt.
- Ajoutez du son dans vos ragoûts.
- Si vous fabriquez du pain, ajoutez-y aussi du son, ou n'achetez que des pains multigrains complets.
- Prévoyez de manger à chaque repas des légumineuses tels que les haricots, plutôt que de la viande.
- Mangez des céréales riches en fibres et des noix plutôt que des sucreries, si vous vous voulez des enfants.
- Buvez au moins 8 grands verres d'eau par jour afin d'obtenir une masse fécale plus molle.

« Pour un soulagement à long terme, rien ne vaut des solutions naturelles », déclarent les femmes médecins.

Mangez beaucoup de fibres. « La fibre est un facteur stabilisant du syndrome du colon irritable : elle augmente la masse fécale tout en adoucissant, ce qui permet au colon irritable d'avoir un mouvement plus régulier », déclare Anne Ouyang, médecin. Donc, si vous souffrez de constipation, la fibre vous aidera a aller à la selle plus souvent, et si vous avez la diarrhée, elle rendra vos selles plus solides.

« Par exemple, pour obtenir la quantité de fibres nécessaires dans une journée, vous pourriez manger une céréale à base de son au petit déjeuner, un sandwich de pain complet au déjeuner et une pomme de terre au four, 125 mg de pois et une tasse de fraises au dîner », déclare Jacqueline Wolf, médecin.

Essayez les suppléments. « L'inconvénient des aliments riches en fibres, est que si vous les incluez graduellement à votre régime alimentaire, ils peuvent procurer des sensations de ballonnement et des flatulences. Si vous n'êtes pas habituée à ingérer des fibres en quantité importante, les femmes médecins vous suggèrent d'essayer un supplément de fibres naturelles. Un certain nombre d'entre eux causent très peu de flatulences », déclare le docteur Hambrick.

Les suppléments ramollissent les selles sèches et dures et créent une masse fécale plus aqueuse et dégagée. Ils sont donc très efficaces lorsque vous souffrez de constipation ou de diarrhée.

« De tels suppléments sont disponibles dans les supermarchés ou en pharmacie sous forme de granules ou de petits biscuits. Vous pouvez choisir la forme qui vous convient le mieux. Buvez plus de boissons liquides durant la journée afin d'en favoriser l'efficacité. La bonne tactique consiste à boire des liquides à peu près toutes les heures », suggère le docteur Hambrick.

Procurez-vous de la pectine. « La pectine, autre source riche en fibres, se trouve dans les fruits tels que la papaye, les oranges, les pamplemousses ou même la pomme. Sous la forme de suppléments vitaminiques, on la trouve dans la plupart des magasins d'alimentation naturelle », déclare le docteur Wolf. Vous pouvez saupoudrer une pectine de pomme sur vos aliments ou la dissoudre dans du liquide.

Buvez de l'eau en grande quantité. « L'eau aide la nourriture à descendre dans le tube digestif et augmente la masse de vos selles », déclare le docteur Wolf. Essayez de boire de 6 à 8 grands verres d'eau par jour.

Prenez du décaféiné. « La caféine, stimulant important, pousse les matières fécales à travers le colon trop rapidement », déclare le Dr Hambrick. Couper sa consommation de café n'est cependant pas

QUAND CONSULTER SON MÉDECIN

« Vos selles ont toujours été régulières. Mais petit à petit, vous n'allez à la selle que tous les trois jours, ou trop souvent. Où encore, vous alternez entre la constipation et la diarrhée. Ces changements, ou toute autre modification du transit intestinal, surtout lorsqu'elle est accompagnée de douleurs abdominales qui s'aggravent dans des situations stressantes ou qui ne sont soulagées que lorsque vous allez à la selle, signalent que vous souffrez du syndrome du colon irritable », déclare Ann Ouyang.

D'autres symptômes pourraient cependant signaler des malaises plus graves. Consultez donc votre médecin si vous ressentez l'un des symptômes suivants.

- Des selles sanguinolentes.
- Une perte de poids inexplicable.
- De la diarrhée qui vous réveille la nuit.
- De la constipation, de la diarrhée, des douleurs abdominales ou la combinaison de ces trois malaises à un point tel que vous devez cesser de travailler plusieurs jours ou cesser de vaquer à vos activités sociales.

suffisant. Il faut également éviter le chocolat, le thé et les boissons gazeuses qui contiennent également de la caféine.

Tenez un journal alimentaire. Si vous ne pouvez pas savoir quels aliments perturbent votre digestion, tenez un journal où vous inscrirez vos symptômes. Attention : « la nourriture que vous venez de consommer n'est pas toujours responsable des symptômes », déclare le Dr Wolf. Des réactions à certains aliments pourraient se manifester plusieurs heures après les avoir mangés, donc même le journal n'est pas une garantie. Mais il peut quand même vous fournir une information importante à ce sujet.

Oubliez le blé et les produits laitiers. « Bon nombre de personnes atteintes du syndrome du colon irritable sont sensibles au blé de même qu'au lait et aux produits laitiers », déclare le Dr Wolf. Si vous en êtes atteinte, mangez des plats tout préparés, vous pourriez ignorer que le blé ou les produits laitiers figurent parmi les ingrédients de ce plat à moins que vous ne l'ayez lu sur l'étiquette. (Pour des façons pratiques de maîtriser l'intolérance au lactose, un malaise qui peut contribuer au syndrome du colon irritable, voir la page 328.)

Mangez à la maison. «Pour certaines personnes, manger au restaurant s'avère un problème, même si elles font attention à ce qu'elles mangent», déclare Sheila Crowe, médecin et gastro-entérologue. Même en allant dans le meilleur des restaurants, les personnes atteintes du colon irritable ont découvert que prendre un repas gastronomique pouvait provoquer chez elles beaucoup de problèmes. Peut-être à la suite de l'absorption d'aliments riches ou épicés ou d'additifs alimentaires.

Bougez un peu. « L'exercice favorise le fonctionnement normal du colon », déclare le Dr Hambrick. Pratiquez l'activité qui vous plaît le plus, la natation, la course, la marche, ou toute forme d'exercices aérobiques au moins trois fois par semaine, et même 4 ou 5 fois si vous le pouvez.

Détendez-vous. « Le stress aggrave les symptômes du syndrome du colon irritable. Pour détendre votre colon, essayez de trouver la méthode de relaxation la plus efficace pour vous, vous pouvez par exemple écouter une cassette de relaxation, faire de la méditation, ou même prendre simplement le temps de vous reposer », déclare Robin Karlstadt, médecin et gastro-entérologue. « Décompressez environ 20 minutes par jour. »

« Un conseil, soyez réaliste », déclare le Dr Karlstadt. Peut-être vous ne pourrez pas vous accorder ce temps de détente lorsque les enfants rentreront de l'école, mais vous trouverez sûrement ces 20 minutes pendant qu'ils feront leurs devoirs. Évaluez toutes vos options.

Syndrome du décalage horaire
Comment traverser les fuseaux horaires sans fatigue

Toutes les personnes, même celles qui voyagent beaucoup, peuvent être affectées les premiers jours d'un voyage par le syndrome du décalage horaire. Il perturbe leur vivacité d'esprit durant des réunions d'affaires ou les rend trop fatiguées pour faire du tourisme.

Que se passe-t-il ? Vous traversez des fuseaux horaires trop rapidement pour que l'horloge biologique de votre organisme puisse s'y ajuster. Un exemple ? Vous arrivez aux Caraïbes, mais votre horloge biologique est toujours à l'heure de Paris. Ce qui veut dire que vous êtes complètement désynchronisée avec le cycle jour-nuit de l'endroit de votre destination et cette situation est très incommodante.

« Le syndrome du décalage horaire affecte tout le monde différemment. Les symptômes les plus courants sont la fatigue, les perturbations du sommeil et l'insomnie, une légère dépression ou un sentiment d'irritabilité, des problèmes gastro-intestinaux et des maux de tête », déclare Maria Simonson, médecin.

Une personne qui voyage d'est en ouest s'ajuste plus facilement à l'heure locale qu'une personne voyageant en sens inverse. Ce phénomène s'explique par le fait que vous poussez l'horloge biologique de votre corps à aller vers l'avant plutôt que de régresser vers l'arrière. « Il est beaucoup plus facile de se coucher tard que de se coucher plus tôt et de se lever plus tôt », déclare Suzan E. Jaffe, médecin. En règle générale, si votre corps était laissé à lui-même, chaque fuseau traversé exigerait de lui environ une journée de récupération avant de s'ajuster à son nouvel horaire. Maintenant, les bonnes nouvelles : il existe de nombreux moyens qui vous permettent de voyager et de régler votre horloge biologique plus rapidement.

CHANGEZ AVEC LE TEMPS

Photocopiez ces conseils et mettez-les dans votre valise. Ils vous procureront pour obtenir un soulagement facile à l'atterrissage.

Ajustez-vous immédiatement. Rien ne vaut mieux que le vieil adage, « À Rome, faites comme les Romains. »

« Adoptez l'horaire local le plus tôt possible, c'est-à-dire dès la première journée, afin d'aider votre horloge biologique à s'ajuster à son nouveau fuseau horaire », déclare le Dr Jaffe.

« Mangez également aux mêmes heures que les gens du pays, levez-vous ou couchez-vous aux mêmes heures. Efforcez-vous de rester éveillée jusqu'à au moins 22 h, heure locale. Cela vous aidera à vous sentir mieux dès le lendemain matin », déclare le Dr Simonson.

Faites une pause café. Si vous voyagez d'ouest en est, une simple dose de caféine, une tasse de café, par exemple, au petit déjeuner une fois arrivée peut vous aider à rester éveillée, puisque vous vous êtes réveillée quelques heures plus tôt qu'à l'habitude. C'est ce que suggère une petite étude menée par Margaret L. Moline, médecin.

« Consommée convenablement et avec modération, la caféine peut vous aider à mieux vous adapter au nouveau fuseau horaire, suggère le Dr Jaffe. Il ne faut cependant pas exagérer. Prenez de la caféine seulement après votre déjeuner sinon vous vous sentirez surstimulée, nerveuse et bien éveillée durant la nuit. »

Cherchez le soleil. « Une exposition à la lumière une fois à destination règle l'horloge biologique de votre organisme à son nouvel horaire », déclare le Dr Moline.

« Des études ont démontré que le facteur temps est des plus importants. En général, si vous vous envolez d'ouest en est et que vous vous exposez beaucoup au soleil durant la journée, restreignez cette lumière solaire après 16 h », déclare le Dr Jaffe. Cependant, si vous prenez un avion d'est en ouest, faites le contraire. Restreignez la lumière du matin et essayez d'obtenir le plus de lumière possible l'après-midi. Cela ne signifie pas que vous devez vous allonger au soleil ; vous pourriez simplement sortir pour vous promener ou vous détendre dans un café.

Mangez un peu. Votre système gastro-intestinal sera sensible jusqu'à ce qu'il s'adapte à son nouvel horaire. « Peut-être vous sera-t-il impossible de consommer de gros repas ou encore les mets typiques de votre pays de destination pendant une journée ou deux. Jusqu'à ce que votre tube digestif se soit habitué au changement, mangez légèrement et consommez des aliments qui vous sont familiers », ajoute le Dr Jaffe.

La lumière du matin à la rescousse

Suzan E. Jaffe, spécialiste des troubles du sommeil

Spécialiste des troubles du sommeil, Suzan E. Jaffe ne voulait pas que le syndrome du décalage horaire perturbe les bons moments de sa lune de miel. Elle a donc mis en pratique les conseils qu'elle prêche à la plupart de ses patientes.

« Le matin où mon époux et moi-même sommes arrivés à destination, nous nous sommes assis au soleil avec une tasse de café et des brioches et nous avons lu le journal plutôt que d'essayer de dormir. Au début, mon époux n'était pas d'accord, mais il a finalement décidé de se joindre à moi. »

Bien sûr, la lumière éclatante du matin a permis à leur horloge biologique de s'ajuster à l'heure locale. Les nouveaux mariés ont donc passé l'après-midi à se promener aux alentours et à visiter la région plutôt qu'à dormir. Et ils ont passé leur lune de miel sans être incommodés des symptômes du décalage horaire comme la fatigue et les sautes d'humeur.

Faites de l'exercice. « Si vous arrivez à destination durant la journée, essayez d'effectuer un peu d'exercice à l'extérieur peu de temps après votre arrivée, par exemple marcher ou courir un peu », suggère le Dr Simonson. « Cette activité aidera vos rythmes circadiens, cycle de 24 heures, à s'ajuster biologiquement à l'heure du jour de votre nouvelle destination. »

Faites une petite sieste. « Si vous voulez reprendre des forces plus tard dans la journée après une activité, faites une petite sieste. Vous n'avez pas besoin de somnifère, juste une pièce bien calme », déclare le Dr Moline.

« Limitez la longueur de vos siestes durant la journée à une demi-heure et ne faites pas de sieste après 17 h 00 afin de pouvoir dormir la nuit », conseille le Dr Simonson.

Oubliez l'alcool. « Peut-être pensez-vous qu'un cocktail vous détendra : vous vous trompez, il vous sera plus néfaste que bénéfique. L'alcool déprime le système nerveux central et perturbe les habitudes de sommeil. L'alcool pourrait vous aider à vous endormir, mais vous vous réveillerez plus fatiguée à cause des effets de l'alcool qui subsistent. Ne buvez pas d'alcool durant le vol ou la première journée de votre arrivée », déclare le Dr Jaffe.

Syndrome prémenstruel
Comment soulager une semaine d'inconfort

*L*a sensation revient tous les mois. Tout va bien et puis brusquement, une semaine ou deux avant vos règles, vous devenez irritable, dépressive, nerveuse, en plus d'éprouver des maux de tête, des ballonnements, de la fatigue et une grande difficulté à vous concentrer. Vous pourriez même ressentir tous ces symptômes en même temps.

Seulement 1 à 5 % des femmes éprouvent les symptômes graves du syndrome prémenstruel, suffisamment au point de ne pas pouvoir travailler ou de voir leur vie sociale affectée. « Mais de nombreuses femmes en souffrent beaucoup moins », déclare Karen J. Thornton, médecin.

UN PROBLÈME QUI PERSISTE

Soyez rassurée, vous n'êtes pas névrosée si vous souffrez du syndrome prémenstruel. Vous n'êtes pas victime d'une perturbation totale du taux de vos hormones. Les chercheurs estiment que le syndrome prémenstruel est déclenché par des changements des taux de sérotonine au niveau du cerveau, substance qui influence l'humeur.

Jusqu'à ce que la science puisse fournir une explication plus valable aux victimes du malaise, voici ce que les femmes médecins suggèrent comme remède contre le syndrome prémenstruel.

Une bonne décision

Ann Ownbrink, médecin.

Ann Ownbrink ne souffre pas du syndrome prémenstruel. Mais elle dit qu'après avoir écouté les femmes qu'elle traite, elle est plus sensible à leur problème. Lorsqu'elle constate chez elles des symptômes prémenstruels comme de l'irritabilité et de la fatigue, elle leur suggère d'essayer de réagir positivement.

Je ne pense vraiment pas qu'il soit vraiment utile de prendre du recul et d'essayer de reconnaître le syndrome prémenstruel pour ce qu'il est. Peut-être avez-vous le goût de demander le divorce à votre mari ou de quitter votre emploi durant cette période. Lorsque ce genre d'idées surgit dans ma tête, je me dis que peut-être il faudrait y repenser la semaine suivante. »

« Dites-vous "Eh bien, je me sens ainsi cette semaine, mais le sentiment disparaîtra avec mes règles". Cela ne fait pas disparaître le syndrome prémenstruel dit-elle, mais rend la vie de ses victimes un peu plus facile. »

Buvez du décaféiné. « Le café, ou tout produit à base de caféine peut exacerber l'irritabilité et la tension associées au syndrome prémenstruel », déclare Ivonne S. Thornton, médecin. « La caféine peut affecter votre sommeil et vous rendre ainsi davantage irritable », ajoute-t-elle. Donc, lorsque vous sentez ces symptômes vous envahir, le Dr Thornton vous suggère de remplacer la caféine par des produits décaféinés ou des tisanes .

Maîtrisez vos fringales. « Certaines femmes ont des fringales de sucreries juste avant leurs règles, mais manger des biscuits, des gâteaux ou des bonbons ne fera qu'augmenter la nervosité en augmentant substantiellement les taux de glucose sanguin », déclare le Dr Thornton. Alors, lorsque le besoin se fait sentir, prenez une pomme plutôt que du chocolat.

Prenez de petits repas et mangez plus souvent. « Des petits repas plus fréquents et moins copieux peuvent favoriser un meilleur équilibre des taux de glucose sanguin », déclare Helen Freeman, titulaire d'un doctorat. Cela vous permettra de vous sentir plus calme et de régler vos fringales pour des sucreries.

Quand consulter son médecin

Le syndrome prémenstruel est habituellement vu comme un simple malaise, à moins qu'il ne nuise à votre rendement au travail ou qu'il vous empêche de vous lever le matin. Il pourrait également vous affecter au point de ne pas pouvoir supporter vos enfants durant cette période du mois ou de vous disputer avec votre conjoint. Consultez votre médecin si ces symptômes vous semblent familiers.

Si vous prenez une autre forme de contraceptif que les contraceptifs oraux, votre médecin pourrait vous suggérer de prendre la pilule anticonceptionnelle. Elle supprime les fluctuations cycliques normales des taux d'hormones et, peut alléger les symptômes du syndrome prémenstruel de certaines femmes.

Mangez des pâtes. «Un régime alimentaire particulier pour le syndrome prémenstruel : mangez des glucides complexes tels que des pâtes et du pain de blé complet, et vous éliminerez ici certaines fringales et sautes d'humeur », déclare le Dr Freeman. Les glucides complexes jouent un rôle important dans l'augmentation des taux de la tryptophane, substance chimique du cerveau indispensable à la production de la sérotonine, substance chimique qui régularise les humeurs.

À propos des minéraux. « Un supplément quotidien de 200 mg de magnésium avant les règles pourrait aussi améliorer vos symptômes », déclare le Dr Thornton. De plus, 1 200 mg de calcium pourraient soulager les maux de tête associés aux règles et à d'autres symptômes du syndrome prémenstruel, selon une étude menée par Susan Ties Jacobs, médecin.

Prenez vos vitamines. « Des études ont révélé que prendre de 50 à 100 mg de vitamine B_6 durant le syndrome prémenstruel peut alléger la dépression, l'irritabilité et d'autres symptômes », déclarent certaines femmes médecins; « peut-être parce qu'elles jouent un rôle important dans le métabolisme de la sérotonine », déclare le Dr Thornton.

De plus, si vous prenez entre 150 et 200 UI de vitamine E avant vos règles, vous pourriez vous sentir mieux. En réalité, on ne connaît pas vraiment le mécanisme exact de cette vitamine », déclare le Dr Thornton.

Assaisonnez sans sel. « Un régime faible en sel peut soulager les ballonnements prémenstruels », déclare le Dr Thornton. Il peut aussi alléger les maux de tête et favoriser la concentration. En effet, les femmes souffrant du syndrome prémenstruel peuvent présenter un degré d'œdème ou d'enflure, au niveau du cerveau.

Cherchez les endorphines. L'exercice aérobique procure un certain sentiment de bien-être, car il stimule la production des endorphines, substances naturelles de bien-être en provenance du cerveau. « La régularité de l'exercice est plus importante que son intensité », déclare le Dr Freeman. Il n'est pas nécessaire de s'entraîner comme un athlète qui vise les olympiques, dit-elle. Sortez simplement dehors trois ou quatre fois par semaine pendant 30 minutes pour marcher ou courir. »

« En augmentant l'intensité des exercices effectués durant le syndrome prémenstruel, vous pouvez soulager de nombreux symptômes », déclare le Dr Thornton. Si vous faites une marche pendant 30 minutes trois fois par semaine, marchez un peu plus.

Illuminez votre vie. La dépression causée par le syndrome prémenstruel peut être atténuée à l'aide d'un éclairage éclatant, selon une étude menée à l'université de la Californie. Des chercheurs, Gabrielle M. Gurda, médecin, et Barbara L. Barry, médecin, ont demandé à certaines femmes atteintes du syndrome de s'asseoir à environ un mètre d'une lumière éclatante et de regarder la lumière de temps en temps entre 6 h 30 et 8 h 30 du matin ou entre 19 h et 21 h le soir pendant dix jours avant leurs règles. Un nombre important de ces femmes ont remarqué qu'elles se sentaient moins déprimées après les séances d'éclairage. « Les rythmes circadiens altérés de l'organisme, qui semblent être associés aux troubles de l'humeur, ou encore la production accélérée de certaines hormones reconnues pour leurs effets antidépresseurs pourraient expliquer l'amélioration de l'état émotionnel de ces femmes », déclarent les chercheurs.

Taches de vieillissement
Comment éviter leur apparition

Certaines personnes pensent que les taches de vieillissement ne sont que de petites étendues plus foncées parsemées sur le visage, la poitrine et les mains. Eh bien, c'est faux.

« Les taches de vieillissement sont le résultat d'une exposition au soleil, explique Eileen Lambroza, médecin. Elles n'ont rien à voir avec l'âge. Et elles subsistent plus longtemps qu'un bronzage. Ce sont des taches pigmentaires qui proviennent d'une augmentation importante de mélanocytes, lesquels contiennent de la mélanine, pigment naturel de la peau qui a tendance à foncer à la suite d'une exposition répétée aux rayons ultraviolets.

ÉTEIGNEZ LA MACHINE DE LA MÉLANINE

Il existe plusieurs façons de réduire le nombre des taches de vieillissement qui vous affligent afin d'envisager un avenir sans tache. Voici quelques recommandations du Dr Lambroza et d'autres femmes médecins.

Éclaircissez les taches. « Si une tache de vieillissement n'est pas trop foncée, vous pourrez l'éclaircir à l'aide d'une préparation à base d'eau de Javel en vente libre contenant une solution à 2 % d'hydroquinone, déclare le Dr Lambroza. Des taches de vieillissement plus foncées nécessitent une solution à 3 % que l'on ne peut se procurer que sur ordonnance. »,

« Vous pouvez aussi essayer une crème blanchissante. Mais prenez la précaution de suivre à la lettre les directives écrites sur l'emballage, ajoute le Dr Lambroza. Toute préparation à base d'eau de Javel peut irriter la peau, en particulier si vous la laissez trop longtemps. »

Choisissez une lotion à base d'acide alpha-hydroxyle. Si vous voulez éclaircir vos taches de vieillissement, voire les faire disparaître de votre peau, le Dr Lambroza suggère d'inclure dans les soins quotidiens de votre peau l'usage d'acides alpha-hydroxyles. Ces acides naturels

doux sont dérivés de la canne à sucre, de fruits et de lait. L'acide glycolique, fabriqué à partir de la canne à sucre, et celui le plus couramment utilisé, l'acide alpha-hydroxyle, détachent les cellules mortes de la
surface de la peau et accélèrent la régénération des nouvelles cellules.
De plus, ils éliminent les taches de vieillissement en exfoliant la pigmentation superficielle.

« Au début, étalez une goutte de préparation d'acide alpha-
hydroxyle à 5 % sur une petite partie de peau sous le menton », déclare
le Dr Lambroza. Si vous ne constatez pas de rougeur ou d'irritation le
jour suivant, lavez-vous le visage, séchez-le en tapotant, appliquez votre
crème solaire habituelle, puis la préparation acide alpha-hydroxyle.
Étalez-la partout sur votre visage, en évitant le contour des yeux. Attendez que votre visage soit sec, appliquez alors votre crème hydratante
habituelle, puis votre maquillage. »

Un programme anti-vieillissement quotidien
Eileen Lambroza, médecin

*Le premier visage qu'Eileen Lambroza, médecin, traite chaque
matin, c'est le sien. Son but est d'avoir une peau éclatante de santé qui
résiste aux attaques de l'âge — y compris ces petites étendues brunes
appelées taches de vieillissement. Voici son régime.*

Chaque matin le Dr Lambroza se lave le visage avec un gant
imprégné d'un produit de toilette moussant. Ensuite elle applique
sur sa peau une lotion d'acide alpha-hydroxyle qui accélère la
régénération des cellules — une base à 5 % le matin et à 10 % le
soir. Ensuite, elle applique une crème solaire ayant un facteur de
protection de 15.

Les efforts du Dr Lambroza contre le vieillissement l'ont récompensée. À 33 ans, cette femme est une publicité ambulante qui
nous montre ce que peut faire une connaissance approfondie des
soins de la peau. La sienne est aussi douce que celle d'un bébé. Et
l'on n'aperçoit sur son visage aucune tache de vieillissement.

« Si vous n'avez constaté ni rougeur ni irritation, commencez à utiliser la préparation une fois par jour, déclare le Dr Lambroza. Il est possible que vous ressentiez un léger picotement à l'application de l'acide alpha-hydroxyle, mais il disparaîtra en quelques minutes. S'il n'y a toujours pas de rougeur ni d'irritation au bout de deux à trois semaines, vous pouvez utiliser l'acide alpha-hydroxyle deux fois par jour, matin et soir. »

« La lotion à base d'acide alpha-hydroxyle à pourcentage élevé d'acides hydroxylés ne peut être obtenue que chez un dermatologue », déclare le Dr Lambroza.

Utilisez le camouflage. Certaines femmes qui utilisent ce type de lotions acide alpha-hydroxyle constatent des résultats dans un délai très court, 60 jours, tandis que d'autres peuvent avoir à attendre un an avant de parvenir aux mêmes résultats. En attendant que les crèmes décolorantes ou la lotion AHA fassent leurs effets, vous pouvez couvrir vos taches. Anita Cela, médecin, suggère d'utiliser un bon fond de teint épais vendu dans les grands magasins. Pour obtenir de meilleurs résultats, elle vous suggère de consulter une esthéticienne qui vous aidera à choisir la bonne teinte et vous montrera comment l'appliquer au moyen d'une éponge, et comment le fondre avec le reste de votre maquillage.

Arrêtez les effets du soleil. « Pour éviter que les taches de vieillissement s'agrandissent ou se multiplient, appliquez une crème solaire sur votre visage tous les jours de votre vie », déclare Debra Price, médecin.

« Si je ne devais utiliser qu'un seul produit de soin pour la peau, ce serait une crème solaire, déclare le Dr Price ; je l'appliquerais dès que je me serais lavé le visage le matin, avant d'appliquer n'importe quoi d'autre. » Elle recommande une crème solaire non chimique contenant du dioxyde de titanium qui réfléchit tous les rayons dangereux du soleil, les rayons ultraviolets A et B.

Tachycardie
Comment freiner
une fréquence cardiaque accélérée

*N*otre cœur bat plus rapidement lorsque nous courons pour ne pas rater l'autobus ou éviter un accident. Son rythme peut atteindre 100 battements à la minute, alors que sa fréquence moyenne est de 60 à 80 battements.

« Mais si votre fréquence cardiaque commence à s'accélérer sans raison apparente, il est possible que vous souffriez de tachycardie, maladie angoissante durant laquelle le cœur bat temporairement plus vite qu'à sa vitesse normale », déclare Pamela Ouyang, médecin. Une crise de tachycardie ne dure habituellement que quelques secondes, mais les femmes qui en sont atteintes rapportent que le rythme accéléré du cœur durant cette crise est très perceptible.

« Voici ce qui se passe durant une crise de tachycardie : le cœur est composé de petits groupes de cellules qui génèrent habituellement les signaux électriques afin de maintenir le rythme cardiaque ; n'importe quelle autre partie du cœur peut en fait générer ces battements accélérés, déclare le Dr Ouyang. Des crises temporaires de tachycardie ne sont généralement pas dangereuses pour la santé, mais chez certaines personnes, elles pourraient toutefois signaler une maladie du cœur, une hypertension artérielle, une myocardiopathie (affaiblissement progressif du muscle cardiaque) ou même des dommages aux valvules cardiaques. Chez de nombreuses personnes, surtout celles qui ne souffrent pas de maladies du cœur, la tachycardie est considérée comme une maladie bénigne, car dans la plupart des cas, il y a peu de risque qu'elle se transforme en crise cardiaque », explique le Dr Ouyang.

En règle générale, la tachycardie n'a rien d'alarmant. « Les personnes anxieuses peuvent souvent souffrir de tachycardie bénigne et inoffensive, de même que les personnes qui éprouvent des crises de panique, manifestation alarmante au cours de laquelle la fréquence cardiaque de la personne s'accélère sans raison connue », explique le Dr Ouyang (Pour plus de détails sur la maîtrise des crises de panique, voir la page 149.)

QUAND CONSULTER SON MÉDECIN

« N'ignorez pas les symptômes si votre fréquence cardiaque s'accélère sans raison apparente », déclare Pamela Ouyang, médecin. Consultez immédiatement un médecin, surtout dans les cas suivants.

- la fréquence cardiaque accélérée est accompagnée de faiblesse, d'étourdissements ou d'essoufflement ;
- la tachycardie récidive souvent.

TECHNIQUES DE DÉTENTE

Votre médecin devrait examiner toute forme de tachycardie. Voici cependant quelques conseils suggérés par des spécialistes si le malaise n'est pas causé par des problèmes de santé graves.

Resserrez les muscles de l'abdomen. « Dès que votre cœur se met à battre rapidement, resserrez vos muscles abdominaux », déclare Deborah L. Keefe, médecin. Ces muscles effectueront une certaine pression sur un ensemble de nerfs qui transmettront au système électrique du cœur les consignes nécessaires pour qu'il ralentisse son rythme.

Respirez profondément. « Prenez une longue et profonde respiration, puis expirez lentement », déclare le Dr Keefe. Il suffit parfois d'une simple détente pour freiner la tachycardie. De plus, la respiration profonde est souvent la façon la plus rapide de se détendre.

Servez-vous de votre bon sens. Toute substance qui accélère la fréquence cardiaque, notamment la caféine et la cigarette, peut aussi déclencher une accélération des battements du cœur. Donc, si vous semblez souffrir facilement de tachycardie, le bon sens vous suggère d'éviter toute substance qui puisse accélérer votre rythme cardiaque.

Tardivité chronique
Sachez être à l'heure

L orsqu'un journal fit un sondage auprès de 1 000 directeurs d'entreprises à travers le pays afin de recueillir les meilleures excuses données par leurs employés pour justifier leur retard, l'un d'eux rapporta qu'une certaine femme qui multipliait les retards dans son entreprise lui fournissait des excuses de plus en plus incroyables.

« Un matin, déjà en retard de plus de deux heures, elle appela en expliquant qu'elle avait eu la surprise en se réveillant d'apercevoir des hommes en train de laver les vitres de la fenêtre de sa chambre. Comme elle dormait nue, elle prétendit qu'elle devait attendre qu'ils aient terminé leur travail pour se lever et s'habiller afin de se rendre au bureau. »

TRAITEMENTS CONTRE LES RETARDS CHRONIQUES

Si vous avez la mauvaise habitude d'arriver toujours en retard et que vous êtes à court d'excuses, vous devriez essayer les conseils suivants :

Présentez vos excuses. Si vous pensez arriver en retard à votre prochain rendez-vous, n'oubliez pas de présenter vos excuses. « Si les personnes ne vous connaissent pas bien, confondez-vous en excuses puis passez aux choses importantes de la journée », déclare Sandra Loucks, titulaire d'un doctorat. Si ces personnes vous connaissent — et que vous n'en êtes pas à votre premier retard —, vous pouvez toujours leur expliquer que vous avez un problème de ponctualité, mais que vous y travaillez sérieusement. Présentez vos excuses et dites-leur que vous ne vouliez pas être impolie.

Faites une auto-analyse. Essayez d'imaginer ce qui vous met en retard. Même si vous avez une liste inépuisable d'excuses, il existe peu de raisons valables d'être en retard.

À l'occasion, nous manquons l'heure limite d'un projet parce que nous avons mal évalué son importance, parce que nous sommes mal organisées et perdons toute notion du temps, ou encore parce que nous connaissons mal nos limites et que nous en prenons trop sur nos épaules.

Fixez-vous un horaire. « Si vous sous-estimez le temps que prendra une tâche, divisez-la en plusieurs parties afin d'évaluer le temps que vous devrez consacrer à chacune d'elles », déclare Camille Lloyd, titulaire d'un doctorat. Soyez réaliste : faites appel à vos expériences passées. Imaginons, par exemple, que vous devez arriver au bureau à 9 h du matin. Si vous avez besoin d'une demi-heure pour lire votre journal, de 20 minutes pour prendre votre douche et vous habiller, de 15 minutes pour le petit déjeuner et de 45 minutes pour vous rendre à votre travail, vous devrez alors faire sonner votre réveil à 7 h.

Prenez note du temps. « Si vous avez tendance à oublier l'heure et à continuer de lire votre journal au-delà des 30 minutes allouées, faites de nouveau sonner votre réveille-matin à 7 h 30 pour vous rappeler qu'il est temps de prendre votre douche », déclare Lenora Yuen, psychologue.

Fixez-vous des priorités. Si vous essayez d'accomplir trop de tâches en trop peu de temps, par exemple commencer à laver la vaisselle 5 minutes avant de partir pour l'aéroport, vous aurez de fortes chances d'être en retard. « Soyez consciente que vous ne pouvez pas tout faire », déclare le Dr Yuen. Établissez vos priorités et respectez-les. La vaisselle peut attendre, pas l'avion qui partira sûrement sans vous.

Regardez l'heure. Une planification trop serrée de votre temps peut facilement vous faire arriver en retard à votre prochain rendez-vous. Dans ce cas, et si vous n'avez pas d'autre choix que de fixer vos rendez-vous l'un à la suite de l'autre, essayez de terminer chaque rencontre à temps. « En arrivant au rendez-vous, expliquez à vos collègues que vous avez peu de temps à leur accorder et que vous devez absolument partir à l'heure fixée, déclare le Dr Loucks. De cette façon, ces personnes ne seront pas surprises lorsque vous partirez puisqu'elles en auront déjà été informées. »

Apprenez à dire non. Si vous avez toujours un horaire très serré, n'essayez pas de prendre davantage de responsabilités. « Les femmes ont tendance à être très à l'écoute des besoins des autres et ont beaucoup de difficulté à dire non quand on leur demande d'effectuer une tâche », déclare le Dr Loucks. Mais en disant oui à tout, on se crée des problèmes. « Le manque de ponctualité vous donne une réputation de personne manquant d'organisation, d'efficacité et de compétence », déclare le Dr Lloyd.

Arrivez à temps. « Si vous arrivez toujours en retard parce que vous craignez que l'on vous fasse attendre, imaginez le scénario inverse », déclare le Dr Yuen. Arrivez à l'heure et emportez avec vous un livre ou un magazine, quelque chose à faire. De cette façon, si vous devez attendre, vous pourrez utiliser ce temps à bon escient pour lire ou mettre à jour votre correspondance.

Taux de cholestérol élevé
De petits changements en vue de résultats favorables

Vous ne mangez pas beaucoup : un toast avec un peu de fromage au petit déjeuner, un petit sandwich jambon-fromage au déjeuner ainsi qu'une côtelette de porc et une salade légère au dîner semblent vite vous rassasier.

Mais votre médecin est inquiet. Des tests sanguins révèlent que votre taux de cholestérol est un peu élevé, surtout la lecture de votre cholestérol LDL, lipoprotéine de basse densité. Le LDL est une mauvaise forme de cholestérol réputée pour boucher les artères d'une substance molle et cireuse qui se durcit, appelée plaque. De plus, votre médecin est convaincu que si vous continuez de suivre votre régime alimentaire préféré, comprenant viande et produits laitiers, vous souffrirez probablement d'une maladie cardiaque.

Étant donné que vos artères ont accumulé trois ou quatre décennies de cholestérol, vous vous demandez peut-être : « Y-a-t'il quelque chose à faire ? »

« Absolument, déclare Valérie Miller, médecin. Si vous réduisez votre taux de cholestérol LDL à moins de 100 mg par décilitre (mg/dl), la substance molle qui se trouve dans les artères s'y détachera. »

613

Outre les lectures du LDL, le test sanguin que l'on vous fait passer mesure également le cholestérol HDL, lipoprotéine de haute densité ou bonne substance qui permet de chasser le LDL de l'organisme.

« Ces deux lectures sont importantes », déclare le Dr Miller. Si vous pouvez maîtriser votre taux de LDL en dessous de 130 mg/dl et augmenter votre taux de HDL à environ 55 mg/dl, vous diminuerez de beaucoup vos risques de maladies cardiaques.

Et que fait-on du cholestérol total ?

« Les craintes qu'on avait au sujet du cholestérol total sont du passé, déclare Linda L. Colle Gerrond, médecin. De nos jours, les personnes doivent se concentrer sur leurs taux de LDL, de HDL et de triglycérides. »

Voici ce que les femmes médecins préconisent afin de réduire les taux élevés de LDL.

Décidez de mettre dans votre assiette uniquement des aliments faibles en gras et sans cholestérol. « Le cholestérol n'existe que dans les produits du règne animal. Évitez donc les aliments riches en graisses saturées et en cholestérol, comme les viandes rouges, le foie, le beurre, le fromage et les œufs », déclare le Dr Miller. Les graisses saturées augmentent les taux de cholestérol sanguin. Il est vrai que l'organisme se sert de cholestérol pour fabriquer les hormones et les membranes cellulaires, mais cette production s'opère sans l'aide des aliments que vous consommez. Donc, chaque fois que vous mangez des aliments qui contiennent des graisses saturées et du cholestérol, sachez qu'ils contribuent très certainement à la hausse des taux de cholestérol sanguin LDL.

Préférez les fibres aux graisses. « Remplacez graduellement des aliments riches en graisses par des aliments riches en fibres », déclare Linda Vanhorne, titulaire d'un doctorat. Les aliments riches en fibres solubles tels que le son d'avoine, l'avoine, l'orge et les haricots possèdent des propriétés qui leur permettent de réduire les taux de LDL, surtout quand ils sont associés à un régime faible en graisses. En outre, la consommation d'aliments riches en fibres diminue souvent les fringales pour certains aliments gras et riches en cholestérol, comme les fromages ou les jambons, en vous donnant une sensation de satiété.

« Si vous adoptez un régime riche en fibres et faible en graisses, vous constaterez en moins de trois semaines un changement radical dans votre taux de cholestérol LDL », déclare le Dr Vanhorne. Et vos fringales pour des omelettes au fromage ou des gâteaux très riches disparaîtront environ dans le même laps de temps.

Commencez au petit déjeuner. « Lisez les étiquettes sur les boîtes de céréales et choisissez un produit riche en fibres, c'est-à-dire avec 5 g de fibres par portion ou plus, et faible en graisses, 3 g de graisses ou moins par portion », déclare le Dr Vanhorne.

Choisissez les grains. « Les pains complets contiennent plus de fibres que le pain blanc. Et n'abusez pas d'autres pains comme les pains de seigle ; ce sont en effet souvent des pains blancs additionnés d'un faible pourcentage de seigle », déclare le Dr Vanhorne. Lorsque vous achetez du pain, vérifiez bien que l'on ait utilisé des grains complets comme du blé entier, de l'avoine, du seigle ou du millet. Lisez aussi la liste des ingrédients sur l'emballage pour en connaître le contenu.

Oubliez la friture. « La cuisson d'aliments à des températures élevées dans de l'huile, des graisses, de la margarine ou du beurre peut augmenter les risques d'une hausse du LDL », déclare le Dr Vanhorne. Faites cuire vos aliments de préférence à la vapeur, au four à micro-ondes ou sur le gril.

Une autre option. « Si vous voulez empêcher vos aliments de coller, vous pouvez vaporiser une huile végétale, de préférence une huile de canola ou une huile d'olive, qui n'ajouteront qu'une simple trace de graisse », ajoute le Dr Vanhorne.

Augmentez votre consommation de fruits et légumes. « Les agrumes, les légumes jaunes et les légumes vert foncé sont riches en fibre en plus d'être des antioxydants tout comme la vitamine C. Les antioxydants sont des vitamines naturelles, des minéraux et d'autres substances qui, parmi leurs nombreux autres bienfaits, semblent aider à prévenir les dommages aux parois artérielles. Les aliments de soja contiennent des flavonoïdes, des saponines et d'autres substances naturelles connues sous le nom de substances phytochimiques qui peuvent également favoriser la réduction du cholestérol ou éviter que les artères ne se bouchent, ou les deux à la fois », déclare le Dr Vanhorne. Pour les mêmes raisons, elle conseille de consommer de l'ail et des oignons autant que l'on veut.

« Les scientifiques n'ont pas encore trouvé quelle quantité d'un aliment une personne doit consommer afin d'atteindre la portion thérapeutique nécessaire à la réduction du cholestérol », déclare le Dr Vanhorne. La meilleure stratégie consiste donc à s'assurer que son régime alimentaire est riche en fruits et légumes.

Transpirez. « Les changements diététiques seuls semblent faire réduire le HDL aussi bien que le LDL », souligne le Dr Gerrond. Heureusement, l'exercice peut préserver les taux de HDL. Donc, après avoir consulté un médecin dans le but de suivre un régime minceur, faites en sorte d'effectuer 30 minutes d'aérobic trois fois par semaine. La marche, la natation, le jogging et le saut à la corde sont tous des exercices d'aérobie. Choisissez l'activité qui vous plaît le plus.

Tendinite et bursite
Comment pratiquer des sports sans douleur

Vous êtes une personne active. Vous jouez au tennis plusieurs fois par semaine, vous prenez des cours d'aérobic régulièrement, ou vous êtes un fanatique du golf. Bravo ! Vous ne subissez pas ainsi les inconvénients d'une vie sédentaire. Mais voilà que votre médecin vous diagnostique une tendinite ou une bursite. C'est souvent le prix qu'une femme doit payer pour avoir voulu en faire trop, trop vite.

« Tout comme son nom l'indique, la tendinite est une maladie des tendons. Elle survient lorsque les tendons qui relient le muscle à l'os subissent une inflammation, déclare Rosemary Agostini, médecin. Par conséquent, vous ressentez de la douleur ».

La bursite, pour sa part, est une inflammation des bourses séreuses des articulations, sacs remplis de liquides qui réduisent la friction entre les articulations du corps. Si vous en êtes victime, vous constaterez une certaine enflure des bourses séreuses et ressentirez de la douleur.

MALAISES DIFFÉRENTS, MÊMES REMÈDES

La tendinite et la bursite sont des affections douloureuses, mais vous pouvez soulager la douleur qu'elles vous procurent en adoptant sur le champ les mesures suivantes.

Cessez vos activités. Il est évident que vous ne devez en aucun cas essayer de faire travailler la partie lésée en pensant soulager la douleur. Les personnes actives ont souvent tendance à agir de la sorte quand

QUAND CONSULTER SON MÉDECIN

Si votre tendinite ou votre bursite s'aggrave au bout de trois ou quatre jours, ou si son état ne s'améliore pas avec vos remèdes maison, consultez votre médecin pour qu'il établisse un diagnostic ou qu'il élimine la possibilité de tout autre malaise.

elles souffrent. « Vos articulations ne devraient jamais vous faire souffrir quand vous bougez. Si c'est le cas, c'est que votre corps essaie vraiment de vous transmettre un message », déclare le Dr Agostini.

« Donc, si votre épaule vous fait mal lorsque vous jouez au tennis, arrêtez de jouer jusqu'à ce que la douleur ait disparu. Sinon, vous ne ferez qu'aggraver votre cas », déclare Lynn Van Ost, spécialiste de médecine du sport.

Faites-vous un traitement à la glace. « La glace est le meilleur remède contre l'enflure et la douleur. Procurez-vous un sac à glace ou prenez des glaçons dans votre réfrigérateur », dit le Dr Agostini. Il est très important d'entourer les glaçons d'un linge afin de ne pas vous brûler la peau. N'appliquez la glace que 20 minutes de suite, et répétez le traitement deux à trois fois par jour.

Soulevez l'articulation. « Si vous pouvez détendre l'articulation douloureuse en la plaçant au-dessus du niveau de votre cœur, vous pourrez sûrement réduire l'enflure », déclare le Dr Agostini. Si votre cheville vous fait souffrir, surélevez-la en vous allongeant et en la plaçant sur un oreiller ou deux.

Prenez vos médicaments. « Les anti-inflammatoires tels que l'aspirine, l'ibuprofène ou le naproxène, que vous prendrez en suivant les instructions figurant sur la notice de l'emploi, soulageront la douleur et l'enflure », déclare le Dr Agostini.

COMMENT ÉVITER LES RÉCIDIVES

La bursite et la tendinite ont tendance à récidiver de temps à autre. Les spécialistes recommandent donc de prendre les mesures préventives suivantes afin de mieux maîtriser le problème.

Exercez l'articulation. « Il est bien naturel de vouloir éviter la douleur, mais si vous dorlotez votre épaule en ne l'utilisant pas, vous la sentirez plus raide et vous serez plus susceptible de souffrir de nouveau de bursite », déclare Lynn Van Ost.

Dès que la douleur initiale se sera résorbée, n'oubliez pas d'effectuer certains exercices simples afin que l'articulation reste souple. Si vous souffrez de douleurs à l'épaule à la suite d'une tendinite, par exemple, Lynn Van Ost vous conseille quatre exercices efficaces. Chacun d'eux commence de la sorte : détendez votre bras en le laissant pendre le long de votre corps. Premier exercice : soulevez le bras droit devant vous à la hauteur de votre tête, puis revenez lentement à la position de départ. Deuxième exercice : soulevez votre bras sur le côté, puis rabaissez-le. Pour le troisième exercice, soulevez le bras sur le côté jusqu'à ce qu'il soit perpendiculaire à votre corps, effectuez une rotation et ramenez-le devant vous. Revenez ensuite à la position de départ. Le dernier exercice est semblable au troisième, mais la rotation s'effectue vers l'arrière du corps. Répétez chaque exercice dix fois avant de passer au suivant. « Effectuez ces exercices régulièrement une ou deux fois par jour afin de maintenir la souplesse de l'articulation, sans toutefois la surmener ou l'irriter davantage », ajoute Lynn Van Ost.

Renforcez-vous. « Un autre moyen de combattre la tendinite et la bursite provoquées en faisant trop travailler une articulation consiste à s'assurer que le membre en question est suffisamment fort pour effectuer l'activité que vous lui imposez », explique le Dr Agostini.

Le conseil de Lynn Van Ost : effectuez des exercices conçus spécifiquement pour l'articulation endolorie. Par exemple, si vous souffrez d'une bursite du genou, essayez de faire du vélo d'appartement 5 à 10 minutes en réglant le degré de résistance qui vous permettra de ne ressentir aucun inconfort.

Faites aussi des étirements. « Les étirements bien adaptés à votre cas préviennent la raideur et apportent un grand soulagement aux personnes qui souffrent de bursite et de tendinite. », ajoute le Dr Agostini. Étirez-vous pendant au moins 5 à 10 minutes après chaque activité.

Alternez. Vous adorez le tennis mais vous souffrez d'une tendinite ? Il ne s'agit pas d'abandonner le sport que vous aimez, mais de changer vos habitudes. « Par exemple, jouez au tennis une journée, et le lendemain, allez plutôt nager ou faire de la marche », déclare Lynn Van Ost.

Vérifiez la poignée de votre raquette. Si vous jouez au tennis, vérifiez la taille de votre raquette. Parfois, les femmes souffrent de tendinite parce qu'elles jouent avec une raquette dont la poignée est trop grosse ou trop petite. « Afin d'éviter des blessures, consultez un professeur qualifié afin de vous assurer que vous vous servez d'une bonne raquette », ajoute le Dr Agostini.

Remplacez vos vieilles chaussures. Les souliers de course ou de marche aux semelles usées peuvent également entraîner une tendinite. «Portez donc toujours des chaussures confortables et en bon état», déclare le Dr Agostini.

Timidité
De petits pas vers une plus grande confiance

Bon nombre de personnes se souviennent avoir été dans leur jeunesse des enfants très timides. Elles avaient peur de ne pas être aimées de leurs camarades de classe. Certaines d'entre elles bégayent et sont très introverties, alors que d'autres sont très calmes et reconnaissent aujourd'hui qu'elles ont vécu de grands moments d'incertitude.

La timidité, semble-t-il, est un sentiment très courant.

« Un pourcentage élevé de personnes rapportent un niveau quelconque de timidité à un moment donné de leur vie », confirme Melinda Stanley, titulaire d'un doctorat en psychiatrie.

Quelle en est la cause ?

Dans de nombreux cas, l'héritage génétique et la façon dont on a été élevé semble déterminer si l'enfant est timide ou intrépide.

« Le problème de la timidité, c'est qu'elle empêche sa victime de s'exprimer, d'être remarquée et surtout d'être entendue », explique Myrna Shure, psychologue. Et cette répression peut mener à la dépression, à l'anxiété et à la solitude.

DES CONSEILS POUR LE BIEN-ÊTRE

Heureusement, la plupart des adultes peuvent apprendre à gérer, voire à minimiser leur timidité. Vous pourriez vous sentir mal à l'aise dans bon nombre de situations, mais pas aussi fréquemment que vous l'étiez dans le passé.

Voici donc certaines options à mettre à l'essai.

Testez vos propres conclusions. « Si vous êtes le type de personne qui pense fréquemment donner une très mauvaise impression, questionnez votre jugement », suggère le Dr Stanley. « Si vous n'avez pas été rejetée dans le passé, pourquoi le seriez-vous maintenant. Alors, détendez-vous. Respirez avec conviction. Avez-vous la bouche sèche ? Est-ce que votre cœur bat ? Afin de vous détendre davantage, respirez lentement, mais profondément », déclare le Dr Stanly.

Jouez au journaliste. Vous n'êtes pas certaine de ce que vous allez dire ? Alors, imaginez être une journaliste. Pensez à quelque chose qui vous intéresse particulièrement, formulez ensuite une question comme « Comment vous sentez-vous lorsque vous faites une promenade dans le parc le soir ? et essayez de répondre vous-même à la question que vous venez de poser », suggère le Dr Shure.

Parlez d'abord au miroir. Afin de vous faciliter la tâche devant les autres, apprenez à vous parler dans le miroir. Cette technique vous aidera à vous sentir à l'aise en exprimant vos pensées et vos sentiments. « Pensez à trois ou cinq questions que vous pouvez poser puis répondez-leur », ajoute le Dr Shure.

Fixez-vous des objectifs. « Promettez-vous de dire quelque chose à une personne au moins dans les premières minutes de votre arrivée », déclare Susan Heitler, psychologue clinique. « La conversation prendra son cours dès que vous serez prête. »

Donnez-vous du temps. « Si vous avez besoin de plus de temps, dites-vous que tout va aller, qu'il vous faut trente minutes pour vous adapter à la situation au lieu de trois », déclare Léonora Stephens, médecin.

« Certaines personnes peuvent intervenir dans un groupe et se sentir à l'aise immédiatement. D'autres se sentent plus gênées quand elles rentrent dans une pièce, mais se sentent beaucoup mieux quand elles ont eu le temps de s'y adapter », déclare le Dr Stephens.

Pratiquez. « Plus vous vous exposerez à des situations qui provoquent chez vous de l'anxiété, plus vous vous y habituerez », déclare le Dr Stanley. Si, tout comme de nombreuses personnes intimidées, vous craignez de faire du théâtre, travaillez-y doublement. Joignez-vous à un club d'art oratoire où vous pourrez pratiquer dans une ambiance de soutien. Si la rencontre de nouvelles personnes vous inquiète, forcez-vous davantage. De plus, assistez aux activités organisées dans votre entreprise, aux réunions, comités ou à toute autre forme de rencontre qui vous est offerte.

Toux
Comment soulager une vilaine toux

La toux est un vrai fléau, car elle perturbe le sommeil de sa victime ou celui de son partenaire, affecte le rendement au travail et dérange les personnes qui se trouvent dans la même pièce. En quelque sorte, tousser est pire qu'éternuer. Et lorsque le simple écoulement nasal dont vous souffriez s'est transformé en une toux qui produit du flegme, qui picote et qui vous rend mal à l'aise, il ne vous reste qu'à trouver le plus rapide des soulagements.

La toux se manifeste pour une bonne raison : c'est la façon de votre organisme de débarrasser les poumons ou les voies respiratoires des substances étrangères et du mucus qui s'y trouvent.

OH, LES MAUX DE GORGE...

Voici quelques conseils qui vous aideront à soulager votre toux si votre médecin a éliminé toute possibilité d'asthme, d'infection pulmonaire ou d'une autre maladie grave.

Faites bouillir de l'eau. « Vous soulagerez une toux qui picote à l'aide d'un thé chaud », déclare Pénélope Shar, médecin. Pour bien enduire votre gorge, ajoutez un peu de miel à votre thé et inspirez la vapeur pendant que vous préparez l'infusion. (Ne vous approchez pas trop de la tasse afin de ne pas vous brûler avec la vapeur.)

Créez de la vapeur. « Vous pourrez réhydrater vos voies respiratoires à l'aide d'un vaporisateur », déclare Sally Wenzel, médecin. Ou bien prenez une douche chaude qui permettra de soulager la congestion responsable de votre toux et qui vous détendra.

QUAND CONSULTER SON MÉDECIN

Il ne faut pas prendre sa toux à la légère. Les femmes médecins recommandent donc de consulter son médecin dans les cas suivants :

- votre toux persiste ;
- votre toux vous réveille la nuit ;
- des changements se manifestent au niveau de votre toux, ou elle s'aggrave ;
- elle perturbe vos activités quotidiennes.

« Une consultation médicale devient essentielle si la toux s'aggrave et qu'elle est accompagnée de symptômes comme de la fièvre, des frissons, des douleurs à la poitrine, des maux d'oreilles et une hypertrophie des glandes », déclare Pénélope Shar, médecin. Consultez aussi sans tarder un médecin si vous vous sentez très mal et que vous expectorez du flegme verdâtre. Il pourra vous prescrire des antibiotiques très efficaces ou un antitussif beaucoup plus puissant.

Sucez un bonbon. Sucez un bonbon dur sans sucre ou de la réglisse. Les femmes médecins pensent que les bonbons sont tout aussi efficaces pour maîtriser la toux que la plupart des pastilles vendues à cet effet dans le commerce.

Sachez quand arrêter. Les médecins concluront à l'unanimité que votre toux est productive si vous expectorez des mucosités en toussant. Le Dr Wenzel conseille de ne rien prendre pour supprimer une telle toux, car elle dégage d'elle-même les voies respiratoires congestionnées. « Si vous ne pouvez pas dormir, prenez des médicaments contre la toux avant d'aller vous coucher », dit-elle. N'avalez surtout pas ces mucosités, car votre organisme essaie de s'en débarrasser.

Attention aux toux sèches. Dans le cas d'une toux sèche, le Dr Wenzel conseille de prendre des sirops à base de dextrométhorphane. Mais comme bon nombre de médecins, elle déconseille la surconsommation de tout médicament contre la toux. En effet, la plupart d'entre eux contiennent des ingrédients comme la guaïfénésine, la terpine hydratée ou la prométhazine phénothyasine qui sont inutiles, car on a prouvé qu'ils ne sont pas efficaces contre la toux.

Hydratez-vous bien. « Même si votre toux subsiste à la fin d'un rhume, buvez beaucoup d'eau, de jus ou de bouillon », conseille le Dr Wenzel. Les liquides pris en grande quantité, y compris la soupe au poulet, favorisent une diminution du mucus qui se loge dans les voies respiratoires et les poumons.

Envisagez les antiacides. Si vous vous mettez à tousser la nuit, il pourrait s'agir d'un reflux gastro-œsophagien, ou refoulement des sucs gastriques de votre estomac. Prenez donc un antiacide avant d'aller vous coucher le soir. Essayez également de surélever la tête de votre lit et d'éviter certains aliments et l'alcool quelques heures avant d'aller dormir.

(Pour des moyens pratiques de traiter les rhumes, les grippes, les maux de gorge et les écoulements post-nasaux, voir les pages 540, 282, 505 et 221.)

Trac
Dites adieu à vos craintes

C'est la crainte qu'éprouvent toutes les personnes qui doivent parler devant un auditoire. Dans les cas les plus légers de trac, la voix tremble un peu et les genoux sont plutôt mous. Dans les cas graves, la crainte peut mener l'artiste la plus talentueuse à sa ruine.

Bien sûr, vous n'avez pas à être un artiste pour avoir le trac. « Un jour ou l'autre, le trac frappe tout un chacun », déclare Dianne Chambless, psychologue. Si vous avez eu à passer une entrevue importante pour un emploi, un examen final, une analyse de votre rendement ou même à prononcer un discours en public, il y a de fortes chances que vous connaissiez déjà les signes classiques du trac : un rythme cardiaque accéléré, des genoux faibles, une voix tremblotante et un estomac des plus perturbés.

« Il est facile de comprendre que les personnes perfectionnistes sont plus sensibles au trac que les autres, car elles misent davantage sur l'opinion des autres », déclare Sandra Lucks, psychologue. Et les gens qui ont une pauvre estime de soi en sont aussi victimes.

Honnêtement, le trac a quand même des bons côtés. En dose modérée, il peut donner de l'énergie et motiver la personne à se préparer et à se surpasser », déclare Lenora Yuen, psychologue.

« Il existe une relation très importante entre le trac et le rendement », explique le Dr Yuen. « Si l'anxiété est inexistante, ou très faible, le rendement s'en ressentira. Si l'anxiété augmente, le rendement s'améliorera jusqu'à un certain point. Un peu plus tard, l'anxiété qui dépasse les normes nuit à la performance. »

DE BONNES LIGNES DIRECTRICES

Le secret d'un bon rendement est donc de garder son anxiété sous contrôle. Voici quelques suggestions.

Envisagez le succès. S'il ne vous reste que quelques minutes avant de prononcer un discours ou de passer un examen, respirez profondément et détendez-vous en visualisant des scènes paisibles.

« Imaginez que vous avez effectué cette tâche avec succès, et imaginez-vous ensuite en train de fêter votre réussite avec votre famille », suggère le Dr Lucks.

Visionnez clairement. « Essayez de vous visualiser comme si vous vous regardiez dans un film », déclare le Dr Chambless. Regardez-vous en train de prononcer ce discours avec un talent d'orateur ou répondez aux questions du test avec une facilité incroyable. Ensuite, voyez-vous fêter votre succès avec vos amis et vos parents. Non seulement cette attitude vous mettra de bonne humeur, mais elle vous rendra plus confiant et plus calme.

Ou encore, essayez une autre option. «En option, voyez-vous dans une ambiance complètement différente et sereine, par exemple sur une plage dorée de la Jamaïque, suggère le Dr Yuen. « Certaines personnes trouvent cette technique très efficace. Si vous adorez l'océan, voyez-vous les pieds dans les vagues. Ou encore visualisez-vous endormie sous un arbre — tout endroit qui vous rassure et vous calme —. Ainsi, vous vous sentirez plus détendue. »

Dites-vous « C'est normal d'être nerveuse ». Si vous devez accomplir quelque chose qui vous rend nerveuse, par exemple prononcer un discours devant un auditoire, dites-vous bien que la plupart des femmes dans votre situation éprouveraient le même sentiment. Ne vous sentez pas incompétente. « Sachez que cette activité rendrait presque tout le monde anxieux », déclare le Dr Chambless. Dites-vous également que c'est bien d'être un peu nerveuse.

Attendez-vous à une amélioration. « Dès que vous commencez, le trac a tendance à disparaître. Si votre première phrase vous semble incertaine, ne vous inquiétez pas. Vous retrouverez votre sang-froid sous peu », déclare le Dr Chambless.

Pensez à l'avance aux erreurs possibles. « Si vous avez le temps, essayez d'imaginer exactement ce qui vous rend nerveux », suggère le Dr Lucks. Est-ce l'échec ou la réussite ? Avez-vous peur des con-séquences ? Ensuite, pensez à ce que vous feriez si les conséquences se matérialisaient et visualisez-vous dans cette situation. Par exemple, vous voir dans le pire des scénarios possibles pourrait vous aider à vous débarrasser de l'anxiété.

« Imaginons, par exemple, que vous avez un trou de mémoire pendant votre discours. Vous pourriez vous rappeler alors ce que vos parents vous disaient quand vous étiez petite, que personne n'est par-fait et que vous n'avez pas à l'être. Envisagez ensuite de passer à la prochaine étape de votre discours et de poursuivre. »

Soyez prête. « Il n'y a aucun substitut à la préparation », déclare le Dr Lucks. « Répétez, mais pas à l'extrême, votre discours jusqu'à ce qu'il devienne naturel et automatique, et que vous n'ayez plus à passer de longues périodes de temps ou d'énergie à essayer de vous souvenir de ce que vous allez dire dans des circonstances les plus difficiles. »

Trouble affectif saisonnier

Une thérapie éclairée contre les jours sombres de l'hiver

Se sentir mélancolique un jour triste de novembre est un comportement normal. Quatre mois d'hiver rude pourraient provoquer une forme de dépression très suspecte qu'on appelle trouble affectif saisonnier.

La dépression que l'on associe à ce trouble peut être très oppressive : en général, vous ne voudrez que manger et dormir, et ne rien faire d'autre. En fait, ce problème survient les mois d'hiver, lorsque la lumière du jour s'estompe en après-midi. Le trouble disparaît au printemps lorsque les journées sont plus longues. Le trouble affectif saisonnier est plus courant dans les pays du nord que dans ceux du sud. Il est en outre beaucoup plus fréquent chez les femmes que chez les hommes, de trois à quatre fois plus.

« La somnolence et la fringale de glucides sont les deux symptômes supplémentaires du trouble affectif saisonnier, bien que ces symptômes varient dans leur gravité et leur durée d'une personne à une autre », déclare Ruth Ragucci, psychiatre.

Certaines personnes souffrent de troubles affectifs saisonniers vers la fin octobre et traînent ce malaise jusqu'au mois de mai suivant ; d'autres souffrent seulement de cette maladie lorsque les journées sont plus courtes, soit en décembre et en janvier.

« Les deux hormones sensibles à la lumière, la mélatonine qui régularise les rythmes du sommeil et la sérotonine qui affecte l'humeur, jouent un rôle clef dans la maladie », déclare le Dr Ragucci. « Nous ignorons les causes exactes du trouble affectif saisonnier », déclare Ellen Leibenluft, médecin. Les hormones et d'autres facteurs biochimiques semblent jouer un rôle important dans cette maladie ; ils varient cependant selon les hommes et les femmes et d'une personne à une autre.

Les troubles d'été : une possibilité

Si vous manquez d'énergie ou devenez irritable l'été, vous pourriez souffrir d'une version modifiée des troubles affectifs saisonniers.

« Les scientifiques en ignorent la raison, mais ils croient que la chaleur cause le problème », déclare Ellen Leibenluft, médecin. Il serait alors préférable de rester à l'intérieur, au frais.

LA THÉRAPIE SOLAIRE

Bonne nouvelle : le trouble affectif saisonnier peut être traité facilement et avec succès à l'aide de la lumière. Si vous vous sentez moins enthousiaste et moins productive durant les mois d'hiver, les stratégies qui suivent pourront vous aider.

Allez marcher à l'heure du déjeuner. Les rayons du soleil sont plus forts vers midi. C'est donc le meilleur moment d'aller chercher sa thérapie. La marche, ainsi qu'un traitement de photothérapie, a un double volet, puisqu'elle permet de mieux maîtriser le poids et possiblement la dépression.

Des études ont laissé entendre qu'il suffisait que la lumière pénètre les yeux, et non la peau, pour que ses effets bénéfiques se fassent ressentir. N'oubliez pas un écran solaire.

Éclairez bien votre bureau et votre domicile. « La plupart des gens se sentent mieux dans un environnement bien éclairé », déclare le Dr Ragucci. Chez certaines personnes, le simple fait d'augmenter la luminosité chez eux ou au bureau leur est des plus bénéfique.

Prenez vos vacances d'hiver dans le sud. « Ces vacances n'auront qu'un effet temporaire, mais la plupart des gens qui prennent des vacances d'hiver dans le sud déclarent se sentir mieux au moins durant les deux semaines suivant leur retour », déclare le Dr Ragucci.

QUAND CONSULTER SON MÉDECIN

« Si vous pensez être atteinte d'un trouble affectif saisonnier, vous devez consulter votre médecin afin d'éliminer la possibilité de tout autre problème de santé, notamment les troubles de la thyroïde, le taux de glucose sanguin trop faible ou des virus, qui pourraient présenter les mêmes symptômes que la maladie », déclare Ellen Leibenluft, médecin. Ce médecin vous conseille de prendre rendez-vous si :

- Vous ne pouvez pas avoir une activité normale ni vous concentrer, travailler aussi vite que d'habitude ou arriver au travail à l'heure ;
- Vous êtes très dépressive ;
- Vous avez besoin de plus d'heures de sommeil chaque nuit ;
- Vous avez de la difficulté à vous réveiller le matin ;
- Vous ne pouvez pas contrôler vos fringales ;
- Vous avez des pensées suicidaires.

« Si votre médecin vous donne un diagnostic de trouble affectif saisonnier, elle vous prescrira sûrement un traitement de photothérapie », déclare le Dr Leibenluft.

Passez à la photothérapie. « Si une exposition plus accentuée à la lumière, que ce soit à l'intérieur ou à l'extérieur, ne s'avère pas favorable et que votre trouble affectif saisonnier assombrit vos hivers, demandez à votre médecin de vous prescrire une table lumineuse », déclare le Dr Leibenluft. Elle recommande également l'utilisation d'une lumière très éclatante qui brûlerait à 10 000 lux pendant 30 minutes deux fois par jour. Le Dr Ragucci estime que trois personnes sur quatre répondent très bien à ce traitement.

Branchez un simulateur. Encore plus abordable que la table lumineuse, ce dispositif simule les effets du soleil chez vous. Tous les matins, vers 4h00, qu'il pleuve ou qu'il fasse soleil, le dispositif s'allume et émet graduellement pendant deux heures une lumière qui devient de plus en plus éclatante, tout en simulant les effets du soleil. Des médecins estiment que leurs premiers essais avec ce simulateur ont été des plus favorables.

Trous de mémoire
Remèdes efficaces contre les trous de mémoire

$\mathcal{N}$ous avons tous à l'occasion oublié le nom de la personne que l'on vient de nous présenter ou passé des heures à essayer de retrouver notre voiture dans le parking du super-marché.

Mais ce n'est pas inquiétant. Les petits trous de mémoire comme ceux-ci ne signifient pas que vous perdez vos facultés. « En fait, votre aptitude à vous souvenir de détails devrait rester intacte jusque dans la soixantaine », déclare Elizabeth Loftus, titulaire d'un doctorat.

« Bien que des changements naturels affectent la mémoire à mesure que nous vieillissons, il n'y a pas lieu de s'en inquiéter. En vieillissant, c'est plutôt l'anxiété d'avoir des trous de mémoire qui déforme ou qui exagère notre perception », déclare Danielle Lapp, spécialiste de la formation de la mémoire. Certaines femmes se plaignent de vivre des moments d'oubli durant leur ménopause, mais c'est peut-être parce que les bouffées de chaleur la nuit les empêchent d'avoir un sommeil réparateur.

CE N'EST PAS DE L'ALZHEIMER

« Quel que soit votre âge, vous pouvez améliorer votre mémoire », déclare Danielle Lapp. Mais d'abord, voici quelques soins d'urgence à pratiquer quand vous avez un trou de mémoire.

Attendez 30 secondes. « Si vous ne pouvez vous souvenir du nom d'une personne, ne dites rien tout de suite », déclare Danielle Lapp. Continuez plutôt de parler, le nom vous viendra en peu de temps, surtout si vous n'êtes pas stressée.

Revenez en arrière. « Faire le tour du parking du supermarché pour retrouver votre voiture est inutile. Interrompez votre recherche et revenez au point de départ », déclare Irene Colsky, présidente d'une firme qui offre des séminaires sur l'apprentissage de la mémoire.

« Si vous essayez de retracer dans votre tête votre déplacement vers le supermarché, vous découvrirez sûrement une information clé qui déclenchera votre mémoire. Par exemple, visualisez que vous partez de la maison, que vous tournez à droite, que vous conduisez jusqu'au feu de circulation, puis que vous tournez à gauche. Vous vous souviendrez peut-être alors qu'il y a une boutique de fleurs juste à côté de la porte d'entrée. Bravo ! Maintenant, cherchez votre voiture autour de ce magasin. »

« Un léger recul peut également vous aider à mieux vous souvenir pourquoi vous vous rendiez dans une certaine pièce de la maison, votre chambre, par exemple », déclare le Dr Colsky. Demandez-vous : « Qu'est-ce que je faisais juste avant d'entrer dans la chambre et qu'est-ce que je venais chercher ? »

ENTRAÎNEZ VOTRE CERVEAU À SE SOUVENIR

Bon, assez sur les retours en arrière. Voici comment prévenir des trous de mémoire ultérieurs.

Soyez attentive. Si vous ne vous concentrez pas sur ce que vous faites, que vous soyez en train de lire, de regarder ou d'écouter, vous ne vous en souviendrez pas plus tard. Le conseil de Danielle Lapp est de prendre un moment avant d'entamer une nouvelle activité, de réaliser ce qui se passe autour de vous et de mobiliser vos sens. Regardez, écoutez et ressentez. Si vous vous êtes garée au supermarché, fixez-vous des points de repère, distinguez les sons et vérifiez la température. Après, faites une note mentale de ce que vos sens vous dictent. Dites-vous à vous-même : « Je gare la voiture en face de la pharmacie. Le stationnement est près du terrain de jeux et je peux entendre les enfants qui s'amusent sur les balançoires. Il fait chaud, parce qu'il n'y a aucun arbre sur le terrain. En traitant l'information visuellement et verbalement, vous vous donnez les meilleurs outils de mémoire et obtiendrez les meilleurs résultats », déclare Danielle Lapp.

Évitez les distractions. « Élaborez mentalement ce que vous allez faire avant de le faire, déclare le Dr Colsky. Cela réduira la distraction qui vous fait oublier pourquoi, par exemple, vous êtes entrée dans le salon. C'est facile de se diriger vers une pièce de la maison pour aller chercher quelque chose de précis, mais, dès que vous y entrez, d'oublier votre mission car d'autres choses attirent votre attention. »

Donc, dites-vous : « Je me rends dans le salon pour aller chercher la photo de Sophie, et vous serez moins distraite par les magazines ou les journaux qui se trouvent sur la table du salon. »

Le jeu des associations. Afin de vous souvenir de choses importantes comme l'adresse où vous allez ou les articles sur votre liste d'épicerie, Danielle Lapp suggère de répéter une phrase ou un scénario qui lie l'information à ce que vous devez faire. « Pour se souvenir de l'adresse de quelqu'un, par exemple, 65, rue Guy-de-Maupassant, répétez-vous que 65 est un bon âge pour prendre sa retraite et que Guy de Maupassant est un auteur que vous aimez bien. »

« Ou bien, pour vous souvenir d'acheter du lait, des œufs et 2 boîtes de haricots en rentrant du travail, remplacez cette liste par un acronyme : LOSS (L pour lait, O pour œufs, et les 2 S pour les deux boîtes que vous devez acheter.) »

Peignez une image mentale. « Les images visuelles concrètes peuvent vous aider à vous souvenir des nouveaux noms et des nouveaux visages », déclare le Dr Loftus. Imaginons par exemple que vous rencontrez votre future directrice qui s'appelle Louise Lavigueur, lors d'une entrevue, et que sa caractéristique principale est sa poignée de main ; visualisez alors une poignée de main vigoureuse pour vous souvenir d'elle. Donc, durant la conversation ou la prochaine fois que vous la rencontrerez, dès qu'elle vous tendra la main, vous vous souviendrez que son nom est Lavigueur.

Augmentez votre consommation de « minéraux de mémoire ». Des études suggèrent que des carences en fer, en zinc et en magnésium peuvent nuire à la concentration et à la mémoire. Pour un apport adéquat, les chercheurs vous conseillent de manger au moins 3 portions de viande rouge (excellente source de fer et de zinc) chaque semaine et au moins 5 portions par jour de fruits et de légumes (quantité suffisante de magnésium).

Aiguisez votre mémoire à l'aide d'exercices. Lors d'une étude, des chercheurs ont constaté que les volontaires qui faisaient une heure d'exercices d'aérobie 3 fois par semaine avaient de meilleurs résultats dans les tests de mémoire que les personnes sédentaires. Selon ces chercheurs, l'exercice pourrait augmenter le débit d'oxygène au cerveau et stimuler le métabolisme du glucose, ce qui favoriserait la mémoire. L'exercice peut également réduire le stress qui peut nuire à la mémoire.

Ulcères
Des cures nouvelles

Voici comment se passe habituellement la digestion : vous mâchez vos aliments, puis vous les avalez. Ces aliments traversent ensuite l'œsophage avant d'arriver dans l'estomac. Enfin, ils sont digérés par l'acide hydrochlorique et une enzyme appelée pepsine.

« Après cette étape, la nourriture poursuit sa route vers la partie supérieure du duodénum, ou intestin grêle, où le processus de la digestion se poursuit.

« Lorsque vous souffrez d'un ulcère, une petite lésion apparaît sur les muqueuses de l'estomac qui sont déjà assaillies par des acides gastriques. Les hommes d'autrefois souffraient davantage d'ulcères que les femmes, mais de nos jours les pourcentages sont presque égaux, même si on en ignore toujours la raison », déclare Marie L. Borum, médecin. Les femmes sont plus susceptibles de souffrir d'ulcères d'estomac (gastriques), alors que les hommes, pour leur part, ont tendance à être victimes d'ulcères duodénaux.

Le symptôme le plus courant d'un ulcère se caractérise par une sensation de tiraillement ou de brûlure dans l'abdomen, sensation qui s'étend du sternum au nombril. Cela survient la plupart du temps entre les repas ou très tôt le matin.

INVASION BACTÉRIENNE

De quelle manière et pour quelle raison l'acide cause-t-il l'inflammation que nous appelons ulcère ? « Pendant longtemps, les médecins ont pensé que la production d'acide était provoquée par un régime alimentaire riche, des aliments épicés, de l'alcool, ou même la cigarette ou un grand stress. De nos jours, des études prouvent que la bactérie en forme de spirale appelée *Helicobacter pylori (H. pylori)* jouerait également un rôle important dans l'apparition des ulcères. Des chercheurs ont prouvé que la bactérie *H. pylori* est aérogène, mais ils ignorent pourquoi, d'où provient cette bactérie ou comment l'infection se produit », déclare Melissa Palmer, gastro-entérologue. Ils supposent que les ulcères se manifestent lorsque la bactérie s'infiltre dans les muqueuses protectrices du tube digestif et qu'elle se loge dans l'estomac ou l'intestin grêle, rendant ainsi les parois cellulaires plus sensibles aux effets dommageables de l'acide et de la pepsine.

« Les ulcères qui ne sont pas causés par la bactérie *H. pylori* sont souvent déclenchés par la prise d'aspirine ou d'agents anti-inflammatoires non stéroïdiens comme l'ibuprofène », déclare Barbara Frank, gastro-entérologue.

« Cependant, l'acide peut être neutralisé grâce à un antiacide. La production d'acide peut être également atténuée à l'aide d'inhibiteurs H_2 (histamine 2) que l'on se procure en vente libre ; ces médicaments suppriment la libération d'histamine. Consultez votre pharmacien à ce sujet. « Ces produits suppriment l'acide à l'endroit même où il est le plus fabriqué, c'est-à-dire dans le mécanisme d'histamine », déclare le Dr Borum.

Si votre médecin vous a diagnostiqué un ulcère, il doit déterminer si la bactérie *H. pylori* est présente. Lorsqu'il peut confirmer l'infection bactérienne, il prescrit habituellement un traitement aux antibiotiques, tout en les combinant avec des médicaments qui suppriment l'acide gastrique. De cette façon, la guérison des ulcères est facilitée et les risques d'une récidive réduits. Bonne nouvelle : « Les traitements aux antibiotiques guérissent les ulcères, donc les problèmes liés aux ulcères chroniques n'existent plus », souligne le Dr Palmer. Des études provenant des États-Unis et de l'Europe ont démontré que l'utilisation d'antibiotiques peut guérir les ulcères causés par la bactérie *H. pylori* et prévenir leur récidive dans environ 90 % des cas.

COMMENT PROTÉGER SON ESTOMAC

Cela dit, les femmes médecins estiment que les femmes souffrant d'un ulcère devraient modifier quelque peu leur mode de vie afin de faciliter leur guérison, tout en réduisant leurs risques de récidive.

Oubliez la caféine et les agrumes. « La caféine et les agrumes peuvent ralentir la guérison d'ulcères déjà formés », déclare le Dr Borum. Les spécialistes ne croient plus que la nourriture est la cause principale des ulcères, mais vous devriez quand même éviter les aliments qui peuvent en aggraver les symptômes comme le café, les agrumes et les jus de fruits acides.

Prenez du paracétamol pour les douleurs ou les maux de tête. « Évitez le plus possible de prendre de l'aspirine », déclare le Dr Frank.

QUAND CONSULTER SON MÉDECIN

Consultez votre médecin dans les cas suivants :
- vous ressentez une douleur intense entre le sternum et le nombril, surtout entre les repas ou très tôt le matin ;
- vous avez des selles sanguinolentes ;
- vous vous ne pouvez pas justifier vos nausées ;
- vous vomissez ;
- vous perdez du poids ;
- vous avez une perte d'appétit.

Dans tous ces cas, il pourrait s'agir d'un ulcère, et seul le médecin pourra le diagnostiquer.

En effet, on associe de nos jours les ulcères qui ne sont pas causés par la bactérie *H. pylori* à la prise d'aspirine ou d'autres analgésiques non stéroïdiens comme de l'ibuprofène.

Cessez de fumer. « La cigarette augmente les risques d'ulcères », ajoute le Dr Palmer. Le tabac a un double effet nocif, il endommage les muqueuses protectrices du système digestif et stimule la production d'acides. La cigarette ralentit également la guérison des ulcères existants et contribue à leur récidive.

Oubliez l'alcool. « L'alcool peut créer une inflammation des muqueuses de l'estomac ; il irritera davantage les ulcères qui s'y trouvent, tout en favorisant leur apparition », déclare le Dr Palmer.

Urticaire
Soulagement
contre les démangeaisons insupportables

L'urticaire se caractérise par l'apparition injustifiée de petites grosseurs rouges, seules ou en groupe, sur la peau. Ces grosseurs démangent énormément et donnent une envie incontrôlable de se gratter, puis elles disparaissent en quelques heures.

« Dans certains cas, l'urticaire persiste une journée entière ou récidive de façon régulière. Il arrive de ne pas pouvoir s'expliquer une poussée d'urticaire », déclarent les médecins.

UN GRAND MYSTÈRE

« L'urticaire apparaît pour de multiples raisons », déclare Karen S. Harkaway, médecin.

« L'urticaire surgit le plus souvent après avoir consommé certains aliments ou certains médicaments », déclare Helen Hollingsworth, médecin. Par exemple, les agents anti-inflammatoires non stéroïdes comme les analgésiques en vente libre, souvent utilisés par les femmes, peuvent provoquer des poussées d'urticaire. Personne n'en connaît vraiment la cause. Les analgésiques les plus susceptibles de déclencher une réaction sont l'aspirine, l'ibuprofène et le naprosyne, type de médicament absorbé par les femmes pour soulager les crampes menstruelles, les douleurs musculaires et les maux de tête.

« D'autres causes d'urticaire comprennent les boutons de fièvre, les allergies ou les infections, en plus d'aliments tels que les noix, la réglisse, les fromages bleus et les crustacés », déclare Esta Konberg, dermatologue.

« Une douche chaude, de l'exercice ou même une activité "stressante" pourraient être à l'origine d'une crise d'urticaire », déclare le Dr Hollingsworth. La simple pression de la bretelle d'un soutien-gorge, des souliers trop serrés ou le frottement du cuir d'un sac à main sur votre peau peuvent aussi provoquer de l'urticaire chez les personnes sensibles.

QUAND CONSULTER SON MÉDECIN

«Si vous souffrez d'une crise d'urticaire pendant plus de 24 heures ou que l'urticaire laisse une ecchymose sur votre peau en disparaissant, consultez immédiatement votre médecin», déclare Helen Hollingworth, médecin. Il pourrait s'agir d'une autre maladie, par exemple, une maladie de la thyroïde qui devra être traitée au moyen de médicaments.

«Vous devriez également vous rendre à l'urgence d'un hôpital si de l'urticaire se manifeste autour de vos yeux ou dans votre bouche, ou si vous éprouvez de la difficulté à respirer», déclare Karen S. Harkaway, médecin. On devra peut-être vous administrer une injection d'épinéphrine, forme synthétique d'adrénaline, qui empêche l'urticaire de provoquer un resserrement et une constriction de la gorge.

L'urticaire se manifeste quand l'un des éléments déclencheurs envoie dans les vaisseaux sanguins en grande quantité des substances immunes, connues sous le nom de mastocytes, qui dégagent dans les cellules une substance inflammatoire appelée histamine. Il s'ensuit une inflammation des vaisseaux et une fuite des substances, d'où la formation de la petite grosseur rouge qui démange.

SOULAGEZ, NE GRATTEZ PAS

«Essayez d'imaginer la cause d'une crise d'urticaire est un vrai mystère, déclare le Dr Harkaway. Les médecins prescrivent généralement au début de la crise des antihistaminiques, afin d'éliminer la démangeaison et l'inflammation et en espérant que l'urticaire disparaîtra de lui-même.» Si la crise persiste au bout de six semaines, le médecin devra effectuer des tests afin d'essayer d'en déterminer la cause réelle.

Les traitements maison contre l'urticaire ont également pour but de maîtriser la démangeaison. (En fait, se gratter ne fera qu'aggraver la situation.) Voici ce que recommandent les femmes médecins.

La glace à la rescousse. «Afin de resserrer les vaisseaux sanguins affectés, de prévenir davantage d'écoulement et d'enclencher le processus qui réduira l'urticaire, frottez un glaçon sur la ou les grosseurs pendant quelques minutes», déclare le Dr Harkaway.

Prenez un bain d'avoine. « Afin de soulager les démangeaisons, ajoutez de l'avoine colloïdal Aveeno (poudre pour le bain en vente libre en pharmacie) dans un bain d'eau tiède. L'avoine reste à la surface de l'eau, et elle ne bouchera pas le drain. Prenez un bain pendant 10 à 15 minutes », suggère le Dr Kronberg. Évitez cependant d'utiliser de l'eau chaude, cela pourrait aggraver l'urticaire.

Appliquez une lotion médicamenteuse. « Après avoir pris votre bain, appliquez une lotion médicamenteuse sur votre peau », déclare le Dr Kronberg. Suivez les instructions sur l'emballage. Le menthol et le phénol que contiennent certaines crèmes soulagent, tout en réduisant les démangeaisons.

Hydratez votre peau. « Une peau sèche peut provoquer des démangeaisons et irriter davantage l'urticaire... donc l'aggraver. Par conséquent, si votre peau est plutôt sèche, appliquez une crème hydratante autour de l'urticaire même », déclare le Dr Hollingsworth.

Rafraîchissez-vous. « Toute forme de chaleur aggravera votre crise d'urticaire. Donc, jusqu'à ce que la crise disparaisse, vous vous sentirez beaucoup mieux au frais », déclare le Dr Hollingworth.

Portez des vêtements amples. « La pression des chaussures et des vêtements trop serrés peut être une cause d'urticaire ; faites donc en sorte de porter des vêtements amples lorsque vous souffrez d'une crise », déclare le Dr Hollingsworth. Il est évident que vous ne voulez pas aggraver la situation.

Surveillez votre alimentation. « Consommez modérément les aliments comme les sauces à la tomate, les agrumes, les fraises et les crustacés pendant une crise d'urticaire », suggère le Dr Hollingsworth. Personne ne sait vraiment pourquoi, mais il est prouvé que ces aliments ont tendance à aggraver l'urticaire.

Prenez un antihistaminique avant de vous coucher. « Un antihistaminique en vente libre peut limiter l'aggravation de l'urticaire », déclare le Dr Kronberg. Certains antihistaminiques causent parfois de la somnolence. Pour ces raisons, le Dr Kronberg conseille à ses patientes de prendre le médicament avant d'aller au lit. « Vous bénéficiez ainsi des effets thérapeutiques du médicament sans avoir à combattre la somnolence dont vous souffririez si vous le preniez durant la journée », ajoute-t-elle.

Vaginite
Les secrets d'un soulagement permanent

V ous avez certainement souffert d'une vaginite à un moment donné de votre vie. Peut-être était-ce une infection bactérienne, ce qui se produit fréquemment lorsque survient un déséquilibre des micro-organismes qui vivent dans le vagin, et permet ainsi la prolifération de certains types de bactéries ou bien était-ce une infection mycosique ? Peut-être encore s'agissait-il d'une infection causée par le trichomonas, parasite microscopique sexuellement transmissible ?

UNE FORMULE GARANTE DE SUCCÈS

Si votre médecin vient de diagnostiquer chez vous une vaginite, et qu'il ne s'agit pas d'une infection mycosique, elle vous prescrira sûrement des antibiotiques. Voici d'autres conseils que préconisent les femmes médecins afin de vous faciliter votre convalescence et d'éviter des récidives. (Pour des renseignements supplémentaires sur les infections mycosiques, voir la page 321).

N'interrompez pas vos médicaments. « En prenant des antibiotiques, vous pouvez supprimer l'infection très rapidement au bout de deux ou trois jours, déclare Vesna Skul, médecin. Dès qu'elles se sentent mieux, la plupart des femmes ont tendance à cesser de prendre leurs médicaments. Sachez que si vous arrêtez de prendre vos médicaments, l'infection est très susceptible de récidiver. Donc, prenez-les jusqu'à la dernière pilule, même si les symptômes ont disparu, ou, encore conservez les médicaments en cas de récidive. Prenez toutes les pilules. Et lisez les étiquettes par mesure préventive. »

Hydratez-vous. « La vaginite atrophique, courante après la ménopause, est caractérisée par des tissus génitaux irrités et secs, que l'on peut facilement réhydrater à l'aide de certains produit », déclare Marilynne McKay, médecin. Faites une application une ou deux fois par jour.

Appliquez des compresses froides. « Si vous vous sentez vraiment mal en point, que vous souffrez d'enflure et de démangeaisons, appliquez pour vous soulager des compresses froides, déclare le Dr McKay.

Quand consulter son médecin

La vaginite peut être associée à de nombreux problèmes de santé très faciles à guérir. Les femmes médecins estiment que le traitement adéquat est intimement lié au bon diagnostic. Une vaginite non traitée peut mener à une salpingite, qui peut elle-même mener à l'infertilité. Consultez votre médecin si vous remarquez l'un des symptômes suivants :

- de la douleur ou des démangeaisons dans votre vagin et autour de la vulve (lèvres autour du vagin) ;
- une vulve rougeâtre ;
- une douleur que vous ressentez ou qui s'intensifie lorsque vous urinez ou durant des rapports sexuels ;
- un écoulement vaginal verdâtre, mousseux et qui sent mauvais, qui suggérerait la présence d'une trichomonas, parasite transmis sexuellement ;
- un écoulement mince et laiteux ou sanguinolent qui sent mauvais, qui pourrait signaler une vaginite atrophique ;
- un écoulement vaginal épais, blanchâtre sans odeur, qui signalerait une infection mycosique ;
- un écoulement vaginal blanchâtre ou grisâtre accompagné d'une odeur de poisson qui signalerait une infection bactérienne.

Vous devriez également passer un test de vaginite bactérienne si vous êtes enceinte. Cette forme de maladie est courante, mais on peut l'éviter. Elle pourrait provoquer un accouchement prématuré.

Appliquez un linge frais sur l'endroit affecté. La fraîcheur permet aux vaisseaux sanguins de se resserrer, et cela soulagera ainsi la rougeur et l'enflure. »

Essayez le thé. « Un sachet de thé trempé dans de l'eau, puis rafraîchi au réfrigérateur et appliqué sur le site infecté peut vraiment soulager les démangeaisons », déclare Kathleen McIntyre-Seltman, médecin. Le tanin du thé est en fait un agent soulageant.

Prenez un bain tiède. « Un bain de siège peu profond ou un bain est un moyen efficace de soigner les tissus génitaux irrités, déclare le Dr McKay. Cependant, n'utilisez pas de savon. Le savon assèche les huiles naturelles de la peau, barrage liquide naturel de l'organisme contre les microbes », ajoute-elle. (Il en est de même pour les bains mousse.) Cela vous rendrait plus sensible à une infection, notamment une infection du vagin.

Lavez votre baignoire. «Les baignoires sont des sites de stockage des microbes. Nettoyez et de désinfectez régulièrement la baignoire afin de bien éliminer les bactéries et les moisissures qui peuvent s'y trouver », déclare le Dr Skul.

Adoptez une bonne hygiène. « Essuyez-vous du devant vers l'arrière après être allée aux toilettes afin d'éviter de transférer les microbes présents au niveau du rectum vers vos parties génitales », conseille le Dr McKay. Terminez en vous essuyant une autre fois afin d'être sûre de n'avoir laissé aucun résidu.

Rincez vos sous-vêtements et vos bas collants. «Les sous-vêtements ou les bas collants qui contiennent des résidus de détergents peuvent irriter les tissus sensibles qui brûlent déjà à cause de la vaginite », ajoute le Dr McKay.

Mangez du yaourt. « Des études ont démontré qu'en consommant une fois par jour 225 ml de yaourt, les femmes atteintes de récidives de vaginite bactérienne guérissent plus vite tout en prenant moins d'antibiotiques.

La bactérie *acidophilus* que contient le yaourt favorise la production d'un environnement bactérien plus équilibré.

Varices

Du nouveau pour les jambes douloureuses

À la plage, vous portez de grands caftans. Au travail, vous couvrez vos jambes en portant des jupes longues, des bas foncés ou des bottes. Et le soir, si vous portez une jupe courte, vous cachez vos jambes sous un collant foncé.

Et à la maison, vous ne portez que des pantalons.

Qu'essayez-vous de cacher ? Peut-être une varice bleue et protubérante qui se faufile le long de votre mollet, depuis votre cheville jusqu'au genou.

« Les varices pourraient être comparées à des bas Nylon lâches », déclare Lenise Banse, dermatologue. Ces veines dilatées sont souvent remplies de poches parce que les valvules qui se trouvent dans les jambes ne fonctionnent pas normalement.

« C'est un problème d'ordre physiologique », explique le Dr Banse. Les muscles, entourés de parois qui leur permettent de véhiculer le sang, acheminent le sang dans l'organisme. Les veines, à leur tour, réacheminent le sang vers le cœur.

Afin de compenser le fait que le sang qui est réacheminé vers le cœur travaille contre le sens de la gravité, les veines sont munies de valvules qui s'ouvrent à l'occasion. Elles ne s'ouvrent que d'un côté, c'est-à-dire du côté du cœur. Quand une valvule s'ouvre, le sang la traverse, puis la valvule se ferme.

« Mais, ces petites valvules peuvent parfois s'ouvrir dans la direction opposée, poursuit le Dr Banse. Le sang semble avoir refoulé dans la direction inverse et s'écoule vers les pieds, exerçant ainsi une pression supplémentaire sur les veines qui se dilatent et se transforment en varices. »

Mais quels sont les facteurs de risque ?

« C'est vraiment une question d'hérédité dans la plupart des cas, déclare Toby Shaw, médecin. Vous aurez donc tendance à souffrir de varices si votre mère en était victime. Sachez que la production d'œstrogènes, la grossesse, le fait d'être constamment debout et le vieillissement contribuent également à la formation de varices. »

UN SOULAGEMENT EN VUE

« Heureusement, il n'y a plus de raisons pour qu'une personne souffre d'un problème peu esthétique qui lui laisse les jambes fatiguées et lourdes », constate le Dr Banse. Voici ce que les médecins vous suggèrent pour réduire l'inconfort et empêcher que vos varices ne s'aggravent.

Soutenez vos jambes. « Portez des bas de soutien, déclare le Dr Banse. Ces bas serreront tellement les veines de vos jambes qu'elles ne se dilateront pas davantage. Les collants sont encore mieux, dit-elle, surtout les collants d'exercice en Lycra que vous pouvez porter facilement avec de longs chandails ou des tuniques. »

De bons bas de soutien. « Si vous êtes debout toute la journée, portez des bas qui vous fourniront entre 20 et 30 mm de pression », déclare le Dr Shaw. La force de soutien est habituellement indiquée sur l'emballage. Vous pouvez vous procurer de tels bas en pharmacie.

Mettez vos collants juste avant de sortir du lit. « Quel que soit le type de bas de soutien que vous utilisez, gardez-les près de votre lit la nuit et enfilez-les avant de sortir du lit le matin, avant que la gravité ne fasse ses effets », conseille le Dr Shaw.

Dégagez vos cuisses. « Évitez les vêtements qui vous serrent à l'aine », ajoute le Dr Banse. Les gaines serrées et les collants habituels, qui n'ont pas le pourcentage gradué de tissage des bas de soutien, exercent une pression supplémentaire sur les veines des jambes et les dilatent ainsi plus facilement.

Placez un oreiller sous vos pieds. « Lorsque vous êtes assise, soulevez vos jambes de dix à quinze centimètres au-dessus de vos hanches afin d'alléger la pression exercée sur vos veines et de soulager

QUAND CONSULTER SON MÉDECIN

« En règle générale, les varices sont peu esthétiques et inconfortables, mais elles ne sont pas inquiétantes, à moins qu'il ne s'y forme un caillot sanguin », déclare Lenise Banse, dermatologue. Consultez votre médecin si l'un des signes précurseurs suivants apparaît :

- une douleur dans une jambe lorsque vous soulevez vos jambes ;
- une douleur dans les jambes qui vous réveille la nuit.

les sensations de lourdeur et de douleur », déclare le Dr Shaw. La nuit, placez un oreiller sous votre tête et deux sous vos pieds.

Fléchissez. « Les veines ne sont pas munies de parois musculaires qui leur permettent de réacheminer le sang vers le cœur, mais les petits muscles dans vos jambes peuvent vous venir en aide », déclare le Dr Banse. Faites donc une pause café toutes les heures pour marcher un peu. Toute forme de mouvement qui permet de fléchir et de contracter les muscles des jambes, et d'alimenter ainsi leurs veines, limitera la dilatation de ces dernières.

Veines éclatées
Comment cacher les vaisseaux sanguins éclatés

Vous ne savez pas comment est apparu ce petit réseau de veines rouges et minces sur votre cuisse gauche. Hier, elles n'étaient certainement pas là. Qui sont-elles, et d'où viennent-elles ? « Les veines éclatées sont de petites veines très superficielles qui n'ont aucune fonction précise », déclare Lenise Banse, dermatologue.

« Elles ont un peu l'apparence d'une toile d'araignée, ou même d'une étoile, et elles peuvent être causées par une blessure superficielle comme se faire frapper par une balle de tennis », ajoute-t-elle.

« Vous ne savez certainement pas à quel moment précis s'est produite la blessure », ajoute le Dr Banse. Ces veines en effet ne surviennent pas forcément à la suite d'un gros accident qui a causé de la douleur. En outre, elles peuvent apparaître partout sur votre corps.

Les veines éclatées se manifestent souvent durant la grossesse, on ignore toujours pourquoi.

COMMENT LES CACHER ET LES MAÎTRISER

« Dans le cas des veines éclatées, vous pourrez sûrement maîtriser le problème », déclare Margareth A. Weiss, médecin. Dès qu'elles sont formées, ces veines semblent s'installer en permanence, à moins de les faire enlever par un dermatologue, soit par laser ou par injection. Sinon, votre seule solution est de les camoufler, ou d'empêcher les nouvelles veines de se former. Voici ce que les femmes médecins vous suggèrent.

Cherchez la bonne solution. « Les veines éclatées se camouflent difficilement à l'aide de fond de teint. Vous aurez peut-être besoin d'acheter un fond de teint plus épais que vous trouverez dans certains grands magasins », déclare Allison Vidimos, médecin. En général, ces veines pourpres sont moins évidentes si on les couvre avec un fond de teint contenant une teinte verdâtre.

« Peut-être cela vous semble-t-il étrange », ajoute-t-elle, mais la teinte de vert combinée au rouge pourpre de la veine éclatée crée une illusion d'optique d'un ton couleur peau. » Les vendeuses seront en mesure de vous aider à choisir la bonne teinte.

Sortez des bas de soutien. « Achetez-vous des bas de soutien gradué dans un magasin de fournitures médicales », déclare le Dr Weiss. Ces bas devraient être serrés à la cheville mais être plus lâches à la cuisse, ce qui rend difficile l'accumulation de sang dans des veines plus faibles et empêche la formation de veines éclatées.

Évitez les bas de soutien luisants des grands magasins, ils ne sont pas très efficaces. Les bas de soutien plus classiques donnent une belle allure, mais ils ne sont pas non plus très efficaces pour les veines.

Bougez un peu. « Évitez de rester au même endroit plus de quelques minutes », suggère le Dr Weiss. Le mouvement favorise la circulation sanguine des veines alors que l'inertie encourage l'accumulation du sang, ce qui favorise la production de veines éclatées.

Fléchissez vos jambes. Si vous devez rester debout pendant longtemps, le Dr Weiss vous suggère de vous étirer.

Le mouvement est simple. « Mettez-vous debout les deux pieds l'un à côté de l'autre », explique le Dr Weiss. Glissez un pied devant l'autre, et mettez-y tout votre poids, puis fléchissez la jambe arrière pour un former un angle de 45° avec votre genou. Retenez cette position pendant une seconde, relevez-vous et revenez à votre position de départ. Répétez l'exercice avec l'autre pied. Ce mouvement favorisera la circulation sanguine dans les veines en surface », déclare le Dr Weiss.

Mettez vos pieds au sol. « Si votre travail exige que vous restiez assise longtemps, asseyez-vous bien droite, les pieds à plat au sol », suggère le Dr Weiss. En vous croisant les jambes au genou, vous augmentez la pression sur les veines de vos jambes. Et cela peut augmenter les risques de veines éclatées.

Vergetures
Une formule secrète

Il existe deux causes de vergetures : la grossesse et le gain de poids.

« Les vergetures se manifestent sur les seins, les hanches, et l'estomac durant la grossesse et sur d'autres parties comme les cuisses lorsque l'on prend du poids », déclare Margaret A. Weiss, médecin.

Les vergetures surviennent lorsque la peau est étirée au maximum, ce qui se produit lorsque l'étirement est tellement rapide que les fibres élastiques de la peau se cassent. Et quelquefois, les vergetures peuvent être provoquées par certains problèmes hormonaux, certaines maladies et des médicaments », ajoute le Dr Weiss.

LES BONS REMÈDES

« Les crèmes hydratantes, les crèmes contre les rides et les massages ne sont pas efficaces pour les vergetures », déclare le Dr Weiss. Et le maquillage ne les couvre pas très bien.

La solution est d'essayer de minimiser les vergetures », déclare le Dr Weiss. En raffermissant toute partie qui présente des vergetures, habituellement les cuisses, les hanches et l'abdomen, les vergetures sont moins apparentes dit-elle. Les femmes médecins suggèrent les exercices suivants. Ne vous attendez pas à voir de bons résultats avant deux mois.

Commencez avec 20 levers de jambes. « L'un des meilleurs exercices pour travailler la cuisse et la hanche où se trouvent la plupart des vergetures, est un exercice de lever de jambes », déclare Carol Garber, titulaire d'un doctorat.

Tout d'abord, allongez-vous sur le sol sur le côté, les jambes droites, l'une par-dessus l'autre. Placez les bras le plus près du sol sous votre tête et placez la main de l'autre bras à plat sur le sol devant votre taille. En gardant les deux jambes droites et allongées, soulevez la jambe supérieure autant que vous le pouvez, puis ramenez-la au sol.

« Ne soulevez pas votre jambe trop rapidement et ne la laissez pas retomber », déclare le Dr Garber. « Vous pourriez vous causer une blessure en la soulevant trop rapidement. Plutôt, soulevez puis abaissez votre jambe d'un mouvement lent et contrôlé.

Les crèmes à base de vitamines qui font des miracles

Lisa Giannetto, médecin.

Lisa Giannetto n'a pas une seule vergeture sur le corps. Elle a eu portant deux bébés au cours des cinq dernières années. Aucune vergeture ? « Aucune, dit-elle avec un sourire. Et comme je ne pèse que 45 kilos, j'ai été vraiment étirée avec mes grossesses. »

Son secret, un liquide sérique en vente libre qui contient de la vitamine C. « Des études laissent entendre que ce liquide favorise le développement du collagène, substance qui donne à la peau son élasticité », déclare le Dr Giannetto. Et le résultat, comme elle peut le prouver, est une peau lisse et sans vergetures.

Son conseil aux femmes enceintes qui veulent éviter les vergetures. Dès que la grossesse commence à se manifester, c'est-à-dire entre six à douze semaines, appliquez sur votre ventre ce liquide de vitamine C tous les jours. Après votre bain ou votre douche, essuyez-vous et versez suffisamment de liquide dans vos mains pour couvrir vos hanches et votre ventre. Frottez vos mains ensemble et appliquez la crème partout sur l'abdomen. »

Le liquide sérique peut être obtenu chez votre médecin ou votre dermatologue.

RECOMMANDATIONS DES FEMMES MÉDECINS

« Commencez d'abord avec huit à dix levers de jambe de chaque côté au moins trois fois par semaine », déclare le Dr Garber. Ensuite, à mesure que les exercices deviennent plus faciles, ajoutez un ou deux levers de jambe jusqu'à ce que vous puissiez faire facilement 20 levers de jambe trois fois par semaine.

Effectuez également 20 exercices pour l'intérieur de la cuisse. «Afin de raffermir l'intérieur de la cuisse, allongez-vous sur le sol de la même façon que vous le faisiez pour les levers de jambes», déclare le Dr Garber. Mais cette fois, plutôt que de soulever la jambe supérieure, fléchissez le genou et placez votre pied à plat sur le sol devant la jambe inférieure. Essayez alors de soulever la jambe inférieure à environ 2 à 3 centimètres du sol puis ramenez-la à la position de départ. Commencez par huit à dix exercices de chaque côté au moins trois fois par semaine », déclare le Dr Garber. « Puis, à mesure que l'exercice devient plus facile, ajoutez quelques levers de jambe inférieurs jusqu'à ce que vous atteigniez vingt répétitions, et ce trois fois par semaine. »

Balancez vos jambes. Un exercice très simple à effectuer pour raffermir toute la cuisse est de s'asseoir sur une chaise les pieds à plat au sol et les mains de chaque côté du corps ou sur les genoux. Balancez ensuite chaque jambe devant vous en la soulevant à la hauteur de votre chaise », déclare le Dr Garber. Revenez ensuite à la position de départ. Vous pouvez balancer vos jambes où bon vous semble, au téléphone ou devant la télévision ; ou encore vous pouvez intégrer ces exercices dans votre séance régulière. Quel que soit votre choix, vous devriez effectuer au moins vingt balancements de jambes trois fois par semaine.

Si le balancement des jambes vous ennuie, placez vos mains de chaque côté de la chaise et balancez vos jambes jusqu'à ce qu'elles soient complètement étendues. Ensuite, soulevez chaque jambe de 7 à 15 cm déclare le Dr Garber. Enfin, abaissez vos jambes jusqu'à ce que les deux soient étirées devant vous de nouveau.

Commencez avec huit ou dix répétitions et augmentez jusqu'à vingt répétitions trois fois par semaine.

Raffermissez vos fesses. « Afin de raffermir vos fesses, allongez-vous sur le sol sur le ventre, les bras à la hauteur des épaules, les coudes fléchis et les paumes à plat au sol », déclare le Dr Garber. Ensuite, soulevez une jambe à partir du talon, de six à quinze cm environ, puis ramenez-la à la position de départ. Répétez avec l'autre jambe.

Commencez avec huit à dix répétitions trois fois par semaine. Ajoutez un ou deux mouvements à mesure que l'exercice devient plus facile. Votre but est d'effectuer vingt levers de jambes trois fois par semaine.

Maîtrisez votre poids. « Puisque les kilos en trop sont la cause de ces vergetures, essayez de maintenir votre poids », déclare le Dr Weiss. Afin de maîtriser les calories, évitez les aliments riches en graisses, vérifiez vos portions et pratiquez plus d'activité physique. Marchez à pied plutôt que de prendre votre voiture, empruntez les escaliers plutôt que l'ascenseur et ratissez vous-même votre jardin plutôt que d'embaucher l'enfant du voisin.

Verrues

Indolores mais ennuyeuses

*L*es verrues sont en fait de petites grosseurs rugueuses de couleur chair qui apparaissent sur la peau et qui sont causées par le virus humain Papillome. « Bien qu'inoffensives, ces grosseurs peuvent apparaître partout sur le visage ou le corps. Mais, elle se manifestent surtout sur les mains et les pieds », déclarent les femmes médecins.

« Les verrues n'ont pas toutes la même apparence. Certaines sont surélevées et rugueuses, alors que d'autres sont plates et lisses. Certaines peuvent même avoir un aspect rougeâtre ou noirci, à cause d'un petit vaisseau sanguin qui est emprisonné dans la verrue, déclare Susan M. Levine, podologue. Certaines personnes sont plus vulnérables aux verrues partout sur le corps, parce que leur système immunitaire s'avère inefficace dans leur combat du virus. »

« Les verrues sont contagieuses », déclare Karen Deasey, médecin. Donc si vous avez des verrues sur un doigt et que vous vous touchez le visage, vous pourriez le contaminer.

« Ce n'est pas très courant, mais vous pouvez attraper les verrues en serrant la main de quelqu'un d'autre », déclare le Dr Deasey. Pour leur part, les verrues génitales sont causées par une autre souche du virus et ne sont transmises que par contact génital », déclare D'Anne Kleinsmith, dermatologue.

DÉCLAREZ LA GUERRE AUX VERRUES

Les verrues peuvent disparaître d'elles-mêmes, mais si elles persistent et que vous trouvez qu'elles vous défigurent, ou si vous craignez qu'elles ne se répandent, vous pouvez essayer un auto-traitement. Voici les conseils des femmes médecins à ce sujet.

Gardez vos verrues sèches. « Asséchez bien vos mains, ou la partie du corps qui contient la verrue, après vous être lavée », déclare le Dr Levine. Le virus de la verrue prolifère dans un environnement humide ; si vous le gardez au sec, vous réduisez donc ses chances de contamination.

Allez à la pharmacie. « Rendez-vous dans le rayon des produits contre les verrues vendus en pharmacie et vous trouverez des préparations sous forme de coussins, de pellicules, de polis et de liquides », déclare le Dr Deasey. Le traitement le plus efficace contre les verrues contient généralement de l'acide salicylique, qui dissout la verrue.

QUAND CONSULTER SON MÉDECIN

« Si vous avez essayé certains produits en vente libre et que vos verrues ne disparaissent pas en un mois ou deux, il est temps de visiter votre médecin de famille ou un dermatologue », déclare D'Anne Kleinsmith, dermatologue. La verrue peut être enlevée à l'aide d'un agent chimique appliqué topiquement — de l'azote liquide —, une intervention chirurgicale ou un traitement au laser.

« Les femmes devraient également consulter leur médecin immédiatement pour un traitement si elles remarquent des verrues sur leurs jambes. Même si vous n'avez qu'une seule verrue sur la jambe, elle pourrait se propager facilement en utilisant un rasoir. Une seule coupure dans la verrue et le virus se répandra », met en garde le Dr Kleinsmith.

Des verrues sur le visage devraient toujours être traitées par un dermatologue, simplement parce que la peau du visage est très délicate et que les traitements maison risqueraient de laisser des marques.

Utilisez des gouttes. « Je recommande un traitement liquide que vous appliquez goutte par goutte sur la verrue. Ensuite, couvrez-la d'un pansement que vous laisserez toute la nuit. Lavez ensuite la verrue le lendemain, déclare le Dr Kleinsmith. Demandez à votre pharmacien de vous indiquer les meilleurs traitements liquides. »

Suivez les directives à la lettre. « Les médicaments contre les verrues peuvent irriter une peau saine, donc vous devez suivre les directives attentivement », met en garde le Dr Deasey.

Soyez patiente. « Vous devez utiliser le produit tous les jours pendant six à huit semaines, déclare le Dr Deasey. Répétez le traitement jusqu'à ce qu'il donne un résultat. »

Enduisez la verrue de vitamine A. « Il est prouvé que la vitamine A aide à renforcer le système immunitaire et à combattre les verrues », déclare le Dr Levine. Parmi les bonnes sources alimentaires riches en vitamine A se trouvent les carottes, les pois sucrés, la courge et les légumes feuillus verts.

(Pour des façons pratiques de maîtriser les verrues génitales ou les verrues plantaires, voir les pages 650 et 653.)

Verrues génitales
Comment se débarrasser à tout jamais de ces verrues

E lles ne sont pas très jolies, ces petites rougeurs bosselées. Certaines d'entre elles prolifèrent même en bouquets comme du chou-fleur. Elles ne sont pas visibles facilement, car elles apparaissent habituellement dans la région du vagin ou de l'anus. Mais vous les sentirez sûrement en raison des démangeaisons qu'elles provoquent. Elles peuvent même s'avérer très douloureuses.

Les verrues génitales, également appelés verrues vénériennes ou condylomes, sont causées par le virus humain papillome, dont il existe plus de 50 types reconnus. Ces papillomes sont contagieux, il font partie d'une forme de maladie transmise sexuellement d'une personne à une autre, surtout durant les rapports sexuels ou d'autres moments très intimes. Et dès que vous l'avez contracté, le virus devient votre fidèle compagnon. En effet, même après l'ablation des verrues par le médecin, le virus s'établit sous la surface de la peau, prêt à réapparaître. Non seulement responsables d'un problème irritant ou intime, certaines variétés du groupe des virus papillome semblent être liés à un cancer du col.

À FAIRE ET À NE PAS FAIRE

Résistez à la tentation d'utiliser les produits contre les verrues en vente libre, car ils sont tous destinés à la guérison des verrues non génitales. « Certains produits peuvent même brûler ou irriter davantage votre peau », prévient Kimberly A. Workowski, médecin. D'autres produits moins caustiques ne sont pas assez puissants pour éliminer les verrues. Consultez plutôt votre médecin. Il décidera soit de traiter vos verrues à l'aide de médicaments, soit de les geler au moyen d'azote liquide, soit de pratiquer une intervention chirurgicale.

Dans le cas d'un diagnostic qui confirme la présence de verrues génitales, voici ce que conseillent les femmes médecins afin de soulager les symptômes et de favoriser la guérison.

Lavez bien les dissolvants de verrues. « Les dissolvants de verrues sur ordonnance contiennent des substances puissantes comme la podophylline, que seul le médecin peut appliquer, et du podophylox. Le traitement, qui peut être fait par votre médecin ou vous-même à la maison sous surveillance médicale, souvent plusieurs fois sur une période de 2 à 4 semaines, permet aux verrues de se résorber graduellement, puis de tomber. Ces médicaments sont tellement puissants qu'ils peuvent causer des brûlures ou une irritation grave des tissus environnants », déclare le Dr Workowski. Pour mieux se protéger la peau, elle vous conseille de la laver 4 à 6 heures après chaque application. Tapoter légèrement et souvent le site lésé à l'aide d'un linge tiède mouillé serait favorable. Mieux encore, prenez un bain tiède qui vous détendra.

Gardez le site lésé propre et sec. « Si votre médecin préfère utiliser l'azote liquide ou recourir à une chirurgie au laser, ne soyez pas surprise de subir une irritation des muqueuses de la peau, prévient Judith O'Donnell, médecin. Immédiatement après l'intervention, gardez le site propre et sec afin de favoriser la guérison de la peau », déclare-t-elle. Prenez un bain ou une douche tous les jours et lavez-vous à l'aide d'un

QUAND CONSULTER SON MÉDECIN

Consultez votre médecin si vous ou votre partenaire manifeste des signes de verrues génitales. Sachez que les verrues n'apparaissent que 8 à 18 mois après la contamination. Donc, si votre partenaire en est affecté et que vous n'en remarquez aucune sur vous, vous pourriez cependant avoir contracté le virus.

«Les verrues génitales devraient être enlevées immédiatement», conseille Kimberley A. Workowski, médecin. Si votre partenaire est atteint de verrues génitales, il devrait également demander à un médecin de les lui enlever. Si vous préférez consulter un spécialiste pour le diagnostic ou le traitement de maladies transmises sexuellement (ou des infections), demandez à votre gynécologue de vous en recommander un.

savon doux. Ensuite, asséchez l'endroit en tapotant doucement à l'aide d'une serviette douce.

Prenez des bains d'avoine. « Les bains d'avoine peuvent soulager grandement les démangeaisons génitales qui se produisent lors de l'apparition de verrues », déclare le Dr Workowski. Elle recommande les traitements de bain Aveeno disponibles en pharmacie. Ce produit contient de l'avoine en poudre très fine appelée avoine colloïdale : le meilleur antidote contre les démangeaisons. De plus, il ne bouchera pas les conduits de la baignoire.

Verrue plantaires
Comment éliminer ces boutons douloureux sous vos pieds

Vous avez l'impression d'avoir un caillou dans votre soulier chaque fois que vous posez votre pied par terre et que vous mettez un peu de pression. Peut-être avez-vous des verrues plantaires. Vérifiez votre chaussure et, si à la place d'un caillou, vous découvrez une vilaine grosseur sous votre pied, étudiez-la bien. Cette grosseur est-elle plate et dure ? Vous fait-elle mal quand vous essayez de la bouger d'un côté à l'autre ? Pouvez-vous remarquer de petits points rouges de sang dedans ?

« Si vous répondez oui à ces questions, il s'agit sûrement d'une verrue plantaire et non d'un cal », déclare Susanne M. Levine, podoù logue.

La verrue plantaire eressemble à n'importe quelle autre verrue, sauf qu'elle se trouve sous le pied. (Plantaire est le terme médical utilisé pour la surface inférieure du pied). Les points rouges sont les extrémités des capillaires qui sont emprisonnés dans la verrue, explique-t-elle. Cette verrue est habituellement une croissance non cancéreuse causée par le virus humain papillomavirus ou virus de verrue. Elle est contagieuse et peut être transmise d'une personne à une autre.

« Le virus de la verrue plantaire prolifère dans les endroits humides ; on l'attrape habituellement en marchant pieds nus autour des piscines ou dans les clubs d'exercice, dans les vestiaires ou dans les douches publiques », déclare D'Anne Kleinsmith, dermatologue. Aussi, vous serez plus susceptible d'attraper des verrues plantaires si vous transpirez des pieds plus que la moyenne ou si votre système immunitaire est affaibli », ajoute-t-elle.

« Les verrues plantaires peuvent être petites ou encore couvrir tout le talon ou la pointe de votre pied. Plus elles sont grandes, plus elles sont douloureuses », ajoute le Dr Levine.

RÉAGISSEZ SUR LE CHAMP

Les femmes médecins estiment que les verrues plantaires peuvent disparaître d'elles-mêmes à l'occasion, mais n'y comptez pas. En d'autres temps, elles peuvent subsister pendant des années si elles ne sont pas traitées.

Prenez un bain de pieds. Trempez vos pieds dans un bassin rempli d'eau additionné d'une préparation spéciale d'assèchement qui est vendue en petits sachets ou en comprimés. « Ces solutions à base de sel d'aluminium assèchent et durcissent la peau, déclare le Dr Kleinsmith. Diluez-en dans de l'eau et trempez-y vos pieds pendant environ 15 minutes.

Gardez vos pieds au sec. « L'élimination de l'humidité permet d'assécher une verrue plantaire », déclare le Dr Levine. Essuyez-vous les pieds avec une serviette après la douche (puis lavez la serviette à part afin de ne pas transmettre le virus aux autres membres de votre famille). Appliquez ensuite une poudre pour les pieds qui contient de la fécule de maïs ou du talc et qui permet d'assécher la peau », recommande-t-elle.

Passez à la pharmacie. Le Dr Levine vous suggère d'essayer un médicament contre les verrues en vente libre que vous trouverez en pharmacie. La plupart des produits pour soigner les verrues contiennent de l'acide salicylique qui les assèche. L'acide rongera les verrues. « Le problème est que cet acide peut également endommager la peau », ajoute-t-elle. « Afin de réduire les chances d'irriter une peau saine, lisez attentivement les directives sur l'emballage et suivez-les à la lettre. »

Continuez le programme. « Les médicaments contre les verrues en vente libre sont efficaces si vous les utilisez scrupuleusement, mais le traitement peut prendre de six à huit semaines », déclare Karen K.

QUAND CONSULTER SON MÉDECIN

Certaines verrues plantaires disparaîtront d'elles-mêmes ou à l'aide de traitements maison, mais les plus coriaces subsisteront. Consultez donc votre médecin dans les cas suivants.

- Vous ne remarquez pas d'amélioration au bout d'un mois ou deux.
- Les verrues deviennent plus épaisses et plus douloureuses ou elles s'étendent.

Deasey, dermatologue. Soyez patiente. « Plus la verrue est large ou profonde, moins efficaces seront certains traitements maison », explique le Dr Levine. »

Couvrez les verrues. Certaines préparations pour verrues fournissent de petits tampons qui contiennent habituellement de l'acide salicylique. « Vous pouvez coller un tampon sur la verrue pendant la nuit. Le matin, vous le retirez et avec une lime en papier émeri râpez la verrue afin de l'amincir. Cela permettra au médicament de mieux pénétrer la verrue. La nuit suivante, vous pourrez appliquer un nouveau tampon », déclare le Dr Kleinsmith.

« Ces tampons médicamenteux sont vendus en boîte de 24 et je dis à mes patientes qu'elles pourraient avoir besoin de deux boîtes avant que la verrue ne disparaisse », déclare le Dr Deacey.

Appliquez un vernis. Certaines préparations sont vendues sous forme de base de vernis à ongles que vous peignez sur la verrue. « Tous les deux jours, vous écaillez le vernis et une partie de la verrue s'enlève avec celui-ci », explique le Dr Deacey.

Utilisez une pellicule. « Certaines préparations très fortes pour verrues sont vendues sous la forme d'une pellicule de plastique que vous collez directement sur la verrue », déclare le Dr Deacey. « En général, il est inutile de lcouvrir les verrues, parce que lorsqu'elles sèchent, elles forment leur propre croûte. Les pellicules ne colleront ni à vos bas ni à vos chaussures. »

Employez des coussinets. « Les coussinets pour cals peuvent diminuer la pression sur une verrue douloureuse », déclare le Dr Deacey.

Ne touchez pas. « N'essayez pas de toucher ou de jouer avec votre verrue plantaire, car vous pourriez transmettre le virus à vos doigts », déclare le Dr Deacey. « Peut-être aurez-vous besoin de vos mains pour appliquer le traitement, mais vous pouvez toujours porter des gants chirurgicaux, ou laver immédiatement vos mains après le traitement afin de ne pas propager le virus. »

Vomissements
Comment calmer un estomac perturbé

*L*es enfants semblent vomir de façon périodique sans raison apparente. Et les chats aussi. Mais les femmes adultes sont rarement victimes de vomissements, sauf pendant leur grossesse.

Cependant, tout est possible.

Les vomissements sont la façon de l'organisme de se débarrasser de quelque chose de mauvais pour lui. Si vous vomissez soudainement sans être enceinte, le problème pourrait être associé à la consommation d'aliments avariés ou à des abus d'alcool. Même si la sensation est très désagréable, sachez que vomir est ce qui peut vous arriver de mieux.

COMMENT AIDER LA NATURE À FAIRE SON TRAVAIL

À propos des nausées du matin reportez-vous à la page 415 si vous êtes enceinte et que vous vomissez. Si non, voici ce que les femmes médecins recommandent aux adultes en santé afin de soulager leurs nausées et de se sentir mieux rapidement.

Laissez votre estomac se reposer. « Ne mangez ni ne buvez rien après avoir vomi », déclare Sheila Crowe, gastro-entérologue. « Ensuite, buvez des liquides, mais ne mangez pas en quantité abondante les huit premières heures suivant le malaise », conseille Wanda Filer, médecin. Voyez dans les quelques heures qui suivent si vous digérez bien un aliment fade comme des bananes, du riz cuit, du pain grillé ou une pomme.

Buvez des liquides clairs. Dès que les vomissements auront cessé, et que votre estomac vous semblera plus calme, essayez de siroter des liquides clairs sans caféine tels que de l'eau, des boissons dégazéifiées, un consommé de volaille ou des boissons pour sportifs qui aident à récupérer les liquides perdus durant le malaise », explique le Dr Crowe.

Évitez les grosses gorgées. « Votre estomac est encore trop sensible pour avaler des gorgées normales, vous pourriez en effet les régurgiter. Sirotez donc de petites gorgées toutes les cinq minutes environ », ajoute le Dr Filer.

QUAND CONSULTER SON MÉDECIN

Consultez votre médecin dès que vous vomissez du sang. Il pourrait s'agir d'une hémorragie interne.

«De plus, ne mangez ni ne buvez rien», déclare Sheila Crowe, gastro-entérologue.

«En général, les nausées et les vomissements disparaîtront en une journée. Consultez votre médecin si vous continuez de vomir au bout de 24 heures. Il pourrait s'agir d'une intoxication alimentaire ou d'une autre maladie grave», ajoute le Dr Crowe.

Des vomissements continuels peuvent signaler une affection virale ou bactérienne, un ulcère, ou même le diabète.

Gargarisez-vous. « C'est une bonne idée de se gargariser à l'aide d'un mélange de sel et d'eau, ou d'un bain de bouche, après les vomissements, ajoute le Dr Crowe. Les gargarismes permettent d'éliminer l'arrière-goût amer et les acides gastriques qui se trouvent dans la bouche, et qui pourraient éroder l'émail des dents. »

Yeux asséchés
De l'humidité en quelques secondes

*D*ifférents facteurs contribuent à l'assèchement des yeux : une pièce surchauffée ou climatisée, une voiture climatisée, de la pollution, un travail prolongé devant un ordinateur, de la poussière dans l'un de vos yeux, des allergies, des médicaments contre les allergies ou tout autre médicament.

Et n'oublions pas le vieillissement. En vieillissant, nous conservons notre capacité de pleurer en regardant un film triste, mais nous ne produisons des larmes humidifiantes qu'en petite quantité. En outre, les femmes souffrent plus de ce problème que les hommes, notamment à la suite des changements hormonaux de leur corps — en particulier la baisse des taux d'œstrogène qui accompagne leur ménopause.

« La plupart des femmes de plus de 40 ans ont des yeux asséchés », déclare Anne Sumers, ophtalmologiste.

« Si vous portez des lentilles de contact, vos yeux peuvent être asséchés très tôt, vers l'âge de 35 ans », déclare Monica L. Monica, médecin et titulaire d'un doctorat. Ces lentilles sont très inconfortables lorsque les yeux sont asséchés et cela est donc encore plus difficile à supporter pour les personnes qui en portent.

Cela peut sembler ironique, mais pleurer assèche parfois les yeux. En temps normal, chaque fois que vous clignotez des yeux, vous produisez des larmes qui gardent vos yeux humides. Mais lorsque vous pleurez ou que vous avez une poussière dans les yeux, ces derniers produisent, en mécanisme d'autoréflexe, des larmes plus diluées qui s'échappent de vos yeux trop rapidement pour pouvoir les humidifier.

Une chose est certaine : la sensation est très inconfortable.

« Les yeux asséchés sont rougeâtres, ils brûlent, sont très larmoyants et semblent irrités et égratignés », décrit le Dr Monica.

L'EAU À LA RESCOUSSE

Quelle qu'en soit la cause, le soulagement est à votre portée.

Aspergez un peu d'eau dans vos yeux. « Si le fait de fermer les yeux pendant quelques minutes ne les lubrifie pas à nouveau, allez vite dans la salle de bains la plus proche et aspergez vos yeux d'eau », suggère le Dr Monica. (Si vous portez des lentilles de contact, ne suivez pas ce conseil, car une bactérie présente dans l'eau pourrait nuire à la solution humidifiante ou se loger sous la lentille, ce qui pourrait provoquer une infection.)

Appliquez une compresse froide. « Si vous en avez le temps, trempez une serviette dans de l'eau fraîche et appliquez-la sur vos yeux pendant quelques minutes deux ou trois fois par jour », déclare le Dr Monica.

Procurez-vous des larmes artificielles. « Si vous portez des lentilles de contact, utilisez des larmes artificielles lorsque vous n'avez pas accès à de l'eau ou une compresse froide. Ces gouttes sont vendues en pharmacie. Mettez-en immédiatement dans vos yeux et répétez aussi souvent que nécessaire », conseille le Dr Monica.

QUAND CONSULTER SON MÉDECIN

Plusieurs médicaments, notamment les décongestionnants, les antihistaminiques, les somnifères ou les sédatifs, peuvent assécher vos yeux. Les larmes artificielles sont une bonne solution. Si ce n'est pas le cas, consultez votre médecin qui pourrait vous conseiller autre chose.

Lorsqu'ils sont accompagnés d'autres symptômes, les yeux asséchés peuvent être le symptôme d'une infection qui, non traitée, pourrait vous faire perdre la vue. Consultez un médecin dans les cas suivants :

- vos yeux sont toujours rougeâtres, en dépit d'un usage fréquent de larmes artificielles ;
- vos yeux sont irrités ;
- votre vision subit des changements ;
- vous remarquez un écoulement ou du pus dans vos yeux ;
- vous avez les yeux asséchés, la bouche sèche et de l'arthrite, symptômes qui peuvent signaler le syndrome de Sjögren, maladie rare qui se traite bien et qui affecte souvent les femmes vers la quarantaine.

STRATÉGIES QUOTIDIENNES

Une fois soulagée, mettez en pratique les conseils suivants en vue d'un confort durable.

Les larmes artificielles à volonté. Utilisez les larmes artificielles aussi souvent que bon vous semble. Les médecins pensent que la plupart des gens ne les utilisent pas suffisamment. « Vous pouvez en mettre dès que vous en ressentez le besoin, par exemple une ou deux fois par jour, mais au maximum toutes les 20 minutes », déclare le Dr Monica. Ces gouttes en vente libre nettoieront votre œil et restaureront son taux d'humidité adéquat.

Utilisez un produit neutre. « Si vous portez des lentilles cornéennes ou utilisez les larmes artificielles plus d'une ou deux fois par jour, choisissez un produit neutre. Dans le cas contraire, vos yeux pourraient vous brûler ou la lentille cornéenne pourrait réagir au contact du produit », déclare le Dr Monica.

« Il est préférable de ne pas utiliser de gouttes médicamenteuses. Ces décongestionnants causent un rétrécissement des vaisseaux sanguins de l'œil, en traitant la rougeur et non la sécheresse », déclare Silvia Orengo-Nania, médecin.

Humidifiez vos yeux avant de sécher vos cheveux. « Vous servez-vous d'un sèche-cheveux tous les matins ? Afin d'éviter de vous assécher les yeux, utilisez des larmes artificielles avant et après avoir utilisé votre sèche-cheveux », déclare le Dr Monica. Et comme mesure préventive, humidifiez vos yeux même en vous séchant les cheveux.

Humidifiez votre milieu de travail. « Si vous pensez que la sécheresse de l'endroit où vous travaillez peut être l'une des causes de votre problème, placez un humidificateur près de votre bureau ou, si c'est possible, ouvrez une fenêtre », déclare le Dr Sumers.

Oubliez l'alcool. « L'alcool peut assécher la bouche, et il peut également assécher les yeux. Si vous sortez prendre un verre avec des amis, réduisez votre consommation d'alcool au minimum ou buvez une boisson non alcoolisée, ce qui est meilleur pour les yeux », conseille le Dr Monica.

Ne fumez pas. « Il est reconnu que la cigarette assèche les yeux », déclare le Dr Monica. Si vous fumez, ou si vous vivez avec un fumeur, utilisez des larmes artificielles afin de garder vos yeux humides. Cesser de fumer est cependant la meilleure solution.

Reposez vos yeux. « Afin de soulager les effets des yeux asséchés, retirez vos lentilles de contact à la fin de la journée », suggère le Dr Monica.

Faites un traitement avant de vous coucher. « Si vous vous réveillez les yeux irrités et brûlants, utilisez une pommade lacrymale avant de vous coucher », déclare le Dr Monica. Vendue en pharmacie, elle est plus dense que les larmes artificielles et vous permettra de lubrifier vos yeux. Mais elle ne doit être utilisée que la nuit, car elle brouille la vision.

(Pour plus de solutions sur les problèmes de lentilles cornéennes, voir la page 302.)

Yeux bouffis
Plan d'action rapide contre les poches sous les yeux

Cette fois, la perception générale est correcte. « Pleurer fait gonfler les yeux, tout comme le manque de sommeil, déclare Marianne O'Donohue, médecin. »

Les larmes et le manque de sommeil ne sont cependant pas les causes les plus courantes des yeux bouffis. « Dormir le visage enfoui dans l'oreiller est probablement la façon la plus rapide d'avoir les yeux gonflés », déclare le Dr O'Donohue. Vous vous réveillerez également avec des poches sous les yeux pendant vos règles ou si vous êtes enceinte et que vous retenez les liquides », déclarent les médecins. Et attendez-vous aux mêmes résultats si vous mangez des aliments salés ou buvez quoi que ce soit, même de l'eau filtrée, moins de deux heures avant d'aller dormir.

« Le liquide doit se loger quelque part, et, à l'occasion, il trouve refuge sous vos yeux », déclare le Dr O'Donohue.

EN VUE D'UN SOULAGEMENT IMMÉDIAT

Si vous voulez effacer les bouffissures avant de commencer la journée, voici ce que préconisent les médecins.

Ne frottez pas. «Si vous vous frottez les yeux, vous irriterez davantage vos yeux qui deviendront rouges et resteront bouffis», déclare le Dr O'Donohue.

Utilisez une compresse froide. «Trempez un linge dans l'eau froide, ou encore enveloppez des glaçons dans un linge et appliquez-les sur vos yeux fermés», suggère le Dr O'Donohue. Lorsque le linge devient tiède, répétez l'opération. Répétez cette opération deux ou trois fois. «Cela ne prend que quelques minutes, mais cela permettra de drainer les bouffissures sous vos yeux», ajoute-t-elle.

Appliquez un sachet de thé froid enveloppé dans un tissu. «Le thé contient du tanin, astringent naturel. «Le tanin du thé permet de raffermir la peau et de réduire les bouffissures», déclare le Dr O'Donohue. Ce traitement dure cinq minutes.

«C'est une bonne idée d'envelopper le sachet de thé dans du tissu, sinon, le thé tachera votre peau. L'acide tannique, un dérivé du tanin, peut brûler», explique le Dr O'Donohue. N'oubliez pas de fermer les yeux.

DITES ADIEUX AUX BOUFFISSURES

Alors, que faut-il faire pour éviter les récidives :

Utilisez plusieurs oreillers. «Deux ou trois oreillers vous assureront que les liquides ne se logent pas sous vos yeux», déclare Monica L. Monica, ophtalmologiste.

Évitez les aliments salés et l'alcool. «Les aliments salés et l'alcool que vous consommez vous retiendront les liquides qui pourraient s'accumuler dans la région des yeux et dans d'autres parties de votre corps», déclare le Dr O'Donohue.

QUAND CONSULTER SON MÉDECIN

«Si vous vous réveillez et que l'une de vos paupières est trois fois plus grosse que l'autre, communiquez avec votre médecin. Il pourrait s'agir d'urticaire ou d'une réaction allergique à une morsure d'insecte», déclare Marianne O'Donohue, médecin.

Consultez également votre médecin si vos paupières ne se ferment pas complètement par-dessus le globe oculaire. Il pourrait s'agir d'une maladie de la thyroïde.

Yeux injectés de sang
Comment éliminer la rougeur

orsqu'il s'agit des problèmes oculaires, les yeux injectés de rouge sont faciles à autodiagnostiquer : un petit réseau de vaisseaux sanguins qui se trouvent à la surface du globe oculaire (à peine visibles en temps normal) sont enflés et vos yeux deviennent rouges. Tout ce qui irrite l'œil peut causer ce problème : le vent, les larmes, trop de fumée dans une pièce, une réaction allergique aux animaux, la moisissure ou même des cosmétiques trop vieux.

« Eh oui, un excès d'alcool peut également causer la dilatation et la rougeur des vaisseaux sanguins », déclare Anne Sumers, ophtalmologiste. Souvent, lorsque vos yeux sont rouges, ils sont aussi asséchés, sentiment des plus inconfortables.

LISEZ CE QUI SUIT POUR AVOIR LES YEUX CLAIRS

Afin de résorber ces vaisseaux sanguins et éliminer la rougeur, lisez ce qui suit :

Appliquez du froid. « En appliquant une compresse d'eau froide sur vos yeux pendant 30 minutes, vous permettrez aux vaisseaux sanguins enflés de se résorber », déclare le Dr Sumers. Enveloppez des glaçons dans un linge propre ou utilisez un linge mouillé. Cela fera vraiment diminuer l'enflure. »

Les larmes artificielles à la rescousse. « Ces larmes ne blanchiront pas vos yeux immédiatement, mais elles les lubrifieront, soulageront la sensation de picotement et élimineront l'irritation sous-jacente qui rend vos yeux rougeâtres », déclare le Dr Sumers. Les larmes artificielles sont disponibles en vente libre dans la plupart des pharmacies.

« Si vous portez des lentilles cornéennes, utilisez des gouttes. Elles ont la même efficacité que les larmes artificielles », déclare le Dr Sumers.

N'utilisez des gouttes médicamenteuses qu'en cas d'urgence. « Les gouttes pour les yeux en vente libre sont médicamenteuses. Elles contiennent une substance vasoconstrictrice qui resserre les vaisseaux

QUAND CONSULTER SON MÉDECIN

« Consultez votre médecin si vos yeux sont toujours rouges au bout d'une journée. Les yeux injectés de sang peuvent être le signe qu'un corps étranger s'est logé dans votre œil, ou qu'il s'agit d'une allergie ou d'une infection », déclare Anne Sumers, ophtalmologiste.

Appelez immédiatement un service d'urgence, ou demandez à quelqu'un de le faire pour vous, si une solution chimique forte ou du poison, comme l'ammoniaque, touche votre œil.

Si vous éprouvez de la douleur ou avez une perte de vision à cause d'une blessure à l'œil (si une branche vous a effleuré l'œil par exemple), téléphonez à votre médecin immédiatement.

« Dans la plupart des cas, les yeux injectés de sang ne sont pas une cause majeure de souci », déclare le Dr Sumers.

sanguins pendant à peu près 45 minutes. Donc, si vous devez assister à une réunion importante et devez avoir l'œil vif, vous pouvez en utiliser quelques gouttes, explique le Dr Sumers. Mais n'utilisez ces gouttes médicamenteuses que de temps en temps. Plus vous les utiliserez, plus vous en aurez besoin, explique le Dr Sumers. On nomme ce phénomène médical hyperthermie réactionnelle. Si vous avez les yeux injectés de sang de manière chronique, vous devriez en trouver la cause et non pas en masquer les symptômes. »

Zona

Comment soulager
une irritation nerveuse

Superficiellement, le zona pourrait se limiter à une petite irritation rouge de la peau recouverte de vésicules. Cette maladie est malheureusement plus grave qu'elle ne le paraît au premier abord.

« Le zona est en fait une réactivation du virus de la varicelle, ce qui veut dire qu'elle attaque seulement les gens qui ont déjà souffert de cette maladie », déclare Mary Ruth Buchness, dermatologue. « Le virus de la varicelle ne disparaît jamais, il reste inactif dans des vaisseaux nerveux de la colonne vertébrale. »

Et puis, brusquement, dans des moments de stress intense ou au cours d'une maladie, le virus se réactive chez certaines personnes. En plus de se multiplier, il est véhiculé par les nerfs jusqu'à la peau.

« Vous constaterez une irritation sur toute partie de votre corps où le nerf procure une sensation », déclare Newberger, médecin. Elle pourrait se manifester sur votre front, le cuir chevelu, la poitrine, sur vos épaules et vos bras, votre torse, vos fesses, ou même sur vos jambes.

La maladie se caractérise par une éruption de vésicules, précédées, pendant quelques jours, d'une sensation de brûlure et d'une peau rougeâtre. « Certaines personnes ressentiront une douleur intense, des picotements ou même un inconfort à l'endroit de l'éruption avant que la vésicule n'apparaisse », déclare Susan C. Taylor, médecin. Ces vésicules se transformeront ensuite en grosseurs remplies de pus puis formeront une croûte, une gale, avant de guérir, processus qui peut prendre près de trois à quatre semaines. À ce point, le virus entre en rémission, mais il est toujours quiescent. Le zona pourrait ne jamais réapparaître.

Si vous êtes atteinte de zona, sachez que les vésicules sont remplies d'un virus contagieux. « Il est préférable de couvrir les sites contagieux », insiste le Dr Newberger.

UNE GAMME COMPLÈTE D'OPTIONS

Si votre médecin a diagnostiqué que vous souffrez de zona, lisez ce qui suit afin de soulager la douleur et l'inconfort.

Dorlotez-vous. Traitez votre corps très gentiment durant une crise. « Faites tout ce que vous pouvez pour vous reposer et évitez de mettre davantage de stress sur les voies nerveuses affectées », suggère le Dr Newberger. Cela veut dire qu'il est préférable d'éviter l'exercice et qu'il ne faut pas travailler pendant que vous ressentez de la douleur. Donnez à l'irritation le temps de guérir. « Les mouvements augmenteraient l'inflammation des voies nerveuses, de même que la présence de tissus cicatriciels autour d'un nerf, ce qui se traduirait par de la douleur constante pendant six mois, voire une année, ou même pour toujours. Il faut vous reposer à tout prix.

Hydratez les vésicules afin de les assécher. « Toute substance humide appliquée sur les vésicules favorisera l'assèchement, car, à mesure que le liquide s'évapore de la peau, il assèche également la vésicule », déclare le Dr Buchness.

La lotion Calamine est très efficace. « Cessez le traitement quand la vésicule sera sèche. Ou encore, utilisez une compresse faite d'eau fraîche et d'une solution astringente », explique le Dr Buchness.

Utilisez du lait. « Trempez un linge dans du lait froid et appliquez-le sur la vésicule », suggère le Dr Buchness. « Le lait contient des propriétés thérapeutiques qui soulagent les irritations et les vésicules. »

QUAND CONSULTER SON MÉDECIN

Le zona est différent de toute autre forme d'irritation. Dans le cas du zona, l'irritation est contenue, du côté droit ou du côté gauche de l'organisme, sans se rencontrer au centre.

Si vous pensez que vous êtes atteinte de zona, consultez un médecin sans tarder. « Si vous êtes traitée dans les 48 heures suivant le début de la crise, vous devriez pouvoir maîtriser le virus et atténuer les risques de cicatrices autour des voies nerveuses », déclare Amy Newberger, médecin. Des études laissent entendre que la douleur nerveuse persistante qui se manifeste souvent avec le zona pourrait être évitée si la personne qui en souffre prend un médicament antiviral dès le début de la maladie.

Servez-vous d'une pommade anti-bactérienne. « Dès que les vésicules forment une croûte et commencent à faire des gales, appliquez une pommade anti-bactérienne afin de prévenir l'infection, de ramollir et de favoriser la guérison, en plus d'atténuer les cicatrices », déclare le Dr Buchness.

Le Dr Buchness conseille également d'éviter d'utiliser les pommades qui contiennent de la néomycine ; de nombreuses personnes y sont en effet allergiques.

Appliquez une pâte. « Afin d'assécher les vésicules et de soulager l'irritation, fabriquez une pâte avec de l'eau et de la levure chimique puis étalez le mélange sur l'irritation », suggère le Dr Taylor.

Index

A

Abrasion de la peau,
    cicatrices, 104
Acariens,
    allergies, 14-15, 19
    asthme, 39
Accoutumance à la nicotine,
191-192, 194
    Recommandations des femmes
    médecins, 192
Acide glycolique,
    prévention
        acné, 4
        ridules, 551
    réduction
        cernes, 85
        cicatrices causées par
        brûlures de fer à friser, 64
        durillons, 208
        pattes d'oie, 446-447
        pores élargis, 484
        rides faciales, 549-550
        rides, 547
        taches de vieillissement, 604
Acide lactique, durillons, 208
Acide salicylique,
    acné, 4
    psoriasis, 534
    verrues plantaires, 655
Acide tanique,
    irritation de la paupière, 491
    yeux bouffis, 662
Acide urique, goutte, 276-277
Acides alpha hydroxyles,

cernes, 85
ongles cassants, 431
peau sèche, 454
pores élargis, 484
rides, 546-548
rosacée, 556-557
taches de vieillissement, 605
Acné, 4
    Quand consulter son médecin,
    6
Acouphène, 7-9
    Quand consulter son médecin,
    8
Acupression, nausées du matin,
318, 417
Acupression, nausées du matin,
417
Aérobie, *Voir* Exercices d'aérobie
Affaissement des seins, 9-12, 222
    Recommandations des femmes
    médecins, 10
Agoraphobie, 150
Agrumes,
    brûlures d'estomac, 271
    ulcères, 633-634
Ail,
    laryngite, 346
Alcool
    bouffées de chaleur, 47-48
    brûlures d'estomac, 271
    décalage horaire, 601-602
    dépression, 563
    gain de poids, 426
    gueule de bois, 289-291
    hypertension artérielle, 61
    insomnie, 327
    laryngite, 347
    maux d'estomacs, 385
    ostéoporose, 439-440

palpitations cardiaques, 71-72
ronflement, 554
suppression du système
immunitaire, 376
ulcères, 634
yeux asséchés, 660
Alcoolisme,
stress, 584
Aliments épicés,
bouffées de chaleur, 47
bronchite, 62
brûlures d'estomac, 271
écoulement nasal, 220
mal d'oreilles, 386-388
nausées, 414
rosacée, 557
Allaitement,
furoncles, 267
problèmes, 495-496
Quand consulter son
médecin, 495
canaux galactophores bloqués,
494
comment éviter douleurs du dos
pendant l', 194-195
problèmes, 494
Allaiter, *Voir* Allaitement
Allergies, 13-16
allergies alimentaires et
constipation, 123
écoulement du nez, 220
piqûres d'abeille, 478-479
Quand consulter son médecin,
16
Recommandations des femmes
médecins, 14
Ampoules, 16-18
brûlures, 65
coup de soleil, 131
herpès génital, 296
Quand consulter son médecin, 17
zona, 665-667
Anémie, 19-21
Anémie ferriprive, 19-21
perte de cheveux, 459
Quand consulter son médecin,
21

problèmes de respiration, 304
Angine de poitrine, 22-24
Quand consulter son médecin,
23
Anomalies hormonales,
acné, 5
Antiacides,
traitement
brûlures d'estomac, 271
gueule de bois, 290
nausée, 384
reflux gastro-œsophagien,
622
Antibiotiques,
traitement
acné, 4
chlamydia, 98
maladie de Lyme, 368
ulcères, 633
vaginite, 639
Antihistaminiques,
traitement,
aphtes, 31-32
écoulement nasal, 221
éruptions cutanées, 246
piqûres d'abeille, 479
rhinite allergique, 540
traitement, urticaire, 637
Antioxydants,
fortification système immunitaire, 375
prévention d'asthme, 38
réduction du cholestérol, 613
Antitussif, 621-623
Anxiété, 25-27
Quand consulter son médecin,
26
Anxiété causée par horloge
biologique, 28-31
Quand consulter son médecin,
30
Aphtes, 31-33
Quand consulter son médecin,
32
Recommandations des femmes
médecins, 33
Apnée du sommeil, 378, 554

Aromathérapie,
    difficulté à se sortir du lit, 177
    eczéma, 224
    stress, 585
Artères bloquées,
    angine de poitrine, 22-23
Arthrite, 33-37
    Quand consulter son médecin, 35
    Recommandations des femmes médecins, 34
Arthrose, 33
Aspirine,
    gastrite, 269
    prévention de migraine, 401
    traitement
        boutons, 198
        brûlures, 65
        bursite, 617
        coup de soleil, 130, 132
        coup de soleil, 132
        crampes menstruelles, 524-525
        douleurs aux genoux, 199
        fièvre, 255
        foulures, 263
        gencives endolories, 274-275
        gueule de bois, 291
        herpès génital, 297
        maux de tête, 397-400
        mononucléose, 403
        tendinite, 617
        ulcères, 633-634
        urticaire, 615
Asséchement vaginal
    arthrite, 37
    douleurs rapports sexuels, 536
    inappétence sexuelle, 312
    ménopause, 391, 640
Asthme, 37-41
    Quand consulter son médecin, 38
Astringent, folliculite, 261
Attelle pour poignets
    arthrite, 35-37
    syndrome du tunnel carpien, 394-395

Bain à l'avoine,
    soulagement,
        coup de soleil, 132
        éruptions cutanées, 244-246
        herpès génital, 297
        morsures d'insectes, 406
        piqûres d'abeille, 478
        urticaire, 637
        verrues génitales, 651
Ballonnements, 42-43
    intolérance au lactose, 328
    règles, 523-525, 604
Bas de compression, Voir Collants de soutien
    varices, 462
Bêta-carotene,
    infections mycosiques, 322
Bicarbonate de soude,
    éruptions cutanées, 246
    piqûres d'abeille, 476
Blé,
    syndrome du côlon irritable, 598
Blépharite, 340, 491
Boissons alcoolisées
    bouffées de chaleur, 47-48
    brûlures d'estomac, 271
    décalage horaire, 601-602
    dépression, 563
    gain de poids, 426
    gueule de bois, 289-291
    hypertension artérielle, 61
    insomnie, 327
    laryngite, 347
    maux d'estomacs, 385
    ostéoporose, 439-440
    palpitations cardiaques, 71-72
    ronflement, 554
    suppression du système immunitaire, 376
    ulcères, 634

yeux asséchés, 660
Boissons sportives,
  épuisement dû à la chaleur, 242
Bouche déshydratée, 44-45, 180
  Quand consulter son médecin,
  45
Bouchons auriculaires ou bouche-
oreilles,
  prévention
    problèmes de l'ouïe, 500
Bouffées de chaleur, 46-49
Bouffées de chaleur,
  insomnie, 325
  Quand consulter son médecin,
  48
  Recommandations des femmes
  médecins, 47
Bouillon de volaille
  diarrhée, 174
  vomissements, 656-657
Boulimie, 50-52
  Quand consulter son médecin,
  52
Boutons, 53-55
  acné, 4, 53-54
  paupière, 436-437
Boutons de fièvre, 55-58, 109,
131, 296
  Quand consulter son médecin,
  57
  Recommandations des femmes
  médecins, 56
Bras
  flasques, 58-60
  problèmes de posture, 487
  seins sensibles, 569
Bronchite, 60-61
  Quand consulter son médecin,
  61
Brossage des dents,
  prévention
    coloration des dents, 112
    dents sensibles, 157-158
    gingivite, 274
Brûlures, 63-67
Brûlure causée par l'épilation au
rasoir, 331-332

Quand consulter son médecin,
333
Brûlures causées par le vent, 68-69
Brûlures d'estomac,
  Quand consulter son médecin,
  271
  Voir Reflux gastro-
  œsophagiens, 270-273
Brûlures causées par fer à friser,
64
  Quand consulter son médecin,
  66
  Recommandations des femmes
  médecins, 65
Bruxisme, 73-75
  Quand consulter son médecin,
  74
  Voir Grincement des dents
Bursite, 616-619
  Quand consulter son médecin,
  617

Cache-cernes, 480
Cafard d'anniversaire, 76-78
Café,
  Voir Caféine
    coloration des dents, 111
  Voir Sevrage de la caféine
    acouphène, 9
    anxiété, 563
    bouffées de chaleur, 47
    brûlures d'estomac, 266
    décalage horaire, 601
    diverticulose, 180
    dysfonction
    temporomadibulaire, 212
    fatigue, 247
    flatulences, 258-259
    grippe, 284

insomnie, 328
laryngite, 347
maladie de Raynaud, 461
maux d'estomacs, 385
maux de tête, 400
nervosité, 419-420
ostéoporose, 439
palpitations cardiaques, 72
seins sensibles, 569-570
syndrome du côlon irritable, 597
syndrome prémenstruel, 602
tachycardie, 610
ulcères, 633-634
Caillots sanguins, 463-464
Calamine,
zona, 666
piqûres d'abeille, 478
Calcium
carence en
crampes musculaires, 145
intolérance au lactose, 330
ostéoporose, 438
Calculs biliaires, 79-81
Quand consulter son médecin, 80
Calvitie, Voir Perte de cheveux
Camomille,
rosacée, 556
Canaux galactophores bloqués, 494-497
Cancer du sein, crainte de, 572-573
Candida albicans,
infections mycosiques, 321-324
Cellulite, 81-82
Cernes, 84-85
Cérumen, 86-87
problèmes de l'ouïe, 500
Quand consulter son médecin, 87
Césarienne, 522
Chaleur,
arthrite, 33-34
crampes d'estomac, 141
crampes musculaires, 145
douleurs au cou, 189

douleurs du dos, 192
douleurs menstruelles, 525
douleurs musculaires, 207
ecchymoses, 219
fibromyalgie, 253
furoncles, 267
infections des voies urinaires, 321
lupus érythémateux, 350-351
mal d'oreilles, 386
maladie de Lyme, 369
maux de tête, 398
Charbon activé, flatulences, 43, 257
Chaussures,
achat, 470-471
ajustement, 127
douleurs au cou, 189
grosseurs aux talons, 285-286
oignons, 430
ongles incarnés, 435
douleurs aux genoux, 200
douleurs aux pieds, 204-205
tendinite, 619
Voir Souliers
Chéloïdes, oreilles percées, 506
Cheveux,
coloration, 90-92
crépus, 515
fins, 516-517
fourchus, 87-88
gras, 89-90, 561
grisonnants, 90-91
problèmes de permanente, 508-510
Quand consulter son médecin, 509
rebelles, 93-94
secs, 95-97
Chewing-gum sans sucre,
bouche déshydratée, 44-45
Chirurgie,
réduction des poumons
emphysème, 228
Chlamydia, 97-99
chlamydia trachomatis, 98
Quand consulter son médecin, 99

Chocolat,
  aphtes, 32
  ballonnements, 43
  fringales, 271
Chocolatomanie, 100-102
Cholestérol
  angine de poitrine, 23
  HDL, 613-615
  LDL, 613-616
Chrome
  contrôle du diabète, 170-172
  fringales, 265
Cicatrices, 103-105
  acné, blanchissage, 5-6
  brûlures de fer à friser, 64
  Quand consulter son médecin,
  104
Cigarette
  acouphène, 9
  allaitement, 497
  angine de poitrine, 23
  bronchite, 60
  brûlures d'estomac, 273
  claudication intermittente, 106
  coloration des dents, 112
  coloration des ongles, 114
  comment cesser, 191-194
  douleurs du dos, 194
  emphysème, 228-230
  gastrite, 270
  hypertension artérielle, 303
  insomnie, 327
  laryngite, 347
  maux d'estomacs, 385
  ménopause, 392
  ostéoporose, 439
  palpitations cardiaques, 240
  pattes d'oie, 446-447
  prolapsus utérin, 530
  Recommandations des femmes
  médecins, 192
  ronflement, 554
  rhumes, 545
  stérilité, 582
  suppression du système
  immunitaire, 376
  tachycardie, 610

ulcères, 634
yeux asséchés, 660
Claudication intermittente,
  Quand consulter son médecin,
  106
Colère, comment maîtriser la,
107-108
Coliques, allaitement, 494
Colite, 109-111
Colite ulcérative,
  Quand consulter son médecin,
  110
Collants de soutien,
  phlébite, 464-465
  varices, 462
  veines éclatées, 644
  Voir Bas de compression
Coloration des cheveux fins, 517
Coloration des dents, 111-112
Coloration des ongles, 113-114
  Quand consulter son médecin,
  114
Compère-loriot, 436
  Quand consulter son médecin,
  436
Compresses,
  soulagement
    brûlures, 64-65
    brûlures causées par le vent,
    68
    cernes, 84
    compère-loriot, 436-437
    conjonctivite, 344
    coup de soleil, 132
    douleurs à l'accouchement,
    184
    engorgement des seins,
    496
    épuisement dû à la chaleur,
    243
    folliculite, 260-261
    furoncles, 267
    irritations oculaires, 340,
    491
    orgelets, 436
    phlébite, 463
    piqûres d'abeille, 477-478

rosacée continuelle, 556
seins sensibles, 569
vaginite, 639
yeux asséchés, 659
yeux bouffis, 14, 663
yeux injectés de sang, 664
Concentration difficile, 115-117
Quand consulter son médecin,
116
Concombre, lotion pour rosacée,
557
Condoms,
peau d'agneau, 426, 536
pour la femme, 297
prévention herpès génital,
297
Congestion, 118-119
nasale, 118-121, 512-514
Quand consulter son médecin,
118-119, 513
rhinite allergique, 291, 539-540
Conjonctivite, 344-345, 491
Quand consulter son médecin,
345
Constipation, 120-121
crampes d'estomac, 142
diverticulose, 179
diverticulose, 179
endométriose, 232
Quand consulter son médecin,
123
Recommandations des femmes
médecins, 122
régime alimentaire, 120-122
syndrome du côlon irritable,
120-124
Contraceptifs oraux
acné, 6
caféine, 420
gingivite, 272
mal des transports, 364
migraines, 400
seins sensibles, 569
syndrome prémenstruel, 604
Cornée, égratignure de la, 339,
491

Cors, 125-126
Quand consulter son médecin,
126
Corticostéroïdes,
aphtes, 31
Cosmétiques, Voir Maquillage
Coup de chaleur, 241-243, 337
Quand consulter son médecin,
337
Coup de fatigue, 127-128
Coup de soleil, 130-132
Quand consulter son médecin,
131
Recommandations des femmes
médecins, 130
Coupures, 135-138
cicatrices, 103-105
camouflage de cicatrices, 104
Quand consulter son
médecin, 104
corail, 409
en milieu marin, 404-409
Recommandations des
femmes médecins, 408
guérison lente, 287-289
papier, 133-135
Quand consulter son
médecin, 134
Crampes,
d'estomac, 141-142
Quand consulter son
médecin, 142
diverticulose, 179-180
intolérance au lactose,
328-329
menstruelles, 523-525
musculaires, 143-145, 207, 435
Quand consulter son
médecin, 145
Crayon pour sourcils, 604
Crème(s),
blanchissante
cicatrices d'acné, 5
taches de vieillissement, 604
capsicine
arthrite, 34

cortisone
  irritation, 335
  brûlures causées par le vent, 69
  coup de soleil, 132
  hémorroïdes, 293
  hydrocortisone, morsures d'insectes, 325
  menthol
    irritation due à la chaleur, 337
  vitamine C
    ecchymoses, 219
  vitamine E
    pieds, 127
  vitamine K
    ecchymoses, 219
  rasage,
    brûlure causée par l'épilation au rasoir, 332
Crèmes dépilatoires, pilosité pubienne, 510
Crèmes de camouflage, ecchymoses, 218
Crèmes pour les yeux,
  cernes, 85
  pattes d'oie, 446-447
Crise cardiaque,
  angine de poitrine, 22
  brûlures d'estomac symptômes, 271
Crise de la quarantaine, 145-148, 525
  Quand consulter son médecin, 146
Crises de panique, 149-150, 610
  Quand consulter son médecin, 150
Cuir chevelu, psoriasis, 534
Cuisses,
  trop grosses, 152-154
  exercices, 83, 645-648
Cuticules, 154-155
Cyphose, 485
Cystite, Voir Infections des voies urinaires

Danger des aliments faibles en graisse, 426
Débitmètre à pointe,
victimes d'asthme, 40, 466
Décalage horaire, 599-602
  Recommandations des femmes médecins, 600
Décongestionnants,
  congestion nasale, 118-119
  mal d'oreilles en avion, 389
  problèmes de sinus, 513-514
  ronflement, 555
Démangeaisons,
  anales, 156-157
    Quand consulter son médecin, 157
  eczéma, 223-226
  éruptions cutanées, 245-246
  folliculite, 260-261
  infections mycosiques, 321
  morsures d'insectes, 325, 404-405
  peau sèche, 182, 453
  piqûres d'abeille, 476-479
  paupière, 490-492
  pieds d'athlète, 466-468
  urticaire, 635-637
  yeux, symptômes d'allergies, 14
  vaginales, 639-640
Dentifrice,
  dents sensibles, 158-159
Dents sensibles, 159-159
  bruxisme, 74
  Quand consulter son médecin, 158
Dépression, 159-163
  cafard d'anniversaire, 76-78
  difficulté à se sortir du lit, 177
  ménopause, 392

Quand consulter son médecin, 160

remèdes, 160-161

sautes d'humeur, 561-563

syndrome prémenstruel, 604-605

trouble affectif saisonnier, 626-628

Dermatite atopique, 223

Dermatite dues aux alliances, 164-166

Quand consulter son médecin, 165

Dermatite séborrhéique, cuir chevelu, 456

Dermatite des paupière, 490

Déséquilibre des électrolytes, crampes musculaires, 144-145

Déshumidificateurs, allergies, 14

Déshydratation, crampes musculaires, 144

Désodorisant, 427 odeurs corporelles, 426

Désordre relié au stress, 166-168

Diabète, 168-172 guérison de blessures, 288 infections mycosiques, 324 problèmes de pieds, 126, 171 Quand consulter son médecin, 171

Diarrhée, crampes d'estomac, 142 intolérance au lactose, 328 Quand consulter son médecin, 175 Recommandations des femmes médecins, 174 Syndrome du côlon irritable, 173-176

Difficulté à respirer, hyperventilation, 48, 304-305 morsures d'insectes, 405 piqûres d'abeille, 478

Difficulté à se sortir du lit, 177-178

Recommandations des femmes médecins, 178

Disque, hernie, 565

Diverticulose, 179-180 Quand consulter son médecin, 180

Double menton, 181-182

Douche vaginale, chlamydia, 99 vinaigre, infections mycosiques, 323

Douleur à la mâchoire, dysfonction temporomadibulaire, 209, 212 Quand consulter son médecin, 212

Douleur aux épaules, 198 Quand consulter son médecin, 198

Douleurs accouchement, 182-185 angine de poitrine, 22-24 Quand consulter son médecin, 23 aphtes, 31-32 bruxisme, 74-75 claudication intermittente, 105-106 cou, 188-190 Quand consulter son médecin, 190 dos, 191-196 allaitement, 193-194 causes de, 191 femmes enceintes, 193-195 mauvaise posture, 485 prévention, 195-196 Quand consulter son médecin, 196 Recommandations des femmes médecins, 192-194 règles traitement, 192-193 dysfonction temporomadibulaire, 209-210, 212

épaules, 197-198
Quand consulter son
médecin, 198
tendinite, 618
épisiotomie, 186-187
Quand consulter son
médecin, 187
fibromyalgie, 252-253
genoux, 199-201, 466-468
mâchoire, 212
mal de dents, 359
musculaires, 206-207
oignon, 429-430
pieds, 201-205, 471-472
Quand consulter son
médecin, 204
Recommandations des
femmes médecins, 202, 471
pieds d'athlète, 467
poignet, 395-395
point de côté, 482-483
point de côté, 483
rapports sexuels, 535-537
Quand consulter son
médecin, 536
sciatique, 564-565
Quand consulter son
médecin, 565
talons, 201-205
Quand consulter son
médecin, 202-204
Recommandations des
femmes médecins, 202
Durillons,
mains, 208
pieds, 125-126
Quand consulter son
médecin, 126
Dysfonction
temporomandibulaire, 74,
209-213
Quand consulter son médecin,
213
Dysplasie cervicale, 213-215
Quand consulter son médecin,
214

Ecchymoses, 216-218
Quand consulter son médecin,
217
Écoulement nasal, 220-222
Écoulement postnatal, 221-223
Quand consulter son médecin,
222
Écran solaire,
cheveux, 97, 458
prévention
affaissement des seins, 11
cernes, 85
crise de rosacée, 557
double menton, 182
genoux flasques, 479
pattes d'oie, 447
rides, 548
rides faciales, 551
ridules, 553
taches de vieillissement, 13
Eczéma, 223-226
Quand consulter son médecin,
226
Recommandations des femmes
médecins, 224
Égratignures, 135-138
Égratignures,
guérison lente, 287-289
Electrolyse, pilosité pubienne, 510
Emphysème, 227-230
Quand consulter son médecin,
229
Endométriose, 231-234
bouffées de chaleur, 48
Quand consulter son médecin,
234
Enflure des mains,
arthrite, 35
Engorgement, seins, 495-496
Ennui, 234-235

Enrouement,
Quand consulter son médecin, 347
Envie, 341-342, 599
Quand consulter son médecin, 342
Envolée, *Voir* Voyage en avion
Épilation à la cire,
pilosité pubienne, 511
poils incarnés, 482
poils superflus, 473-474
Épinéphrine,
piqûres d'abeille, 478
urticaire, 636
Épuisement, 237-239
Quand consulter son médecin, 239
Épuisement dû à la chaleur, 240-243
Quand consulter son médecin, 242
Recommandations des femmes médecins, 243
Épuisement, *Voir* Fatigue ;
Épuisement dû à la chaleur
Éruptions cutanées,
chaleur, 336-337
Quand consulter son médecin, 337
eczéma, 223-226
folliculite, 260-261
lobe d'oreille, 505-507
maladie de Lyme, 367-370
pilosité pubienne, 511
Quand consulter son médecin, 246
Voir Urticaire, 245-246
zona, 665-667
Étirements,
prévention
bursite, 619
douleurs aux pieds aux talons, 203-204
tendinite, 619
soulagement
crampes musculaires, 144
douleurs au cou, 189

douleurs du dos, 194
dysfonction temporomadibulaire, 213
Étourdissements,
hypotension artérielle, 307-308
Examen gynécologique, nervosité, 138-139
Examen pelvien, nervosité, 139-140
Examens des seins, 572
Exercices aquatiques,
arthrite, 490
Exercices d'aérobie,
réduction du cholestérol, 615
bonne posture, 488
comment cesser la cigarette, 193
hypertension artérielle, 301
pendant ménopause, 392
perte de kilos, 423
prévention, hyperventilation, 305
réduction cuisses trop grosses, 152-153
syndrome des jambes sans repos, 592
syndrome du côlon irritable, 597
syndrome prémenstruel, 604
soulagement,
crampes musculaires, 144
Exercices Kegel,
post-partum, 521
prévention
incontinence à l'effort, 313-314
prolapsus utérin, 530
Exercices, aérobie, *Voir* Marche
Exercices,
aérobie
allaitement, 495
amélioration de
concentration, 116-117
mémoire, 631
aquaforme contre arthrite, 37
bonne posture, 487-488
brûlures d'estomac, 272-273

bursite, 617
claudication intermittente,
105-106
contrôle du diabète, 172
douleurs musculaires, 206-207
estime de soi, 449
étirement,
    bursite, 619
    tendinite, 619
fléchissement des genoux,
270-271
fortification système
immunitaire, 374
levers-de-jambes, 83
perte de cellulite, 81-82
perte de kilos, 423, 440
prévention
    phlébite, 464
    pessimisme, 462
    affaissement des seins, 10-12
    bruxisme, 75
    douleurs du dos, grossesse, 195
    flatulences, 259
    genoux flasques, 270-272
    ostéoporose, 439
    palpitations cardiaques, 71
    problèmes de l'ouïe, 500-501
    veines éclatées, 644
réduction
    double menton, 182
    vergetures, 645-647
rhinite allergique, 539
soulagement,
    angine de poitrine, 24
    anxiété, 27
    arthrite, 35-37
    colère, 108
    constipation, 124
    crampes menstruelles, 525
    dépression, 160
    douleurs aux épaules, 617
    douleurs au cou, 189
    douleurs aux pieds et aux
    talons, 203-204
    douleurs du dos, 194
    dysfonction
    temporomadibulaire, 212

emphysème, 230
fibromyalgie, 252
gueule de bois, 290
maux d'estomac, 385
oignons, 428-430
sautes d'humeur, 561
seins sensibles, 571-573
stress, 586
tendinite, 617
tonification, bras flasques,
60
Voir Marche
Exposition au soleil.
    psoriasis, 534

F

Faim,
    maux de tête, 398-400
Fasciite plantaire, 202-203
Fatigue, 247-249
    coup de, 126-127
Fatigue oculaire, 249-251
    Quand consulter son médecin,
    251
Fécule de maïs,
    infections mycosiques, 324
    prévention
        odeurs corporelles, 427
Fer,
    carence en
        concentration difficile, 117
        mémoire, 631
    prévention
        perte de cheveux, 459
    syndrome des jambes sans
repos, 592
Fesses,
    exercices, 82, 647
Fibres,
    constipation, 120-122

contrôle du diabète, 169
flatulences, 258
prévention
    diverticulose, 180
réduction
    cholestérol, 614
    syndrome du côlon irritable,
    174-175, 594-596
Fibromyalgie, 252-257
    Quand consulter son médecin,
    253
Fièvre, 254-257
    maux de tête, 398
    pendant grossesse, 544
    Quand consulter son médecin,
    256
    Recommandations des femmes
    médecins, 256
    rhumes, 544
Flatulence, *Voir* Gaz
Fléchissement des genoux,
    prévention
    genoux flasques, 270-272
Flegme,
    toux, 621
Folate,
    carence en
    dysplasie cervicale, 215
    sources alimentaires, 20-21
Folliculite, 260-261
Fond de teint,
    camouflage
    cicatrices, 104
    pores élargis, 485
    rosacée, 556
    veines éclatées, 644
Foulures, 262-263
    Quand consulter son médecin,
    263
Fraises, diarrhée, 174
Fréquence cardiaque irrégulière,
Voir Palpitations cardiaques
Fréquence cardiaque, rapide,
Voir Tachycardie
Fringales, 50-52, 225-226, 265
    chocolat, 100-102
    pendant grossesse, 417

Quand consulter son médecin,
52
Recommandations des femmes
médecins, 264
syndrome prémenstruel,
602-603
Furoncles, 266-267
    Quand consulter son médecin,
    266

G

Gain de poids, maigreur, 355-356
Garniture de chaussure,
Voir Orthèse
Gastrite, 268-270
    Quand consulter son médecin,
    269
Gaz, 257-259
    ballonnements, 42-43
    intolérance au lactose, 329
Gelée de pétrole,
    brûlures causées par le vent,
    68-69
    cuticules, 499
    démangeaisons anales, 157
    lèvres gercées, 97
    ongles cassants, 430-432
    prévention,
    ampoules, 18
Genoux flasques, 270-272
Gingembre, nausées, 413-415
Gingivite, 272-276
    Quand consulter son médecin,
    274
Ginkgo, réduction acouphène, 9
Glace,
    soulagement,
    arthrite, 34
    boutons, 54
    boutons de fièvre, 57

bursite, 616
crampes musculaires, 145
douleurs à la mâchoire, 209
douleurs à l'épisiotomie,
186-187
douleurs au cou, 64
douleurs aux épaules,
197-198
douleurs aux genoux, 200
douleurs du dos, 193
douleurs musculaires,
206-207
foulures, 263
grosseurs au talon, 285-286
hémorroïdes, 293
irritation due à la chaleur,
337
mal de dents, 358-359
mal de gorge, 362
migraines, 398
morsures d'insectes, 404-405
oignons, 428
saignement de nez, 561
tendinite, 616
urticaire, 637
yeux injectés de sang, 664
Glandes,
eccrines, odeurs corporelles,
426
sudoripares, 426
Glucides complexes, syndrome
prémenstruel, 603
Gorge, douleur, Voir Mal de gorge
Goudron de houille, 90
éruptions cutanées, 246
psoriasis, 531-533
Goutte, 276-278
Quand consulter son médecin,
278
Gouttes,
otite de piscine, 441-442
Gouttes hydratantes,
soulagement
irritation de la paupière,
491-492
yeux asséchés, 659
Gouttes lacrymales,

conjonctivite, 345
yeux injectés de sang, 664
Graisse abdominale,
réduction, 280-282
Graisse alimentaire,
brûlures d'estomac, 271
Graisse corporelle, cellulite, 81-83
Graisse, aliments,
calculs biliaires, 81
endométriose, 231-233
syndrome du côlon irritable,
176
Grippe, 282-284
bouche déshydratée, 44
dents sensibles, 158-159
prévention de, 229
inoculations contre, 283
Quand consulter son médecin,
283
Recommandations des femmes
médecins, 282-283
Grippe, Voir Crampes d'estomac ;
Diarrhée ; Vomissements
Grossesse,
Grossesse ectopique,
chlamydia, 98
brûlures d'estomac, 270-271
consommation de la caféine
durant, 576-577
diabète, 169-171
fièvre pendant, 545
fringales, 263-264
gingivite, 275
hémorroïdes, 293
hypertension artérielle, 301
lupus érythémateux, 352
mal des transports, 364
ménopause précoce, 391
nausées du matin, 377,
415-418
planification, 579-582
polyarthrite rhumatoïde, 33
problèmes de sommeil, 379
syndrome du tunnel carpien,
394
vergetures, 645
Grosseurs aux seins, 572-573

Grosseurs aux talons, 285-286
  Quand consulter son médecin,
  286
Groupes de soutien,
  anxiété causée par horloge
  biologique, 30
  épuisement, 238
  ménopause, 391-392
  victimes de maladie de Lyme,
  370
Guérison de blessures, 287-289
  Quand consulter son médecin,
  288
Guérison lente, 287-289
  Quand consulter son médecin,
  288
Gueule de bois, 289-292
  Recommandations des femmes
  médecins, 290

H

Haleine fétide, 380-382
  Quand consulter son médecin,
  382
Hammamélis,
  éruptions cutanées, 246
  hémorroïdes, 522
  peau grasse, 451
Haricots, gaz, 257
Helicobacter pylori,
  gastrite, 269-270
  ulcères, 385, 633-634
  Quand consulter son médecin,
  294
Hernie, disque, 565
Herpès, 295-297
  Quand consulter son médecin,
  296
Herpès génital, 279, 296-297
Hoquet, 297-299

mal des transports, 364
seins sensibles, 568
Huile d'olive, ongles cassants, 432
Huile de primerose, seins sensibles, 571
Huile pour le bain,
  ongles cassants, 431-432
  psoriasis, 532
Huiles essentielles,
  regain d'énergie, 129
Hydratants,
  acné, 6
  cheveux, 95
  guérison de brûlures, 67
  soulagement
    brûlure causée par l'épilation
    au rasoir, 332
    brûlures causées par le vent,
    68-69
    dermatite dues aux alliances,
    166
    durillons, 209
    eczéma, 224-225
    ongles cassants, 431-433
    pattes d'oie, 446-447
    peau sèche, 453-454
    phlébite, 463
    psoriasis, 532
    ridules, 551-552
    urticaire, 637
Hydrocortisone,
  crème après épilation à la cire,
  474
  crème soulagement,
    eczéma, 226
    folliculite, 261
    irritation du cuir chevelu,
    509
    morsures d'insectes, 405
    poils incarnés, 481
  soulagement, 331
    brûlure causée par l'épilation
    au rasoir, 332
    dermatite dues aux alliances,
    166
    folliculite, 261
    psoriasis, 532-533

Hydroquinone,
  blanchissage
    cicatrices laissées par
    brûlures, 64
    cicatrices d'acné, 6
  taches de vieillissement, 604
Hypertension, 299-302
  Quand consulter son médecin,
  301
Hypertension artérielle, 299-302
  angine de poitrine, 22-23
  Quand consulter son médecin,
  301
Hyperventilation, 303-305
  Quand consulter son médecin,
  305
Hypotension artérielle, 307-308
  Quand consulter son médecin,
  308

$\mathcal{I}$

Ibuprofène,
  effets sur
    gastrite, 269
    ovulation, 581
    ulcères, 633
    ulcères, 634
    urticaire, 635
  traitement
    boutons, 54
    brûlures, 65
    bursite, 618
    coup de soleil, 131-132
    crampes menstruelles, 524
    douleurs aux épaules, 198
    douleurs aux genoux, 200
    douleurs d'endométriose,
    233
    douleurs post-partum, 522
    fièvre, 256

foulures, 263
gencives endolories, 274-276
herpès génital, 297
mal d'oreilles, 390
maux de tête, 397-400
tendinite, 618
Inappétence sexuelle, 309-311
  Quand consulter son médecin,
  311
Incontinence, miction, 312
Incontinence urinaire, 312-314
  Quand consulter son médecin,
  314
Indécision, 316-317
Infection,
  cornée, lentilles cornéennes,
  505
  sinus, 222-223
  vaginale, 466
Infections,
  d'oreilles, 390, 441-442, 660
  des voies urinaires 318-321,
  528
    Quand consulter son
    médecin, 320
Infections fongiques,
  pieds d'athlète, 466-468
Infections mycosiques, 321-324
  cuir chevelu, 455-457
  irritation, 335
  Quand consulter son médecin,
  322
Infections vaginales, 639
Inhalateurs,
  asthme, 38
  menthol, écoulement du nez,
  220
Inhibiteurs H_2,
  traitement
    brûlures d'estomac, 271-272
    gastrite, 270
    maux d'estomac, 384
    ulcères, 633
Injections contre allergies, 15
Inoculations contre la grippe, 283
  prévention, 229
  victimes d'emphysème, 229

Insomnie, 392
  Quand consulter son médecin,
  105-106
Intolérance au lactose, 328-331
  crampes d'estomac, 142
  diarrhée, 173
Irritation, 234, 335
  cuir chevelu, permanentes, 509
  oculaire, 339-340
    Quand consulter son
  médecin, 339
  vaginale, douleurs rapports
  sexuels, 535-536

Jalousie, 341-343
  Quand consulter son médecin,
  342
Jus de canneberge,
  infections des voies urinaires,
  320

Kilos en trop, 422-426
  Quand consulter son médecin,
  426
  Recommandations des femmes
  médecins, 423
Kystes, 4-5
Kystes,
  acné, 53-54
  seins, 568

Lait,
  acide gastrique, 270
  crampes d'estomac, 142
  diarrhée, 173
  intolérance au lactose, 328-330
  maux d'estomac, 384
  nausées, 413
  soulagement
    éruptions cutanées, 245-246
    peau sèche, 182, 453
    zona, 667
  syndrome du côlon irritable,
  598
Lanoline,
  mamelons craquelés, 496-497
Larmes artificielles,
  soulagement
    conjonctivite, 345
    fatigue oculaire, 249
    inconfort, lentilles
cornéennes, 504
    irritations oculaires,
    339-340, 492
    yeux asséchés, 659
    yeux injectés de sang, 664
Laryngite, 346-346
  Quand consulter son médecin,
  347
Laxatifs,
  chimiques / naturels, 121
  syndrome du côlon irritable,
  594
Lentilles cornéennes,
  conjonctivite, 344
  irritations oculaires, 339
Levers-de-jambe,
  cellulite, 83
  cuisses trop grosses, 153
  réduction de vergetures, 645-
  648

Lèvres gercées, 97, 348-349
Lignes faciales, *Voir* Rides
Lotion Aveeno,
  soulagement
    eczéma, 225
    éruptions cutanées, 246
    mains gercées, 356
Lotion pour les mains, 356
Lotion, concombre, rosacée, 557
Lotion, *Voir* Hydratants
Lubrifiants, vagin, 36-37, 391,
536, 640
Lunettes, *Voir* Verres
  de lecture, fatigue oculaire, 251
  de sécurité, prévention
  des irritations oculaires, 340
  fumées, conjonctivite, 345
Lupus érythémateux, 350-353
  Quand consulter son médecin,
  352

𝓂

Magnésium,
  prévention
    crises d'asthme, 39
    migraines, 401
  syndrome prémenstruel, 603
Maigreur, 354-356
  Quand consulter son médecin,
  354
  Recommandations des femmes
  médecins, 355
Mains gercées, 356-357
Maintien du poids
  emphysème, 230
  prévention
    calculs biliaires, 80-81
    vergetures, 648
Mal d'oreilles, 386-389
  fluctuations de pression,
  388-389
  Quand consulter son médecin,
  388
  Recommandations des femmes
  médecins, 387
Mal de cœur, *Voir* Nausées
Mal de dents, 358-359
  Quand consulter son médecin,
  359
Mal de gorge, 360-363
  eau salée ou solution saline, 541
  Quand consulter son médecin,
  362
  Recommandations des femmes
  médecins, 361
Mal des transports, 363-366
  Quand consulter son médecin,
  364
Mal d'estomac, *Voir* Nausées
Maladie de Crohn, 109-111
  Quand consulter son médecin,
  110
Maladie de Lyme, 367-370
  Quand consulter son médecin,
  370
Maladie de Raynaud, 371-372
  Quand consulter son médecin,
  371
Maladie des gencives, *Voir*
Gingivite
Maladie intestinale inflammatoire,
110-111
Maladies transmises sexuellement,
  chlamydia, 97-99
  herpès, 295-297
    Quand consulter son
    médecin, 296
  verrues génitales, 650-651
Mamelons craquelés, allaitement,
497
Mammogrames, seins sensibles,
568
Manque de résistance, 373-376
  Quand consulter son médecin,
  375

Manque de sommeil,
   Quand consulter son médecin,
   378
   Voir Insomnie, 377-379
Maquillage,
   acné, 6
   camouflage,
      pores élargis, 485
      rosacée, 556
   conjonctivite, 345
Marche
   claudication intermittente,
   105-106
   flatulences, 43
   perte de kilos, 423
   prévention
      phlébite, 465
      ostéoporose, 439
   réduction de graisse
   abdominale, 281
   regain d'énergie, 128
   soulagement
      endométriose, 233
      sautes d'humeur, 561
      seins sensibles, 572-573
      sevrage de la caféine, 579
      trouble affectif saisonnier,
      128
Massage,
   seins, 495-497
   soulagement
      asthme, 40
      crampes musculaires, 144
      douleurs à l'accouchement,
      185
      mâchoire douleurs, 210
      maux de tête, 398
      pieds douloureux, 470
Mauvaise haleine, 380-381
   Quand consulter son médecin,
   381
Maux d'estomac, *Voir* Nausée,
385
Maux de tête, 396-401
   bruxisme, 74
   gueule de bois, 260, 289
   sevrage de la caféine, 576, 577

Quand consulter son médecin,
400
Recommandations des femmes
médecins, 397
règles, 603-604
   Quand consulter son
   médecin, 385
Maux d'estomac, *Voir* Nausée,
384-385
Médicaments,
   anti-diarrhéique, syndrome du
   côlon irritable, 594
   asthme, 466
   bouche déshydratée, 45
   coup de soleil, 131
   constipation causé par, 123
   ovulation, 581
Méditation, anxiété, 27
Ménopause, 390-392
   bouffées de chaleur, 46-48, 325
      Quand consulter son
      médecin, 48
      Recommandations des
      femmes médecins, 47
   précoce, 391
      Quand consulter son
      médecin, 391
   sueurs nocturnes, 48, 303, 325
   syndrome du canal carpien, 394
Menstruations, *Voir* Règles
Menthe, brûlures d'estomac, 271
Microtraumatisme répété,
393-396
Migraines, 396-401
Moisissure, allergies, 15-19
Mollets,
   claudication intermittente, 106
   crampes dans, 144
Mononucléose, 362, 401-403
   Quand consulter son médecin,
   403
Morsures d'insectes, 404-406,
477-479
   Quand consulter son médecin,
   405, 478
Morsures de tiques,
   maladie de Lyme, 367-370

Morsures en milieu marin, 409
Mousse, cheveux fins, 517
Mucus cervical, avant ovulation, 579-580
Multivitamines, fortification système immunitaire, 376
Musculation, maigreur, 356
Mycose des ongles, 410
    Quand consulter son médecin, 410

Nausées, 412-414
    du matin, 318, 415-417
    gueule de bois, 290
    Quand consulter son médecin, 417
    Recommandations des femmes médecins, 377
    Voir Nausées du matin ;
    Mal des transports ; Maux d'estomac ; Vomissements,
Nervosité liée à la caféine, 419-421
    Recommandations des femmes médecins, 420
Nez, écoulement, 220
Nitroglycérine, angine de poitrine, 23
Nodules, cordes vocales, 347

Obésité, calculs biliaires, 80
Odeurs corporelles, 266, 426-427

Œstrogène,
    bouffées de chaleur, 46-48
    chéloïdes, 506
    dysfonction temporomadibulaire, 209
    maux de tête, 396
    maux de tête, 400
    seins sensibles, 568-571
Oignons, 428-429
    Quand consulter son médecin, 429
    soulagement,
        bronchite, 62,
Ongles artificiels, mycose, 410
Ongles cassants, 430-433
    Quand consulter son médecin, 433-435
    Recommandations des femmes médecins, 431-432
Ongles d'orteils incarnés, 433-435
    Quand consulter son médecin, 435
Ongles rongés, 435-436
Ongles, cuticules, 154
Ordinateurs, fatigue oculaire, 250-251
Oreilles percées, 506-508
    chéloïdes, 506-507
Orgelets, 436-437
    furoncles, 267
    Quand consulter son médecin, 436
Orthèses,
    oignons, 430
    prévention de douleurs aux pieds, 471
Ostéoporose, 438-440
    mauvaise posture, 485
    Quand consulter son médecin, 439
Otite de piscine, 441-442
    Quand consulter son médecin, 441
Otite, oreille externe, 441-442
Ovulation, 579-580
Oxyde de zinc, coupures avec du papier, 135

Oxygène, victimes d'emphysème, 228

P

Palpitations cardiaques, 70-73
Quand consulter son médecin, 71
Pansement colloïdal,
coupures et égratignures, 137
Papules, 53-54
Paracétamol,
douleurs post-partum, 522
fièvre, 255
herpès génital, 297
mal d'oreilles, 389
mal de gorge, 363
maux de tête, 397
mononucléose, 402
Pastilles,
mal de gorge, 361-362
zinc, rhumes, 542
Pattes d'oie, 447
Pauvre estime de soi, 448-449
Peau
Peau gercée,
brûlures causées par le vent, 68-69
Peau grasse, 450-451
Peau sèche, 182, 452-454
urticaire, 637
Pellicules, 455-458
Quand consulter son médecin, 456
shampooing pour cheveux gras, 90
Perfectionnisme, procrastination, 527
Périodontite, 273
Permanentes,
problèmes, 508-510

Quand consulter son médecin, 509
Peroxyde d'hydrogène,
nettoyage coupures et égratignures, 135
Peroxyde de benzoyle,
prévention
acné, 4-5
brûlure causée par l'épilation au rasoir, 332
traitement
boutons, 54
furoncles, 267
Peroxyde, otite de piscine, 442
Perte de cheveux, 458-459
Quand consulter son médecin, 458
Perte de mémoire, 630
Perte de poids, 422-426
calculs biliaires, 81
contrôle du diabète, 169
Recommandations des femmes médecins, 424-425
réduction
double menton, 182
rides, 549
soulagement
angine de poitrine, 23
brûlures d'estomac, 273
cellulite, 81
douleurs aux genoux, 200
hypertension artérielle, 300
ronflement, 554
seins sensibles, 572
Pessimisme, 461-463
Petit-déjeuner, perte de kilos, 426
Phlébite, 463-464
veines profondes, 463
Physiothérapie, arthrite, 36
Pieds d'athlète, 466-468
Quand consulter son médecin, 467
Pieds douloureux, 469-470
Quand consulter son médecin, 470
Pierre ponce, cors et durillons, 125, 209

Pilosité pubienne, rasage, 510-511
Pilule anticonceptionnelle, *Voir*
Contraceptifs oraux
Pinces à épiler les sourcils, 493
Piqûres,
    d'abeille, 476-479
        Quand consulter son
        médecin, 478
    en milieu marin, 407-409
        Quand consulter son
        médecin, 409
        Recommandations des
        femmes médecins, 408
Plaque dentaire, 272-274
    nettoyage de la, 382
Pliés abdominaux,
    raffermissement des
    abdominaux, 280-282
Pneumonie, bronchite, 60-62
Poche sous les yeux, 271, 479-480
Poignets, douleurs, 393-394
Poil incarné, 480-482
    Quand consulter son médecin,
    481
Poil superflu, 472-475
    Quand consulter son médecin,
    473
Point de côté, 482-483
Points blancs, 4-6, 53-54
Points de suture, coupures, 137
Points noirs, 4-5, 53-54
Polyarthrite rhumatoïde, 33-34
Pommade antibactérienne,
    prévention de cicatrices, 104
    traitement
        ampoules, 18
        brûlures, 66
        brûlures causées par le vent, 69
        coupures avec du papier,
        134-135
        coupures et égratignures,
        137, 287
        cuticules, 154
        furoncles, 267
        phlébite, 463
        problèmes du lobe d'oreille,
        505

zona, 667
Pommade de vitamine,
    brûlures causées par le vent, 69
Pommes, constipation, 122
Pores élargis, 484-485
Positions durant rapports sexuels,
    endométriose, 233
    orgasme, 519
    prévention de douleurs, 536
    prolapsus utérin, 530
Posture, 485-489
Potassium,
    carence en
        crampes musculaires, 145
        hypertension artérielle, 300-301
Poudre,
    camouflage de ridules, 553
    talc
        irritation due à la chaleur,
        337
        peau grasse, 451
Pré-éclampsie, 301
Problèmes à la paupière, 490-492
    compère-loriot, 436-437
        Quand consulter son
        médecin, 436
    dermatite, 490
    Quand consulter son médecin,
    492
Problèmes aux sourcils, 492-493
Problèmes d'orgasme, 405,
517-519
Problèmes de concentration,
115-117
    Quand consulter son médecin,
    116
Problèmes de cuticules, 498
Problèmes de l'ouïe, 499-501
    Quand consulter son médecin,
    500
Problèmes de lentilles cornéennes,
142, 502-505
    Quand consulter son médecin,
    504
    yeux asséchés, 658-661
Problèmes de pieds,
    cors et durillons, 125-126

diabète, 126, 171
douleurs, 201-205
    Quand consulter son médecin, 204
    Recommandations des femmes médecins, 202
    endolorissement,
    Quand consulter son médecin, 470
    Recommandations des femmes médecins, 471
    verrues plantaires, 654-655
    Quand consulter son médecin, 655
Problèmes de sinus,
    congestion nasale, 118-119, 512-514
    Quand consulter son médecin, 119, 513
    écoulement nasal, 220-222
Problèmes de sommeil,
    décalage horaire, 599-602
    difficulté à se sortir du lit, 177-179
    insomnie, 325-327
    causée par ménopause, 392
    Quand consulter son médecin, 326
    manque de sommeil, 377-379
    Quand consulter son médecin, 378
    Recommandations des femmes médecins, 178
Problèmes de texture du cheveux, 515-517
Problèmes d'estomac, *Voir* Nausées
Problèmes du lobe d'oreille, 505-507
    Quand consulter son médecin, 507
Problèmes du post-partum, 520-522
    Quand consulter son médecin, 521
Problèmes menstruels, 523-525

Quand consulter son médecin, 525
Recommandations des femmes médecins, 524
Procrastination, 526-527
Produits à base de soja,
    réduction bouffées de chaleur, 48
    seins sensibles, 570
Produits laitiers,
    acide gastrique, 270
    crampes d'estomac, 142
    diarrhée, 173
    intolérance au lactose, 328-330
    maux d'estomac, 384
    nausées, 413
    soulagement
        éruptions cutanées, 245-246
        peau sèche, 182, 453
        zona, 667
    syndrome du côlon irritable, 598
Prolapsus utérin, 528-530
    Quand consulter son médecin, 529
Protéines,
    guérison de brûlures, 67
    prévention
        perte de cheveux, 460
Prurit anal, 156-157
Psoralène,
    coup de soleil, 131
Psoriasis, 531-534
    Quand consulter son médecin, 532
Pyélonéphrite, 318

Q

Quadriceps, tonification, 271, 479

R

Rapports sexuels,
douloureux, 535-537
arthrite , 36
endométriose, 233
herpès génital, 297
Quand consulter son
médecin, 536
écoulement nasal, 220
inappétence sexuelle, 309-311
Quand consulter son
médecin, 312
problèmes d'orgasme, 517-519
Rasage,
brûlure causée par l'épilation
au rasoir, 331-333
pilosité pubienne, 511
poils superflus, 472-473
prévention de poils incarnés,
482
Rasoir,
brûlure causée par l'épilation
au, 333
Rate élargie,
mononucléose, 401-403
Redressements assis,
raffermissement
des abdominaux, 281-282
soulagement
crampes menstruelles, 524
Réduction du sel, 303
Reflux d'acides gastriques, *Voir*
reflux gastro-œsophagien
Reflux gastro-œsophagiens,
asthme, 40
toux, 623
Voir Brûlures d'estomac, 385
Reflux, *Voir* Reflux gastro-
œsophagiens ; Brûlures d'estomac
Régime alimentaire faible
en graisse, 152
perte de kilos, 425

raffermissement
des abdominaux, 282
réduction du cholestérol,
613-615
seins sensibles, 571
Règles,
anémie ferriprive, 20
boutons de fièvre, 56
constipation, 120
douloureuses cauées par
endométriose, 233
eczéma, 224
seins sensibles, 567-569
syndrome du canal carpien, 394
maigreur, 354
psoriasis, 531
Relaxation,
soulagement du stress, 584
tachycardie, 610
Voir Relaxation progressive
des muscles
Relaxation progressive
des muscles,
soulagement
crises de panique, 150-151
douleurs d'endométriose,
233
syndrome des jambes sans
repos, 590-592
Respiration,
amélioration de concentration,
116
emphysème, 228-230
lèvres pincées, 229
prévention
crises d'asthme, 40
hyperventilation, 304-305
mal des transports, 365-366
regain d'énergie, 128
soulagement
anxiété, 26
douleurs à l'accouchement,
184
tachycardie, 610
Respiration de yoga,
prévention d'asthme, 40
Respiration depuis le diaphragme,

prévention d'hyperventilation, 66, 304
Respiration difficile, *Voir*
Respiration depuis le diaphragme
Respiration profonde,
    regain d'énergie, 128
Rétention des liquides, seins sensibles, 570
Retin-A,
    acné, 6
Revitalisants,
    cheveux, 93-96
    cheveux permanentés, 509-510
    cheveux fourchus, 87-88
    cheveux gras, 90
    prévention, 509
Rhinite allergique, 291, 538-540
    Quand consulter son médecin, 540
Rhumes, 540-545
    Quand consulter son médecin, 544
    Recommandations des femmes médecins, 543
Riboflavine, dysplasie cervicale, 215
Rides, 545-549
    pattes d'oie, 446-447
    prévention, 546-549
    Recommandations des femmes médecins, 547
    rides faciales, 549-551
    ridules, 551-553
    types de, 546
Rides faciales, 549-551
Ridules, 551-552
Rince-bouche,
    bouche déshydratée, 45
    haleine fétide, 381
    mauvaise haleine, 381-382
    prévention de gingivite, 275
Rogaine, perte de cheveux, 458
Ronflement, 378, 553-555
    Quand consulter son médecin, 554
Rosacée, 555-558
Rotation des épaules,

soulagement, la tension, 128-129
Rots, 558
Rythmes de sommeil, migraines, 401

S

Sachets de thé,
    soulagement,
        démangeaisons vaginales, 640
        irritation de la paupière, 491
        yeux bouffis, 662
Saignement de nez, 560-561
    Quand consulter son médecin, 560
Saignement rectal, 16, 295
Saignement, post-partum, 381, 520
Sang,
    caillots, 463
Sautes d'humeur, 561-563
Savon,
    brûlures causées par le vent, 69
    démangeaisons anales, 157
    peau grasse, 450-451
    peau sèche, 454
Savon antibactérien
    poils incarnés, 481
    prévention
        folliculite, 261
    odeurs corporelles, 426-427
Savon hydratant,
    mains, 356
Sciatique, 564-565
    Quand consulter son médecin, 565
Seins sensibles, 567-573
    grosseurs, 573
    mammogrames, 568

pendant examen gynécologique, 138
prémenstruel, 567-568
Quand consulter son médecin, 572
traitement, 569-573
Sel,
acouphène, 9
ballonnements menstruels, 525, 604
yeux bouffis, 663
Sélénium,
prévention d'asthme, 39
coupures en milieu marin, 409
Semelles,
prévention
douleurs aux pieds, 472
Semi-permanente, 91-92
Sensibilité au froid, Voir Maladie de Raynaud
Sentiment de rejet, 573-575
Sevrage de la caféine, 576-579
Voir Café
acouphène, 9
anxiété, 563
bouffées de chaleur, 47
brûlures d'estomac, 266
décalage horaire, 601
diverticulose, 180
dysfonction temporomadibulaire, 212
fatigue, 247
flatulences, 258-259
grippe, 284
insomnie, 328
laryngite, 347
maladie de Raynaud, 461
maux d'estomacs, 385
maux de tête, 400
nervosité, 419-420
ostéoporose, 439
palpitations cardiaques, 72
seins sensibles, 569-570
syndrome du côlon irritable, 597
syndrome prémenstruel, 602
tachycardie, 610

ulcères, 633-634
Recommandations des femmes médecins, 578
Souliers
achat, 470-471
ajustement, 127
douleurs au cou, 189
douleurs aux genoux, 200
douleurs aux pieds, 204-205
grosseurs aux talons, 285-286
oignons, 430
ongles incarnés, 435
tendinite, 619
Voir Chaussures
Shampooing
clarifiant, 94
cheveux fins, 517
cheveux gras, 90
cheveux secs, 97
pellicules, 455-458
prévention
cheveux fourchus, 88
perte de cheveux, 459
Sida,
dysplasie cervicale, 214
Sieste,
décalage horaire, 601
sevrage de la caféine, 578
Simulateurs de lumière,
trouble affectif saisonnier, 628
Sinusite, 512-514
Quand consulter son médecin, 513
Soie dentaire,
prévention de gingivite, 273
types de, 273-274
Soins du cheveux, 93-95
Solution saline,
aphtes, 32
furoncles, 267
lentilles cornéennes, 503
mal de gorge, 362-363, 480, 541
Sommeil,
apnée, 554
bonne posture, 489
fibromyalgie, 252

fortification du système immunitaire, 374-375
sautes d'humeur, 564
sevrage de la caféine, 579
syndrome de fatigue chronique, 590
Son,
prévention de diverticulose, 179
Soupe au poulet
soulagement
crampes d'estomac, 142
laryngite, 346
maux d'estomac, 384
rhumes, 542-544
Spasmes artériels,
angine de poitrine, 22-23
Spermicides,
infections des voies urinaires, 319
Staphylococcus aureus,
furoncles, 266
Stérilité, 579-581
chlamydia, 97-98
endométriose, 231-234
Quand consulter son médecin, 581
Recommandations des femmes médecins, 580
Stimulation clitoridienne,
orgasme, 518
Stimulation sexuelle, 309-311
Stress, 583-586
angine de poitrine, 24
asthme, 40
boutons de fièvre, 56
bruxisme, 74
désordre, 166-168
eczéma, 224
manque de résistance, 374
maux d'estomacs, 385
ongles rongés, 435
Quand consulter son médecin, 584
Recommandations des femmes médecins, 585
syndrome du côlon irritable, 598

Succédanés,
diarrhée, 175
infections des voies urinaires, 321
Sucre,
acouphène, 9
bouffées de chaleur, 47
infections mycosiques, 324
Sucreries,
fringales,
syndrome prémenstruel, 602-603
infections mycosiques, 324
Sueurs nocturnes, 48, 303
insomnie, 325, 378
Suppléments
Suppléments de calcium,
hypertension artérielle, 302
syndrome prémenstruel, 603
Suppléments de fer,
anémie, 20-21
Suppléments de fibres,
constipation, 122
prévention de diverticulose, 180
syndrome du côlon irritable, 175-176, 596
Suppléments de magnésium,
syndrome prémenstruel, 603
Suppléments multivitaminiques,
système immunitaire, 377
Suppléments,
aliments liquides, 355, 472
Suppléments,
antioxydant
prévention d'asthme, 39
Suppléments de chrome,
contrôle du diabète, 171-172
Suppléments de lactose, 330
Surdité, *Voir* Problèmes de l'ouïe
Syndrome de fatigue chronique, 587-590
hypotension artérielle, 307
Quand consulter son médecin, 589
Syndrome de Sjögren's, 44, 600
Syndrome des jambes sans repos, 590. 593

Quand consulter son médecin, 592

Recommandations des femmes médecins, 590

Syndrome du côlon irritable, 594-598
diarrhée, 174-175
distension de l'estomac, 385
fibres, 594-596
Quand consulter son médecin, 596

Syndrome du canal carpien, 393-395

Syndrome prémenstruel, 602-605
Quand consulter son médecin, 604
Recommandations des femmes médecins, 603
symptômes
ballonnements, 43
constipation, 138
fringales de chocolat 43
seins sensibles, 567
seins sensibles, 569

Système immunitaire, fortification, 373-376

Traitement à l'avoine, bain, soulagement,
coup de soleil, 132
éruptions cutanées, 244-246
herpès génital, 297
morsures d'insectes, 406
piqûres d'abeille, 478
urticaire, 637
verrues génitales, 651

Traitement de glace soulagement,
arthrite, 34

boutons de fièvre, 57
boutons, 54
bursite, 616
crampes musculaires, 145
douleurs à l'épisiotomie, 186-187
douleurs au cou, 64
douleurs aux épaules, 197-198
douleurs aux genoux, 200
douleurs du dos, 193
douleurs musculaires, 206-207
foulures, 263
grosseurs au talon, 285
grosseurs aux talons, 286
hémorroïdes, 293
irritation due à la chaleur, 337
mâchoire douleurs, 209
mal de dents, 358-359
mal de gorge, 362
migraines, 398
morsures d'insectes, 404-405
oignons, 428
saignement de nez, 561
tendinite, 616
urticaire, 637
yeux injectés de sang, 664

Taches de vieillissement, 604-606
Recommandations des femmes médecins, 605

Tachycardie, 609-610
Quand consulter son médecin, 610

Talc,
irritation due à la chaleur, 338
peau grasse, 451

Talons hauts,
douleurs au cou, 189
douleurs aux pieds, 472
problèmes de posture, 487

Tampons,
durillons
incontinence à l'effort, 312-313
verrues plantaires, 655

Tardivité chronique, 611-613

Tartre, 273
Taux élevé de cholestérol, 613-616
Tendinite, 616-619
    Quand consulter son médecin,
    618
Tendon d'achille,
    inflammation, 286
Tension artérielle, *Voir*
Hypertension artérielle ;
hypotension artérielle
Test de Papanicolaou, fréquence
recommandée, 214
Thé,
    coloration des dents, 111
    soulagement
    Voir Tisanes
Timidité, 482, 619-612
Tisane,
    gingembre
        nausées, 414
    molène
    bronchite, 62
    soulagement
        diarrhée, 174
        crampes d'estomac, 142
        maux d'estomac, 384
        post-partum, 520
        rhumes, 542
        seins sensibles, 571
        toux, 622
Tonification du corps,
    bras flasques, 60
Toux, 621-622
    Quand consulter son médecin,
    623
Trac, 623-624
Tractions,
    prévention
        affaissement des seins, 11
Traitement à la lumière,
    soulagement
        somnolence de jour, 378
        syndrome de dépression
        postmenstruel, 604-605
        trouble affectif saisonnier,
        127
Transpiration, 426-427

odeur provenant de, 426-427
    sueurs nocturnes, 64, 325, 378
Trétinoine,
    acné, 6
Triceps, raffermissement,
    bras flasques, 59-60
Trouble affectif saisonnier, 626-
628
    coup de fatigue, 127
    Quand consulter son médecin,
    627
Troubles alimentaires,
    boulimie, 50-52
        Quand consulter son
        médecin, 52
    maigreur, 354
Troubles du sommeil, *Voir*
manque de sommeil
Trous de mémoire, 629-631
    syndrome de fatigue chronique,
    588

U

Ulcères, 632-634
    duodénaux, 385
    gastrite, 269
    Quand consulter son médecin,
    634
Urticaire, 635-637
    Quand consulter son médecin,
    636

V

Vaginisme,
    douleurs rapports sexuels,
    536-537

Vaginite, 638-640
    Quand consulter son médecin, 639
Vaporisateurs nasaux, 221
    écoulement postnatal, 223
    mal d'oreilles, 387
    allergies, 13-16
    solution saline, 119
    soulagement
        congestion, 118
        écoulement nasal, 221
        mal d'oreilles en avion, 390
        problèmes de sinus, 513
        problèmes de sinus, 514
        ronflement, 555
Varices, 462, 641
    Quand consulter son médecin, 462
Vaseline, *Voir* Gelée de pétrole
Végétarisme,
    prévention
        calculs biliaires, 81
        goutte, 277-279
Veines éclatées, 643-644
Vélo d'exercices,
    victimes d'arthrite, 37
Vergetures, 645-648
    Recommandations des femmes médecins, 646
Verres de contact, *Voir* Lentilles cornéennes
Verres fumés,
    fatigue oculaire, 251
Verrues, 649-650
    Quand consulter son médecin, 650
Verrues génitales, 650-652
    dysplasie cervicale, 214
    Quand consulter son médecin, 651
Verrues plantaires, 654-655
    Quand consulter son médecin, 655
Verrues vénériennes, 650-652
Viandes rouges,
    source de fer, 20
Vieillissement,

bras flasques, 58
cafard d'anniversaire, 76-78
Vinaigre
    compresses
        folliculite, 261
    douche
        infections mycosiques, 323
Virus de la varicelle,
    boutons de fièvre, 57, 131, 296
    herpès génital, 296
    dysplasie cervicale, 214
    verrues, 650, 657
    zona, 665-666
Vitamine A,
    carence en
        dysplasie cervicale, 215
Vitamine B_6,
    ballonnements menstruels, 525
    nausées du matin, 417
    perte de cheveux, 461
    syndrome prémenstruel, 604
Vitamine C liquide,
    prévention de vergetures, 646
Vitamine C,
    absorption de fer, 21
    carence en
        dysplasie cervicale, 215
    fièvre, 257
    fortification système immunitaire, 375
    guérison de brûlures, 67
    prévention
        asthme, 39
        gingivite, 275
        cicatrices, 105
        ecchymoses, 219
        rhumes, 542
Vitamine C liquide,
    prévention de vergetures, 646
Vitamine E,
    douleurs à l'épisiotomie, 187
    post-partum, 521
    prévention
        asthme, 39
    seins sensibles, 569-572
    syndrome prémenstruel, 604
Vomissements, 656-657

Quand consulter son médecin, 656

Voyage en avion,
décalage horaire, 343, 600-602
mal d'oreilles, 388-389
victimes d'emphysème, 230

Y

Yaourt,
infections mycosiques, 323
lèvres gercées, 97
vaginite, 640

Yeux,
irritations, 338
orgelets sur, 436

Yeux asséchés, 658-661
Quand consulter son médecin, 660

Yeux bouffis, 479, 661-663
Quand consulter son médecin, 662

Yeux injectés de sang, 663-664
Quand consulter son médecin, 664

Yeux,
irritations, 338
orgelets sur, 436

Yoga, douleurs du dos, 193

Zinc
carence en
concentration difficile, 221
fortification système immunitaire, 377
guérison de blessures, 288-289
mémoire, 631
pastilles contre le rhumes, 542

Zona, 665-667
Quand consulter son médecin, 667

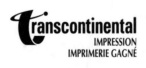

Transcontinental
IMPRESSION
IMPRIMERIE GAGNÉ

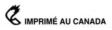

IMPRIMÉ AU CANADA